修订说明

2014年以来，教育部等六部委印发的《关于医教协同深化临床医学人才培养改革的意见》《助理全科医生培训实施意见（试行）》等文件，确定我国的临床医学教育以“5+3”（5年本科教育+毕业后3年住院医师规范化培训）为主体，以“3+2”（3年专科教育+毕业后2年助理全科医生培养）为补充，明确了高等职业教育临床医学专业人才培养的新要求。

为深入贯彻十九大精神，全面落实全国卫生与健康大会、《“健康中国2030”规划纲要》要求，适应新时期临床医学人才培养改革发展需要，在教育部、国家卫生健康委员会领导下，由全国卫生行指委牵头，人民卫生出版社全程支持、参与，在全国范围内开展了“3+2”三年制专科临床医学教育人才培养及教材现状的调研，明确了高等职业教育临床医学专业（3+2）教材建设的基本方向，启动了全国高等职业院校临床医学专业第八轮规划教材修订工作。依据最新版《高等职业学校临床医学专业教学标准》，经过第六届全国高等职业教育临床医学专业（3+2）教育教材建设评审委员会广泛、深入、全面的分析与论证，确定了本轮修订的指导思想和整体规划，明确了修订基本原则：

1. **明确培养需求** 本轮修订以“3+2”一体化设计、分阶段实施为原则，先启动“3”阶段教材编写工作，以服务3年制专科在校教育人才培养需求，培养面向基层医疗卫生机构，为居民提供基本医疗和基本公共卫生服务的助理全科医生。

2. **编写精品教材** 本轮修订进一步强化规划教材编写“三基、五性、三特定”原则，突出职业教育教材属性，严格控制篇幅，实现整体优化，增强教材的适用性，力求使整套教材成为高职临床医学专业“干细胞”级国家精品教材。

3. **突出综合素养** 围绕培养目标，本轮修订特别强调知识、技能、素养三位一体的综合培养：知识为基，技能为本，素养为重。技能培养以早临床、多临床、反复临床为遵循，在主教材、配套教材、数字内容得到立体化推进。素养以职业道德、职业素养和人文素养为重，突出“敬佑生命、救死扶伤、甘于奉献、大爱无疆”的卫生与健康工作者精神的培养。

4. **推进教材融合** 本轮修订通过随文二维码增强教材的纸数资源融合性与协同性，打造具有时代特色的高职临床医学专业“融合教材”，服务并推动职业院校教学信息化。通过教材随文二维码扫描，丰富的临床资料、复杂的疾病演进、缜密的临床思维成为了实现技能培养的有效手段。

本轮教材共28种，均为国家卫生健康委员会“十三五”规划教材。

教材目录

序号	教材名称	版次	主编	配套教材
1	医用物理	第 7 版	朱世忠　刘东华	
2	医用化学	第 8 版	陈常兴　秦子平	
3	人体解剖学与组织胚胎学	第 8 版	吴建清　徐　冶	√
4	生理学	第 8 版	白　波　王福青	√
5	生物化学	第 8 版	吕士杰　王志刚	√
6	病原生物学和免疫学	第 8 版	肖纯凌　吴松泉	√
7	病理学与病理生理学	第 8 版	张　忠　王化修	√
8	药理学	第 8 版	王开贞　李卫平	√
9	细胞生物学和医学遗传学	第 6 版	关　晶	√
10	预防医学	第 6 版	刘明清	√
11	诊断学	第 8 版	许有华　樊　华	√
12	内科学	第 8 版	韩清华　孙建勋	√
13	外科学	第 8 版	龙　明　张松峰	√
14	妇产科学	第 8 版	王泽华　王艳丽	√
15	儿科学	第 8 版	黄　华　崔明辰	√
16	传染病学	第 6 版	王明琼　李金成	√
17	眼耳鼻喉口腔科学	第 8 版	王斌全　黄　健	√
18	皮肤性病学	第 8 版	魏志平　胡晓军	√
19	中医学	第 6 版	潘年松	√
20	医学心理学	第 5 版	马存根	√
21	急诊医学	第 4 版	秦啸龙　申文龙	√
22	康复医学	第 4 版	宋为群　孟宪国	
23	医学文献检索	第 4 版	孙思琴　郑春彩	
24	全科医学导论	第 3 版	赵拥军	√
25	医学伦理学	第 3 版	王柳行　夏　曼	√
26	临床医学实践技能	第 2 版	周建军　顾润国	
27	医患沟通	第 2 版	田国华　王朝晖	
28	职业生涯规划和就业指导	第 2 版	杨文秀　王丽岩	

第六届全国高等职业教育临床医学专业（3+2）教育教材建设评审委员会名单

数字内容编者名单

主　编　肖纯凌　吴松泉

副主编　杨朝晔　李　妍　李士根　马春玲

编　者（以姓氏笔画为序）

马春玲（山东医学高等专科学校）
尹燕双（黑龙江护理高等专科学校）
包丽丽（内蒙古医科大学）
吕茂利（大庆医学高等专科学校）
刘　新（沈阳医学院）
阳　莉（四川中医药高等专科学校）
李　妍（吉林医药学院）
李士根（济宁医学院）
李波清（滨州医学院）
杨朝晔（江苏医药职业学院）
肖纯凌（沈阳医学院）
吴松泉（丽水学院医学院）
张雄鹰（长治医学院）
陈晓玲（安徽卫生健康职业学院）
郑　群（首都医科大学）
赵英会（泰山医学院）
钟秀丽（哈尔滨医科大学大庆校区）
徐文鑫（漳州卫生职业学院）
高艳萍（山西医科大学汾阳学院）
温雯静（漯河医学高等专科学校）
雷世鑫（甘肃医学院）
潘丽红（杭州医学院）

秘　书　刘　新（沈阳医学院）

主编简介与寄语

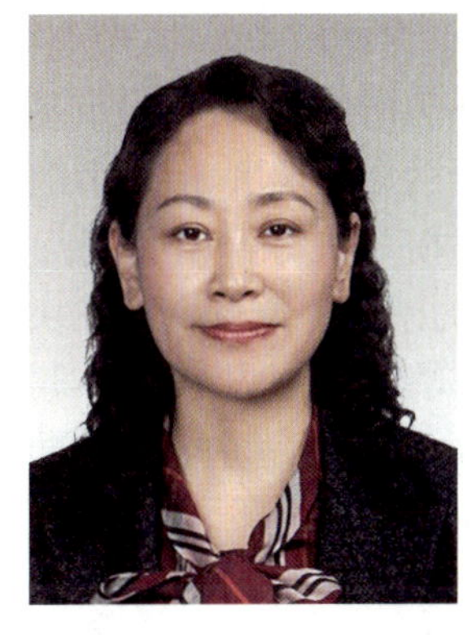

肖纯凌 1964年8月生于辽宁省沈阳市。教授、博士生导师，现任沈阳医学院院长。兼任中华预防医学会微生态学分会副主任委员、辽宁省微生态学会主任委员。2012年获得全国“五一”劳动奖章。

从事病原生物学教学工作至今30余年。在呼吸道微生态学研究领域成就卓越，在国际学术界首次提出呼吸道微生态变化是大气污染亚临床损害的早期效应。先后主持承担国家自然基金项目、国家“863”课题等多项研究课题，获得辽宁省科技进步一等奖1项，在国内外期刊发表论文百余篇，其中SCI收录论文9篇。2007年获得“辽宁省教学名师”“省级优秀教学团队负责人”称号，获省级教学成果一等奖1项，主编国家级高职高专临床医学专业“十一五”规划教材和“十二五”规划教材。

写给同学们的话——

在五彩斑斓的星球之上，成千上万个肉眼无法观察到的微小生物，无时无刻不伴随在人类生活的左右。微生物虽然渺小，但以种群超多雄踞于生物界，并具有高度多态性。人体内的微生物种群一旦失去平衡可出现亚健康状态甚至危及生命。另一方面，免疫细胞、免疫分子担负的使命，让免疫学充满了神秘感。病原生物学、免疫学的发展日新月异，期待本书成为开启病原生物学与免疫学宝库的钥匙，引导同学们在学习和应用中获得启迪并继续砥砺前行。

主编简介及寄语

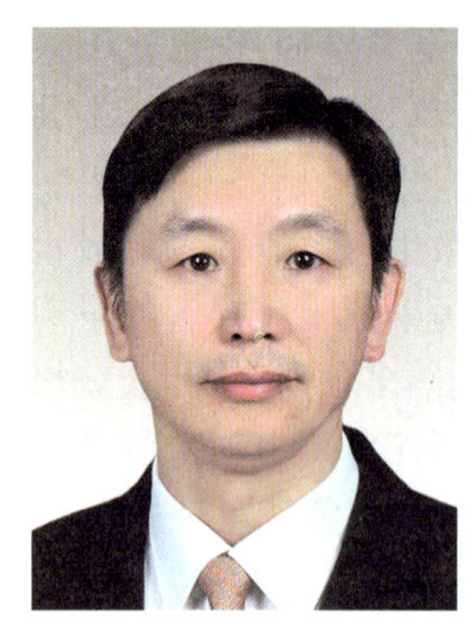

吴松泉 1967年10月出生，毕业于中国协和医科大学基础医学专业，硕士、教授。现任丽水学院医学院副院长、免疫学与病原生物学教研室主任、丽水市基础医学重点学科负责人，兼任全国医学职业院校微寄教研会常务理事、丽水市医学会常务理事，任 *Ann Clin Lab Sci*、《医学综述》《丽水学院学报》等期刊编委。

从事病原生物学与免疫学的教学和研究，研究方向为感染免疫及变应性疾病，近年来主持国家自然科学基金、浙江省自然科学基金等教科研课题10余项，在 *J Exp Med*、*PNAS*、*Front Microbiol*、*Sci Rep*、*Am J Transl Res*、*Gene* 等主流学术期刊发表或共同发表论文90余篇，主编国家级、省部级规划教材7部，副主编教材9部，主持精品课程1门。获省级自然科学奖2项、教学成果奖1项，获省级教坛新秀、拔尖人才、"我最喜爱的老师"等各类荣誉20余项。

写给同学们的话——

病原生物学和免疫学课程，尤其是其中的免疫学部分，是前沿性学科，也是临床医学专业系列课程地图上的高山和堡垒。跨越了这座高山，攻克了这个堡垒，专业学习生涯将迎来春暖花开的前景。长风破浪会有时，直挂云帆济沧海。祝愿学子们顺利抵达本课程学习的彼岸。

前　言

根据国务院《"健康中国 2030"规划纲要》提出的"推进健康中国建设，提高人民健康水平"的目的要求，以及"共建共享、全民健康"的战略主题，为加速"3+2"基层临床医学的人才培养，在《关于医教协同深化临床医学人才培养改革的意见》和《助理全科医生培训实施意见（试行）》等文件指导下，将第 7 版《病原生物学和免疫学》教材进行修订：以基本知识为主，突出重点，正确处理基础性、系统性和先进性之间的关系，坚持基本理论、基本知识、基本技能，思想性、科学性、先进性、启发性、适用性，在面向高职高专教学的同时兼顾全科医生、农村和社区卫生人才的培训，因此在教材内容的深度上作了适当调整。

病原生物学和免疫学是重要的医学基础课程，与临床医学、预防医学、口腔医学等学科相互交叉和渗透。近年的埃博拉出血热疫情、MERS 及小头症的出现引起人们对病原生物学的高度关注，微生物基因组计划，使病原体的研究又一次进入新的发展时期，众多病原生物的基因组完成了测序。细胞自噬的研究进一步推动免疫学突飞猛进的发展，使我们加深了对机体免疫细胞和免疫应答的认识，细胞焦亡的概念让我们重新认识机体的天然免疫反应及在抗击感染中的重要作用，而且深刻影响到与临床相关疾病发病机制的探索以及相关疾病的诊断、治疗和预防。

第 7 版《病原生物学和免疫学》经过各高职院校的使用，受到广大师生的欢迎，第 8 版紧扣医学高职院校的教学大纲、临床执业助理医师资格考试大纲，对教材的内容、编排等方面进行了逐章逐节地讨论和修订，更新的内容主要有：在健康中国的理念需求下增加了微生物与微生态学一章，主要介绍微生物与微生态学基础，侧重人和动物宿主环境中的微生物群落、结构功能及动态变化规律，微生物对机体内环境生态质量的影响，正常微生物群与宿主的相互关系，涉及生态学的特点、微生物生命系统的层次、人体正常菌群的意义、菌群失调等。

结核分枝杆菌的微生物学检测项目增加了干扰素释放试验项目，将常见病毒缩编为一章，突出介绍常见及重要的病毒，如流感病毒过去教材一直陈述为 A、B、C 三型，根据最新报告现更新为 A、B、C、D 四型，而且对 D 型流感病毒进行了简要介绍。本教材以常见寄生虫感染为主，对原教材内容进行较大幅度的精简，同时增加了青蒿素研究对防治疟疾的突出贡献的介绍，力求简明扼要，通俗易懂，重点突出，概念准确，利于学生对内容的理解和掌握。

本次修订过程中，在数字化教材建设大背景下，每章增设了"融合教材"的信息：包括图片、授课视频及微课等，方便学生拓展学习及更好地理解难点，李士根教授、尹燕双教授对本教材线虫消化系统和生殖系统结构模式图进行了认真修改，沈阳医学院为本教材彩图配置了二维码文字图解并增加了人体常见感染的大体标本照片，使其融合教材具有更强的直观性和可读性，在此表示衷心的感谢。

鉴于我们学术水平和写作能力所限，本教材中难免有不足或疏漏，衷心希望广大师生在教学实践中提出宝贵意见，使其更趋完善。

肖纯凌　吴松泉

2018 年 4 月

目　录

第二篇　细　菌　学

第三篇　病　毒　学

第四篇 人体寄生虫学

绪　论

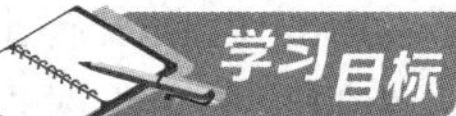

1. 掌握：微生物的概念；免疫的概念和功能。
2. 熟悉：微生物的分类；医学免疫学的发展历程。
3. 了解：病原生物学发展历史和重大成就，新现与再现；免疫学各个时期所取得的主要成就。
4. 能够说明病原生物学的主要学习内容。

第一节　医学免疫学概述

医学免疫学是研究人体免疫系统结构和功能的一门学科，通过阐明免疫系统识别抗原后发生免疫应答及其清除抗原的规律，探讨免疫功能异常所致疾病的机制；通过掌握免疫学基本理论和技术，为诊断、治疗和预防某些免疫相关疾病奠定基础。随着医学理论和技术的不断发展，免疫学已成为当今生命科学的前沿学科和现代医学的支撑学科之一。

一、免疫的概念与功能

（一）免疫的概念

免疫（immunity）一词是由拉丁文 immunis 演变而来，原意为免除瘟疫。人类在与传染病长期斗争中发现，一些患天花、鼠疫、霍乱等烈性传染病侥幸康复的人不再患同一疾病，即机体通过接触病原获得了对相应传染病的抵抗能力。据此认为免疫系指机体的抗感染防御能力。20 世纪后，免疫学的发展逐渐突破了抗感染研究的局限，一些与抗感染无关的免疫现象被逐步揭示，如注射异种动物血清可引起血清病，血型不符的输血会引起严重的输血反应以及免疫排斥反应等。人们对免疫有了新的理解，即免疫不只局限于抗感染方面，也可以由其他物质诱导；免疫对机体既有有利的一面，也有有害的一面。因此，现代免疫的概念指的是机体免疫系统识别与排除抗原性异物的一种功能。

（二）免疫的功能

机体的免疫功能主要表现在三个方面：①免疫防御（immune defense）：指机体识别与排除病原微生物等抗原异物的能力。免疫防御功能发生异常可引起疾病，如反应过高或持续时间过长可在清除抗原的同时导致机体组织损伤或功能异常，出现超敏反应；反应过低或缺失可导致免疫缺陷病。②免疫稳定（immune homeostasis）：是机体免疫系统通过免疫耐受和免疫调节机制，及时识别和清除损伤或衰老的细胞，维持内环境稳定的功能。免疫稳定功能失调可导致自身免疫病。③免疫监视（immune surveillance）：指机体识别和清除体内的突变细胞和病毒感染细胞的功能。免疫监视功能低下易患恶性肿瘤或持续性病毒感染。

二、医学免疫学的发展史

免疫学是一门既古老而又新兴的科学，其发展经历了以下四个时期。

（一）经验免疫学时期（公元 400 年至 18 世纪末）

早在公元 11 世纪，我国发明了人痘苗预防天花。在明代隆庆年间（1567—1572），人痘苗已在我国广泛应用，至 17 世纪先后传入俄国、朝鲜、日本、土耳其、英国等地，它是人类认识机体免疫的开端，为牛痘苗的发明奠定了基础。

（二）经典免疫学时期（18 世纪末至 20 世纪中叶）

这一时期，人们对免疫功能的认识进入了科学实验时期。在此期间取得的代表性成就有：18 世纪末英国医生 E. Jenner 发明了用牛痘苗预防天花，为预防医学开辟了新途径；19 世纪后期法国微生物学家巴斯德（Louis Pasteur）成功研制了炭疽杆菌减毒疫苗、狂犬病疫苗，为实验免疫学打下了基础，也为疫苗的发展开辟了新局面；1890 年德国学者 Emil von Behring 和日本学者北里（S. Kitasato）研制了白喉抗毒素，并成功应用于白喉病人的治疗，开创了人工被动免疫疗法的先河；1883 年俄国动物学家 Metchnikoff 发现了白细胞的吞噬作用并提出了细胞免疫学说。1897 年德国学者 Paul Ehrlich 提出了体液免疫学说，两种学说曾一度论战不休，直到 20 世纪初 A. Wright 和 Douglas 发现抗体可促进白细胞吞噬作用，才将两学说统一起来。

同时这一时期建立了经典血清学技术。1896 年 Widal 建立了肥达反应，1898 年 Kraus 建立了沉淀反应，1900 年 Bordet 和 Gengou 建立补体结合试验，同年 Landsteiner 建立了 ABO 玻片凝集试验，为临床疾病的诊断提供有力的辅助依据。

（三）近代免疫学时期（20 世纪中叶至该世纪 60 年代）

期间为近代免疫学时期这一时期人们对生物体的免疫反应性有了比较全面的认识，使免疫学开始研究生物问题，出现了全新的免疫学理论。

1958 年澳大利亚学者 F. Burnet 结合当时分子遗传学研究的最新成果提出了克隆选择学说（clone selection theory）。该学说认为体内存在识别各种抗原的免疫细胞克隆（clone），通过细胞受体选择相应的克隆并使之活化产生免疫应答。本学说对免疫学中的根本问题抗原自我识别有了比较满意的解释，对免疫学中的其他重要问题，如免疫记忆、免疫耐受、自身免疫等现象也能作出合理的说明，故为多数学者所接受。此期间，免疫学技术也得到快速发展，建立了间接凝集反应和免疫标记技术，进一步促进了免疫学基础理论的研究和应用。

（四）现代免疫学时期（20 世纪 60 年代至今）

20 世纪 60 年代以来，由于生物学、分子遗传学的进展，将免疫学推向飞速发展阶段。免疫学以基因、分子、细胞、器官及整体调节研究为基础，研究领域十分广泛，不断向基础和临床各个学科渗透。这一时期对免疫细胞表面分子研究日益深入，揭示了免疫系统的组成和分化；主要组织相容性复合体及其产物在免疫调节、抗原提呈中的作用；进一步阐明了免疫球蛋白基因结构及重组规律；提出免疫网络学说并进行细胞因子和免疫细胞膜分子研究。

近年来各种新的免疫学技术的不断建立和发展，同时分子生物学技术，如杂交瘤技术、分子杂交技术、基因工程技术、蛋白分析技术等，应用于免疫学研究，为免疫学开辟了更为广阔的前景。

三、免疫学在医学中的地位和作用

免疫学不仅研究人体在健康或疾病条件下的免疫现象，而且广泛应用于疾病的诊断、预防和治疗。

（一）免疫学在预防疾病中的地位和作用

从人痘苗、牛痘苗接种预防天花，到许多传染病（麻疹、白喉、百日咳、破伤风、脊髓灰质炎和结核等）计划免疫的实施，人类经过不懈的努力，终于在 1979 年 10 月 26 日在全世界范围内消灭了天花，一些重要传染病的发病率也大大降低。全球仅新生儿破伤风、百日咳和麻疹三种疾病每年约减少死亡 3000 万人。随着免疫学的发展、新疫苗的不断问世，免疫预防范围进一步扩大，世界卫生组织提出的人人享有卫生保健的奋斗目标正逐渐付诸实现。

(二) 免疫学在临床医学中的地位和作用

免疫学从不同方面对临床疾病作出了巨大的贡献。通过免疫学的研究揭示了临床许多原因不明的疾病如免疫缺陷病、1 型糖尿病、肝炎、系统性红斑狼疮、重症肌无力和某些贫血等的发病机制；阐明了移植排斥反应的机制，同时应用免疫学方法，寻找适合的供者防止和控制移植排斥的发生及诱导移植耐受等，大大提高了同种异体器官移植的疗效；建立了各种血清学方法，具有特异性、敏感性高，定性、定量、定位等优点，因此被广泛应用于临床多种疾病的诊断和流行病学调查；以抗体为基础的靶向治疗、细胞因子治疗、免疫细胞过继疗法、免疫相关分子的基因治疗、分子疫苗等均已在动物实验和临床应用中获得肯定疗效，从而为防治许多疾病提供了光明前景。

(三) 免疫学在医学研究领域的地位和作用

免疫学的研究范围非常广泛，几乎涉及所有的基础医学和临床医学。随着现代免疫学的迅速发展，已逐渐形成诸多分支学科和交叉学科，如免疫生物学、免疫病理学、免疫遗传学、免疫药理学、免疫毒理学、神经免疫学、肿瘤免疫学、移植免疫学、生殖免疫学、老年免疫学、感染免疫学、临床免疫学等，为免疫学的发展注入了新的活力，对医学乃至生命科学的发展有巨大的推动作用。

第二节 病原生物学概述

病原生物学(pathogenic biology)是研究病原生物的生物学特性、致病性和免疫性及与机体和周围环境相互作用关系的一门学科。病原生物是指在自然界能够给人类或动、植物造成危害的生物。包括病原微生物(pathogenic microorganism)和人体寄生虫(human parasite)两大部分，它所涉及的学科分别称为医学微生物学和人体寄生虫学。

一、医学微生物学

(一) 微生物的概念与分类

微生物(microorganism)是存在于自然界的一群体形微小、结构简单、肉眼看不见，必须借助光学显微镜或电子显微镜放大数百倍、几千倍乃至几万倍方能看到的微小生物的总称。微生物的种类繁多，依据分化程度、化学组成可分为三大类：

1. 非细胞型微生物　是最小的一类微生物。能通过滤菌器，无典型的细胞结构，缺乏产生能量的酶系统，必须寄生于活的宿主细胞内才能增殖，如病毒。病毒的核酸类型为 DNA 或 RNA，但两种核酸不同时存在。

2. 原核细胞型微生物　细胞核分化程度低，仅有 DNA 盘绕形成的拟核，无核膜、核仁，细胞器不完善，仅有核糖体。DNA 和 RNA 同时存在。原核细胞型微生物种类较多，包括细菌、支原体、衣原体、立克次体、螺旋体和放线菌。

视 频：病 原 生物的分类

3. 真核细胞型微生物　细胞核分化程度较高，具有核膜、核仁和染色体，胞浆中具有完整的细胞器，如真菌。

(二) 微生物与人类的关系

微生物在自然界的分布极为广泛。土壤、空气、水、人体的体表及人体与外界相通的腔道中都存在着各种微生物。许多微生物在工农业生产、制药业和人类日常生活中发挥重要作用。

自然界中 N、C、S 等元素的循环需要有关微生物的代谢活动来完成。例如土壤中的微生物能将死亡动、植物的有机氮化合物转化为无机氮化合物，以供植物生长的需要，而植物又为人类和动物所利用。因此，微生物对人类和动、植物的生存、自然界物质循环是有益和必需的；没有微生物，植物就不能进行代谢，人类和动物也将难以生存。

通过微生物发酵途径生产抗生素、维生素 C、有机酸、氨基酸、多元醇、多肽等。微生物可以用来生产肥料、农药、食品、能源和环保制剂等。如含根瘤菌的肥料、沼气能源以及采用木糠床微生态制剂处理禽畜排泄废物等。在生命科学中，微生物被作为研究对象或模式生物，有关基因、遗传密码、转录、翻译和基因调控等都是在研究微生物中发现并得到证实的。定向创建有益的工程菌，可为人类制造

出多种多样的必需品。

正常情况下，寄居在人和动物呼吸道、消化道中的微生物是无害的，有的尚且能拮抗病原微生物的入侵。定植在肠道中的大肠埃希菌等能向宿主提供必需的维生素 B_1、维生素 B_2、烟酸、维生素 K 和多种氨基酸等营养物质。但其中有一小部分可引起人类与动植物的疾病，具有致病作用的微生物称为病原微生物。它们可引起人类的伤寒、痢疾、结核、破伤风、麻疹、脊髓灰质炎、肝炎、艾滋病；禽类的霍乱、禽流感及牛炭疽；植物的小麦赤霉病、大豆病毒病等。有些微生物，在正常情况下不致病，只是在特定情况下导致疾病，这类微生物称为条件致病菌或机会致病菌（opportunistic bacterium）。例如一般大肠埃希菌在肠道不致病，在泌尿道或腹腔中可引起感染。此外，有些微生物可腐蚀工业产品、农副产品和生活用品等。

（三）微生物学发展简史

微生物学是研究微生物在一定条件下的形态结构、生理生化、遗传变异以及微生物的进化、分类、生态等规律及其应用的一门学科，医学微生物学（medical microbiology）是研究对人致病性微生物的生物学特性、致病性、免疫性、微生物学诊断和防治措施，以控制和消灭感染性疾病和与之有关的免疫损伤等疾病，达到保障和提高人类健康水平目的的一门基础医学课程。

医学微生物学的发展过程大致分为三个阶段：

1. 经验时期　古代人类虽未观察到具体的微生物，但生活实践中早已将微生物知识用于工农业生产和疾病防治之中。如民间常用的盐腌、糖渍、烟熏、风干等保存食物的方法，实际上是防止食物因微生物生长繁殖而腐烂变质的有效措施。北宋末年有肺痨由虫引起之说。《本草纲目》中指出，对病人的衣服蒸过再穿就不会感染到疾病，表明已有消毒的记载。

2. 实验时期　荷兰人列文虎克（Leeuwenhoek，1632—1723）于 1676 年用自制能放大 266 倍的显微镜检查了污水、齿垢、粪便等，第一次观察到微生物，为微生物学的发展奠定了基础。

微生物学之父

巴斯德（Louis Pasteur，1822—1895）于 1857 年首先证明有机物质发酵和腐败是由微生物引起，并于 1864 年建立巴氏消毒法，防止酒类腐败变质，即至今仍沿用于酒类和奶类的消毒方法。巴斯德开创了微生物的生理学时代，自此微生物学成为一门独立学科。德国学者郭霍（Robert Koch，1843—1910）创用了固体培养基和染色技术，使病原菌的分离培养和鉴定成为可能，并先后确定了多种传染病的病原菌。巴斯德与郭霍成为微生物学的奠基人。1892 年，俄国学者伊凡诺夫斯基（Iwanowski）发现了烟草花叶病毒，随后许多对人类和动物、植物致病的病毒相继被发现。1929 年英国人弗来明（Alexander Fleming，1881—1955）发现了青霉素，为感染性疾病的治疗带来一次大革命。

3. 现代微生物学时期　进入 20 世纪中期，随着分子生物学的进展、各种新技术的建立和改进，微生物学得到极为迅速的发展。类病毒（viroid）、拟病毒（virusoid）、朊粒（prion）等逐渐被认识，并发现了许多新的病原微生物如军团菌、幽门螺杆菌、人类免疫缺陷病毒、肝炎病毒、汉坦病毒、新型冠状病毒等。目前，对微生物基因组学研究的深入，以及由其催生的蛋白质组学、生物信息学及系统生物学等重要学科的发展，给整个生命科学的研究带来了前所未有的机遇和挑战，人们应用分子生物学技术探讨微生物基因结构和功能，对微生物的生物学特性及其活动规律有了更深入的认识，通过基因工程技术构建的疫苗已应用于临床。

H7N9 亚型的禽流感病毒

禽流感病毒 H7N9 亚型既往仅在某些国家发生过禽间暴发疫情，但 2013 年出现了人感染 H7N9 亚型的禽流感病例，对病毒的基因分析显示，尽管它们是由禽流感病毒演变而来，但已展现出可以在哺乳动物种类中生长的适应特征。

医学微生物学领域已取得巨大成绩，但距离控制和消灭传染病的目标尚存在很大差距。目前，由病原微生物引起的多种传染病仍严重威胁人类的健康。大量的广谱抗生素的应用造成了强大的选择压力，使许多菌株发生变异，导致耐药性的产生，人类健康受到新的威胁，如耐药性结核分枝杆菌的出现使结核感染又在世界范围内猖獗起来；某些微生物的快速变异，如流行性感冒病毒、人类免疫缺陷病毒等给疫苗的设计和治疗造成了很大障碍，人类与微生物的斗争远不会结束。21世纪是生命科学飞速发展的时代，科学技术的进步为医学微生物学发展提供了极为有利的条件，医学微生物学将在控制、消灭传染病，保障人类健康方面做出更大贡献。

二、人体寄生虫学

（一）寄生虫及人体寄生虫学的概念与分类

寄生虫（parasite）是指长期或短暂地依附于另外一种生物的体内或体表，获得营养并给对方造成损害的低等无脊椎动物和单细胞原生物。人体寄生虫学（human parasitology）是研究与人体健康有关的寄生虫及其与人体和外界环境关系的一门学科。人体寄生虫学由医学蠕虫学、医学原虫学和医学节肢动物学三部分组成。

1. 医学蠕虫　为多细胞无脊椎动物，软体，借肌肉伸缩蠕动。寄生于人体的有160多种，其中重要的有蛔虫、钩虫、血吸虫和绦虫。

2. 医学原虫　为单细胞真核动物，具有独立和完整的生理功能。寄生于人体的原虫约40种，其中致病的主要有溶组织阿米巴、疟原虫、刚地弓形虫和阴道毛滴虫等。

3. 医学节肢动物或称医学昆虫　多为身体分节，具有外骨骼和附肢等形态特征的体表寄生虫。主要有蚊、蝇、虱、蚤、螨和蜱等。

（二）人体寄生虫学的研究进展

作为病原生物学的重要组成部分，人体寄生虫学是预防医学和临床医学的基础学科之一。人类对寄生虫的认识由来已久，显微镜的问世对寄生虫学的发展起到了极大的推动作用，使寄生虫学逐渐发展成为一门独立的学科。各种新技术的开发应用，特别是电子显微镜和分子生物学的研究，使得对寄生虫的研究进入亚细胞、分子和基因水平。对寄生虫致病机制、诊断和防治方面的研究均取得了显著成绩。现代寄生虫学与若干新兴学科相互渗透、相互融合，使寄生虫学的研究取得了巨大成就：基因工程技术推进了寄生虫疫苗的发展；分子生物学和细胞生物学增加了对寄生虫致病机制的了解；生物化学推进了抗寄生虫新药的开发；寄生虫基因组计划的开展有助于我们发现新的寄生虫基因。相信伴随着科学的发展，寄生虫学在完善自身的同时将其融入现代生物学革命主流，为医学科学的发展作出应有的贡献。我国学者屠呦呦因发现青蒿素可以有效降低疟疾病人的死亡率，于2015年获得诺贝尔生理学或医学奖，这是中国医学界迄今为止获得的最高奖项。

（三）寄生虫病对人类的危害

寄生虫病是一种遍及世界的传染性疾病，特别是在热带、亚热带的发展中国家，人群的发病率和死亡率较高。寄生虫病已成为人们日益关注的公共卫生问题，近年报道的经蚊传播的寨卡病毒与新生儿小头症相关，使虫媒传播疾病的研究进入了新的发展时期。联合国开发计划属、世界银行和世界卫生组织联合建议的热带病特别规划（UNDP，word Bank and WHO special programme for research and traning in tropic diseases，TDR）要求大力防治的十大热带病中，麻风病、肺结核病和黄热病、登革热、埃博拉出血热由微生物引起，而疟疾（malaria）、血吸虫病（schistosomiasis）、丝虫病（filariasis）、利什曼病（leishmaniasis）和锥虫病（trypanosomiasis）为寄生虫病，经过不懈努力，我国寄生虫病的防治工作取得了举世瞩目的巨大成就。

但是如疟疾、血吸虫等一些重要寄生虫病并没有被消灭，食源性寄生虫病流行呈明显上升趋势，机会性致病寄生虫病的发病人数逐年增多，寄生虫对药物的抗药性日益突出。此外，在亚洲、非洲、拉丁美洲的农业区，污水灌溉和用新鲜粪便施肥，造成了肠道寄生虫病的广泛传播。肠道寄生虫病仍是当今制约发展中国家经济发展的重要原因之一。

（四）寄生虫病在我国的流行概况

早在新中国成立初期，我国对寄生虫病进行了针对性防治工作，把疟疾、血吸虫病、丝虫病、黑热

病和钩虫病列为重点防治的“五大寄生虫病”。经过几十年的努力，血吸虫病和疟疾的发病人数已大幅度减少；黑热病于1958年已得到全面有效的控制；至1994年，全国已基本消灭了丝虫病。但是我国寄生虫病的疫情尚不稳定，恶性疟仍未得到有效控制，血吸虫病在部分地区疫情有所回升，丝虫病、黑热病面临监测新感染者和媒介昆虫的艰巨任务；机会性致病寄生虫还未列入防治工作的整体规划。因此，我国寄生虫病的防治仍然是公共卫生中的重要课题。国家已提出了寄生虫病的防治目标，要达到这一目标，必须采取全社会和专业人员结合、各种防治措施并重、从防治实际需要出发综合治理，最终达到控制和消灭寄生虫病的目的。

表绪-1 病原生物学及免疫学相关学科获得的诺贝尔奖（1901—2015）

获奖时间	获奖者	主要成就
2015	屠呦呦（中国）	青蒿素抗疟疾治疗，有效降低疟疾死亡率
2011	Steinman（美国）	树状细胞及其在适应性免疫系统方面的作用
	Bruce A. Beutler（美国） Jules A. Hoffmann（法国）	先天性免疫系统的活性作用
2008	Harald zur Hausen（德国）	人乳头瘤病毒（HPV）是导致宫颈癌的病因
	Françoise Barré-Sinoussi，Luc Montagnier（法国）	人类免疫缺陷病毒循环复制及病毒感染的方式
2005	Barry J. Marshall（澳大利亚），J. Robin Warren	幽门螺杆菌导致人类罹患胃炎、消化性溃疡
1997	Stanley B.Prusiner（美国）	朊粒（prion）是瘙痒病和疯牛病的病因
1996	Peter C. Doherty（澳大利亚） Rolf M. Zinkernagel（瑞士）	MHC限制性，T细胞的双识别模式
1993	Kary Mullis（美国）	通过耐热菌 *Thermus aquaticus* 分离耐热DNA聚合酶，建立聚合酶链发应（PCR）技术
1990	Joseph E. Murray（美国） E. Donnall Thomas（美国）	关于人体器官和细胞移植的研究
1989	J. Mechael Bioshop（美国） Harold Varmus（美国）	Rous鸡肉瘤病毒的癌基因也存在于动物和人类细胞，提出原癌基因（proto-oncogene）概念
1987	Tonegawa（日）	阐明抗体多样性的遗传基础
1984	Köhler G（德国）	用杂交瘤技术制备单克隆抗体
1980	Baruj Benacerraf（美国） Jean Dausset（法国） George D. Snell（美国）	发现细胞表面调节免疫反应的遗传基础
1978	Wemer Arber（瑞士） Daniel Nathans（美国） Hamilton O. Smith（美国）	发现细菌限制性内切酶及其在分子遗传学方面的应用
1977	Roger Guillemin（美国） Rosalyn Yalow（美国） Andrew V. Schally（美国）	肽类激素的放射免疫分析法
1976	Baruch Blumberg（美国） Carleton Gajdusek（美国）	发现HBV的澳抗，继而发现了乙型肝炎病毒，Gajdusek发现Kuru病、羊瘙痒病是由慢病毒引起
1975	David Baltimore（美国） Renato Dulbecco（美国） Howard Martin Temin（美国）	1970年发现某些肿瘤病毒含反转录酶，证明遗传信息可从RNA流向DNA

续表

获奖时间	获奖者	主要成就
1972	Gerald M.Edelman（美国） Rodney R.Porter（英国）	发现抗体的分子结构，阐明抗体的本质
1969	Max Delbrück（美国） Alfred D. Hershey（美国） Salvador E. Luria（美国）	通过噬菌体研究发现病毒的感染复制机制和遗传结构
1966	Peyton Rous（美国）	发现鸡肉瘤病毒，证明 Rous 病毒可致肿瘤
1965	Francois Jacob（法国） Jacques Monod（法国）	发现细菌蛋白合成的乳糖操纵子模型（Lacoperson）
1960	Frank Macfarlane Burnet（澳大利亚） Peter Brian Medawar（英国）	提出抗体生成的克隆选择学说 发现获得性免疫耐受性
1958	Joshua Lederberg（美国）	通过影印培养方法证明细菌的耐药性和抗噬菌体变异无需接触药物和噬菌体就能发生，促进了细菌遗传学研究
1957	D.Bovet（意大利）	抗组胺药治疗过敏反应
1954	John Enders（美国） Thomas Weller（美国） Frederick Robbins（美国）	建立了脊髓灰质炎病毒体外培养方法
1952	Selman Waksman（美国）	发现链霉素
1951	Max Theiler（南非）	将黄热病病毒经鼠传代制成黄热病疫苗
1946	Wendell Stanley（美国） John Northrop（美国）	发现纯化结晶的烟草花叶病毒仍具有感染性，制备出病毒晶体
1945	Alexander Fleming（英国） Emst Chain（英国） Howard Florey（澳大利亚）	发现青霉素具有抗菌作用。分离纯化了青霉素，开创了抗生素时代
1944	Avery O（美国）	肺炎链球菌 DNA 转化实验
1939	Gerhard Domagk（德国）	发现磺胺的抗菌作用
1930	K.Landsteiner（美国）	发现人类 ABO 血型系统
1928	CJ Nicolle（法国）	斑疹伤寒的研究
1919	J.Bordet（比利时）	发现补体，建立补体结合试验
1913	C.Richet（法国）	发现过敏反应
1908	P.Ehrlich（德国） E. Metchnikoff（俄国）	提出体液免疫理论和抗体生成的侧链学说 发现细胞吞噬作用，提出细胞免疫理论
1907	Laveran（法国）	引起疟疾的病原体：疟原虫
1905	Robert Koch（德国）	分离、鉴定结核分枝杆菌，霍乱弧菌；提出细菌致病学说
1902	Ross（英国）	疟原虫在按蚊体内的生活周期及通过叮咬进行传播
1901	Emil von Behring（德国）	制成白喉抗毒素血清，开创免疫血清疗法

本章小结

免疫是机体免疫系统识别与排除抗原性异物的一种功能。机体具有免疫防御、免疫稳定、免疫监视的功能。医学免疫学主要研究免疫系统对抗原的识别,免疫应答及其清除抗原的规律,探讨免疫功能异常所致疾病的机制。

微生物是指一群微小、简单、肉眼看不见,必须借助显微镜放大才能看到的微小生物的总称。微生物可分为原核细胞型、真核细胞型及非细胞型三类。寄生虫是指长期或短暂地依附于另外一种生物,获得营养并给对方造成损害的低等无脊椎动物或单细胞原生物。

病原生物是指在自然界能够给人类和动、植物造成危害的生物体。病原生物学是研究病原生物的生物学特性、致病性和免疫性及与机体和周围环境相互作用关系的一门学科,包括医学微生物学和人体寄生虫学。

(肖纯凌　吴松泉)

扫一扫,测一测

思考题

1. Leeuwenhoek,Robert Koch,Pasteur,Iwanowski,Alexander Fleming 的科学贡献分别是什么?
2. 微生物学与基因组计划有何联系?
3. 简述免疫的概念和功能。
4. 免疫学发展各个时期的主要成就有哪些?

第一篇 免 疫 学

第一章 免疫和免疫系统

学习目标

1. 掌握：中枢和外周免疫器官功能、黏膜相关淋巴组织的功能特点、补体系统的激活与功能，细胞因子和黏附分子的概念，T 细胞、B 细胞表面的分子和其功能。
2. 熟悉：HLA 分子的分布与功能；主要免疫细胞的分类与功能。
3. 了解：分化决定簇、阳性选择和阴性选择的概念。
4. 能够理解 T 细胞和 B 细胞的分化发育的过程。

人体有一个完善的免疫系统(immune system)来执行免疫功能，其组成包括免疫器官(immune organ)与免疫组织(immune tissue)、免疫细胞和免疫分子。骨髓和胸腺是人体的中枢免疫器官，外周免疫器官和组织包括淋巴结、脾脏和黏膜相关淋巴组织(图 1-1)。免疫细胞在中枢免疫器官中发育成熟，经血流迁移分布于外周器官或弥散淋巴组织中。血液循环和淋巴循环将免疫系统联系为一个整体。

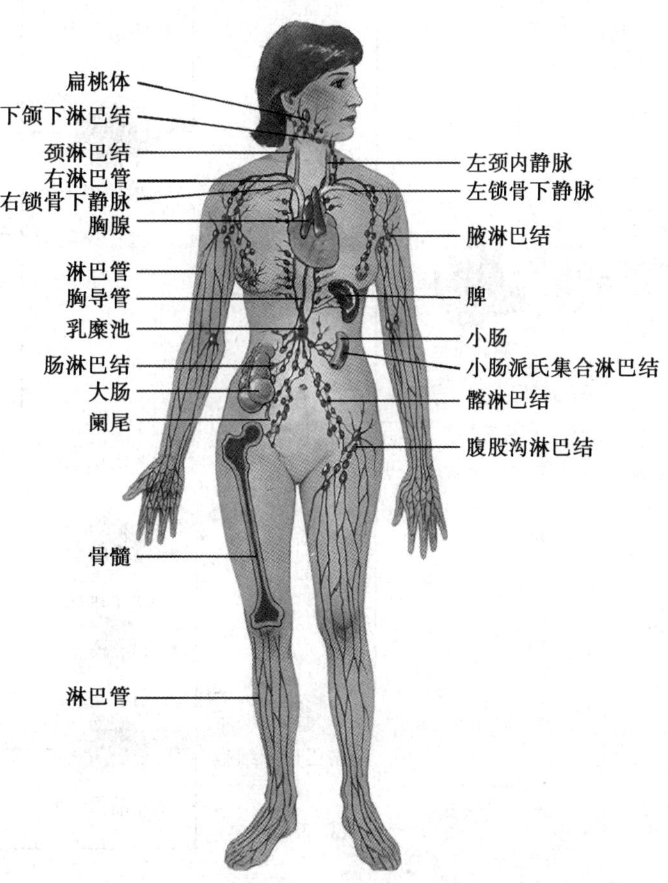

图 1-1 人体的免疫器官和组织

第一节 免疫器官

按照功能不同,免疫器官可分为中枢免疫器官(central immune organ)和外周免疫器官(peripheral immune organ);在人体胃肠道、呼吸道和泌尿生殖道等黏膜下分布着大量的弥散淋巴组织和淋巴小结(lymphoid nodule),即黏膜相关淋巴组织(mucosa-associated lymphoid tissue,MALT)。

一、中枢免疫器官

中枢免疫器官又称初级淋巴器官,是各类免疫细胞发生、分化和成熟的场所。人类和其他哺乳类动物的中枢免疫器官包括骨髓和胸腺,而鸟类的腔上囊相当于哺乳类的骨髓。

(一) 骨髓

骨髓(bone marrow)是人类 B 淋巴细胞分化发育成熟的场所,也是各类血细胞和免疫细胞的发源地。骨髓中的多能造血干细胞是所有血细胞和淋巴细胞的来源,其定向分化如图 1-2 所示。

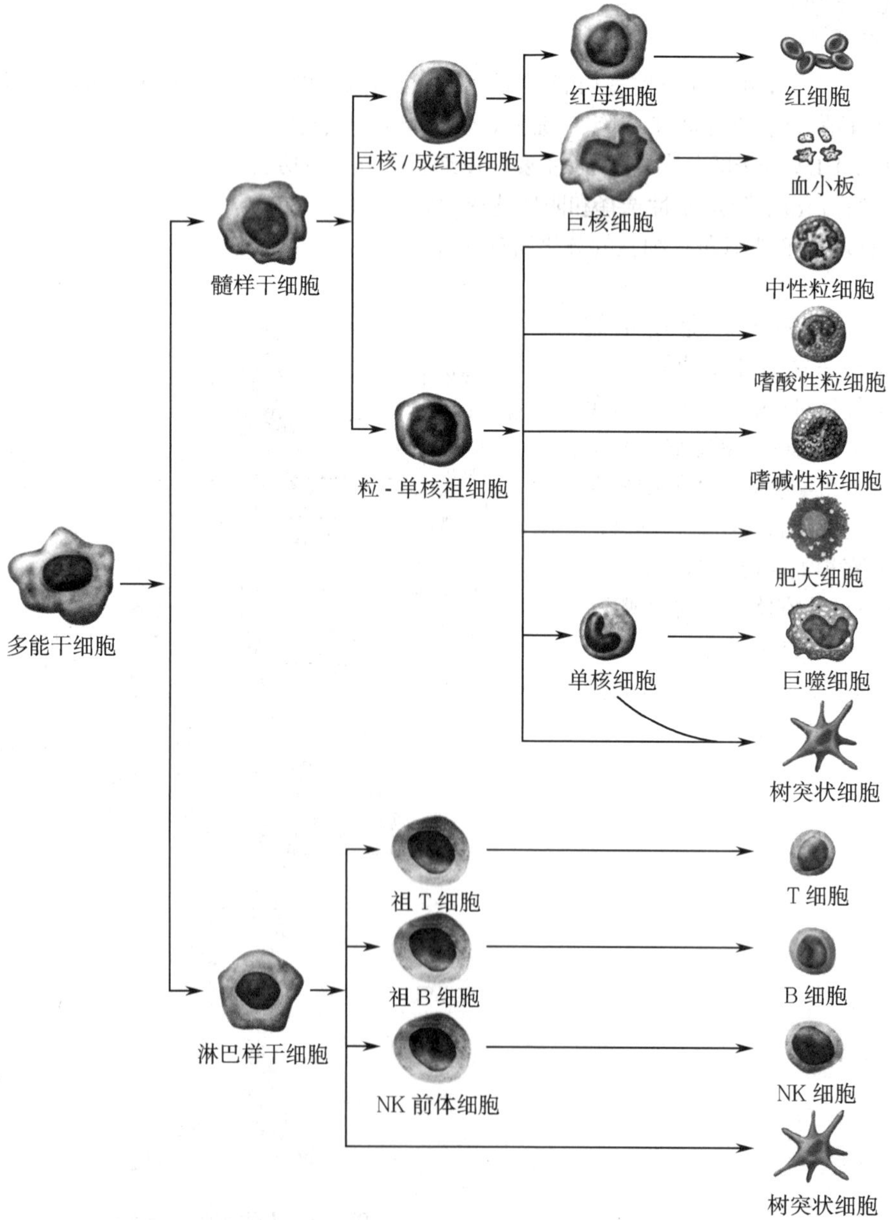

图 1-2 造血干细胞的定向分化

1. 骨髓的结构　骨髓位于骨髓腔内，由造血组织和血窦构成。造血组织主要由骨髓基质细胞和造血细胞组成。

2. 骨髓的功能　骨髓的功能可概括为：①骨髓内的造血干细胞，是所有血细胞的来源；②构成造血微环境；③骨髓是B细胞分化成熟的场所；④骨髓也是再次免疫应答的场所，所产生的抗体是血清抗体的主要来源。

(二) 胸腺

胸腺(thymus)是T淋巴细胞发育、分化和成熟的场所。

1. 胸腺的结构　胸腺位于胸骨柄后方，上纵隔前部，心包前上方，青春期后胸腺随年龄增长而逐渐萎缩退化。胸腺由胸腺细胞和胸腺基质细胞组成，胸腺细胞为处于不同分化阶段的未成熟的T细胞；而胸腺基质细胞包括胸腺上皮细胞、巨噬细胞、树突状细胞和成纤维细胞等。胸腺表面的结缔组织被膜伸入胸腺实质，将胸腺实质分隔成若干胸腺小叶，胸腺小叶外层为皮质，内层为髓质。

2. 胸腺的功能　来自骨髓的淋巴系祖细胞在胸腺微环境诱导下分化，90%以上胸腺细胞未到成熟阶段即死亡，仅少部分胸腺细胞最终能分化发育为成熟的T淋巴细胞，并获得自身免疫耐受性和T细胞识别抗原的MHC限制性。胸腺的功能可概括为：①胸腺是T细胞发育的主要场所；②诱导并维持自身免疫耐受；③介导免疫调节。胸腺上皮细胞是胸腺微环境最重要的组分，以两种方式参与胸腺细胞的分化：①分泌细胞因子和胸腺肽类分子；②细胞-细胞间相互接触。

二、外周免疫器官

外周免疫器官或称次级淋巴器官，是成熟淋巴细胞定居和产生免疫应答的场所。外周免疫器官包括淋巴结、脾和黏膜相关淋巴组织等。

(一) 淋巴结

人体约有500~600个淋巴结，广泛分布于全身非黏膜的淋巴通道上。

1. 淋巴结的结构　淋巴结表面覆盖有结缔组织被膜，被膜深入实质形成小梁，淋巴结分为皮质和髓质，彼此通过淋巴窦相通。皮质位于被膜下，包括浅皮质区、深皮质区和皮质淋巴窦。髓质区由髓索和髓窦组成。浅皮质区又称为非胸腺依赖区，是B淋巴细胞定居的场所。该区有初级淋巴滤泡和次级淋巴滤泡。初级淋巴滤泡(或称淋巴小结)为未受抗原刺激的淋巴滤泡，主要含静止的初始B淋巴细胞；次级淋巴滤泡为受抗原刺激的淋巴滤泡，其内出现生发中心，含大量增殖分化的B淋巴细胞。深皮质区位于浅皮质区和髓质之间，即副皮质区，又称胸腺依赖区，是T淋巴细胞定居的场所。该区有许多由内皮细胞组成的毛细血管后微静脉，也称高内皮微静脉(high endothelial venule, HEV)，在淋巴细胞再循环中起重要作用。髓质的髓索内含B淋巴细胞、浆细胞、T淋巴细胞、肥大细胞及巨噬细胞等。髓窦内富含巨噬细胞，有较强滤过作用(图1-3)。

2. 淋巴结的功能　淋巴结的功能可概括为如下方面：①T细胞和B细胞定居的场所，其中T细胞

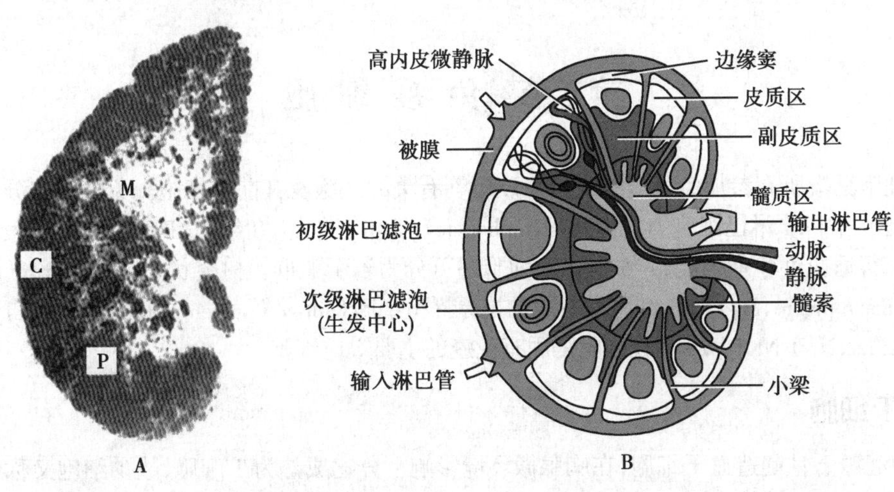

图1-3　淋巴结的结构

占淋巴结内淋巴细胞总数的75%，B细胞占25%；②免疫应答发生的场所；③参与淋巴细胞再循环，外周免疫器官的淋巴细胞，由输出淋巴管进入胸导管，经上腔静脉进入血液循环，在淋巴结副皮质区穿越高内皮微静脉，返回外周免疫器官或组织；④过滤作用，淋巴结主要过滤淋巴液中的病原微生物、毒素或其他有害物质，防止病原体扩散的作用。

（二）脾脏

脾（spleen）是人体内最大的淋巴器官。

1. 脾脏的结构　脾外层为结缔组织被膜，脾内含有大量淋巴窦。动脉周围淋巴鞘为胸腺依赖区，即T细胞居住区。鞘内的淋巴滤泡为非胸腺依赖区，即B细胞居住区。边缘区是血液和淋巴液进出的通道。

2. 脾脏的功能　脾脏是贮存红细胞的血库，具有重要的免疫功能：①T、B细胞定居的场所，脾是各种成熟淋巴细胞定居的场所，其中B细胞约占淋巴细胞总数的60%，T细胞约占40%；②免疫应答的场所；③生物合成作用，脾脏可合成补体、干扰素等生物活性物质；④过滤作用，脾脏可清除血液中的病原体、衰老死亡的红细胞、免疫复合物及其他异物，使血液得到净化。

（三）黏膜相关淋巴组织

MALT主要由肠相关淋巴组织、鼻相关淋巴组织和支气管相关淋巴组织所组成，包括呼吸道、消化道及泌尿生殖道黏膜固有层和上皮细胞下散在的无被膜淋巴组织，以及某些带有生发中心的器官化的淋巴组织，如扁桃体、小肠派尔集合淋巴结（Peyer patch）及阑尾等。MALT在呼吸道、消化道及泌尿生殖道黏膜构成了一道免疫屏障，是参与局部特异性免疫应答的主要部位，在黏膜局部抗感染免疫中发挥重要作用。MALT中的B细胞可产生分泌型IgA（sIgA），在黏膜局部防御病原微生物感染中起重要作用。

三、淋巴细胞归巢与再循环

1. 淋巴细胞归巢　成熟淋巴细胞离开中枢免疫器官后，经血液循环趋向性迁移并定居于外周免疫器官或组织的特定区域，称为淋巴细胞归巢（lymphocyte homing）。成熟T细胞和B细胞进入外周淋巴器官后将分布于不同的区域，如T细胞定居于副皮质区，B细胞则定居于浅皮质区；不同功能的淋巴细胞亚群也可选择性迁移至不同的淋巴组织，如产生sIgA的B细胞可定向分布于MALT。淋巴细胞归巢由淋巴细胞表面的归巢受体（homing receptor）与内皮细胞表面相应黏附分子——血管地址素（vascular addressin）的相互作用而介导。如初始T细胞表面表达L-选择素（L-selectin）和HEV中的内皮细胞表达L-选择素的配体CD34和糖基化细胞黏附分子-1（GlyCAM-1）相互作用，促使T淋巴细胞黏附于HEV，继而定向迁移至淋巴结内的T细胞区。

2. 淋巴细胞再循环　淋巴细胞在血液、淋巴液、淋巴器官或组织间反复循环的过程称为淋巴细胞再循环（lymphocyte recirculation）。淋巴细胞再循环有多条通路，通过淋巴细胞再循环，使体内淋巴细胞在外周免疫器官和组织的分布更趋合理。淋巴细胞再循环增加了与抗原和APC接触的机会，从而产生初次或再次免疫应答；淋巴细胞再循环使机体所有免疫器官和组织联系成为一个有机的整体。

第二节　免 疫 细 胞

免疫细胞泛指所有参加免疫应答或与免疫应答有关的细胞及其前体细胞。免疫细胞分布于中枢和外周免疫器官中，T淋巴细胞/T细胞（T lymphocyte）、B淋巴细胞/B细胞（B lymphocyte）表达识别抗原的受体执行适应性免疫功能，T细胞和B细胞还可分为若干亚群。树突状细胞（dendritic cell，DC）、巨噬细胞（macrophage，Mφ）和B细胞是专职的抗原提呈细胞（antigen presenting cell，APC）；自然杀伤细胞（nature killer，NK）、NKT、Mφ和粒细胞是固有免疫的主要效应细胞。

一、T细胞

T细胞起源于骨髓造血干细胞，在胸腺微环境影响下分化成熟为T细胞，故T细胞又称胸腺依赖性淋巴细胞。

（一）T 细胞的分化发育

体内存在能特异性识别各种抗原的成熟 T 细胞克隆（T 细胞库），成熟 T 细胞具有两个基本特性：①TCR 识别抗原受 MHC 限制，即不仅特异性识别已经 APC 加工处理的抗原肽，而且须同时识别与抗原肽结合成复合物的 MHC 分子；②机体 T 细胞对自身组织具有耐受性，一般不对自身分子产生应答，即所谓的自身耐受现象。淋巴样前体细胞进入胸腺之初尚未表达成熟 T 细胞表面标志，称为胸腺细胞，在胸腺微环境中逐渐分化为成熟 T 细胞。在此过程中，胸腺细胞表达 CD4 或 CD8 分子，在发育成熟过程中获得自身 MHC 限制性（阳性选择），其随机重组表达的 TCR 也经过筛选（阴性选择），成熟的 T 细胞离开胸腺进入外周免疫器官。

1. T 细胞发育中的阳性选择　早期 T 细胞是双阳性（double positive，DP）标志，即表达 $CD4^{+}CD8^{+}$（DP），CD3 表达水平逐渐升高。在胸腺皮质中，同胸腺上皮细胞表面的抗原肽 -MHCⅠ类分子复合物或抗原肽 -MHCⅡ类分子复合物以适当亲和力发生结合的 DP 细胞可继续分化为单阳性（single positive，SP）细胞，其中与Ⅰ类分子结合的 DP 细胞 CD8 表达水平升高，CD4 表达水平下降直至丢失，而与Ⅱ类分子结合的 DP 细胞，CD4 表达水平升高，CD8 表达水平下降最后丢失；不能与抗原肽 -MHCⅠ/Ⅱ类分子发生有效结合或结合亲和力过高的 DP 细胞在胸腺皮质中发生凋亡，凋亡细胞占 DP 细胞的 95% 以上，此过程称为阳性选择（positive selection）。经阳性选择的细胞存活，进一步分化为 SP 细胞，使 T 细胞获得了在识别抗原过程中对自身 MHC 限制能力。

2. T 细胞发育中的阴性选择　不同的 SP 细胞克隆表达异质性的 TCR（具有识别不同抗原的能力），若在皮髓质交界处及髓质区，SP 与胸腺树突状细胞、巨噬细胞表面自身抗原肽 -MHCⅠ类或Ⅱ类分子复合物发生高亲和力结合者，则被删除，以保证进入外周淋巴器官的 T 细胞库中不含有针对自身抗原成分的 T 细胞，但保留识别非自身抗原的多样性，此过程称为阴性选择（negative selection）。阴性选择是 T 细胞获得中枢免疫耐受（central tolerance）的主要机制，通过阴性选择的 T 细胞发育成熟，经 HEV 入血液循环而离开胸腺。

（二）T 细胞的表面分子及其作用

T 细胞表面具有许多重要的膜分子，它们参与识别抗原、T 细胞的活化、增殖和分化，以及效应功能的发挥。其中，有些膜分子还是区分 T 细胞亚群的重要标志。

1. TCR-CD3 复合物　T 细胞（抗原）受体（T cell receptor，TCR）为所有 T 细胞的特征性标志，以非共价键与 CD3 分子结合，形成 TCR-CD3 复合物（图 1-4）。TCR 的作用是识别抗原，但与 B 细胞抗原

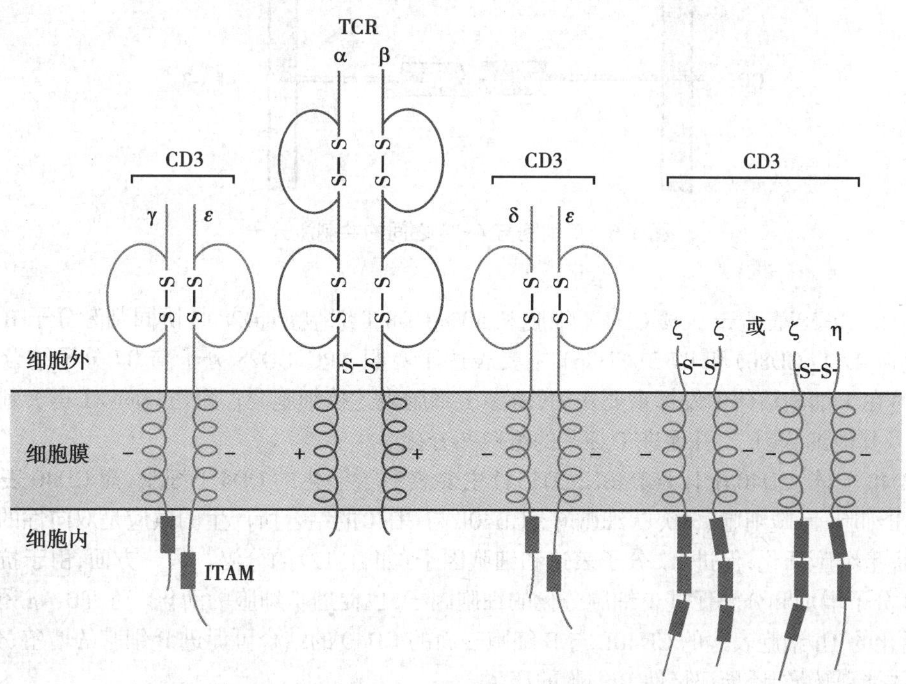

图 1-4　TCR-CD3 复合物的结构模式图

受体不同,TCR 不能直接识别蛋白质抗原表面的表位,只能识别抗原提呈细胞或靶细胞表面的抗原肽 -MHC 分子复合物。TCR 识别抗原肽 -MHC 分子复合物时具有双重特异性,即既要识别抗原肽的表位,也要识别自身 MHC 分子的多态性部分。TCR 识别自身 MHC 分子的多态性部位也是 T 细胞识别抗原具有自身 MHC 限制性的原因。

2. CD4 分子和 CD8 分子 成熟的 T 细胞一般只表达 CD4 或 CD8 分子,即 $CD4^+T$ 细胞或 $CD8^+T$ 细胞。CD4 分子与 MHCⅡ类分子结合,CD8 分子和 MHCⅠ类分子结合,即 $CD4^+T$ 细胞、$CD8^+T$ 细胞识别抗原时分别具有自身MHC的限制性。CD4分子还是人类免疫缺陷病毒(HIV)囊膜糖蛋白gp120受体。与 CD4 分子结合是 HIV 侵入并感染 $CD4^+T$ 细胞或巨噬细胞的机制之一。

3. 协同刺激分子 初始 T 细胞的完全活化需要两种活化信号相互作用。第一信号,抗原刺激信号,由 TCR 识别抗原产生,经 CD3 分子将信号转导至细胞内,它赋予适应性免疫应答具有严格的特异性。第二信号,共刺激信号(或称为协同刺激信号)则由抗原提呈细胞或靶细胞表面的共刺激分子与 T 细胞表面的相应受体相互作用而产生(图 1-5)。在协同刺激信号的作用下,已活化的抗原特异性 T 细胞发生克隆扩增,并分化为效应 T 细胞。

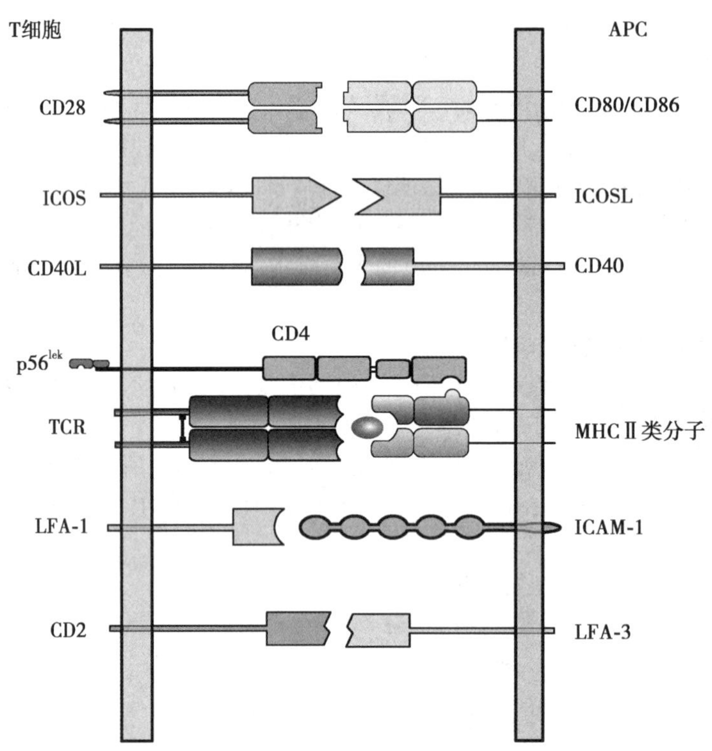

图 1-5 T 细胞与 APC 之间的共刺激分子

(1) CD28:CD28 表达于 90% $CD4^+T$ 细胞和 50% $CD8^+T$ 细胞。CD28 是协同刺激分子 B7 的受体。B7 分子包括 B7-1(CD80)和 B7-2(CD86),主要表达于专职 APC,CD28 分子与 B7 分子结合产生的协同刺激信号在 T 细胞活化中发挥重要作用,诱导 T 细胞表达抗细胞凋亡蛋白(Bcl-XL 等),刺激 T 细胞合成 IL-2 及其他细胞因子,并促进 T 细胞的增殖和分化。

(2) CD40 配体:CD40 配体(CD40L,CD154)主要表达于活化的 $CD4^+T$ 细胞,而 CD40 表达于抗原提呈细胞(B 细胞、巨噬细胞、树突状细胞等)。CD40L与CD40的结合所产生的效应是双向性的。一方面,促进抗原提呈细胞活化,促进 B7 分子表达和细胞因子(如 IL-12)的分泌。另一方面,由于抗原提呈细胞表达 B7 分子增加和分泌促进 T 细胞分化的细胞因子,也促进 T 细胞的活化。在 TD-Ag 诱导的免疫应答中,活化的 Th 细胞表达的 CD40L 与 B 细胞表面的 CD40 的结合可促进 B 细胞的增殖、分化、抗体生成和抗体类别转换,诱导记忆性 B 细胞的产生。

(3) CD2:CD2 分子又称淋巴细胞功能相关抗原分子 2(LFA-2)。人的 CD2 分子表达在 95% 成熟

T 细胞、50%~70% 胸腺细胞以及部分 NK 细胞。CD2 分子的配体包括 LFA-3(CD58)和 CD48(小鼠和大鼠)。CD2 除介导 T 细胞与抗原提呈细胞或靶细胞之间的黏附外,还为 T 细胞提供活化信号。

(4) LFA-1 和 ICAM-1:T 细胞表面的淋巴细胞功能相关抗原 -1(LFA-1)与 APC 上细胞间黏附分子 -1(ICAM-1)相互结合,介导 T 细胞与抗原提呈细胞或靶细胞的黏附。T 细胞也可表达 ICAM-1,同 APC、靶细胞或 T 细胞自身表达的 LFA-1 结合。

(5) 丝裂原结合分子及其他表面分子:T 细胞表面还表达多种能结合丝裂原(mitogen)的膜分子,可直接诱导静息 T 细胞的活化、增殖和分化。刀豆蛋白 A(concanavalin,Con A)、植物血凝素(phytohemagglutinin,PHA)是最常用的 T 细胞丝裂原。商陆丝裂原(pokeweed mitogen,PWM)除诱导 T 细胞活化外,还可诱导 B 细胞活化。丝裂原对 T 细胞的活化作用无特异性。

T 细胞活化后还表达许多与效应功能有关的分子,例如,与其活化、增殖和分化密切相关的细胞因子受体(IL-1R、IL-2R、IL-4R、IL-6R、IL-7R、IL-12R 和 IFN-γR 等)及可诱导细胞凋亡的 FasL(CD95L)等。

(三) T 细胞亚群和功能

T 细胞具有高度异质性,按照不同的分类方法,T 细胞可以分为若干亚群,各亚群间相互调节,共同发挥免疫学功能。

1. 根据所处的活化阶段分类　按照 T 细胞是否被抗原活化及分化情况可将其分为初始 T 细胞、效应 T 细胞和记忆 T 细胞。初始细胞(naïve T cell)是指从未接受过抗原刺激的成熟 T 细胞。其存活期短,参加淋巴细胞再循环,主要功能是识别抗原;当在外周淋巴器官结合 DC 提呈的抗原后,初始 T 细胞被活化并最终分化为效应性 T 细胞和记忆性 T 细胞。

2. 根据 TCR 类型分类　T 细胞可分为表达 TCRαβ 的 T 细胞和表达 TCRγδ 的 T 细胞,分别简称 αβT 细胞和 γδT 细胞。αβT 细胞即通常所称的 T 细胞,占脾脏、淋巴结和循环 T 细胞的 95% 以上。αβT 细胞识别 APC 以 MHC 分子提呈的抗原肽,识别抗原的过程受 MHC 限制,介导适应性免疫应答。而 γδT 细胞主要分布在皮肤和黏膜组织,其抗原受体缺乏多样性,识别抗原无 MHC 限制性,主要识别 CD1 分子提呈的多种病原体共同表达的抗原成分,包括糖脂、某些病毒的糖蛋白、分枝杆菌的磷酸糖和核苷酸衍生物、热休克蛋白等。概括而言,γδT 细胞以固有免疫为主要作用方式,可杀伤细胞内感染细菌和某些病毒,也具有抗感染、抗肿瘤作用。活化的 γδT 细胞还可通过分泌细胞因子而发挥免疫调节作用和介导炎症反应。

3. 根据CD分子分亚群　根据是否表达CD4和CD8分子,T细胞可分为$CD4^+$T细胞和$CD8^+$T细胞。

4. 根据功能特征分亚群　初始的 $CD4^+$ T 细胞和 $CD8^+$ T 细胞在活化后,可分化为功能不同的效应细胞(图 1-6)。辅助性 T 细胞(helper T cell,Th)均为 $CD4^+$T 细胞,细胞因子在 Th0 细胞(初始的 $CD4^+$T 细胞)分化为不同 Th 亚群中发挥重要作用。滤泡辅助 T 细胞(follicular helper T cell,Tfh)是近年发现的新的 Th 亚群,分布在外周免疫器官(例如,淋巴结)的淋巴滤泡中,是辅助 B 细胞应答的关键细胞,通过分泌 IL-21 等参与 Ig 的类别转换。细胞毒性 T 细胞(cytotoxic T lymphocyte,CTL),也简称 Tc,均表达 CD8。Tc 的主要功能是识别 MHC Ⅰ类分子提呈的内源性抗原肽,直接杀伤靶细胞。其杀伤的机制主要包括两方面,一是分泌的颗粒酶、穿孔素和淋巴毒素;二是通过 FasL 和 TRAIL 等凋亡诱导配体途径诱导细胞凋亡。调节性 T 细胞(regulated T cell,Treg)的表型为 $CD4^+CD25^+Foxp3^+$,Foxp3(forkhead box p3)是转录因子,是一种调节 Treg 的关键转录因子。Treg 在免疫耐受、自身免疫、感染性疾病、器官移植以及肿瘤等疾病中发挥重要作用。

二、B 细胞

B 细胞是前 B 细胞在人和哺乳类动物骨髓或禽类腔上囊中分化、发育成熟的淋巴细胞。

(一) B 细胞的发育

B 细胞在骨髓中发育过程是抗原非依赖性的,在外周淋巴器官中发育过程是抗原依赖性的,在抗原刺激后有小部分 B 细胞将分化成为记忆 B 细胞。

(二) B 细胞的表面标志

1. B 细胞抗原受体　B 细胞抗原受体(B cell receptor,BCR)是镶嵌于细胞膜类脂质分子中的 Ig,称为膜型 Ig(membrane ig,mIg)。B 细胞表面 BCR 与另外的膜分子 Igα、Igβ 链结合为复合体,有利于

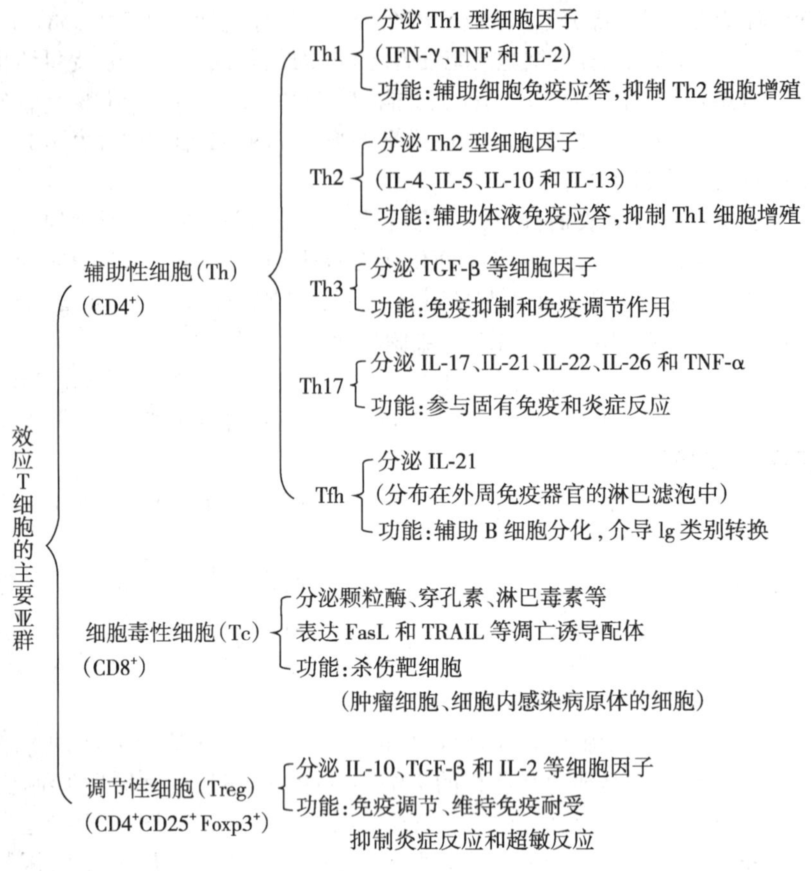

图 1-6 T 淋巴细胞的主要功能亚群

信号传递,活化 B 细胞。BCR 是 B 细胞表面受体,又是表面抗原,它能与抗 Ig 抗体特异性结合,因此可用荧光素标记抗 Ig 抗体检测 B 细胞。

2. IgGFc 受体 IgGFc 受体是 B 细胞表面能与 IgG Fc 段结合的结构,称 FcγR。该受体不是 B 细胞特有的标志,其他免疫细胞如中性粒细胞、NK 细胞、巨噬细胞和其他抗原提呈细胞表面也表达。不同细胞上表达的 FcγR 具有不同作用。由于 FcγR 可与 IgG 抗体与抗原形成的免疫复合物结合,可抑制对 B 细胞的活化,对体液免疫还发挥负向调节作用。中性粒细胞和巨噬细胞可通过表面的 FcγR 介导调理作用(opsonization)而促进吞噬效应;NK 细胞通过 FcγR 介导抗体依赖性细胞介导的细胞毒作用(antibody dependent cell mediated cytotoxicity,ADCC)而增强对靶细胞的杀伤效应。

3. 补体受体 B 细胞表面补体受体(complement receptor,CR)主要包括能与补体裂解片段 C3b 和 C3d 结合的受体,分别称为 CR1 和 CR2。CR1 在成熟 B 细胞和活化 B 细胞表面高密度表达;CR2 是 EB 病毒受体。CR1 除在 B 细胞和吞噬细胞表面表达外,在红细胞和血小板表面亦有表达,存在于红细胞和血小板表面的 C3b 受体可介导免疫黏附。

4. 促分裂原受体 B 细胞表面有脂多糖受体(LPS-R)、葡萄球菌 A 蛋白受体(SPA-R)和与 T 细胞共有的美洲商陆受体(PWM-R)。促分裂原可诱导多克隆 B 细胞活化和有丝分裂。

5. 细胞因子受体 B 细胞接受抗原或促分裂原刺激后,在活化、增殖、分化不同阶段可表达多种细胞因子受体,尤其是 ILs 的受体(IL-Rs),如 IL-1、IL-2、IL-4、IL-5、IL-6 的受体。这些受体与相应配体的结合对 B 细胞活化、增殖和分化具有重要调节作用。

(三) B 细胞亚群及功能

依照 B 细胞表面 CD5 表达与否,可分为 B1 细胞和 B2 细胞。B1 细胞表面表达 CD5 和 mIgM,即使成熟时也几乎不表达 mIgD,由于发育在先故称为 B1 细胞。B1 细胞主要定居于腹腔、胸腔以及肠壁的固有层,产生低亲和力的抗体,参与黏膜免疫应答(固有免疫效应)。B2 细胞即通常所指 B 细胞,表达 mIgM 和 mIgD,抗原刺激后可产生高亲和力的各类抗体,具有免疫记忆能力,是体液免疫的重要细

胞(适应性免疫效应)。

三、NK 细胞

NK 是第三类淋巴细胞,其表面缺少 T 细胞和 B 细胞的特异性标志,如 TCR 和 mIg,曾称为裸细胞(null cell)。这类细胞不依赖于抗原刺激,能自发地溶解多种肿瘤细胞和被病毒感染的细胞,称为自然杀伤细胞,主要存在于外周血和脾脏中,在人外周血中占淋巴细胞的 5%~10%。大多数 NK 细胞为胞浆中含有许多嗜天青颗粒的大型淋巴细胞,也称大颗粒淋巴细胞(large granular lymphocytes,LGL)。这些颗粒内含有溶解细胞的穿孔素(perforin)和具有丝氨酸蛋白酶活性的颗粒酶(granzyme)等。CD16 和 CD56 分子可视为 NK 细胞特异性标志。NK 细胞表面也有 IL-2 受体(β 链和 γ 链)和干扰素受体,IL-2 和 IFN-γ 能活化 NK 细胞和增强其细胞毒活性。NK 细胞在机体的抗病毒感染和抗肿瘤免疫方面起着重要的作用。在病毒感染的早期就能杀伤被病毒感染的靶细胞,在抗原特异性 Tc 细胞尚未形成前就能清除病毒。

LAK 细胞

外周血淋巴细胞在体外用较高浓度的 IL-2 培养刺激后,可使其非特异性杀伤肿瘤细胞的活性大大增强,这种具有杀伤活性的淋巴细胞称为淋巴因子激活的杀伤细胞(lymphokine activated killer cells,LAK cells),简称 LAK 细胞。与 NK 细胞相比,LAK 细胞的细胞毒活性高,杀伤肿瘤细胞的范围广。由于 LAK 细胞的前体细胞与 NK 细胞不能区别,目前多认为体内 LAK 细胞是由 NK 细胞受 IL-2 刺激活化所形成的。也有学者认为 LAK 还包括部分活化的 Tc 细胞等其他有杀伤活性的免疫细胞。

四、抗原提呈细胞

(一) 单核吞噬细胞系统

单核吞噬细胞系统(mononuclear phagocyte system,MPS)包括骨髓内的前单核细胞、外周血中的单核细胞和组织内的巨噬细胞,是一类重要的 APC。单核吞噬细胞可将 TD 抗原(胸腺依赖抗原)加工、处理后,以膜表面抗原肽 -MHC 分子复合物形式提呈给具有相应抗原识别受体的 T 细胞,启动免疫应答。

1. 单核吞噬细胞表面标志　①表面受体:单核吞噬细胞表面受体种类多,多为非特异性,其中 IgGFc 受体(FcγR)可介导调理吞噬,补体受体(CR1),即 C3b 受体,介导免疫调理及免疫黏附作用;②表面抗原:单核吞噬细胞表面表达 MHC Ⅰ类和Ⅱ类抗原分子,在介导免疫应答及抗原提呈方面具有重要作用。

2. 酶及分泌产物　单核吞噬细胞能产生多种酶类分布于胞内外,如各种溶酶体酶、溶菌酶、髓过氧化物酶等。巨噬细胞还可产生和分泌多种生物活性物质,如各种单核因子、激素样物质、凝血因子等。此外,巨噬细胞还分泌某些非肽类的小分子活性因子,如一氧化氮(NO)等。这些酶类和分泌产物与巨噬细胞多种生物学功能有关,如巨噬细胞杀灭被吞噬的病原体,参与免疫应答及免疫调节作用等。

3. 单核吞噬细胞的主要免疫功能　单核吞噬细胞具有多种重要的免疫功能,同时在一定条件下也参与组织损伤。①吞噬杀伤作用,单核吞噬细胞有极强的吞噬与杀伤能力,可吞噬与杀伤多种病原微生物,是参与机体非特异免疫防御作用的重要免疫细胞之一;②提呈抗原启动免疫应答,单核吞噬细胞通过摄取、加工、处理 TD 抗原,然后以抗原肽 -MHC 分子复合物形式提呈给具有相应抗原识别受体的 T 细胞;③抗肿瘤作用,单核吞噬细胞本身杀伤肿瘤作用甚微,但被某些细胞因子活化后(如 IFN-γ)能有效杀伤肿瘤细胞,是参与机体免疫监视作用的重要免疫细胞;④分泌效应,单核吞噬细胞可分泌多种生物活性介质,包括 IL-1、IL-2、IFN-γ 和 TNF 等;合成某些补体成分、凝血因子及与组织修复再生等有关的介质。

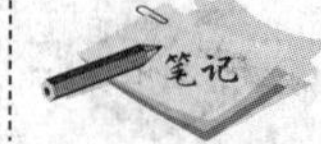

（二）树突状细胞

DC是一类重要的专职APC。DC细胞膜向外伸出形成许多很长的树枝状突起，细胞质内无溶酶体，无吞噬能力，但可通过胞饮作用摄取抗原异物，或利用其树突捕捉和滞留抗原异物。其中有些不同名称的DC实际上是同一种细胞处在不同分化期或不同部位而已。DC根据其特征和功能可分为两种：与T细胞有关的并指状DC和与B细胞有关的滤泡DC。DC的数量虽少，但分布广泛，也是功能最强的抗原提呈细胞。DC能识别、加工和摄取外源性抗原，并将抗原提呈给初始T细胞识别，并诱导T细胞增殖活化。而单核吞噬细胞和B细胞只能激活效应性T细胞或记忆性T细胞。同时DC本身被T细胞激活，发挥更强的作用。

（三）B细胞

B细胞是重要的APC。B细胞持续表达MHCⅡ类分子，能有效地提呈抗原给$CD4^{+}$Th细胞；也能表达CD80，对活化的Th细胞有协同刺激作用。BCR与抗原分子表面的抗原决定基结合后可发生受体介导的内吞作用，使整个抗原分子被吞入胞内，经降解处理后的多肽片段与MHCⅡ类分子结合，表达在细胞表面提呈给$CD4^{+}$Th细胞。这种摄取和提呈抗原的方式不仅激活Th细胞，同时也激活B细胞。这在针对TD-Ag的抗体反应中起着重要作用。虽然仅少数B细胞克隆参与对某种抗原的特异性摄取和提呈，但在局部抗原浓度较低的情况下，这是很有效的抗原提呈方式。

（四）其他非专职APC

APC最主要的特征是能处理摄入的蛋白抗原和表达MHCⅡ类分子，还表达协同刺激分子如CD80（B7），以充分活化Th细胞。上述的单核吞噬细胞、树突状细胞和B细胞即为典型的APC，也可称专职APC。有些细胞在通常情况下并不表达MHCⅡ类分子，无抗原提呈能力，但在炎症过程中如受到IFN-γ的诱导也可表达MHCⅡ类分子并能处理和提呈抗原，这些细胞称为非专职APC，包括血管内皮细胞、各种上皮细胞和间质细胞、皮肤的成纤维细胞以及活化的T细胞等。这通常与炎症反应的发生和某些自身免疫性疾病的发病机制有关。例如，人的静脉内皮细胞受IFN-γ诱导可表达MHCⅡ类分子并能提呈抗原，在细胞介导的迟发型超敏反应中起一定作用。甲状腺滤泡上皮细胞在某些条件下能表达MHC Ⅱ类分子和提呈甲状腺球蛋白抗原并激活Th细胞，这与毒性弥漫性甲状腺肿（Graves病）的发病机制有关。

五、其他免疫细胞

造血干细胞、粒细胞、肥大细胞等均可在免疫应答中发挥不同作用，亦属于免疫细胞。

（一）造血干细胞

造血干细胞（hemopoietic stem cell，HSC）是存在于组织中的一群原始造血细胞，是机体各种血细胞的共同来源。骨髓$CD34^{+}$细胞即骨髓造血干细胞。人造血干细胞主要表面标志为CD34和CD117。在骨髓微环境的影响下，造血干细胞经过定向祖细胞、前体细胞等分化阶段，最终分化、成熟为各种血细胞。

（二）粒细胞

粒细胞主要包括中性粒细胞、嗜酸性粒细胞和嗜碱性粒细胞。

1. 中性粒细胞（neutrophil） 占外周血白细胞总数的60%~70%，是白细胞中数量最多的一种。中性粒细胞内含有溶酶体颗粒及多种酶类，具有很强的趋化作用和吞噬能力。中性粒细胞在趋化因子的作用下，可迅速穿越血管内皮细胞进入病原体感染部位，发挥吞噬杀伤和清除作用。中性粒细胞表面表达IgGFc受体和补体C3b受体，可通过IgGFc和C3b的免疫调理作用促进和增强其吞噬杀菌作用。

2. 嗜酸性粒细胞（eosinophil） 占外周血白细胞总数的1%~3%。嗜酸性粒细胞具有趋化作用和一定的吞噬杀菌能力，在抗寄生虫免疫中具有重要作用。

3. 嗜碱性粒细胞（basophil） 仅占外周血白细胞总数的0.2%，存在于血液中，参与炎症反应。嗜碱性粒细胞是介导Ⅰ型超敏反应的重要效应细胞。

（三）肥大细胞

肥大细胞（mast cell）主要分布于皮肤、呼吸道、消化道黏膜下结缔组织和血管周围组织中。肥大细胞表面具有高亲和力IgE Fc受体。当IgE Fc受体结合IgE后，肥大细胞处于致敏状态，当变应原结

合致敏肥大细胞上的IgE后，可激活肥大细胞，通过脱颗粒而释放或合成一系列生物活性介质，引发Ⅰ型超敏反应。

第三节　免疫分子

免疫细胞识别抗原、相互作用和活化与分化等过程需要细胞因子与受体、白细胞分化抗原、黏附分子和MHC分子等介导和调节。补体系统通过不同方式激活，扩展固有免疫和适应性免疫效应。

一、细胞因子

细胞因子（cytokine，CK）是主要由活化的免疫细胞（单核/巨噬细胞、T细胞、B细胞、NK细胞等）或间质细胞（血管内皮细胞、表皮细胞、成纤维细胞等）所合成、分泌的多肽类活性分子，是一类重要的生物应答调节剂（biological response modifier，BRM）。临床上已应用重组技术制备某些细胞因子，用于治疗肿瘤、自身免疫性疾病、免疫缺陷疾病。

（一）细胞因子的共性

1. 细胞因子理化特性　众多细胞因子均为低分子量、分泌型糖蛋白，多以单体形式存在，个别细胞因子以双体或三聚体形式存在。细胞因子通常以旁分泌或自分泌形式作用于邻近细胞或本身，只在分泌的局部起作用，作用于自身细胞的，即自分泌；作用于邻近细胞的为旁分泌，少数因子的作用方式类似内分泌的作用。可作用于远处细胞。体内多种细胞都可生成细胞因子（多源性）：活化的免疫细胞，如T、B细胞，NK细胞，单核吞噬细胞，粒细胞，肥大细胞等；基质细胞，如血管内皮细胞，成纤维细胞，上皮细胞及某些肿瘤细胞等。一种细胞可分泌多种细胞因子，几种不同类型的细胞也可生成一种或几种相同的细胞因子（多向性）。

2. 细胞因子的作用特点　细胞因子作用无抗原特异性，也不受MHC限制。但细胞因子必须与相应受体结合才能产生非特异性生物学效应。一种细胞因子可对多种靶细胞作用，产生多种生物学效应，具有多效性；几种不同的因子可对同一种靶细胞作用，产生相同或相似的生物学效应，因而具有多效性与重叠性。细胞因子的作用不是独立存在的，表现为受体表达的相互制约和生物学效应的相互影响，从而构成细胞因子作用网络性（网络性）。

（二）细胞因子的种类及作用

细胞因子尚无统一的分类方法，目前常依据其功能分为6类，包括白细胞介素、肿瘤坏死因子、干扰素、集落刺激因子、趋化因子、生长因子等。细胞因子具有免疫调节、抗感染、抗肿瘤作用，还能刺激造血功能，并且参与炎症反应。

1. 白细胞介素（interleukin，IL）　是一组由淋巴细胞、单核吞噬细胞和其他非免疫细胞产生的介导白细胞和其他细胞间相互作用的细胞因子。按其发现顺序给予IL序号（如IL-1、IL-2等）并命名，目前已命名38种（IL-1~IL-38）。

2. 肿瘤坏死因子（tumor necrosis factor，TNF）　是一类能引起肿瘤组织出血坏死的细胞因子。TNF有TNF-α和TNF-β两种。TNF-α主要由活化的单核/巨噬细胞产生，后者主要由活化的T细胞产生，又称淋巴毒素（lymphotoxin，LT）。TNF家族目前已发现TRAIL（TNF related apoptosis-inducing ligand）、FasL、CD40L等30余种细胞因子。TNF家族成员在调节免疫应答、杀伤靶细胞和诱导细胞凋亡等过程中发挥重要作用。

3. 干扰素（interferon，IFN）　是最早发现的细胞因子，具有干扰病毒感染和复制的能力，故称干扰素。干扰素分2型，即Ⅰ型干扰素和Ⅱ型干扰素。Ⅰ型干扰素包括IFN-α、IFN-β，主要由病毒感染的细胞产生，具有较强的抗病毒作用。Ⅱ型干扰素即IFN-γ，主要由活化的T细胞和NK细胞产生，具有较强的免疫调节作用。目前已发现10余种干扰素家族的细胞因子。

4. 集落刺激因子（colony stimulating factor，CSF）　由活化的T细胞、单核吞噬细胞、血管内皮细胞和成纤维细胞等产生，可刺激造血干细胞和不同发育阶段的造血细胞增殖分化。根据CSF主要功能和作用细胞的不同，分别命名为粒细胞集落刺激因子（G-CSF）、巨噬细胞集落刺激因子（M-CSF）、粒细

胞-巨噬细胞集落刺激因子(GM-CSF)、红细胞生成素(erythropoietin,EPO)、干细胞生成因子(SCF)及多能集落刺激因子(multi-CSF)等。

5. 趋化因子(chemokine) 是一类对不同靶细胞具有趋化作用的细胞因子。趋化因子可由白细胞和某些组织细胞分泌。根据结构特征和功能,可分为CC、CXC、C和CX3C等4种亚家族,主要发挥对不同靶细胞的趋化作用。趋化因子可介导免疫细胞迁移,参与调节血细胞发育,胚胎期器官发育、血管生成、细胞凋亡等,并在肿瘤的发生发展、转移,病原微生物感染、移植排斥反应等病理过程中发挥作用。

6. 生长因子(growth factor,GF) 根据其功能及所作用的细胞不同可分为表皮生长因子(EGF)、血管内皮生长因子(VEGF)、成纤维细胞生长因子(FGF)、神经生长因子(NGF)、血小板衍生生长因子(PDGF)和肝细胞生长因子(HGF)等,它们均可不同程度地促进相应细胞的增殖。转化生长因子(TGF)则是一类对免疫应答具有很强抑制作用的细胞因子。

通常在生理条件下,细胞因子可发挥免疫调节作用,促进造血功能、抗感染及抗肿瘤等作用。在一定条件下,细胞因子又可介导炎症反应,诱导自身免疫反应,诱导肿瘤,并与某些疾病的发生有关,细胞因子也与临床许多疾病的发生发展有关,如细胞因子风暴。目前应用细胞因子或其拮抗剂治疗疾病已成为临床关注的热点。临床上已将细胞因子用于治疗肿瘤、造血功能障碍、感染性疾病。例如应用IFN治疗肿瘤及病毒感染,应用GM-CSF刺激造血功能,应用TNF抗体治疗类风湿关节炎,应用抗IL-2R抗体防治移植排斥反应等,在临床上都取得了一定疗效。

细胞因子风暴

细胞因子风暴(cytokine storm)也称高细胞因子血症(hypercytokinemia),是一种由于多种细胞因子在短期内大量分泌而引起的致死性全身反应。细胞因子风暴可发生于多种感染和非感染性疾病,例如脓毒血症、流感、SARS、移植排斥反应、系统性红斑狼疮等;也可由某些生物药物所引起。其本质是各种因素通过不同机制刺激了体内的巨噬细胞和$CD8^+$T细胞等释放大量炎症性细胞因子。细胞因子种类多样,主要包括TNF-α、IL-6和IFN-γ等。细胞因子风暴可引起肺水肿、肺泡出血、急性肺炎、组织损伤和坏死,以及多器官衰竭等。

二、白细胞分化抗原和黏附分子

免疫细胞之间相互识别的分子基础是表达于细胞表面多种多样的功能分子,包括细胞表面的多种抗原、受体和黏附分子等。有些细胞表面功能分子也称为细胞表面标记(cell surface marker)。

(一) 人白细胞分化抗原

1. 人白细胞分化抗原的概念 白细胞分化抗原(leukocyte differentiation antigen)主要是指造血干细胞在分化成熟为不同谱系(lineage)、各个谱系分化不同阶段,以及成熟细胞活化过程中,出现或消失的细胞表面分子。白细胞分化抗原除表达在白细胞外,还表达在红系和巨核细胞/血小板谱系,并广泛分布于许多非造血细胞如血管内皮细胞、成纤维细胞、上皮细胞、神经内分泌细胞等。根据人白细胞分化抗原胞膜外区结构特点,可分为不同的家族(family)或超家族(superfamily)。常见的有免疫球蛋白超家族(IgSF)、细胞因子受体家族、C型凝集素超家族、整合素家族、肿瘤坏死因子超家族(TNFSF)和肿瘤坏死因子受体超家族(TNFRSF)等。

2. 分化群的概念 应用以单克隆抗体鉴定为主的方法,将来自不同实验室的单克隆抗体所识别的同一种分化抗原归为同一个分化群,也称分化决定簇(cluster of differentiation,CD)。在许多情况下,抗体及其识别的相应抗原都用同一个CD编号。人CD的编号已从CD1命名至CD363,可大致划分为14个组,有关CD分子的主要特征见本书的融合教材内容。

3. 人类白细胞分化抗原的功能 人白细胞分化抗原按其执行的功能,主要可分为受体、共刺激(或抑制)分子以及黏附分子等,其中受体可包括特异性识别抗原受体及其辅助受体、模式识别受体(pattern-recognition receptor,PRR)、细胞因子受体、补体受体,NK细胞受体以及Ig Fc受体等。人类白细胞分化抗原广泛参与免疫细胞间的相互作用,以及介导可溶性生物活性介质与相应受体的结合(详

见本书网络增值服务内容)。

(二) 黏附分子

细胞黏附分子(cell adhesion molecules,CAM)是众多介导细胞间或细胞与细胞外基质(extracellular matrix,ECM)间相互接触和结合分子的统称。黏附分子以受体 - 配体结合的形式发挥作用,介导细胞与细胞间或细胞与基质间发生黏附,参与免疫应答、炎症发生、凝血、肿瘤转移以及创伤愈合等一系列重要生理和病理过程。

1. 黏附分子的分类　黏附分子与 CD 分子是从不同角度来命名的。黏附分子是以黏附功能来归类,其配体有膜分子、细胞外基质以及血清等体液中的可溶性因子和补体 C3 片段。CD 分子范围十分广泛,其中包括了黏附分子组,因此大部分黏附分子已有 CD 的编号,但也有部分黏附分子尚无 CD 编号。黏附分子根据其结构特点可分为免疫球蛋白超家族、整合素家族、选择素家族、黏蛋白样血管地址素、钙黏蛋白家族等,此外还有一些尚未归类的黏附分子。有关免疫球蛋白超家族中某些常见的黏附分子如 CD4、CD8、CD28、CTLA-4、ICOS、ICAM-1、CD80 和 CD86 等,在免疫应答部分加以介绍。整合素家族(integrin family)最初是因此类黏附分子主要介导细胞与细胞外基质的黏附,使细胞得以附着而形成整体(integration)而得名。选择素家族(selectin family)成员有 L- 选择素、P- 选择素和 E- 选择素,在白细胞与内皮细胞黏附,炎症发生以及淋巴细胞归巢中发挥重要作用。选择素识别的是一些寡糖基团,主要是唾液酸化的路易斯寡糖或类似结构分子,这些配体主要表达于白细胞和内皮细胞表面(整合素家族和选择素家族成员的结构、分布和配体详见本书网络增值服务内容)。

2. 黏附分子的功能　黏附分子参与机体多种重要的生理功能和病理过程,概述如下。①免疫细胞识别中的辅助受体和协同刺激或抑制信号。T 细胞 -APC 识别时最为常见的提供协同刺激信号的黏附分子有:CD4-MHCⅡ类分子、CD8- MHCⅠ类分子、CD28-CD80 或 CD86、CD2-CD58、LFA-1 与 ICAM-1 等,若 APC 细胞不能表达 CD80/CD86,则 T 细胞缺乏 CD80/CD86-CD28 相互作用提供的辅助刺激信号,抗原刺激后的 T 细胞会处于免疫应答无能(anergy)状态。②炎症过程中白细胞与血管内皮细胞黏附,例如,在炎症过程中,中性粒细胞通过多组黏附分子与内皮细胞紧密黏附、穿出血管内皮细胞到达炎症部位发挥关键的作用(图 1-7)。③参与淋巴细胞归巢。淋巴细胞归巢是由淋巴细胞上的归巢受体与表达在内皮细胞上血管地址素相互作用而介导。

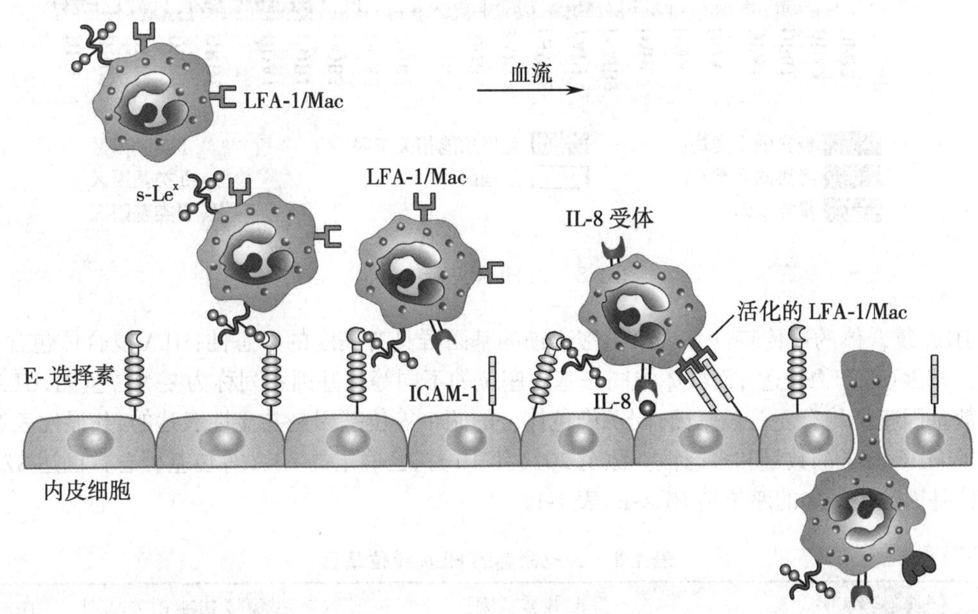

图 1-7　中性粒细胞参与炎症与黏附分子相互作用的关系

三、主要组织相容性复合体及产物

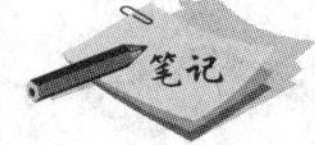

主要组织相容性复合体(major histocompatibility complex,MHC)是一组决定组织相容性,并与免疫

应答密切相关的紧密连锁的基因群，在启动适应性免疫应答中起重要作用。哺乳动物都有 MHC，例如，小鼠的主要组织相容性复合体称为 H-2 系统，而人的 MHC 也称人类白细胞抗原（human leukocyte antigen，HLA）基因复合体。

（一）MHC 复合体的结构和遗传特点

1. HLA 的基因结构　HLA 基因复合体位于人第 6 染色体短臂，共有 224 个基因座位，其中 128 个为功能性基因（表达产物），其余为假基因（图 1-8）。HLA 基因包括：经典的Ⅰ类基因和Ⅱ类基因，它们编码的产物具有抗原提呈功能，参与调控适应性免疫应答；Ⅲ类基因是免疫功能相关基因，参与调控固有免疫应答。经典的 HLAⅠ类基因集中分布在远离着丝点的一端，按顺序为 B、C、A 三个座位。其产物为 HLAⅠ类分子。但 HLAⅠ类基因只编码 HLAⅠ类分子异二聚体的重链（α 链），其轻链为 β_2 微球蛋白（β_2 microglobulin，β_2-m），编码基因位于第 15 号染色体上。HLAⅡ类基因位于靠近着丝点的一端，结构复杂，按顺序由 DP、DQ 和 DR 三个亚区组成，而每个亚区又包括 α/β 异二聚体蛋白（DPα/DPβ、DQα/DQβ、DRα/DRβ）的编码基因（图 1-6）。除经典的Ⅰ和Ⅱ类基因外，该基因区还表达经典的Ⅲ类基因和免疫功能相关基因。免疫功能相关基因通常不显示或仅显示有限的多态性，一般也不能和抗原肽形成复合物，不参与抗原提呈，但其在固有免疫和免疫调节中发挥作用。

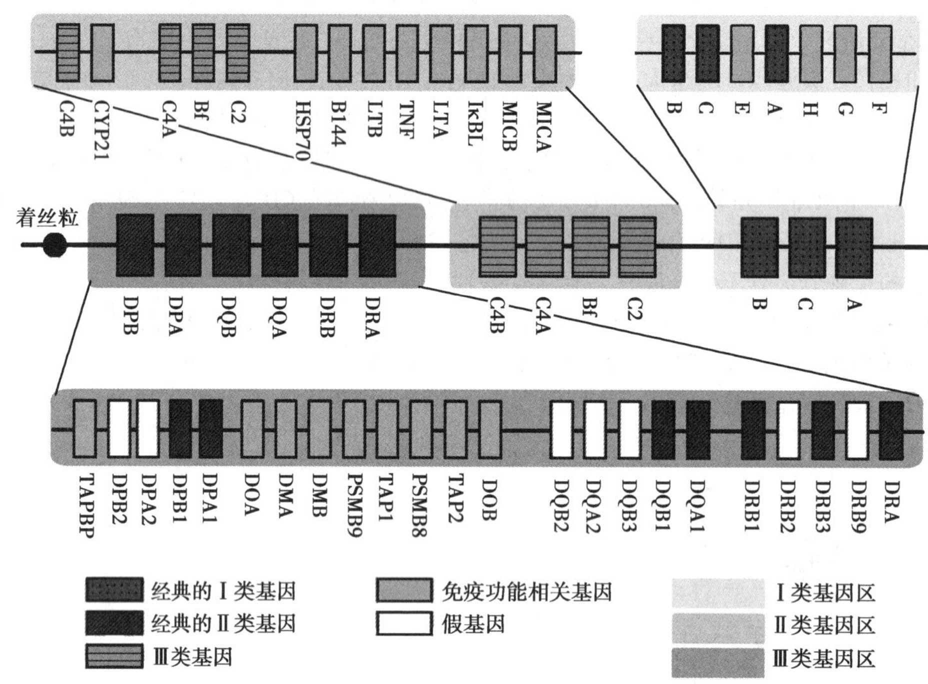

图 1-8　人 HLA 复合体结构

2. HLA 复合体的遗传特性　这组紧密连锁的基因群具有高度的多态性：HLA 复合体包含了 128 个功能性基因（有产物表达）；而群体中同一基因座位的不同等位基因系列称为复等位基因，HLA 复合体的多数基因座位均有复等位基因；同源染色体上的两个等位基因是共显性表达的，共显性表达极大地增加了 MHC 分子的数量和多态性。截至 2012 年 10 月，已确定的 HLA 等位基因总数已达 8712 个，其中等位基因数量最多的座位是 HLA-B（表 1-1）。

表 1-1　人已命名的 HLA 等位基因

	经典Ⅰ类基因			经典Ⅱ类基因							免疫功能相关基因				其他*	合计
	A	B	C	DRA	DRB1	DRB3	DQA1	DQB1	DPA1	DPB1	E	G	MICA	MICB		
基因数	2132	2798	1672	7	1196	58	49	179	36	158	11	50	84	40	242	8712

注：* 包括 DRB4~DRB9、DOA/DOB、DMA/DMB、TAP1/TAP2，以及 C2/C4A/C4B/Bf 等

HLA 复合体为单体型遗传并具有连锁不平衡性。单体型（haplotype）指的是染色体上 MHC 不同

座位等位基因的特定组合，MHC 基因在染色单体上以一个整体分配到配子中，遗传给子代。MHC 多态性不同个体，对抗原（病原体）入侵的反应性和易感性不一致。这一现象的群体效应赋予物种极大的应变能力，使之能对付多变的环境及各种病原体侵袭。因此，某些单体型在群体中有可能呈现较高的频率。MHC 高度多态性具有强大生命力的体现，是长期自然选择的结果。

（二）HLA 的结构、分布和功能

1. HLA 的结构和分布　经典的 HLA Ⅰ类分子和Ⅱ类分子在结构、组织分布和功能上各有特点（表 1-2）。Ⅰ类分子由重链（α 链）和 $β_2$-m 组成，分布于所有有核细胞表面；Ⅱ类分子由 α 链和 β 链组成，仅表达于淋巴组织中的某些细胞表面，如专职抗原提呈细胞（包括 B 细胞、巨噬细胞、树突状细胞）、胸腺上皮细胞和活化的 T 细胞等。

表 1-2　HLA Ⅰ类和Ⅱ类抗原的结构、组织分布和功能特点

HLA 抗原类别	分子结构	肽结合结构域	表达特点	组织分布	功能
Ⅰ类（A，B，C）	α 链 45kDa（$β_2$-m 12kDa）*	α1+α2	共显性	所有有核细胞表面	识别和提呈内源性抗原肽，与辅助受体 CD8 结合，对 CTL 的识别起限制作用
Ⅱ类（DR，DQ，DP）	α 链 35kDa β 链 28kDa	α1+β1	共显性	APC、活化的 T 细胞	识别和提呈外源性抗原肽，与辅助受体 CD4 结合，对 Th 的识别起限制作用

注：* $β_2$-m 编码基因在 15 号染色体

Ⅰ类分子重链（α 链）胞外段有三个结构域（α1、α2、α3），远膜端的两个结构域 α1 和 α2 构成抗原结合槽，而 α3 及 $β_2$-m 属免疫球蛋白超家族（IgSF）结构域。Ⅱ类分子的 α、β 链各有两个胞外结构域（α1、α2；β1、β2），其中 α1 和 β1 形成抗原结合槽，α2 和 β2 为 IgSF 结构域（图 1-9）。

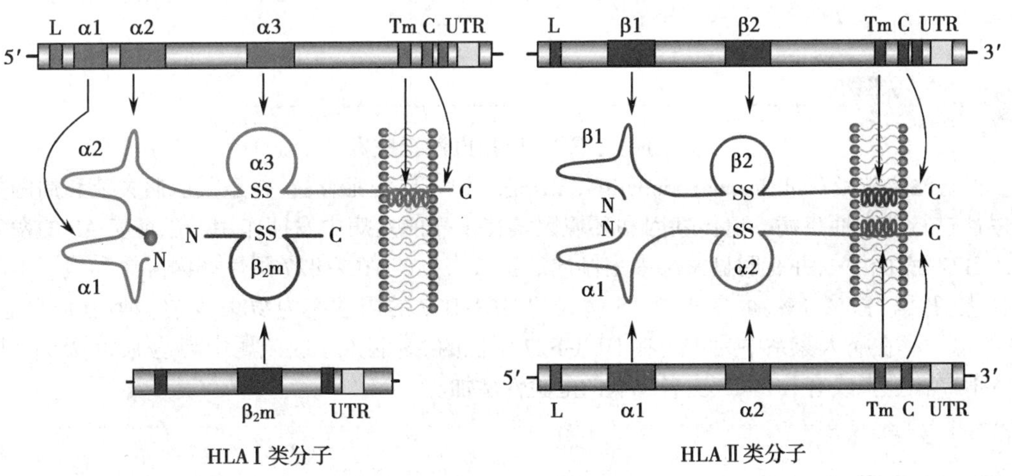

图 1-9　经典的 HLA 分子的结构

2. HLA 的生物学功能　内源性抗原肽或外源性抗原肽均有两个或两个以上的氨基酸残基与 MHC 分子凹槽相结合的特定部位，该部位称为锚定位；该位置的氨基酸残基称为锚定残基（anchor residue）（图 1-10）。MHC 分子与抗原肽间的结合具有一定的专一性，但 MHC 分子对抗原肽的识别并非呈现严格的一对一关系，而具有一定的包容性（flexibility）。MHC 的生物学功能概括为三方面。①作为抗原提呈分子参与适应性免疫应答，T 细胞只能识别 MHC 分子提呈的抗原；②作为调节分子参与固有免疫应答，MHC 编码的补体成分、细胞因子和其他免疫功能相关分子参与对固有免疫应答的调控；③ MHC 分子在胸腺内参与 T 细胞发育的选择和分化，未成熟 T 细胞与胸腺上皮细胞表面的抗原肽 -MHC Ⅰ类分子复合物或抗原肽 -MHC Ⅱ类分子复合物结合，继续分化发育为仅表达 CD8 和 CD4 单阳性 T 细胞，阳性筛选也建立的抗原提呈细胞与 T 细胞相关作用的 MHC 限制性。APC 或靶细胞以经典 MHC Ⅰ类分子提呈内源性抗原肽供 $CD8^+$CTL 识别，而 APC 通过 MHC Ⅱ类分子通过提呈外源抗原

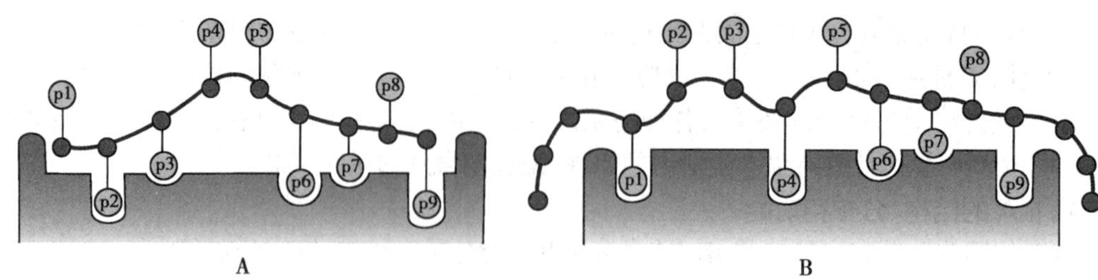

图 1-10 抗原肽与 HLA 分子的相互作用

肽而激活 $CD4^+$Th 细胞。

3. HLA 与临床医学

(1) HLA 与器官移植：器官移植的成败主要取决于供、受者间的组织相容性，其中 HLA 等位基因的匹配程度尤为重要。组织相容性程度的确定，涉及对供者和受者分别做 HLA 分型和进行供受间交叉配合(cross-matching)试验。PCR 基因分型技术的普及、计算机网络的应用、无亲缘关系个体骨髓库和脐血库的建立，有力地提高了 HLA 相匹配供受者选择的准确性和配型效率。

(2) HLA 异常表达与疾病：与 HLA 关联的疾病达 500 余种，以自身免疫病为主，也包括肿瘤和传染性疾病。所有有核细胞表面表达 HLA Ⅰ类分子，但恶变细胞Ⅰ类分子的表达往往减弱甚至缺如，以致不能有效地激活特异性 $CD8^+$CTL，造成肿瘤逃脱免疫监视。HLA-B27 和 DR-4 分别与强直性脊柱炎和类风湿关节炎关联。

(3) HLA 与亲子鉴定和法医：HLA 系统所显示的多基因性和多态性，意味着两个无亲缘关系的个体间，所有 HLA 基因座位拥有相同等位基因的机会几乎为零。每个人所拥有的 HLA 等位基因型别一般终身不变。这意味着特定等位基因及其以共显性形式表达的产物，可以成为不同个体显示其个体性(individuality)的遗传标志。据此，HLA 基因分型已在法医上广泛被用于亲子鉴定和对死亡者"验明正身"。

HLA-B27 与强直性脊柱炎

强直性脊柱炎(ankylosing spondylitis，AS)是一种主要侵犯脊柱，并累及骶髂关节和周围关节的慢性进行性炎性疾病。遗传基因和环境因素在本病的发病中发挥作用。已证实 AS 的发病和 HLA-B27 密切相关，并有明显家族聚集倾向。正常人群的 HLA-B27 阳性率因种族和地区不同差别很大，我国为 6%~8%，可是我国 AS 病人的 HLA-B27 的阳性率为 90% 左右。另有资料显示，AS 的患病率在病人家系中为 4%，在 HLA-B27 阳性的 AS 病人一级亲属中高达 11%~25%。提示 HLA-B27 阳性者或有 AS 家族史者患病的危险性增加。

四、补体系统

补体(complement，C)是广泛存在于血清、组织液和细胞膜表面的蛋白质反应系统，包括 30 余种组分，补体成分在被激活前无生物学功能。多种微生物成分、抗原 - 抗体复合物以及其他外源性或内源性物质可循三条既独立又交叉的途径，通过启动一系列丝氨酸蛋白酶的级联酶解反应而激活补体，所形成的活化产物具有调理吞噬、溶解细胞、介导炎症、调节免疫应答和清除免疫复合物等生物学功能。三条途径，即经典途径、MBL 途径和旁路途径，其起始路径各异，但具有共同的末端通路。

(一) 补体系统的组成

根据补体系统各成分的功能不同，可将其分为三类：固有成分、补体受体和补体调节蛋白。补体系统的固有成分存在于体液中，主要参与补体的激活过程。包括：①参与经典激活途径的成分：C1、C4、C2；②参与凝集素激活途径的成分：甘露糖结合凝集素(mannan-binding lectin，MBL)、MBL 相关的丝氨酸蛋白酶(MBL-associated serine protease，MASP)；③参与旁路激活途径的成分：B 因子、D 因子、P 因子；④补体激活的共同成分：C3、C5~C9。补体调节蛋白以可溶性或膜结合形式存在，参与补体激活

的调控，包括 C1 抑制物、I 因子、H 因子、C4 结合蛋白等。补体受体（CR）存在于细胞膜上，介导补体活性片段或调节蛋白发挥生物学效应。包括 CR1~5、C3aR、C2aR、C4aR 等。活化过程中，多种补体成分被蛋白水解活化而裂解为片段，通常在其符号后加小写字母命名，小片段加 a，大片段加 b，如 C3a、C3b 等；被灭活后的成分在其符号前加 i 表示，如 iC3b。

（二）补体系统的激活

1. 经典途径　经典途径又称传统途径，是以抗原 - 抗体（IgG1~IgG3 或 IgM）复合物为主要激活物，由 C1 启动激活的途径。其反应顺序为 C1、C4、C2、C3、C5~C9。整个激活过程可分为三个阶段，即识别阶段、活化阶段和膜攻击阶段。识别阶段起始于 C1 识别抗原 - 抗体复合物（免疫复合物）而活化形成 C1 酯酶。C1 是由 1 个 C1q 分子、2 个 C1r 分子和 2 个 C1s 分子组成的大分子复合物。当 C1q 分子中 2 个以上的球形结构与抗体同时结合后，即可引起 C1q 构形改变，从而导致与之相连的 C1r 和 C1s 相继活化，活化的 C1s 即为 C1 酯酶，可依次裂解 C4 和 C2。1 个 IgM 分子与抗原结合后即可激活 C1；而 IgG 则至少需要 2 个以上紧密相邻的 IgG 分子与抗原结合后才可激活 C1。活化阶段是形成 C3 转化酶（C4b2a）和 C5 转化酶（C4b2a3b）的阶段（图 1-11）。

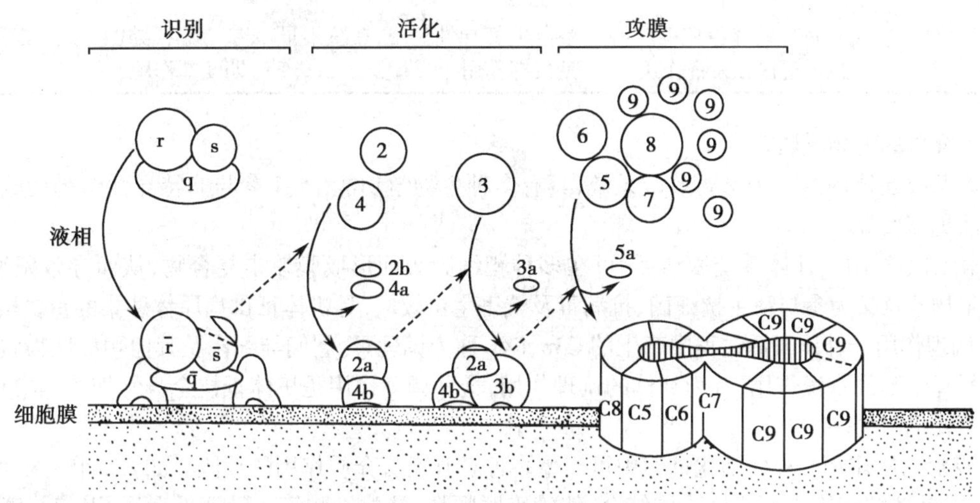

图 1-11　补体经典激活途径示意图

膜攻击阶段是形成膜攻击复合物导致靶细胞溶解的阶段。补体激活的三条途径在此阶段的反应过程完全相同。C5 转化酶裂解 C5 为 C5a 和 C5b，前者释放入液相，后者结合在细胞表面，依次与 C6、C7 结合形成 C5b67。C5b67 嵌入细胞膜脂质双层中，继而与 C8 结合，形成 C5b678 复合物。该复合物可促进 12~15 个 C9 分子与其联结形成 C5b6789n，即膜攻击复合物（membrane attack complex，MAC）。MAC 在细胞膜上形成管状亲水性跨膜孔道，能使水和电解质通过，最终导致细胞肿胀并破裂（图 1-11）。

2. MBL 途径　MBL 途径又称凝集素途径，是由甘露糖结合凝集素（MBL）直接识别多种病原体表面糖结构，进而依次活化 MASP、C4、C2、C3、C5~C9 的过程。MBL 途径的主要激活物是多种病原体表面的糖结构（如甘露糖、岩藻糖、半乳糖残基等），这些成分易被 MBL 识别。人体自身细胞表面的这些糖类残基均被其他成分覆盖，故不能通过启动 MBL 途径活化补体。在病原微生物感染早期，肝细胞合成与分泌 MBL。MBL 的结构与 C1q 类似，可与病原微生物表面的糖类配体结合，发生构象改变，激活与之相连的 MBL 相关的丝氨酸蛋白酶（MASP）。MASP 有两类：①活化的 MASP2 具有与 C1 类似的生物学活性，从而依次激活 C4、C2，形成 C3 转化酶（C4b2a），后续的反应过程与经典途径相同。②活化的 MASP1 可直接裂解 C3 生成 C3b，参与或加强旁路途径的正反馈放大效应。

3. 旁路途径　旁路途径又称替代途径，是以某些细菌、内毒素、酵母多糖、葡聚糖、凝聚的 IgA 和 IgG4 为激活物，直接与 C3b 结合，在 B 因子、D 因子、P 因子等参与下，依次完成 C3、C5~C9 的激活过程。旁路途径的 C3 转化酶为 C3bBb，与 P 因子结合后可防止被降解，形成稳定的 C3 转化酶。C3 转化酶使 C3 大量裂解，产生更多的 C3b。部分新生的 C3b 与 C3bBb 结合，形成旁路途径的 C5 转化酶

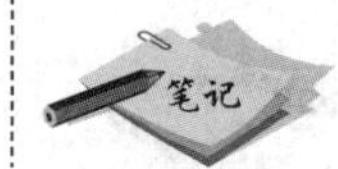

C3bnBb。C5 转化酶可使 C5 裂解为 C5a 和 C5b，后续的反应过程与经典途径相同。同时，激活过程中产生的大量 C3b 又可与 B 因子结合，形成更多的 C3 转化酶，此即旁路途径激活的正反馈放大效应。

补体三条激活途径起点各异，但存在相互交叉，具有共同的末端通路。旁路途径和 MBL 途径在感染早期发挥作用，经典途径启动有赖于特异性抗体产生，故在感染后期发挥作用。三条激活途径比较见表 1-3。

表 1-3 补体三条激活途径的比较

比较项目	经典途径	旁路途径	MBL 途径
激活物	抗原 - 抗体复合物	某些细菌、内毒素、葡聚糖、凝聚的 IgA 和 IgG4 等	病原体表面甘露糖残基
参与的补体成分	C1~C9	B、D、P 因子，C3、C5~C9	MBL、MASP-1、2，C2~C9
所需离子	Ca^{2+}、Mg^{2+}	Mg^{2+}	Ca^{2+}
C3 转化酶	C4b2a	C3bBb	C4b2a
C5 转化酶	C4b2a3b	C3bnBb	C4b2a3b
作用	在特异性体液免疫应答的效应阶段发挥作用	参与非特异性免疫，在感染早期发挥作用	参与非特异性免疫，在感染早期发挥作用

（三）补体的生物学功能

补体系统是体内的一个重要效应系统，具有多种生物学功能，不仅参与非特异性防御反应，也参与特异性免疫反应。

1. 溶细胞作用　补体系统激活后，可在多种靶细胞表面形成膜攻击复合物，从而导致靶细胞溶解。其生物学意义为参与宿主抗细菌、抗病毒及抗寄生虫效应，是机体抵御病原体感染的重要机制。

2. 调理作用　补体激活过程中产生的 C3b、C4b 称为调理素，它们与细菌及其他颗粒性物质结合，可促进吞噬细胞的吞噬作用，称为补体的调理作用，这种调理作用是机体抵抗全身性细菌感染和真菌感染的重要机制之一。

3. 炎症介质作用　补体活化过程中可产生多种具有炎症介质作用的片段。如 C3a 和 C5a 可与肥大细胞、嗜碱性粒细胞表面相应受体结合，使细胞脱颗粒，释放组胺等血管活性介质，引起血管扩张、毛细血管通透性增加、平滑肌收缩等，从而介导局部炎症反应；C5a 有趋化作用，能吸引中性粒细胞向炎症部位聚集，加强对病原微生物吞噬和杀伤。

4. 清除免疫复合物　体内中等大小的循环免疫复合物（circulating immune complex，CIC）形成后，可沉积在血管壁上，通过激活补体造成局部组织损伤。补体某些成分可通过抑制 CIC 形成、免疫黏附等方式，参与其清除。

5. 参与适应性免疫应答　补体系统作为固有免疫的重要组分，不仅在机体感染早期发挥重要免疫防御作用，而且是连接固有免疫和适应性免疫应答的桥梁，参与适应性免疫应答过程。包括参与适应性免疫应答的启动，免疫细胞的活化、增殖分化，参与免疫应答效应以及免疫记忆的维持等。

（四）补体活化调节及与疾病关系

补体激活时对机体既有保护作用，又有损伤作用。正常情况下，体内补体各成分含量相对稳定，适时、适度地被激活而发挥生物学功能，并受到精密调控：①控制补体活化的启动；②补体活性片段发生自发性衰变；③血浆和细胞膜表面存在多种补体调节蛋白，通过控制级联酶促反应过程中酶活性和 MAC 组装等关键步骤而发挥调节作用。

补体调节通过同源限制性（homologous restriction）保护自身组织细胞不受损伤，同源限制性指靶细胞与补体来源于同一种属时，补体溶细胞效应可受抑制。参与此效应的补体调节蛋白称为同源限制因子（homologous restriction factor，HRF），包括衰变加速因子（DAF）/CD55、膜辅助蛋白（MCP）、补体受体 1（CR1）和 CD59。HRF 分布广泛，在血液细胞、血管内皮细胞及其他管道的上皮细胞高表达；精子及精浆高表达 CD59、DAF；胎盘滋养层上皮细胞表达 CD59、DAF 和 MCP。HRF 的分布和同源限制性机制，保护了炎症时易受损伤的组织、保护精子或胎儿免受活化补体的损害。

创伤、烧伤、感染、器官移植等均可激活补体系统，所产生的炎性因子或复合物（如 C3a、C5a 和非溶破效应的 C5b~7、C5b~8、C5b~9 等）可激活单核细胞、内皮细胞和血小板，使之释放炎症介质和细胞因子而参与炎症反应。补体在机体抵御致病微生物感染中起重要作用，由于补体成分缺损，致使补体系统不能被激活，导致病人对病原体易感，同时由于体内免疫复合物清除障碍而易患相关的自身免疫病。几乎所有补体成分均可能发生遗传性缺损，如遗传缺陷、功能障碍或过度活化等，可参与某些疾病的发生，遗传性补体缺陷所致疾病约占原发性免疫缺陷病的 2%。

补体调节异常与阵发性睡眠性血红蛋白尿症

阵发性睡眠性血红蛋白尿症（paroxysmal nocturnal hemoglobinuria，PNH）的临床表现为慢性溶血性贫血、全血细胞减少和静脉血栓形成，晨尿中出现血红蛋白。造血干细胞 PIG-A 基因（phosphotidyl inositol glycan complementation group A）原发缺欠或突变，造成糖基磷脂酰肌醇（glycosyl phosphatidyl inositol，GPI）合成异常，导致由 GPI 锚接在细胞膜上的一组膜蛋白丢失，主要包括 CD55 和 CD59 等，CD55 和 CD59 是膜结合型补体调节蛋白。DAF/CD55 是细胞膜上的 C3 转化酶衰变加速因子，CD59 又被称为膜反应性攻击复合物抑制剂，其可以阻止 C9 掺入 C5b-8 复合物中，而阻止膜攻击复合体的形成。PNH 的典型表现为血管内溶血，主要由于 CD55 和 CD59 缺乏所致。

本章小结

免疫系统由免疫器官及免疫组织、免疫细胞和免疫分子组成，中枢免疫器官胸腺和骨髓分别是 T 细胞和 B 细胞分化、发育和成熟的场所。T 细胞通过 TCR 识别抗原介导适应性免疫应答，B 细胞通过产生抗体介导体液免疫应答；活化 T 细胞可分化为不同亚群，其中 Th1 和 Th2 分别辅助细胞免疫应答和体液免疫应答。细胞因子通过结合相应的受体影响自身及其他细胞的行为，在免疫细胞发育、免疫应答和免疫调节中发挥重要作用。免疫细胞之间相互识别的分子基础是表达于细胞表面的白细胞分化抗原、黏附分子等功能分子，MHC 基因为高度多态的基因，其产物通过提呈抗原启动适应性免疫应答。补体可由三条既独立又交叉的途径激活，活化产物具有调理吞噬、溶解细胞、介导炎症、调节免疫应答和清除免疫复合物等生物学功能。

（李　妍）

扫一扫，测一测

思考题

1. 中枢免疫器官和外周免疫器官分别有哪些功能？
2. 简要介绍 T 淋巴细胞在胸腺内发育与中枢免疫耐受的关系。
3. 简述白细胞分化抗原、黏附分子和分化决定簇的概念。
4. 比较 MHC Ⅰ和 MHC Ⅱ类分子的分布、结构与功能。
5. 补体有哪些生物学活性？

第二章 抗 原

学习目标

1. 掌握:抗原的概念及特性;抗原表位;T细胞抗原表位和B细胞抗原表位;胸腺依赖性抗原和非胸腺依赖性抗原。
2. 熟悉:抗原的分类;影响抗原免疫原性的因素;医学上重要的抗原。
3. 了解:超抗原的概念和特点。
4. 能够利用抗原基本知识分析临床相关疾病,利用抗原进行辅助诊断。

第一节 概 述

一、抗原的概念

抗原(antigen,Ag)是指所有能激活和诱导免疫应答的物质,通常指能被T、B淋巴细胞表面特异性抗原受体(TCR或BCR)识别及结合,激活T、B细胞增殖、分化、产生免疫应答效应产物(特异性淋巴细胞或抗体),并与效应产物特异性结合,进而发挥免疫应答效应的物质。

二、抗原的特性

抗原具有两个重要特性:①免疫原性(immunogenicity):是指抗原刺激机体特定的免疫细胞进行活化、增殖、分化,产生免疫效应物质(抗体或效应淋巴细胞)的特性;②免疫反应性(immunoreactivity):也称抗原性,是指抗原与其诱生的抗体或效应淋巴细胞特异性结合,产生免疫反应的特性。

三、抗原的分类

抗原的分类方法有多种,根据不同分类原则可将抗原分为不同种类。

(一)根据抗原的基本性能分类

1. 完全抗原 同时具有免疫原性和免疫反应性的抗原。一些复杂的有机分子,如细菌、病毒、异种血清和大多数蛋白质抗原等都是完全抗原。

2. 半抗原 某些小分子物质,只有免疫反应性而没有免疫原性的物质,即只能与抗体特异性的结合,却不能单独诱导机体产生抗体。这些抗原单独存在时无免疫原性,当与蛋白质载体结合后可获得免疫原性,诱导免疫应答,但单独能与相应的应答效应产物结合而具有抗原性,这类抗原一般分子量较小,如大多数的多糖抗原、脂类抗原和某些药物。

免疫佐剂

免疫佐剂又称佐剂，是一种非特异性免疫增强剂，与抗原混合或与抗原同时注入机体，能增强机体对该抗原的免疫应答或改变免疫应答的类型。已被广泛应用于预防接种的成分配制；还可用于抗肿瘤与抗感染的辅助免疫治疗添加剂。佐剂可分为：①生物性佐剂，如卡介苗(BCG)、短小棒状杆菌(CP)、脂多糖(LPS)和细胞因子(如GM-CSF)等；②无机化合物，如氢氧化铝；③人工合成物，如双链多聚肌苷酸-胞苷酸(poly I:C)④有机体，如矿物油等；⑤脂质体，如免疫刺激性复合体等。

免疫佐剂的作用机制为：①改变抗原物理性状，延缓抗原降解，延长抗原在体内潴留时间；②刺激抗原提呈细胞，增强其对抗原的加工和提呈；③刺激淋巴细胞的增殖分化，增强和扩大免疫应答。

(二)根据抗原激活B细胞产生抗体是否需要T细胞协助

1. 胸腺依赖性抗原(thymus dependent antigen，TD-Ag) 这类抗原刺激B细胞产生抗体必须有T细胞的参与。大多数天然抗原(如细菌、异种血清等)和大多数蛋白质抗原为TD-Ag。此类抗原的特点是：分子量大，结构复杂，既有B细胞表位，又有T细胞表位，刺激机体主要产生IgG类抗体，既能引起体液免疫，又能引起细胞免疫，具有记忆应答。

2. 胸腺非依赖性抗原(thymus independent antigen，TI-Ag) 这类抗原刺激B细胞产生抗体无需T细胞的参与。TI-Ag可分为TI-1 Ag和TI-2 Ag。TI-1 Ag如细菌脂多糖(LPS)等，既含抗原表位，又具有丝裂原性质。低浓度TI-1 Ag可特异激活B细胞，而高浓度TI-1 Ag可多克隆活化B细胞。TI-2 Ag含多个重复B细胞表位，如肺炎球菌荚膜多糖、聚合鞭毛素等，通过交联BCR刺激B细胞活化。TD-Ag与TI-Ag的特性比较见表2-1。

表2-1 TD-Ag与TI-Ag的特性的比较

	TD-Ag	TI-Ag
结构特点	复杂、含多种表位	含单一表位
表位组成	B细胞和T细胞表位	重复B细胞表位
T细胞辅助	必需	无需
MHC限制性	有	无
激活的B细胞	B2	B1
免疫应答类型	体液免疫和细胞免疫	体液免疫
抗体类型	IgM、IgG、IgA等	IgM
免疫记忆	有	无

丝裂原

丝裂原亦称有丝分裂原，因可致细胞发生有丝分裂而得名，属于非特异性的淋巴细胞激活剂。丝裂原通过与淋巴细胞表面相应受体结合，刺激淋巴细胞转化并进行有丝分裂，从而激活淋巴细胞。

T、B淋巴细胞表面表达多种丝裂原受体，可对相应丝裂原刺激产生强烈增殖反应，被广泛应用于体外免疫细胞活性的确证。

（三）根据抗原来源及与机体亲缘关系分类

1. 异种抗原（xenogenic antigen） 指来源于不同物种的抗原物质，如微生物、异种动物血清、植物花粉等。

2. 同种异型抗原（allogenic antigen） 指来自同一种属不同个体间的特异性抗原，如人类红细胞血型抗原、主要组织相容性抗原等。

3. 自身抗原（autoantigen） 正常情况下，机体自身的组织细胞无抗原性，但在病理或某些特殊情况下，自身组织细胞也可成为自身抗原，引起自身免疫病。

4. 异嗜性抗原（heterophilic antigen） 指不同种属生物间存在着的共同抗原。

5. 独特型抗原（idiotypic antigen） 某种抗原刺激机体B细胞产生的抗体，也可能刺激机体内其他B细胞产生抗体，即具备免疫原性，这是由于抗体（Ig）或TCR/BCR（mIgM）的可变区内含有具备独特空间构型的氨基酸顺序，称为互补决定区（CDR），每种特异性抗体、TCR、BCR的CDR各不相同，因此也可作为抗原诱生特异性抗体。抗体（Ab1）中此类独特的氨基酸序列所组成的抗原表位称为独特型（idiotype，Id）抗原，Id抗原所诱生的抗体（即抗抗体）称抗独特型抗体（AId）。

（四）根据抗原提呈细胞内抗原的来源分类

1. 内源性抗原（endogenous antigen） 指在抗原提呈细胞（APC）内新合成的抗原（如病毒感染细胞合成的病毒蛋白、肿瘤细胞内合成的肿瘤抗原等）。在胞质内被加工处理为抗原肽，与MHCⅠ类分子结合成复合物，提呈于APC表面，被$CD8^{+}$T细胞的TCR所识别。

2. 外源性抗原（exogenous antigen） 指细菌蛋白等外来抗原，其通过胞吞、胞饮和受体介导内吞等作用进入APC，在溶酶体中被降解为抗原肽并与MHCⅡ类分子结合为复合物，提呈于APC表面，被$CD4^{+}$T细胞的TCR所识别。

（五）其他分类

根据抗原的化学组成不同可分为蛋白质抗原、脂蛋白抗原、糖蛋白抗原、多糖和核蛋白抗原等；根据抗原来源及其与疾病的相关性，可分为移植抗原、肿瘤抗原、自身抗原等；能诱导超敏反应的抗原又称致敏原（变应原或过敏原）；可诱导机体产生免疫耐受的抗原又称耐受原；根据抗原获得方式可分为天然抗原（natural antigen）、人工抗原（artificial antigen）和合成抗原（synthetic antigen）。

四、抗原的特异性

（一）抗原的特异性

抗原的特异性（specificity）是指抗原诱导机体产生免疫应答及其与免疫应答产物相互作用的高度专一性。表现在免疫原性上，即抗原只能激活具有相应受体的淋巴细胞，使之发生免疫应答，产生特异性抗体和效应淋巴细胞；表现在免疫反应性上，指抗原只能与相应的抗体或效应淋巴细胞特异性结合而发生免疫反应。

（二）抗原决定基

特异性是免疫应答最根本的特点，也是免疫学诊断和免疫学防治的理论依据。即指抗原刺激机体产生免疫应答及其与应答产物发生反应所显示的专一性。免疫应答的特异性是由抗原的特异性所决定的，决定抗原的特异性的结构基础是抗原分子上的抗原决定基。

抗原决定基（antigenic determinant）指存在于抗原分子中决定抗原特异性的特殊化学基团，又称抗原表位(epitope)。抗原通过抗原表位与相应淋巴细胞表面的抗原受体(BCR/TCR)结合，引起免疫应答。抗原表位的大小相当于相应抗体的抗原结合部位，一般由5~15个氨基酸残基、多糖残基或核苷酸组成。一个抗原分子可具有一种或多种不同的抗原决定基。位于抗原分子表面的表位，易被相应的淋巴细胞识别，具有易接近性，可以启动免疫应答，称为功能性抗原表位。位于抗原分子内部的表位，一般情况下被包绕于分子内部不能引起免疫应答，称为隐蔽的抗原决定簇。一个抗原表面能和抗体分子结合的功能性抗原表位的总数称为抗原结合价（antigenic valence），天然抗原的分子结构十分复杂，由多个抗原表位组成，是多价抗原。

半抗原-载体效应

天然抗原同时存在T细胞和B细胞表位，可分别激活T细胞和B细胞，其中B细胞激活有赖于T细胞辅助。某些人工合成的简单有机化学分子属于半抗原，免疫原性很弱，须与蛋白质载体偶联才可诱导半抗原的抗体产生。其机制为：B细胞特异性识别半抗原；蛋白质载体含$CD4^+T$细胞表位，活化$CD4^+Th$细胞。由此，T细胞、B细胞分别识别抗原的不同部位，Th细胞借载体作用辅助激活了B细胞。

根据抗原表位中氨基酸的结构特点，可将其分为线性表位和构象表位。线性表位是由蛋白质一级结构中数个连续的氨基酸组成，又称顺序表位；而构象表位是由蛋白质一级结构中不连续甚至相隔很远的氨基酸或多糖残基，经肽链折叠而形成的具有特定空间构象的表位。构象表位依赖于蛋白质肽链的折叠，一旦蛋白质变质，其原有构象表位可随之消失或暴露新的抗原表位。

(三) B细胞表位与T细胞表位

B细胞表位是指能够被B细胞表面抗原受体(BCR)或抗体识别的表位，包括构象表位和暴露于分子表面的线性表位。T细胞表位是指能够被T细胞抗原识别受体(TCR)识别的线性表位。B细胞和T细胞识别抗原的方式完全不同，B细胞可直接识别天然抗原分子的构象表位和线性表位，但T细胞不能直接识别天然抗原分子，只能识别经APC加工处理后的抗原裂解片段，即由MHC分子提呈的线性抗原肽。在同一蛋白质抗原分子中，T细胞表位和B细胞表位通常位于不同的部位。T细胞表位和B细胞表位主要异同点见表2-2。

表2-2 T细胞表位和B细胞表位主要异同点

	T细胞表位	B细胞表位
识别表位受体	TCR	BCR
MHC分子参与	必需	无需
表位性质	蛋白多肽	蛋白多肽、多糖、脂多糖、核酸等
表位大小	8~10个氨基酸($CD8^+T$细胞表位) 13~17个氨基酸($CD4^+T$细胞表位)	5~15个氨基酸
表位类型	线性表位	构象表位或线性表位
表位位置	抗原分子任意部位	通常位于抗原分子表面

(四) 共同抗原与交叉反应

天然抗原表面常带有多种抗原决定簇，一般来说每种决定簇都能刺激机体产生一种特异性抗体，因此，复杂抗原能使机体产生多种抗体。例如一种细菌感染机体后可测到体内有其鞭毛抗体、菌体抗体、荚膜抗体等多种成分的抗体。有时两种不同的抗原之间可存在有一种相同或相似的抗原决定基，称为共同抗原(common antigen)。由共同抗原刺激机体产生的抗体或效应淋巴细胞，不但能与诱导它们产生的抗原特异性结合，而且也能与含有相同或相似抗原决定簇的其他抗原发生反应，称为交叉反应(图2-1)。交叉反应在抗原决定基构型相似情况下发生时，由于两者之间并不完全吻合，故结合力较弱，为低亲和力。血清学检测时发生交叉反应可能出现假阳性结果造成误诊，进行血清学诊断时应予注意。但根据交叉反应原理也可简化临床某些疾病的诊断，例如某些立克次体与变形杆菌之间有异嗜性抗原，临床上可用变形杆菌OX_{19}和OX_2菌株代替立克次体作为抗原，进行斑疹伤寒的辅助诊断，称为外斐反应(Weil-Felix reaction)。传染性单核细胞增多症病人血清中，可出现凝集羊红细胞的异嗜性抗体，可用羊红细胞凝集反应进行诊断。

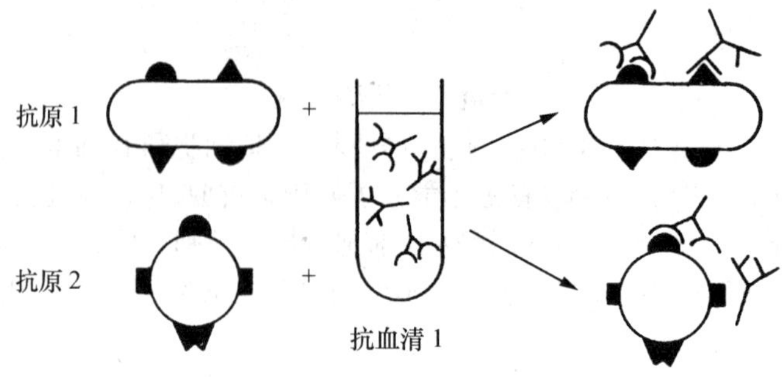

图 2-1 共同抗原和交叉反应

第二节 影响抗原免疫原性的因素

一、异物性

正常情况下,机体免疫系统对自身抗原不发生免疫应答,这种免疫耐受的能力源自胚胎期免疫细胞发育过程中自身抗原成分的特异性接触。与宿主自身成分相异和未与宿主胚胎期淋巴细胞接触过的自身物质具有异物性(foreignness),可诱导免疫应答。抗原与宿主之间的亲缘关系越远,组织成分和结构差异越大,则异物性越强,其免疫原性就越强;反之,亲缘关系越近免疫原性就越弱。如鸭血清蛋白对家兔呈强免疫原性,而对鸡则呈弱免疫原性;灵长类(猴或猩猩)组织成分对人是弱抗原,而对啮齿动物则多为强抗原。精子和眼晶状体蛋白是自身正常成分,其未与相应 T、B 淋巴细胞接触过,所以在外伤和感染情况下一旦释放,也可诱导机体产生自身免疫应答。

二、理化性状

(一) 分子量大小

具有免疫原性的物质分子量一般在 10kDa 以上,通常分子量越大,免疫原性越强。其原因有:分子量越大,其表面抗原决定簇的种类和数目就越多;大分子物质结构稳定,不易被降解,与免疫细胞接触机会较多,有利于刺激免疫系统产生免疫应答。如果大分子物质被降解成小分子物质,其免疫原性就会减弱或消失。分子量小于 4kDa 的物质一般无免疫原性。

(二) 化学组成和结构

免疫原性除与异物性和分子量有关外,还与其化学结构相关,抗原物质必须具有复杂的化学结构。抗原物质若含有大量芳香族氨基酸,尤其是酪氨酸时,免疫原性较强;以直链氨基酸为主要组成成分的蛋白质,免疫原性较弱,如明胶分子量可达 100kDa,但免疫原性却很弱,原因在于明胶是由直链氨基酸组成,缺乏苯环结构,容易被降解,故免疫原性很弱。

(三) 分子构象和易接近性

抗原表位的空间构象很大程度上影响了抗原的免疫原性。某些抗原分子在天然状态下可诱生特异性抗体,但一经变性,由于所含构象表位的改变,可失去诱生抗体的能力。抗原分子中所含抗原表位的性质、数目、位置和空间构象均可影响抗原的免疫原性或抗原性(表 2-3,表 2-4)。易接近性是指抗原决定基与淋巴细胞表面相应的抗原受体所能接近的难易程度,常与这些化学基团在抗原分子中分布的部位有关。如图 2-2 所示,氨基酸残基在侧链的位置不同(A 与 B 相比),其免疫原性也不同;而氨基酸残基因侧链间距不同(B 与 C 相比),使与淋巴细胞表面相应的抗原受体接近性不同,故免疫原性也不同。

(四) 物理状态

化学性质相同的抗原物质可因其物理状态不同而呈现出不同的免疫原性。一般而言,聚合状态抗原较其单体有更强的免疫原性;颗粒性抗原的免疫原性强于可溶性抗原。因此,可将免疫原性较弱

表 2-3 化学基团的性质对抗原表位免疫反应性的影响

半抗原	结构	与针对氨苯磺酸的抗体的反应强度
氨苯磺酸	NH_2, SO_3H	+++
氨苯砷酸	NH_2, AsO_3H	+
氨苯甲酸	NH_2, COOH	+/−

表 2-4 化学基团的位置对抗原表位免疫反应性的影响

半抗原	结构	与针间位氨苯磺酸的抗体的反应强度
间位氨苯磺酸	NH_2, SO_3H	+++
对位氨苯砷酸	NH_2, SO_3H	+/−
邻位氨苯甲酸	NH_2, SO_3H	++

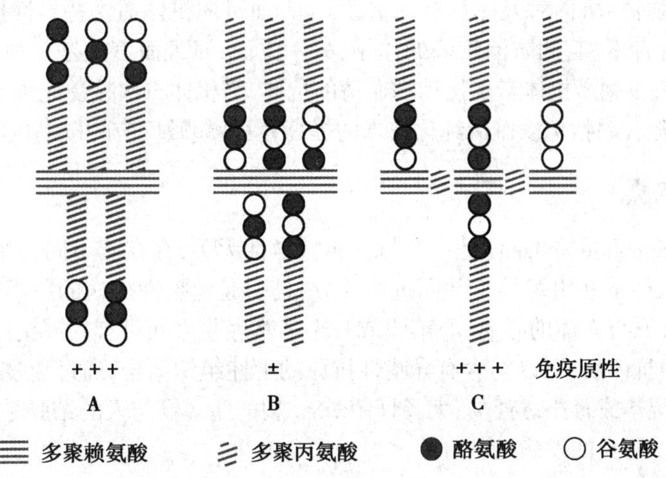

图 2-2 抗原氨基酸残基的位置和间距与免疫原性的关系

的抗原吸附于某些大分子颗粒表面增强其免疫原性。

三、宿主方面的因素

决定某一物质是否具有免疫原性，除上述条件外，还受机体的遗传、年龄、生理状态、个体差异、抗原进入机体的方式和途径等诸多因素的影响。如青壮年的免疫应答能力比老年人和婴幼儿强；雌性动物产生抗体的水平比雄性高，但孕期动物的免疫应答能力明显下降；感染、营养不良或免疫抑制剂能降低机体的免疫应答强度；此外，抗原进入机体的途径也会影响机体免疫应答的强度，由弱到强依次为静脉注射 < 腹腔注射 < 肌内注射 < 皮下注射 < 皮内注射。经口服的蛋白类抗原物质（如鸡蛋、牛奶、猪肉等），可在消化道内被降解为氨基酸，从而丧失其免疫原性。但某些抗原经口服进入人体可诱导免疫耐受，此原理在防治移植排斥反应、自身免疫病和超敏反应等疾病中具有应用前景。

第三节 医学上重要的抗原

一、病原生物及其代谢产物

各种病原生物如细菌、病毒、螺旋体、寄生虫等对机体均有较强的免疫原性。微生物虽结构简单，但化学组成却相当复杂。因此，微生物是一个含有多种抗原决定簇的天然抗原复合物。以细菌为例，就具有表面抗原、鞭毛抗原、菌毛抗原、菌体抗原、荚膜抗原等，这些抗原成分均可作为微生物鉴定、分型的依据，寄生虫的抗原结构则更为复杂。

病原生物的一些代谢产物也是典型的抗原，如细菌外毒素（exotoxin）具有较强的免疫原性，能刺激机体产生相应的抗体，即抗毒素（antitoxin）。外毒素经 0.3%~0.4% 甲醛处理后，可使其失去毒性而保留免疫原性，称为类毒素（toxoid）。类毒素可作为人工主动免疫制剂，在预防相应疾病中起重要作用。

二、动物免疫血清

用类毒素免疫动物（如马、羊等）后，动物血清中可含大量相应的抗毒素抗体，即动物免疫血清。临床上常用抗毒素对相应疾病进行特异性治疗及紧急预防。这种来源于动物血清的抗毒素，既含抗毒素抗体，又含免疫血清，所以对人体具有二重性：一方面可向机体提供特异性抗体（抗毒素），可以中和细菌产生的相应外毒素，起到防治疾病的作用；另一方面，对人而言又是一种具有免疫原性的异种蛋白质（动物血清），可以刺激机体产生抗动物血清的抗体，当机体再次接受此种动物血清时，有可能发生超敏反应。目前，随着动物免疫血清纯化技术的提高，发生超敏反应的概率也随之减少。

三、异嗜性抗原

异嗜性抗原（heterophile antigen）是一类与种属特异性无关，存在于不同种系生物间的共同抗原。有些病原微生物与人体某些组织具有共同抗原成分，是引起免疫性疾病的原因之一。如溶血性链球菌的多糖和蛋白质抗原与人体的心肌、心瓣膜或肾小球基底膜之间可有共同抗原存在，当机体感染了溶血性链球菌并产生抗体后，可以与含有异嗜性抗原的上述组织结合，通过免疫反应造成机体的组织损伤，临床表现为风湿热或肾小球肾炎；大肠杆菌 OX_{14} 型的脂多糖与人的结肠黏膜之间也有异嗜性抗原存在，此与溃疡性结肠炎的发病机制有关。

四、同种异型抗原

同种异型抗原（allogenic antigen）是指在同一种属的不同个体之间存在的特异性抗原。由于人类遗传基因的不同，细胞表面的抗原结构也存在差异，所以不同个体的细胞或组织之间存在同种异型抗原。人类重要的同种异型抗原有组织相容性抗原、免疫球蛋白遗传标志抗原和血型抗原。

（一）红细胞抗原（血型抗原）

1. ABO 血型系统　根据人类红细胞表面 A、B 抗原的不同，可将血型分为 A 型、B 型、AB 型和 O 型。ABO 血型不符的血液在体外混合可出现凝集现象，如输入人体内可引起溶血反应。临床输血前均要进行交叉配血（供血者红细胞加受者血清、受者红细胞加供血者血清），以防止错误输血引起严重的输血反应。

2. Rh 血型系统　Landsteiner 和 Wiener（1940）发现将恒河猴（Macacus rhesus）的红细胞免疫家兔后得到的抗体可以与多数人的红细胞发生凝集，表明人类红细胞上有一种与恒河猴红细胞相同的抗原，命名为 Rh 抗原。根据红细胞表面 Rh 抗原的存在与否可将人类红细胞分为 Rh 阳性（Rh^+）和 Rh 阴性（Rh^-）两种。人类血清中不存在抗 Rh 的天然抗体，抗 Rh 抗体仅在接受免疫的情况下产生。例如将 Rh^+ 的血液输给 Rh^- 的受者；或 Rh^- 的母亲妊娠而胎儿为 Rh^+，导致体内产生 IgG 型抗 Rh 抗体，如输入 Rh^+ 红细胞或再次妊娠 Rh^+ 胎儿时，则可能产生输血反应或新生儿溶血症。

(二) 组织相容性抗原(人类白细胞抗原)

组织相容性抗原是一个复杂的抗原系统,是不同个体间进行器官或组织移植时供者与受者相互接受的程度。因首先在白细胞上发现,故又称人类白细胞抗原(human leukocyte antigen,HLA),主要参与免疫应答、免疫调节,且与移植排斥及某些疾病相关。除同卵孪生外,不同个体之间很难表达完全一致的组织相容性抗原,这也是组织移植难以成功的障碍。

五、自身抗原

能引起机体发生免疫应答的自身成分称为自身抗原。正常情况下,机体对自身成分不产生免疫应答,即免疫耐受。但在某些特殊情况下(如自身成分结构改变、隐蔽抗原暴露、自身免疫细胞功能异常等),自身成分可成为抗原物质,引发免疫应答,导致自身免疫病。自身抗原主要包括隐蔽性自身抗原和被修饰自身抗原。

隐蔽性自身抗原如脑组织、精子、甲状腺球蛋白、眼晶状体蛋白等,在正常情况下,由于与免疫系统相对隔绝,因此不能激发免疫应答,当相关部位被感染或发生外伤及手术后,这些成分如果进入血液,即隐蔽的自身抗原,暴露于免疫系统,可引起自身免疫应答。被修饰的自身抗原是自身组织成分在感染、烧伤、电离辐射、化学药物等因素的作用下,发生改变,出现新的抗原表位,引起自身免疫应答。

六、肿瘤抗原

肿瘤抗原是细胞在癌变过程中出现的新抗原及过度表达的抗原物质的总称,肿瘤抗原分为肿瘤特异性抗原和肿瘤相关抗原两大类。

(一) 肿瘤特异性抗原

肿瘤特异性抗原(tumor specific antigen,TSA)只存在于肿瘤细胞表面,为某一肿瘤细胞所特有的抗原。TSA 在实验动物肿瘤中也已证实。近年来应用单克隆抗体技术已在黑色素瘤、结肠癌、乳腺癌等肿瘤细胞表面检测到肿瘤特异性抗原。如黑色素相关排斥抗原(melanoma-associated antigen,MARA),不存在于正常黑色素细胞。

(二) 肿瘤相关抗原

肿瘤相关抗原(tumor associated antigen,TAA)非肿瘤细胞特有,正常细胞也可表达的抗原,但在细胞癌变时,其含量明显增加,此类抗原只表现出量的变化而无严格的肿瘤特异性,胚胎抗原是其典型的代表。胚胎抗原系指在胚胎发育阶段由胚胎细胞产生的正常成分,在胚胎发育后期减少,出生后逐渐消失或残留极微量,而细胞癌变时此类抗原重新生成。目前研究较清楚的胚胎抗原有:

1. 甲胎蛋白(alpha fetoprotein,AFP) 是胎儿肝细胞合成的一种糖蛋白,可抑制母体的免疫排斥。成年人几乎检测不到,肝细胞癌变时可大量表达。

2. 癌胚抗原(carcinoembryonic antigen,CEA) 是一种与细胞膜疏松地结合的抗原,容易脱落,如肠癌细胞产生的癌胚抗原。

AFP 和 CEA 的免疫原性弱,因它们在胚胎时期均已出现,机体的免疫系统已对其产生免疫耐受,不会产生免疫应答。但 AFP 及 CEA 可作为肿瘤标志,通过检测病人血清中 AFP 和 CEA 水平,有助于原发性肝癌和结肠癌的早期诊断。

七、超抗原

超抗原(superantigen,SAg)只需极低浓度(1~10ng/ml)即可非特异激活多克隆 T 细胞(约占细胞总数的 2%~20%),使之产生大量细胞因子,引发强烈的免疫应答效应。其实质为多克隆激活剂。它对 T 细胞的激活方式有别于常规抗原与有丝分裂原(mitogen)。其主要特征见表 2-5。

超抗原有独特的淋巴细胞激活机制,其作用特点为:①无需抗原加工与提呈,可直接与 MHCⅡ类分子结合(图 2-3);②分别与 TCRVβ 和 APC 表面 MHCⅡ类分子非多肽区外侧结合,形成 TCRVβ-超抗原 - MHCⅡ类分子复合物;③通过与 MHCⅡ分子结合而发挥效应,但其作用无 MHC 限制性;④诱导的 T 细胞应答,其效应并非针对超抗原自身,而是通过分泌大量细胞因子参与某些病理生理过程发生

表 2-5 超抗原与普通抗原的比较

	超抗原	普通抗原
化学性质	细菌外毒素、反转录病毒蛋白等	普通蛋白质、多糖
MHC 结合部位	α 螺旋外侧	抗原肽结合槽内部
TCR 结合部位	Vβ 链	Vα、Jα 及 Vβ、Dβ、Jβ
MHC 限制性	无	有
免疫应答特点	直接激活大量 T 细胞	APC 处理后激活特异性 T 细胞
反应细胞	$CD4^+$T 细胞	T、B 细胞
T 细胞库反应频率	1/20~1/5	$1/10^6$~$1/10^4$

和发展。此外，近年还发现某些作用于 B 细胞的超抗原，如 SPA 等，可直接结合特定的 BCR 重链可变区（VH），通过激活相关 B 细胞而产生大量抗体。

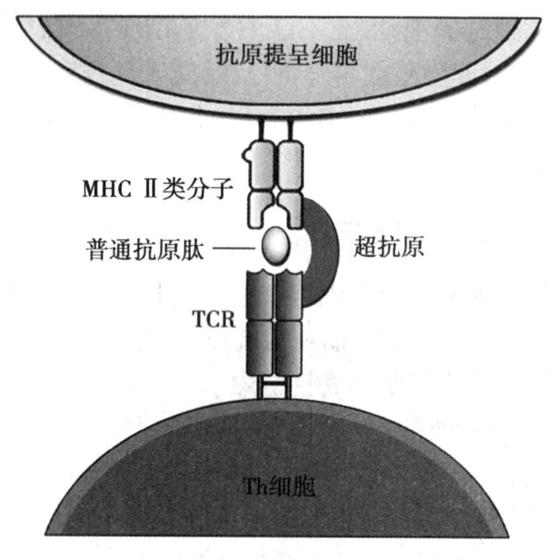

图 2-3 超抗原激活 T 细胞机制示意图

超抗原的生物学作用及医学意义在于：①毒性作用及诱导炎症反应：由于超抗原多为病原生物的代谢产物，可大量激活 T 细胞并诱导促炎细胞因子产生，从而引起休克、多器官功能衰竭等严重临床表现。毒性休克综合征（TSS）是超抗原致人类疾病的一个典型例子。②自身免疫病：超抗原可激活体内残存（或处于封闭状态）的自身反应性 T 细胞，从而导致自身免疫病。③免疫抑制：受超抗原刺激而过度增殖的大量 T 细胞，可被清除或功能超限抑制，从而导致病原生物感染后的免疫抑制。④抗肿瘤：超抗原可直接激活 Tc 及其他 T 细胞亚群，通过促进细胞毒效应或分泌多种细胞因子而杀伤肿瘤细胞，故有可能成为新一代抗肿瘤效应分子。总之，超抗原可能参与机体的多种生理和病理效应，与许多毒素性疾病的发病机制、机体的抗肿瘤免疫及自身免疫病发生均有密切关系。

本章小结

抗原（Ag）是指能与 T、B 淋巴细胞表面特异性抗原受体（TCR 或 BCR）结合，激活 T/B 细胞增殖、分化、产生效应淋巴细胞或抗体，并与之特异性结合，从而发挥免疫效应的物质。Ag 的两个基本特性是免疫原性和免疫反应性，因而抗原可分为完全抗原和半抗原。决定抗原特异性的结构单位是抗原决定基（表位），是抗原最小的结构与功能单位，有 T 细胞表位和 B 细胞表位之分。另外抗原还可分为胸腺依赖性抗原（TD-Ag）和非胸腺依赖性抗原（TI-Ag）。

案例讨论

案例讨论

某中学 12 名学生在学校附近小商店购买火腿肠、蛋黄派为早餐，餐后 2 小时，先后出现恶心、呕吐、腹痛、腹泻、头晕、头疼、低热等症状，呕吐较重。经抗感染治疗、补液及对症治疗后，病情迅速好转，所有病人于 2 天内痊愈，未造成更严重后果。诊断过程中，采集剩余蛋黄派，检测到金黄色葡萄球菌肠毒素。

（雷世鑫）

扫一扫，测一测

思考题

1. 什么叫半抗原？半抗原在什么情况下成为完全抗原？
2. 为什么会发生交叉反应？与医学有何关系？
3. 简述医学上重要的抗原物质并说明各类抗原的医学意义。

笔记

第三章 抗 体

学习目标

1. 掌握:抗体、免疫球蛋白、单克隆抗体的概念;抗体的生物学活性;各类抗体的特性。
2. 熟悉:抗体的基本结构。
3. 了解:抗体制备的方法。
4. 能根据 sIgA 的功能说明母乳喂养的好处;能根据抗体的生物学活性解释抗毒素的作用机制。

抗体(antibody,Ab)是B细胞接受抗原刺激后活化、增殖分化为浆细胞,由浆细胞合成并分泌的能与相应抗原发生特异性结合的球蛋白。1937年经Tiselius和Kabat用电泳技术将血清中的蛋白进行分析,发现血清包含白蛋白、甲种(α)球蛋白、乙种(β)球蛋白和丙种(γ)球蛋白等组分,抗体活性主要存在于γ球蛋白组分中。故相当长一段时间内,抗体又被称为γ球蛋白(丙种球蛋白)。1968年和1972年世界卫生组织和国际免疫学会联合会的专门委员会先后决定,将具有抗体活性或化学结构与抗体相似的球蛋白统一命名为免疫球蛋白(immunoglobulin,Ig)。免疫球蛋白可分为分泌型(secreted Ig,sIg)和膜型(membrane Ig,mIg)。前者主要存在于血液及组织液中,具有抗体的各种功能;后者构成B细胞膜上的抗原受体。

第一节 抗体的结构

一、抗体的基本结构

抗体的基本结构是由两条相同的重链(heavy chain,H链)和两条相同的轻链(light chain,L链)通过二硫键连接,构成一个呈"Y"字形的单体分子(图3-1)。其中重链分子量约为50~75kDa,含有450~550个氨基酸残基,轻链分子量约为25kDa,含有214个氨基酸残基。

根据抗体重链抗原性的不同,可将抗体的重链分为5类:γ、α、μ、δ、ε,与此对应的抗体分为IgG、IgA、IgM、IgD、IgE 5类。在同一类抗体中,根据其铰链区氨基酸组成和重链二硫键的数目、位置的不同,又可分为不同的亚类。IgG有IgG1~IgG4四个亚类;IgA有IgA1和IgA2两个亚类;IgM、IgD和IgE尚未发现亚类。

根据抗体轻链抗原性不同,可将抗体的轻链分为κ链和λ链,据此可将抗体分为两型,即κ型和λ型。根据λ链恒定区个别氨基酸的差异,可分为λ1、λ2、λ3和λ4四个亚型。

重链和轻链在靠近N端约110个氨基酸的组成和排列变化较大,其他部分则相对比较恒定,据此将随抗原不同而变化的区域称为可变区(variable region,V区),而其他区域称为恒定区(constant region，C 区）。V 区分别占重链靠 N 端的 1/4（δ、γ、α）或 1/5（μ、ε）区域（用 V_H 和 C_H 表示）以及轻链靠N端的1/2区域(用 V_L 和 C_L 表示)(图3-1)。

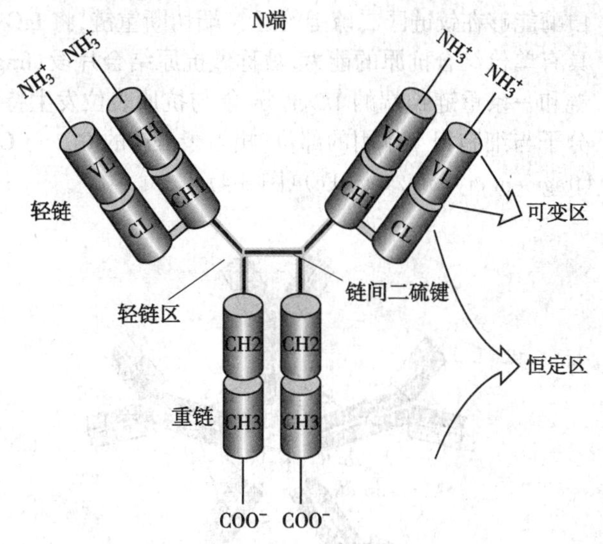

图 3-1 抗体的基本结构示意图

动画：抗体 CDR 与抗原作用

可变区决定抗体与抗原决定簇结合的特异性，其中 V_H 和 V_L 各有 3 个区域的氨基酸组成和排列顺序显示更大的变化，称此区域为超变区（hypervariable region，HVR），或称互补决定区（complementary determining region，CDR），是抗体和抗原决定簇互补结合的区域，分别称为 CDR1、CDR2、CDR3。V 区其他部分相对比较保守，称做骨架区（frame region，FR），V_H 和 V_L 各有 4 个骨架区，分别用 FR1、FR2、FR3、FR4 表示，此区域不与抗原决定簇结合，维持 CDR 的空间构型（图 3-2）。

铰链区（hinge region）位于 C_H1 和 C_H2 之间，由十几个氨基酸残基组成，富含脯氨酸，具有弹性，易于伸展、弯曲，也易被酶解。铰链区的灵活性有利于抗体的 V 区与不同距离的表位结合，也易使补体结合位点暴露，有利于启动补体的活化。

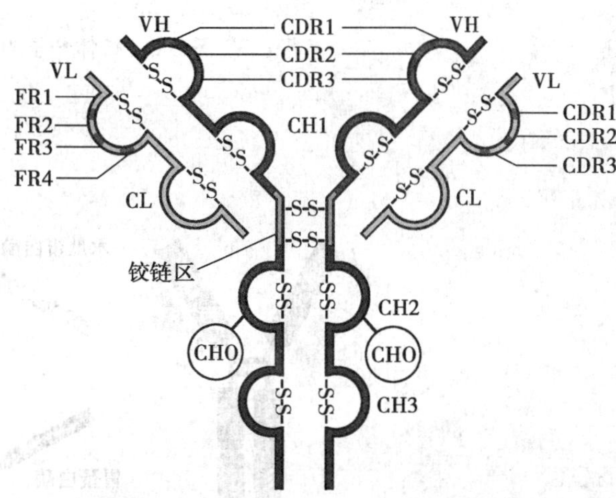

图 3-2 抗体分子 V 区和 C 区结构示意图

二、抗体的功能区

抗体分子的每条肽链均可通过折叠，并由链内二硫键连接形成若干个球形功能区，或称结构域（domain）（图 3-2）。每个结构域约由 110 个氨基酸组成，各具有一定的功能，称为抗体功能区。

轻链有 V_L 和 C_L 两个功能区。IgG、IgA 和 IgD 的重链有四个功能区，分别为 V_H、C_H1、C_H2、C_H3，IgE 和 IgM 则多一个 C_H4，故有五个功能区。它们的功能是：①V_H 和 V_L：结合抗原的部位，可与相应的抗原表位形成精确的空间互补。②C_H1 和 C_L：具有遗传标志。③C_H2（IgG）和 C_H3（IgM）：补体结合部位，是补体通过经典活化途径活化时 C1 与抗体分子结合的部位。母体的 IgG 借助 C_H2 通过胎盘进入胎儿体内。④IgG 的 C_H3 可与吞噬细胞、B 细胞、NK 细胞表面的 IgG Fc 受体（FcγR）结合；IgE 的 C_H2 和 C_H3 可与肥大细胞和嗜碱性粒细胞表面的 IgE Fc 受体（FcεRⅠ）结合。

三、抗体的其他成分

1. 连接链（joining chain，J 链） 是由浆细胞合成的多肽链，主要功能是将两个或两个以上的免疫球蛋白单体连接在一起。IgM 经 J 链通过二硫键将五个单体相互连接成五聚体，2 个 IgA 经 J 链通过二硫键连接形成二聚体，IgD、IgG、和 IgE 为单体，不含 J 链。

2. 分泌片（secretory piece，SP） 是由黏膜上皮细胞合成的多肽。IgA 与 J 链在浆细胞内合成并连接，在穿越黏膜上皮细胞过程时与分泌片结合，形成分泌型 IgA（sIgA）。分泌片的作用是介导 sIgA 向黏膜上皮细胞外输送，并保护 sIgA 使之不易受黏膜环境中各种蛋白酶的破坏，延长其半衰期（图 3-3）。

四、抗体的水解片段

抗体的肽链某些部分易被蛋白酶水解，木瓜蛋白酶和胃蛋白酶是最常用的蛋白水解酶。木瓜蛋

白酶能够在铰链区二硫键的近 N 端切断重链，将 IgG 分子裂解为 3 个片段。其中两个片段完全相同，具有单价结合抗原的能力，被称做抗原结合片段（fragment antigen binding，Fab），它含有一条完整的轻链和一条重链 N 端的 1/2 部分，能与抗原表位发生特异性结合。另外一个片段不能结合抗原，是抗体分子与细胞相互作用的部位，相当于 IgG 的 C_H2 与 C_H3 功能区，因在低温下可结晶，故名可结晶片段（fragment crystallizable，Fc）（图 3-4）。

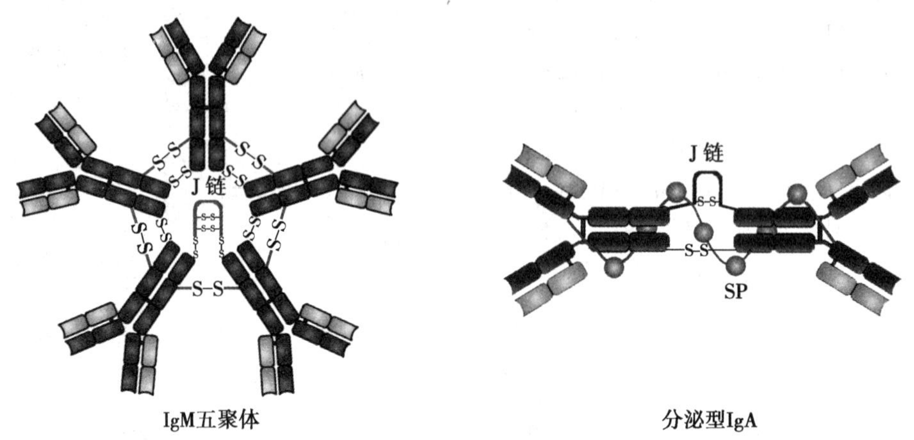

图 3-3 抗体分子的 J 链和分泌片

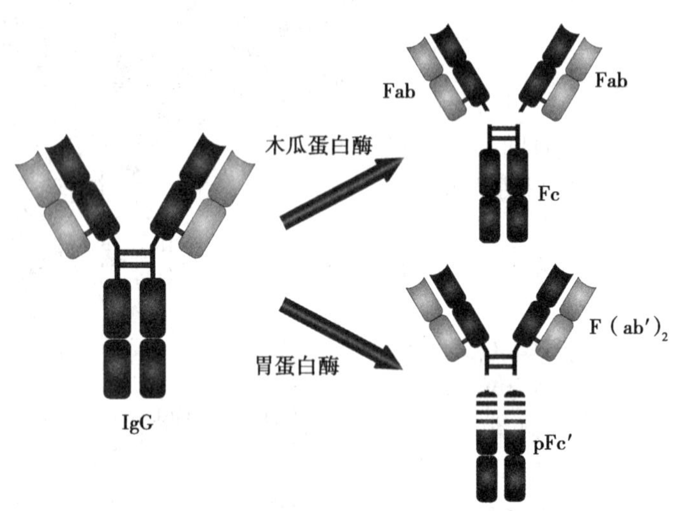

图 3-4 抗体分子的水解片段示意图

胃蛋白酶在铰链区二硫键近 C 端切断重链，将 IgG 裂解为一个较大片段和两个小片段，前者是由二硫键相连接的两个 Fab 段，以 F(ab′)$_2$ 来表示，具有双价抗体活性，后者被继续水解为若干无生物学活性的 pFc′小片段（图 3-4）。

以酶水解抗体分子，不仅是研究抗体结构与功能的重要方法，也在制备免疫制剂和医疗实践中具有很重要的实际意义，如取材于马血清的白喉或破伤风抗毒素经胃蛋白酶消化后精制提纯的制剂，因除去重链的 Fc 段，可减少超敏反应的发生。

第二节 抗体的功能

抗体的功能与其结构密切相关，是由抗体的各功能区的特点所决定的。与抗原特异性结合主要由可变区完成，与抗原结合后激发的效应功能及其他一些功能则由恒定区完成。

一、特异性结合抗原

动画：免疫球蛋白的功能——特异性结合抗原

识别和特异性结合抗原是抗体分子的主要功能，并由此发挥免疫效应。其特异性是由抗体 V 区，特别是 CDR（HVR）的氨基酸组成和空间构型所决定的。CDR 与抗原表位的结构互补，两者发生结合。抗体分子有单体、二聚体和五聚体，因此结合抗原表位的数目也不相同。抗体结合抗原表位的个数称为抗原结合价。单体抗体可结合 2 个抗原表位，为双价；分泌型 IgA 因为二聚体故为 4 价；五聚体 IgM 理论上为 10 价，但由于立体构型的空间位阻，一般只能结合 5 个抗原表位，故为 5 价。

抗体的 V 区在体内可结合病原微生物及其产物，具有中和毒素、阻断病原体入侵等免疫防御功能，但抗体本身并不能清除病原微生物。当抗原抗体结合后，引起抗体的 Fc 段变构，从而发挥相应的生物学效应。

在体外可发生各种抗原抗体结合反应，有利于抗原或抗体的检测和功能的判断。

二、激活补体

当抗体（IgM、IgG1~IgG3）与相应抗原特异性结合后，可因其构象变化，C_H2/C_H3 功能区补体结合点暴露，血清中的补体成分 C1q 可与之结合，从而启动经典途径激活补体系统，产生多种效应。聚合的 IgA、IgE 和 IgG4 可通过旁路途径激活补体系统，IgD 不能激活补体。

三、与细胞表面 Fc 受体结合

抗体可通过其 Fc 段与多种细胞表面的 Fc 受体结合，从而产生不同的免疫效应。①调理作用：是指抗体促进吞噬细胞吞噬颗粒性抗原的作用，IgG 抗体（特别是 IgG1 和 IgG3）的 Fc 段可与中性粒细胞、吞噬细胞上的 FcγR 结合，从而增强吞噬细胞对抗原的吞噬作用。IgA 也有调理作用。②ADCC 作用：当 IgG 的 Fab 与靶细胞膜上的抗原发生特异性结合后，Fc 段与相应受体结合，促进杀伤细胞对与 IgG 结合的抗原靶细胞的杀伤作用，NK 细胞是介导 ADCC 的主要细胞。③介导Ⅰ型超敏反应：IgE 能与肥大细胞、嗜碱性粒细胞的高亲和力 IgE Fc 受体（FcεRⅠ）结合，使其致敏，若相同抗原再次与致敏细胞表面特异性 IgE 结合时，促使这些细胞合成并释放炎性介质，引起Ⅰ型超敏反应。

四、通过胎盘和黏膜

IgG 是人类唯一能够从母体经胎盘进入胎儿体内血液循环的免疫球蛋白。母体的各个亚类 IgG 均可与母体一侧滋养层细胞 Fc 受体结合，转移至滋养层细胞内，然后进入胎儿血液循环并在出生后一段时间内仍能检测到，这种自然被动免疫机制对于新生儿抗感染起着重要的作用。分泌型 IgA 与黏膜上皮细胞 Fc 受体结合，转运后被分泌至泪水、乳汁以及呼吸道、消化道等黏膜表面，对防止体表微生物感染和发挥局部免疫具有重要意义。

此外，抗体分子还对免疫应答有调节作用。

第三节　各类抗体的特性与功能

一、IgG

IgG 多以单体形式存在，人体 IgG 有 IgG1、IgG2、IgG3 和 IgG4 四个亚类，其中以 IgG1 为主。IgG 是血液中的主要抗体成分，占血清免疫球蛋白总量的 75%~80%，半衰期最长，约 20~23 天。婴儿出生后 3 个月开始合成 IgG，5 岁左右达到成人水平。

IgG 是抗感染的主要抗体，大多数抗菌、抗病毒抗体、抗毒素都为 IgG 类。IgG 是五类免疫球蛋白中唯一能够通过胎盘的抗体，在新生儿被动免疫中起着重要的作用。某些自身抗体如系统性红斑狼疮（SLE）病人的抗核抗体、抗甲状腺球蛋白抗体也属于 IgG。IgG 还参与Ⅱ、Ⅲ型超敏反应。

两个或以上 IgG 分子同时结合于微生物表面时能够活化补体裂解靶细胞。IgG 的 Fc 段与吞噬细

胞或 NK 细胞表面的相应受体结合，发挥调理吞噬或 ADCC 作用。在免疫学检验中，还能利用 IgG 的 Fc 段与金黄色葡萄球菌表面 A 蛋白（SPA）结合，进行协同凝集试验。

二、IgM

IgM 是分子量最大的免疫球蛋白，故又称巨球蛋白。IgM 在细胞膜上为单体形式（膜型 IgM，mIgM），在血清中为五聚体形式，由于不易通过血管壁，故主要存在于血液中，占血清免疫球蛋白总量的 10%，体内半衰期为 5 天左右。IgM 是个体发育过程中最早合成和分泌的抗体，发育晚期的胎儿即能合成 IgM，由于母体的 IgM 不能通过胎盘，故脐带血中若检出 IgM 提示宫内感染。

IgM 是免疫应答过程中最早出现的抗体分子，在机体早期免疫防护中起着重要的作用。又由于半衰期短，故 IgM 升高说明机体有近期感染，检测 IgM 可用于感染的早期诊断。mIgM 是组成 B 细胞抗原识别受体（BCR）的主要成分。天然血型抗体为 IgM。IgM 也参与Ⅱ、Ⅲ型超敏反应。

IgM 是高效能抗体，理论上抗原结合价为 10 价，但与大分子抗原结合时，由于空间位阻的原因，只表现为 5 价，其激活补体的能力比 IgG 强。

三、IgA

IgA 分为血清型和分泌型两种。血清型 IgA 主要存在于血清中，多为单体分子，占血清免疫球蛋白总量的 10%~20%。分泌型 IgA 主要存在于外分泌液（初乳、唾液、泪液、胃肠液、支气管分泌液等）中，由 J 链连接而成的二聚体和分泌片组成。IgA 和 J 链主要由呼吸道、胃肠道及泌尿生殖道等处黏膜固有层中的浆细胞合成，在浆细胞内已形成二聚体，当二聚体 IgA 分泌经过黏膜上皮细胞时，与该细胞合成的分泌片结合，形成完整的 sIgA，分布于黏膜表面。

sIgA 是人体分泌液和黏膜免疫中的主要抗体，是肠道、呼吸道、尿道、乳汁以及眼泪中最丰富的免疫球蛋白，通过结合病原微生物、阻止病原体黏附等对机体防止局部微生物感染具有十分重要的意义，在黏膜表面也有中和毒素的作用。新生儿可从母亲分泌的初乳中获得 sIgA，对其抵御呼吸道和消化道感染起到了很重要的作用。婴儿出生后 4~6 个月开始合成 IgA。

四、IgD

IgD 在血清中含量很低，占免疫球蛋白总量的 1%。单体形式存在，有一个相对较长的铰链区，对蛋白水解酶十分敏感，故其半衰期很短，仅为 3 天，在个体发育的任何时间均产生。血清中 IgD 的功能尚不清楚，但 B 细胞膜上的 IgD 是 B 细胞成熟的主要标志，未成熟 B 细胞表达 mIgM，成熟 B 细胞同时表达 mIgM 和 mIgD，当受抗原或其他物质刺激活化后或分化成为记忆 B 细胞时，mIgM 和 mIgD 逐渐消失。

五、IgE

IgE 是正常人血清中含量最少的免疫球蛋白，血清浓度极低。在个体发育过程中合成较晚，单体形式。IgE 通过其 C_H2、C_H3 结构域与肥大细胞和嗜碱性粒细胞表达的高亲和力受体（FcεRⅠ）结合，与Ⅰ型超敏反应有关，IgE 还与抗寄生虫感染免疫密切相关。

第四节 人工制备的抗体

抗体是一种非常重要的生物活性物质，在疾病的诊断、预防和治疗过程中发挥着重要的作用，故人类对抗体的需求非常大，需要利用各种方法制备、获得抗体。

一、多克隆抗体

天然抗原分子中常含多种特异性的抗原表位。以该抗原物质刺激机体免疫系统，体内多个 B 细胞克隆被激活，产生的抗体中实际上是针对多种不同抗原表位的抗体的总和，称为多克隆抗体

(polyclonal antibody,PcAb 或 pAb)。获得多克隆抗体的途径包括动物免疫血清、恢复期病人血清或免疫接种人群血清。多克隆抗体的优点是:来源广泛、制备容易、作用全面;缺点是:特异性差,易出现交叉反应。

二、单克隆抗体

动画:单克隆抗体的制备过程

单克隆抗体(monoclonal antibody,McAb 或 mAb):由单一克隆 B 细胞杂交瘤细胞产生的,只识别一种抗原表位的具有高度特异性的抗体。1975 年 Köhler 和 Milstein 建立了体外细胞融合技术,即用抗原免疫小鼠的脾细胞(富含 B 细胞)与小鼠的骨髓瘤细胞融合而形成杂交瘤细胞,它继承了两个亲代细胞的特点,既保存了骨髓瘤细胞迅速繁殖的特点,又具有免疫 B 细胞可合成和分泌特异性抗体的能力。每个杂交瘤细胞由一个 B 细胞与一个骨髓瘤细胞融合而成,而每个 B 细胞克隆仅识别一种抗原表位,故经筛选和克隆化的杂交瘤细胞仅能合成及分泌抗单一抗原表位的特异性抗体。这种由单一杂交瘤细胞产生,针对单一抗原表位的特异性抗体,称为单克隆抗体,为此获得 1984 年诺贝尔生理学或医学奖。单克隆抗体优点是:结构均一、纯度高、特异性强。

单克隆抗体已广泛应用于生命科学各个领域。但是临床应用的单克隆抗体均为鼠源性,对人是异种抗原,反复使用可引起超敏反应,限制了单克隆抗体在体内的应用。

知识拓展

杂交瘤技术制备单克隆抗体的原理

抗原免疫小鼠后,取小鼠的脾细胞(含有 B 细胞),与非分泌性小鼠骨髓瘤细胞在聚乙二醇(polyethylene glycol,PEG)作用下进行细胞融合,转移至 HAT 培养基对杂交瘤细胞进行筛选。HAT 培养基含有次黄嘌呤(H),氨基蝶呤(A)和胸腺嘧啶核苷(T)。可通过控制细胞的 DNA 合成方式对培养细胞进行筛选。哺乳动物细胞的 DNA 合成分为从头合成和补救合成两条途径,从头合成,叶酸是重要的辅酶,而甲氨蝶呤是叶酸的拮抗剂,可阻断瘤细胞通过这一途径合成核苷酸。另一条途径是利用已存在的碱基,经特异的磷酸核糖转移酶催化合成核苷酸,如次黄嘌呤经过次黄嘌呤磷酸核糖转移酶(HGPRT)转变为嘌呤核苷酸。融合所用的瘤细胞是选择出来的 HGPRT 缺陷细胞株,不能在 HAT 培养基中生长,而且不合成或不分泌免疫球蛋白。因此只有融合细胞具有亲代双方的遗传性能,可在 HAT 培养基中长期存活与繁殖并分泌抗体。杂交瘤细胞选择成功后,还需要通过克隆化培养筛选到单一克隆的杂交瘤株。

三、基因工程抗体

20 世纪 80 年代以来已制备了多种基因工程抗体(genetic engineering antibody)。基因工程抗体的原理是借助 DNA 重组和蛋白质工程技术,在基因水平上对编码抗体分子的基因进行切割、拼接或修饰,构成新型的抗体分子。基因工程抗体保留了天然抗体的特异性和主要生物学活性,去除或减少了无关结构,降低鼠源抗体对人的刺激,并可赋予抗体分子以新的生物学活性,具有更广泛的应用前景。目前,基因工程抗体主要包括人 - 鼠嵌合抗体、人源化抗体、双特异性抗体、小分子抗体等类型。

本章小结

抗体是由 B 细胞接受抗原刺激后增殖分化为浆细胞所产生的、具有多种生物学功能的、介导体液免疫的重要效应分子。抗体由两条重链和两条轻链经链间二硫键连接而成,分为可变区、恒定区和铰链区。抗体的功能与其结构密切相关。识别并特异性结合抗原是 V 区的主要功能,而 C 区则通过激活补体、结合 Fc 受体(调理作用、ADCC 和参与Ⅰ型超敏反应等)和穿过胎盘发挥作用。人工制备抗体主要有多克隆抗体、单克隆抗体和基因工程抗体。

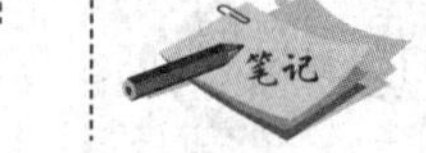

(潘丽红)

扫一扫,测一测

思考题

1. 简述抗体的基本结构。
2. 简述抗体的功能。
3. 试比较各类抗体的结构和功能的异同点。

笔记

第四章 免疫应答

学习目标

1. 掌握:免疫应答的概念,适应性免疫应答的过程和特点;体液免疫和细胞免疫应答的机制与意义。
2. 熟悉:免疫应答的分类、抗原提呈过程和机制。
3. 了解:免疫应答调节机制;免疫应答调节与疾病的联系。
4. 能理解调节免疫应答和诱导免疫耐受与相关疾病预防、治疗的关系。

现代免疫的概念包含两层含义:识别自身成分保持耐受;识别清除外来入侵或体内改变的成分而保持内环境稳定。免疫系统主要功能可概括为三方面,即免疫防御、免疫监视和免疫自身稳定,其执行功能的方式是免疫应答(immune response)。某些情况下机体出现异常的免疫应答,如免疫应答的水平可过高或过低,自身耐受性被打破,免疫调节紊乱等。因此,免疫应答是把双刃剑,正常执行的免疫应答给机体带来免疫保护作用,而异常的免疫应答可导致多种免疫相关疾病的发生。

第一节 概 述

一、免疫应答的概念

免疫应答是机体受抗原刺激后,免疫细胞对抗原产生的一系列免疫反应的总称。针对特异性抗原刺激,体内的抗原提呈细胞对抗原进行加工、处理和提呈,继而抗原特异性淋巴细胞对提呈的抗原进行识别,引起相应的淋巴细胞发生活化、增殖、分化,产生一系列免疫效应,从而将入侵的抗原性异物进行排除。免疫应答的生物学意义是及时清除体内抗原性异物,以维持内环境的相对稳定。

二、免疫应答的类型

按照应答的机制与特点可分为固有免疫(innate immunity)和适应性免疫(adaptive immunity),两类免疫应答的异同见表4-1。按照参与免疫应答细胞类型及效应,可分为体液免疫应答和细胞免疫应答。按照免疫应答发生时与抗原接触次数分为初次应答和再次应答,按照免疫反应对机体的损伤程度分为正常免疫应答和超敏反应。

固有免疫又称先天性免疫或非特异性免疫(non-specific immunity),适应性免疫又称获得性免疫(acquired immunity)或特异性免疫(specific immunity)。参与固有免疫的细胞包括巨噬细胞、粒细胞和自然杀伤细胞等;而适应性免疫需要T淋巴细胞和B淋巴细胞通过膜表面的BCR或TCR精细识别抗

表 4-1 固有免疫和适应性免疫比较

	固有免疫	适应性免疫
获得形式	固有性(或先天性) 无需抗原激发	获得性免疫 需接触抗原
发挥作用时相	早期,快速(数分钟 ~4 天)	4~5 天后发挥效应
免疫原识别受体	模式识别受体	特异性抗原识别受体
免疫记忆	无	有,产生记忆细胞
举例	抑菌、杀菌物质,补体,炎症因子 吞噬细胞,NK 细胞等	T 淋巴细胞(细胞免疫) B 淋巴细胞(体液免疫 - 抗体)

原而介导;固有免疫和适应性免疫密切联系并相互补充。固有免疫是适应性免疫的先决条件,当树突状细胞和吞噬细胞吞噬病原生物时,实际上也是一个摄取、加工和提呈抗原的过程,为适应性免疫应答的识别抗原准备了条件。适应性免疫的效应分子可大大促进固有免疫应答,如抗体可促进吞噬细胞的吞噬能力,或促进 NK 细胞的细胞毒作用。

三、固有免疫系统组成和应答特点

固有免疫是生物在长期种系进化过程中形成的一系列防御机制,以组织屏障作用、吞噬清除和免疫分子的快速效应而发挥作用。

(一) 固有免疫系统的组成

1. 组织屏障作用 体内的组织屏障主要由血 - 脑屏障、血 - 胎屏障和血 - 附睾屏障等组成;而体表的皮肤黏膜及其附属成分的屏障构成了机体防御的首道防线——皮肤黏附屏障,皮肤黏膜屏障发挥物理屏障、化学屏障和微生物屏障的作用。

2. 固有免疫细胞

(1) 吞噬细胞:具有吞噬功能的细胞可迅速吞噬清除病原体而在感染早期发挥作用,吞噬细胞主要包括中性粒细胞(neutrophil)和单核吞噬细胞两类。中性粒细胞是白细胞中数量最多的细胞,其胞浆中有髓过氧化物酶、酸性磷酸酶和溶菌酶等,局部病原体入侵可趋化其迅速穿越血管内皮细胞进入感染部位,对入侵的病原体发挥吞噬杀伤和清除作用。单核吞噬细胞包括血液中的单核细胞(monocyte)和组织器官中的巨噬细胞,其体积较淋巴细胞和粒细胞略大,胞质中富含多种酶类物质。巨噬细胞不仅执行固有免疫的效应功能,也在适应性免疫应答的各阶段发挥作用。

(2) 自然杀伤细胞:来源于骨髓淋巴样干细胞,主要分布于外周血和脾脏,NK 细胞无需抗原预先致敏,即可直接杀伤某些肿瘤细胞和病毒感染细胞,故在机体抗肿瘤、早期抗病毒或胞内寄生菌感染的免疫应答中起重要作用。NK 细胞与靶细胞密切接触,主要通过穿孔素 / 颗粒酶途径和凋亡诱导配体 / 受体途径诱导靶细胞凋亡而发挥作用。NK 细胞活性受其表面多种调节性受体的调控。

(3) 其他参与固有免疫的细胞:免疫系统尚有其他细胞以固有免疫方式工作,包括 NK T 细胞、γδT 细胞、树突状细胞、B1 细胞、嗜酸性粒细胞和嗜碱性粒细胞等。

3. 固有体液免疫分子 固有体液免疫分子主要包括补体系统、急性期蛋白、细胞因子、抗菌肽和具有抗菌作用的酶类物质。补体系统是参与固有免疫应答的最重要免疫效应分子,侵入机体的多种病原微生物可通过旁路途径或甘露聚糖结合凝集素(MBL)途径而迅速激活补体系统,并产生溶菌或溶解病毒作用。补体活化产生的 C3a、C5a 等具有趋化吞噬和活化吞噬细胞的作用;C3b 和 C4b 具有调理和免疫黏附作用,可促进吞噬细胞吞噬、清除效应。病原体感染机体后,可刺激免疫细胞和感染的组织细胞产生多种细胞因子,引起炎症反应,产生抗病毒、抗肿瘤和免疫调节等作用。体液、外分泌液和吞噬细胞溶酶体中还存在一组蛋白或多肽类物质,对病原体具有快速非特异的杀伤作用,即防御素(defensin)、溶菌酶和乙型溶素等。

(二) 固有免疫系统的主要效应和特点

固有免疫系统的主要效应是对侵入的病原体迅速产生应答,发挥非特异抗感染效应;亦可清除体内损伤、衰老或畸变的细胞；固有免疫参与适应性免疫应答的启动和效应环节，影响适应性免疫应答的类型。固有免疫的主要特点是固有免疫细胞对多种病原体和其他抗原性异物均可应答，并在未经克隆扩增情况下迅速产生免疫效应；固有免疫细胞不具备通过TCR或BCR精细识别抗原能力，一般不形成免疫记忆；固有免疫细胞通过模式识别受体来识别病原相关模式分子和损伤相关模式分子而发挥作用。

模式识别受体和其识别的模式分子

模式识别受体是指单核/巨噬细胞和树突状细胞等固有免疫细胞表面或细胞内亚细胞结构的膜上能够识别病原体某些共有特定分子结构的受体。主要包括甘露糖受体、清道夫（清除）受体和Toll样受体。PRR识别病原相关模式分子（pathogen associated molecular patterns,PAMP）和损伤相关模式分子（damage associated molecular patterns,DAMP）。PAMP是病原体及其产物所共有的、某些高度保守的特定分子结构，主要包括细菌或真菌的脂多糖、甘露糖、脂蛋白和脂肽，细菌细胞壁的肽聚糖、脂磷壁酸，微生物双股/单股RNA（dsRNA/ssRNA）等。DAMP是指各种原因导致体内组织细胞损伤所产生的某些物质，如HSP、线粒体、DNA和RNA等。

虽然PAMP和DAMP的种类有限，但其分别代表外源性和内源性的危险因子，可被PRR快速识别而介导固有免疫应答。

四、适应性免疫应答的过程和特点

（一）适应性免疫应答的过程

抗原进入机体后，经抗原提呈细胞加工、处理后供相应免疫细胞识别，免疫细胞被抗原激活后，活化、增殖、分化为效应细胞，产生免疫效应。适应性免疫应答可分为三个阶段：①感应阶段，也称识别阶段，即抗原提呈与识别阶段，是指抗原提呈细胞捕获、加工、处理、提呈抗原，以及抗原特异性淋巴细胞（T、B细胞）识别抗原阶段；②反应阶段，即活化、增殖与分化阶段，是指T、B细胞接受抗原刺激后，在细胞因子参与下，活化、增殖、分化为效应淋巴细胞的阶段，在此阶段产生免疫记忆细胞；③效应阶段，是浆细胞分泌抗体发挥特异性体液免疫作用，效应T细胞直接杀伤及释放细胞因子发挥特异性细胞免疫作用阶段。

（二）免疫应答的特点

适应性免疫应答具有特异性、耐受性、记忆性、放大性和MHC限制性等主要的特点：①特异性，即免疫应答具有针对性，只能对刺激机体免疫系统发生免疫应答的抗原物质产生免疫效应，而不能对其他抗原产生免疫反应；②耐受性，即免疫系统对自身成分保持耐受性；③记忆性，即免疫系统对抗原的刺激具有记忆性，同一抗原物质再次进入机体时，机体的免疫系统可迅速产生免疫效应；④放大性，即免疫系统对抗原的刺激所发生的免疫应答在一定条件下可以扩大，少量的抗原进入即可引起全身性的免疫应答；⑤ MHC限制性，T细胞受体在识别APC、靶细胞的结合于MHC分子的抗原肽时，也要同时识别提呈抗原的MHC分子，这一现象称为MHC限制性。

第二节 T细胞介导的适应性免疫应答

T细胞介导的细胞免疫应答又称特异性细胞免疫应答，此类应答通常由TD-Ag引起，是多种免疫细胞协同作用下完成的。其中主要包括：①抗原提呈细胞，包括专职和非专职抗原提呈细胞；②效应T细胞，即$CD4^+$ Th1细胞和$CD8^+$ CTL细胞；③Th1细胞释放细胞因子募集活化的单核吞噬细胞、粒细胞和NK细胞等。而Th2细胞将辅助B细胞，产生抗体而发挥体液免疫效应。

一、抗原的加工提呈

抗原提呈细胞（APC）摄取、加工、处理抗原，并将所产生的抗原肽片段与自身的 MHC 分子结合形成的复合物转运至细胞表面，供 T 细胞上 TCR 识别的全过程，称为抗原提呈。除 B 细胞可通过表面抗原受体（BCR）识别捕获抗原外，巨噬细胞、树突状细胞均无抗原识别受体，但它们可通过吞噬、吞饮或通过其膜表面 IgGFc 受体和 C3b 受体介导的内吞方式有效捕获抗原。APC 加工处理的抗原根据来源可分为内源性和外源性两类。

（一）内源性抗原的提呈

对内源性抗原的加工、处理和提呈过程，以病毒感染的宿主细胞的提呈为例说明（图 4-1）：①病毒侵入易感宿主细胞（靶细胞）后，其基因通过转录、翻译在胞浆内生成病毒蛋白质抗原；②该抗原被存在于细胞质内的蛋白酶体降解成抗原肽；③通过抗原肽转运体将细胞质内生成的抗原肽转运到内质网中，经加工修饰成为能与 MHCⅠ类分子结合的抗原肽；④抗原肽与内质网中合成的 MHCⅠ类分子结合，形成抗原肽 -MHCⅠ类分子复合物，通过高尔基体，再经分泌小泡将其提呈到细胞表面，供 CD8⁺T 细胞识别。

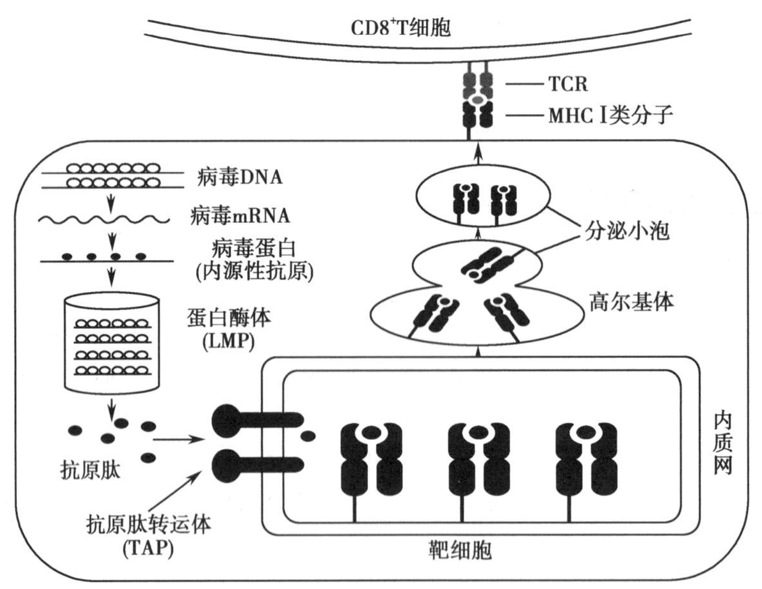

图 4-1 内源性抗原加工、处理、提呈示意图

（二）外源性抗原的提呈

APC 对外源性抗原的加工、处理和提呈过程（图 4-2）：① APC 经吞噬或吞饮作用将抗原摄入细胞质形成吞噬体；②吞噬体与溶酶体融合形成吞噬溶酶体，又称内体；③抗原在吞噬溶酶体内酸性环境中被蛋白水解酶降解成具有免疫原性的能与 MHCⅡ类分子结合的小分子多肽片段，简称抗原肽；④内质网中合成的 MHCⅡ类分子进入高尔基体，通过分泌小泡与吞噬溶酶体融合，使 MHCⅡ类分子与抗原肽结合，形成抗原肽 -MHCⅡ类分子复合物；⑤MHCⅡ类分子携带抗原肽提呈到 APC 表面，供 CD4⁺T 细胞识别。

二、细胞免疫应答的过程

细胞免疫应答的过程分为识别阶段，活化、增殖与分化和效应阶段。抗原提呈与识别阶段如前述，这里将重点叙述活化增殖分化和效应阶段。

（一）CD4⁺ 效应 Th1 细胞的形成和作用

CD4⁺ T 细胞是由正常存在于体内的 CD4⁺ Th0 细胞，被 APC 激活后，在 IL-12 为主的细胞因子作用下诱导形成的。T 细胞的活化需要双信号，第一信号为 TCR 与抗原肽 -MHCⅡ类分子的结合，第二信号主要为 CD28 和 B7 的结合，在 T 细胞活化的过程中，若仅有第一信号缺乏第二信号，则 T 细胞不被激活，而进入克隆无应答状态（图 4-3）。CD4⁺ Th 细胞通过表面 TCR-CD3 复合受体分子与 APC 表面

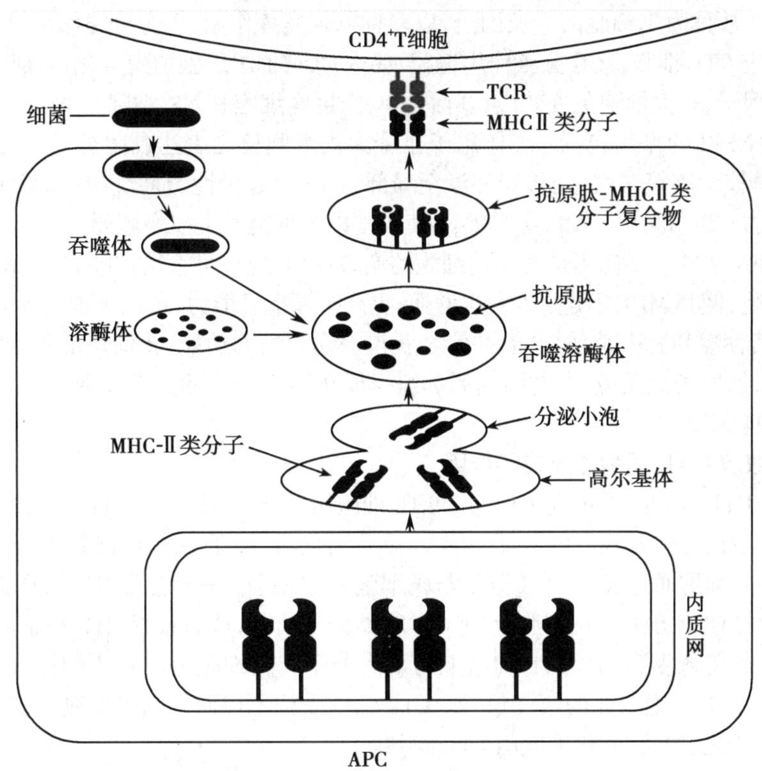

图 4-2 外源性抗原加工、处理、提呈示意图

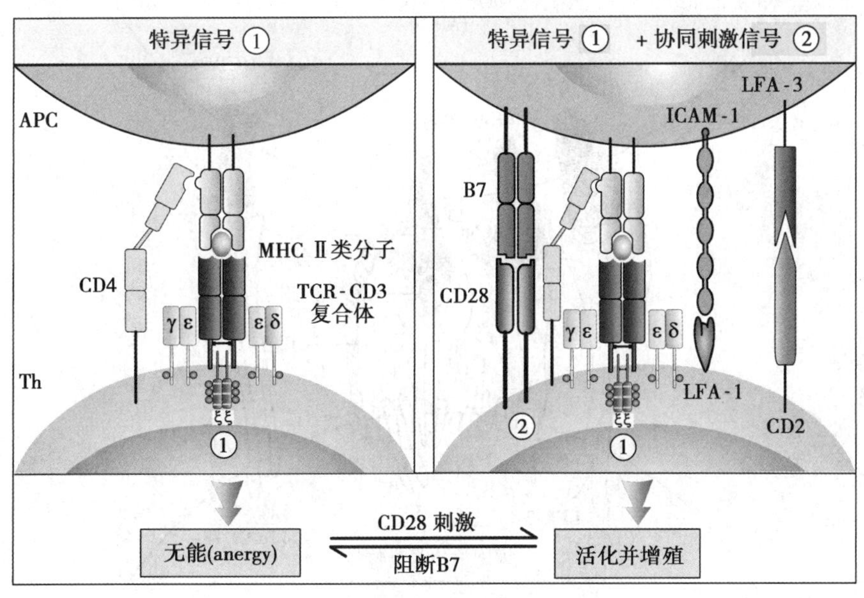

图 4-3 T 细胞活化相关分子示意图

相应抗原肽-MHCⅡ类分子复合物特异性结合，并在 CD4 分子与 APC 表面相应配体（MHCⅡ类分子 Ig 样区）作用下产生活化第一信号；进而通过表面黏附分子（CD28 与 B7 等）的相互作用产生协同刺激信号，即 CD4+ Th 细胞活化第二信号。在上述两种信号刺激下，CD4+ Th 细胞活化表达 IL-2、IL-4、IL-12 等受体，在 APC 如巨噬细胞释放的 IL-1、IL-12 等细胞因子作用下，Th0 可增殖分化为 CD4+ 效应 Th1 细胞。该细胞可通过释放 IL-2、IFN-γ 和 TNF-β 等细胞因子，发挥细胞免疫效应，同时使局部组织产生以淋巴细胞和单核吞噬细胞浸润为主的慢性炎症反应或迟发型超敏反应，故 Th1 细胞又称炎性 T 细胞。主要细胞因子的生物学作用简述如下。

1. IL-2　IL-2 被称为 T 细胞的生长因子，以多种方式发挥作用：①旁分泌作用，促进 CD8⁺ CTL 细胞增殖分化为效应 CTL 细胞；②自分泌作用途径，促进 CD4⁺ Th1 细胞增殖分化，合成分泌 IL-2、TNF-β 和 IFN-γ 等细胞因子，扩大细胞免疫效应；③活化单核、巨噬细胞和 NK 细胞并增强其作用。

2. TNF-β　TNF-β 的作用包括：①作用于血管内皮细胞使之表达黏附分子，起到趋化中性粒细胞、淋巴细胞和单核细胞等作用，迁移和外渗至局部组织，引起慢性炎症反应；②激活中性粒细胞，增强其吞噬杀菌能力；③局部产生高浓度 TNF-β，使周围组织细胞发生损伤坏死。

3. IFN-γ　IFN-γ 的主要作用是对其他细胞的调节作用，但也可直接抗肿瘤、抗病毒：①作用于巨噬细胞和内皮细胞，使其 MHCⅡ类分子表达增强，提高抗原提呈能力，扩大细胞免疫应答；②活化单核吞噬细胞，增强其吞噬和胞内杀伤功能，并使之获得杀伤肿瘤的功能；③促使活化巨噬细胞产生多种炎症因子和介质，加剧炎症反应，甚至引起局部组织损伤坏死；④活化 NK 细胞，增强杀瘤和抗病毒作用，提高免疫监视功能。

（二）CD8⁺ 效应 CTL 细胞的形成和作用

静止的 CD8⁺ CTL 细胞必须识别抗原，并在 Th 细胞协助下，才能分化发育成 CD8⁺ 效应 CTL 细胞。CD8⁺ CTL 细胞的活化也需要两个信号（图 4-4）。第一活化信号，即 TCR 与抗原肽 -MHCⅠ类分子复合物结合。CD8⁺ CTL 细胞通过表面 TCR 分子与靶细胞 / 抗原提呈细胞表面相应抗原肽特异性结合，同时 CTL 细胞表面的 CD8 分子与靶细胞上的 MHCⅠ类分子结合，从而获得 CTL 细胞活化的第一信号，此信号经 CD3 分子传入细胞内。CTL 细胞上的黏附分子与靶细胞上的相应配体分子（主要是 CD28 与 B7）结合，形成 CTL 细胞活化的第二信号。CTL 细胞受到上述两个信号的刺激，并在 Th 分泌的细胞因子作用下，即活化、增殖、分化为效应 CTL 细胞。

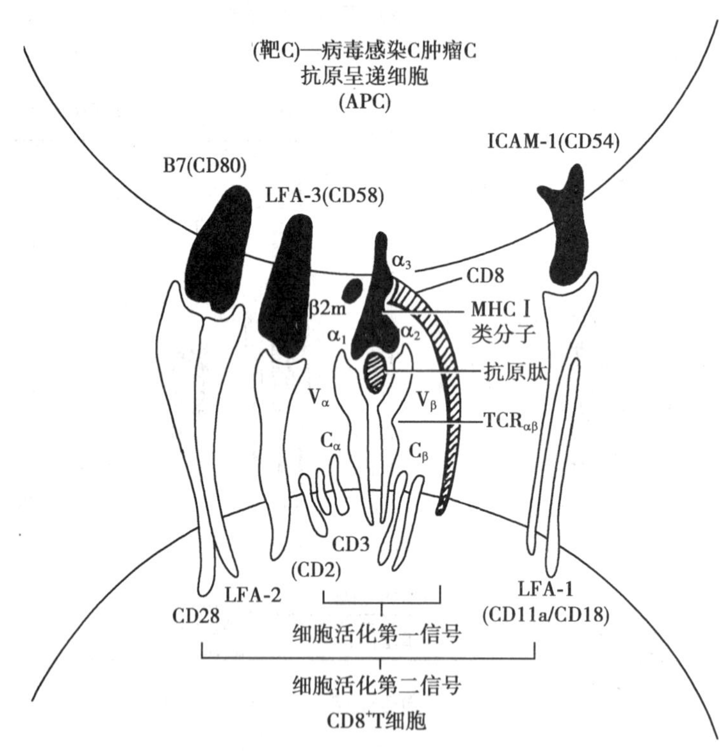

图 4-4　CD8⁺CTL 细胞与 APC 相互作用示意图

效应 CTL 细胞对靶细胞的杀伤作用具有抗原特异性；并受 MHCⅠ类分子限制。它们只能杀伤表达相应抗原的靶细胞，并且必须与靶细胞密切接触，通过分泌以下几种细胞毒性物质溶解破坏靶细胞或诱导其凋亡。

1. 穿孔素（perforin）　是储存在效应 CTL 胞质颗粒内的一种蛋白物质，又称 C9 相关蛋白（C9 related protein）或溶细胞素（cytolysin）。当效应 CTL 与靶细胞密切接触相互作用后，可激发效应 CTL

细胞脱颗粒，释放穿孔素。在 Ca^{2+} 存在条件下，穿孔素插入靶细胞膜内，经多聚化作用形成管状多聚穿孔素。这种在靶细胞膜上形成的穿膜管状通道与补体膜攻击复合物的构型和作用类似，它们可改变靶细胞渗透压，使大量水分伴随 Ca^{2+} 进入胞内，而使 K^+ 和大分子物质(如蛋白质、核酸)从胞内流出，结果导致靶细胞溶解破坏。

2. 颗粒酶(granzyme) 也称丝氨酸蛋白酶，也是储存在效应 CTL 胞质颗粒内的一种物质，脱颗粒时可随穿孔素一起释放。丝氨酸蛋白酶单独作用不能溶解杀伤靶细胞，只有当穿孔素在靶细胞膜上形成“孔道”后，它们才能进入靶细胞内，通过激活内切酶系统，使细胞 DNA 断裂，导致细胞凋亡。

3. Fas 与 FasL 结合介导的细胞凋亡 Fas(CD95)是存在于多种细胞膜上的一种跨膜受体分子，CTL 细胞表面的 FasL(CD95L)是 Fas 分子的配体。细胞表面 Fas 与相应配体 FasL 结合可导致细胞凋亡。效应 CTL 也可分泌 TNF-β 和 TNF-α，它们与靶细胞表面的相应受体(TNFR)结合后，诱导靶细胞凋亡。

效应 CTL 细胞杀伤靶细胞后本身不受损伤，它们与溶解破坏的靶细胞分离后，又可继续攻击杀伤表达相应抗原的其他靶细胞。通常一个效应 CTL 细胞在几小时内可连续杀伤数十个靶细胞。细胞免疫应答的过程见图 4-5。

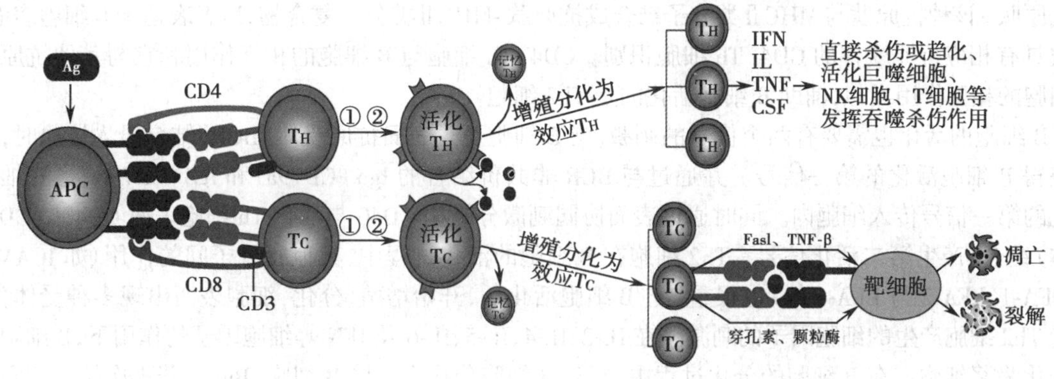

图 4-5 细胞免疫应答过程

三、细胞免疫应答的生物学效应

1. 抗感染作用 细胞免疫主要针对胞内寄生菌(如结核分枝杆菌、伤寒沙门菌、麻风分枝杆菌等)、胞内病毒、真菌及某些寄生虫感染发挥作用。

2. 抗肿瘤作用 CTL 细胞可直接杀伤带有相应抗原的肿瘤细胞，细胞免疫过程中产生的某些细胞因子(如 TNF、IFN 等)在抗肿瘤免疫中也具有一定的作用。

3. 免疫损伤 细胞免疫亦可导致迟发型超敏反应、移植排斥反应及某些自身免疫性疾病等。

第三节 B 细胞介导的适应性免疫应答

B 细胞主要通过抗体发挥免疫作用，因抗体存在血清等各种体液中，故 B 细胞介导的免疫应答亦称体液免疫应答。刺激 B 细胞产生免疫应答的抗原有 TD-Ag 和 TI-Ag，这两类抗原激发机体产生免疫应答的机制不同。本节主要介绍 B 细胞对 TD-Ag 应答的过程和规律。

TD-Ag 在 Th 和其产生的细胞因子辅助下，使 B 细胞活化、增殖、分化为浆细胞并产生抗体发挥免疫效应。其基本过程包括抗原提呈与识别阶段，活化、增殖与分化阶段和效应阶段。

一、识别阶段

指 TD-Ag 被 APC 捕获、加工、处理和提呈及 $CD4^+T$ 和 B 细胞对其识别阶段。经 APC 加工、处理的 TD-Ag 以抗原肽 -MHCⅡ类分子复合物的形式，表达于 APC 表面，供 $CD4^+T$ 细胞识别。$CD4^+T$ 细胞通过 TCR 识别特异性抗原肽，CD4 分子识别 MHCⅡ类分子 Ig 样区，即 T 细胞的双识别现象。B 细胞

可通过 BCR 直接识别结合抗原分子。

二、活化、增殖与分化阶段

1. Th 细胞的活化、增殖与分化　指 Th 细胞和 B 细胞识别抗原后，自身活化、增殖和分化成为效应细胞阶段。Th 细胞必须经活化后才具有辅助 B 细胞产生抗体的作用。Th 细胞需经两个信号的刺激才能活化，第一信号为：TCR 与抗原肽 -MHCⅡ分子的结合，第二信号主要为 CD28 与 B7 的结合。细胞因子在 Th 细胞的活化中也起着重要作用，APC 在提呈抗原的过程中自身亦被激活，并分泌 IL-1，IL-1 可促进 Th 细胞的活化。Th 细胞活化后，在其细胞表面表达相应受体，与 IL-2、IL-4 等结合，导致 Th 细胞的增殖，在 IL-4 为主的细胞因子作用下分化成为 Th2，Th2 细胞通过分泌细胞因子促进 B 细胞的增殖分化。在 Th 细胞分化过程中，部分 Th 细胞分化为记忆性 T 细胞(T_m)，当再次接触相同抗原时，不需经上述诱导过程，记忆性 T 细胞可直接活化，产生效应。

2. B 细胞的活化、增殖与分化　B 细胞不仅是体液免疫应答的效应细胞，同时也是一种抗原提呈细胞。B 细胞可通过抗原受体（BCR）与天然抗原决定簇特异性结合而将抗原摄入胞内。然后通过与 Mφ 对外源性抗原的类似加工处理方式，使抗原降解成具有免疫原性的能被 $CD4^+$ Th 细胞识别的小分子抗原肽。该种抗原肽与 MHCⅡ类分子结合成抗原肽 -MHCⅡ类分子复合物，后者表达于 B 细胞表面，可被具有相应抗原受体的 $CD4^+$ Th 细胞识别。$CD4^+$ Th 细胞与 B 细胞的相互作用和它与其他抗原提呈细胞的相互作用类似，辅助 B 细胞活化的是 Th2 细胞。

B 细胞的活化也需要有两个信号的刺激，当 B 细胞通过表面抗原受体（BCR）结合摄入抗原时，即可获得 B 细胞活化的第一信号。并通过与 BCR 非共价结合的 Igα（CD79a）和 Igβ（CD79b）将 B 细胞活化的第一信号传入细胞内。同时通过表面协同刺激分子如 CD40 与活化 Th 细胞表面 CD40L（CD40 配体）结合，产生第二活化信号。Th2 细胞在 B 细胞的活化过程中，其他膜分子间的作用（如 ICAM-1 与 LFA-1，LFA-2 与 LFA-3 等）也很重要。B 细胞活化后，开始增殖、分化，细胞表面出现多种受体，以接受 Th2 细胞产生的细胞因子的刺激。在 IL-2、IL-4、IL-5、IL-6 及 IFN 等细胞因子的作用下，B 细胞增殖分化为浆细胞。在 B 细胞的分化过程中，部分 B 细胞分化为记忆 B 细胞（Bm）。若再次接受相同抗原的刺激，Bm 可直接活化、增殖、分化为浆细胞，产生大量的抗体，发挥免疫效应。B 细胞与 Th2 细胞间相互作用见图 4-6。

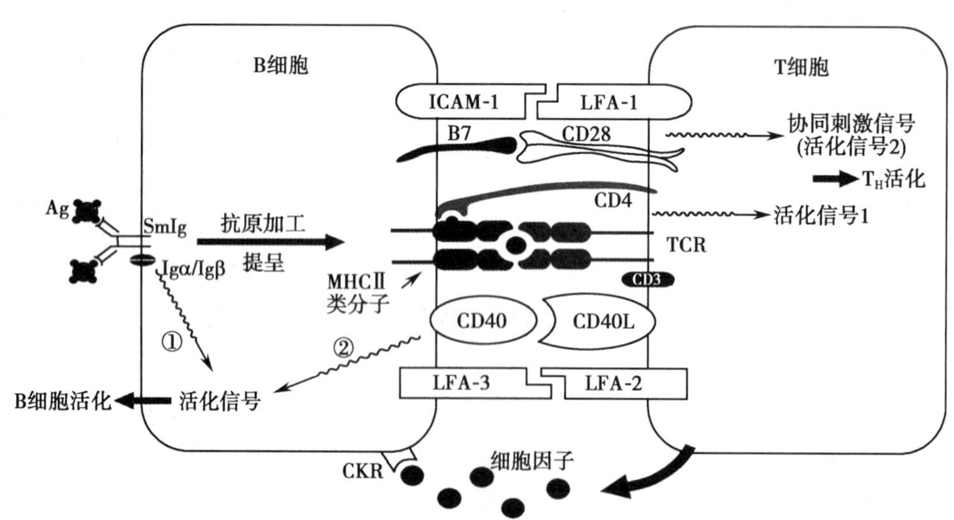

图 4-6　B 细胞和 T 细胞相互作用示意图

三、效应阶段

效应阶段是浆细胞分泌抗体发挥免疫效应阶段。抗体分子本身只具有识别作用，不具有直接杀伤或排异作用，因此，体液免疫应答的最终效应必须借助于机体的其他免疫细胞或分子的协同作用，才能达到排异的效果。体液免疫应答的效应作用有：①中和作用：是 IgG、sIgA 等阻断微生物进入机体

和易感细胞或破坏外毒素的毒性作用；②调理作用：单核吞噬细胞以及中性粒细胞的表面，都带有IgG或IgM分子的Fc段受体，通过调理吞噬使抗体与抗原形成的免疫复合物极易被具有吞噬功能的免疫细胞杀伤或降解、排除；③活化补体溶解靶细胞：抗体与靶细胞上抗原结合后，可通过经典途径活化补体，导致靶细胞溶解；④ADCC效应：凡是具有IgG Fc段受体的吞噬细胞或具有杀伤活性的细胞，如巨噬细胞、中性粒细胞和自然杀伤细胞均可通过此方式杀伤靶细胞。

B细胞介导的体液免疫应答最终可通过其效应分子，即抗体的上述效应作用，主要发挥抗外毒素、抗细胞外寄生菌、细胞外病毒感染的作用。在阻止细胞外寄生菌、细胞外病毒在体内扩散和引起再感染方面具有重要作用。同时也参与对机体产生病理性损伤作用的Ⅱ、Ⅲ型超敏反应。体液免疫应答过程见图4-7。

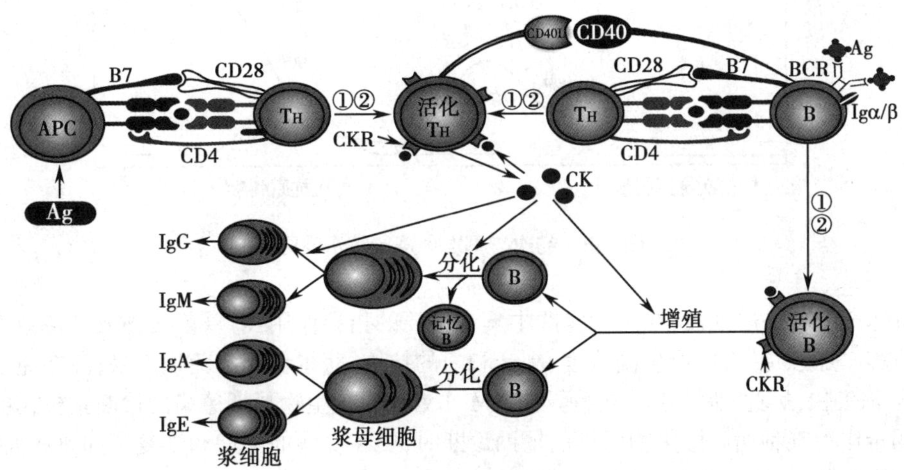

图4-7 体液免疫应答过程

四、B细胞对TI-Ag的应答

免疫系统对TI-Ag应答不需T细胞的辅助，根据激活B细胞方式的不同，TI抗原又可分为TI-1抗原和TI-2抗原两类。TI-1抗原，如LPS，不仅能与BCR结合，还能通过其丝裂原成分与B细胞上的丝裂原受体结合，引起B细胞的增殖和分化。成熟或不成熟的B细胞均可被TI-1抗原激活，诱导产生低亲和力的IgM。低浓度TI-1抗原能激活抗原特异性B细胞，高浓度TI-1抗原可诱导多克隆B细胞增殖和分化。TI-2抗原多为细菌胞壁与荚膜多糖，具有高度重复的结构。TI-2仅能激活成熟的B细胞。对TI-2抗原发生应答的主要是B-1细胞。由于人体内B-1细胞至5岁左右才发育成熟，故婴幼儿易感染含TI-2抗原的病原体。

与TD-Ag相比，TI-Ag刺激机体产生的体液免疫应答具有下列两个特点：①TI-Ag能直接刺激B细胞活化，不需要APC加工处理，不需要Th细胞的辅助；②在免疫应答的过程中不产生记忆B细胞，因此，TI-Ag激发的体液免疫应答没有再次应答。B细胞对TI抗原的应答在非特异免疫阶段有着重要的生理意义。大多数胞外菌有胞壁多糖，具有抵抗吞噬细胞对细菌的直接吞噬作用。在没有特异性T细胞辅助下，B细胞对TI抗原的应答所产生的抗体，能通过免疫调理作用，使之易被吞噬杀灭。

五、抗体产生的一般规律

TD-Ag初次进入机体引发的免疫应答称为初次应答，机体再次接受相同抗原刺激产生的免疫应答称为再次应答，两次应答中抗体的性质和浓度随时间发生变化。

(一) 初次应答

TD-Ag首次进入机体，需经过一定的潜伏期，一般为1~2周，才在血液中出现特异性抗体，2~3周达到高峰，潜伏期长短与抗原性质有关。初次应答抗体产生有以下特点：①潜伏期长；②产生的抗体浓度低；③抗体在体内持续时间短；④抗体与抗原的亲和力低，抗体以IgM为主。

(二) 再次应答

再次应答也称回忆反应,相同抗原再次进入机体后,免疫系统可迅速、高效地产生特异性应答。再次应答的细胞学基础是在初次应答的过程中形成了记忆B细胞,由于记忆B细胞经历了增殖、突变、选择等,与抗原有较高亲和力。再次应答特点是:①潜伏期短,一般为初次免疫应答的一半;②产生的抗体浓度高;③抗体在体内持续时间长;④抗体与抗原的亲和力高,抗体以IgG为主(图4-8)。

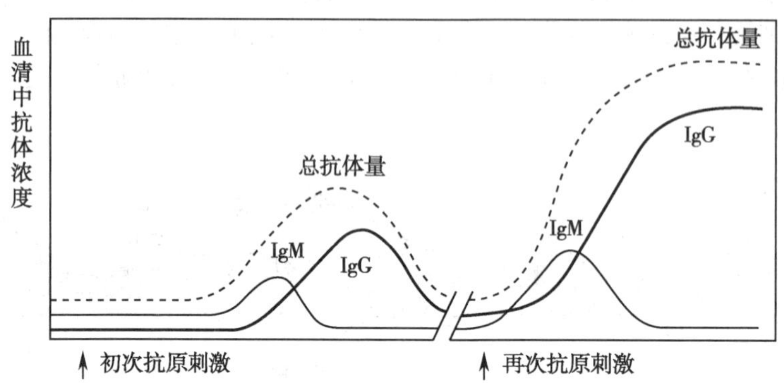

图4-8 初次与再次免疫应答示意图

掌握抗体产生的一般规律,在医学实践中具有重要的指导作用:①疫苗接种或制备免疫血清,应采用再次或多次加强免疫,以产生高浓度、高亲和力的抗体,获得良好的免疫效果;②在免疫应答中,IgM产生早、消失快,因此,临床上检测特异性IgM作为病原微生物早期感染的诊断指标;③在检测特异性抗体的量作为某种病原微生物感染的辅助诊断时,要在疾病的早期和恢复期抽取病人的双份血液标本作抗体检查,一般抗体滴度增长4倍有诊断意义。

第四节 免疫调节与相关疾病

免疫调节(immunoregulation)是指免疫应答过程中免疫细胞间以及免疫系统与机体其他系统间相互作用,构成一个相互协调与制约的网络,感知机体免疫应答并调节,从而维持机体的内环境稳定。免疫调节是由多因素参与的生物学现象,任何一个调节环节失误或是不到位,可导致全身或局部免疫应答的异常,引起或加剧诸如自身免疫性疾病、过敏、持续感染、移植排斥反应和肿瘤等。了解免疫应答调节的机制是制定相关疾病预防和治疗的基础。

一、免疫应答的调节

(一) 抗原因素对免疫应答的影响

抗原物质侵入机体后,迅速启动固有免疫,如果不能清除该抗原,则启动适应性免疫。淋巴细胞表面BCR或TCR结合适量抗原才能有效识别、应答;过低或过高的抗原量不利于正向的免疫应答。伴随免疫效应分子对抗原的清除,负向调控(负反馈)机制被启动,免疫应答强度下降、恢复静息水平。

免疫细胞识别抗原而启动免疫应答,抗原的性质、剂量、侵入机体途径和维持时间均影响免疫应答。分子中氨基酸组成复杂、分子量较大、聚合态的蛋白抗原易引起强的免疫应答,而小分子、可溶性、非聚合单体物质多为耐受原。抗原分子中含有耐受原表位(tolerogenic epitope)可诱导调节性T细胞(Treg)分化而负向调节免疫应答。抗原经皮内或皮下免疫,易活化APC而激发免疫应答,而经静脉注射及口服易致全身耐受;口服抗原产生分泌型IgA在黏膜局部发挥免疫效应,但却致全身的免疫耐受。适当间隔时间接触抗原可诱导强的免疫应答,而抗原持续存在则导致耐受。

(二) 机体和免疫系统对免疫应答的调节

免疫调节机制复杂,按发挥作用的效应机制,可分为分子水平、细胞水平和机体整体水平的调节。

1. 分子水平的免疫调节　细胞因子组成相互调节的网络，调节固有免疫和适应性免疫应答；炎症反应过程中，IL-1、IL-6 和 TNF-α 等炎症因子不仅直接发挥免疫效应，还具有反馈调节免疫应答的作用。补体系统活化受多种调节蛋白的调控，而补体活化产生的活性片段，也对免疫应答有重要的调节作用。细胞膜表面的多种免疫膜分子均具有免疫调节作用：协同刺激分子与受体的结合加强免疫细胞的活化；NK 细胞功能受到活化性受体和抑制性受体的精细调节；在 T 细胞、B 细胞和 APC 的表面，均分布着活化性受体和抑制性受体，而在细胞内也存在两类功能相反的信号转导分子。免疫复合物(immune complex，IC)可具有正向和负向调节免疫应答。IC 被淋巴结中滤泡树突状细胞(FDC)吸附携带，可持续为 B 细胞提供可识别的抗原，诱导免疫应答、维持免疫记忆；但形成的 IC 可被吞噬细胞吞噬从而因减少体内抗原而降低对 B 细胞的刺激；IC 可通过抗原与 B 细胞的 BCR 结合，其抗体的 Fc 段与同一 B 细胞表面的 FcγR Ⅱ结合，将产生抑制 B 细胞和抗体分泌的信号。抗独特型抗体和独特型网络对免疫应答具有重要的调节作用。

独特型和抗独特型免疫网络

独特型抗原存在于 Ig 的 V 区，也可存在于各类 T 细胞及 B 细胞的抗原识别受体的 V 区，而体内淋巴细胞形成由独特型(idiotype，Id)和抗独特型(antiId)组成的免疫网络。构成这种网络结构的淋巴细胞具有能抑制针对抗原反应的细胞克隆(抗独特型淋巴细胞组)；也有能增强抗原反应的细胞克隆(内影像组)；尚存在抗原识别受体特异性与独特型相同的一组(非特异平行组)，能加强对网络的抑制作用。同样这三组淋巴细胞也各自通过其独特型联系其他淋巴细胞，形成不断扩展的庞大网络，产生促进或抑制作用，以维持机体免疫应答的相对稳定状态。

2. 细胞水平的免疫调节　免疫细胞之间可以通过互相接触或分泌细胞因子，而直接或间接调节免疫应答，维持正常免疫功能和内环境稳定。T 细胞在启动适应性免疫应答、建立和维持免疫耐受以及免疫应答调节中均为枢纽。T 细胞分成效应 T 细胞和 Treg，Treg 一般不对抗原的刺激直接起反应，而是以效应细胞为作用对象，调节免疫应答。Th1 和 Th2 是效应细胞，但也有调节功能。人们先后发现多种新的调节性 T 细胞亚群，例如 Th17 等。活化的免疫细胞尚可通过“活化诱导细胞死亡”而被清除，从而减轻或终止对抗原的应答。

(1) Treg 的免疫调节作用：Treg 的免疫调节机制可分为 5 个方面：①活化的 Treg 抑制 T 细胞活化和增殖；②抑制 T 细胞分泌 IL-2 和其他细胞因子；③直接接触靶细胞或通过分泌 IL-10 和 TGF-β 等细胞因子抑制靶细胞；④通过颗粒酶或穿孔素途径裂解效应细胞，如 T 细胞或 APC；⑤Treg 还可以减少共刺激分子或抑制抗原提呈等对 APC 负调节。

(2) Th1 和 Th2 的免疫调节作用：Th0(初始 T 细胞)分化为 Th1 和 Th2。Th1 产生的 IFN-γ 可以激活细胞内 Th1 专一性的转录因子，促进 IFN-γ 的基因转录而抑制 IL-4 基因的转录。相反，Th2 产生的 IL-4 可激活 Th2 亚群专一性的转录因子，促进 IL-4 的基因转录而抑制 IFN-γ 的基因转录。Th1 和 Th2 各自以对方为负调控对象。

(3) Th17 的免疫调节作用：Th17 是一种重要的调节细胞亚群，TGF-β 和 IL-6 促进 Th17 分化，该细胞自分泌 IL-23 维持 Th17 特征。Th17 分泌大量的 IL-17A、IL-17F 和 IL-22 等清除病原体。而 Th17 分泌的细胞因子还作用于多种免疫细胞和非免疫细胞，发挥免疫调节作用，在组织炎症和自身免疫病中发挥重要作用。

活化诱导细胞死亡

活化诱导细胞死亡(activation induced cell death，AICD)，指免疫细胞活化并发挥免疫效应后，诱导的一种自发的细胞凋亡，也可称为活化诱导细胞凋亡。Fas 作为一种普遍表达的受体分子，可以出现在包括淋巴细胞在内的多种细胞表面，但 FasL 的大量表达通常只见于活化的 T 细胞和 NK

细胞，活化的免疫效应细胞能够最有效地以凋亡途径杀伤表达 Fas 分子的靶细胞。当 Fas 阳性的靶目标被清除后，对于同样表达 Fas 分子的活化 T 和 B 淋巴细胞也通过 Fas 途径被清除。AICD 属于一类高度特异性的生理性反馈调节，其目标是限制抗原特异淋巴细胞克隆的容量。当 Fas 或 FasL 基因突变，则 AICD 失效，反馈调节失效，自身抗原可导致大量病理性淋巴细胞增殖，则人类发生的疾病为自身免疫性淋巴细胞增生综合征。

3. 机体整体水平的调节　免疫系统在执行功能的同时，往往与其他系统，尤其是神经系统和内分泌系统相互作用，免疫 - 神经 - 内分泌系统整体调节免疫应答。神经细胞及内分泌细胞能分泌多种细胞因子直接作用于免疫细胞。同时几乎所有免疫细胞都能表达神经递质受体和内分泌受体，因此，神经细胞和内分泌细胞通过分泌神经递质和内分泌激素而调节免疫细胞功能。免疫细胞分泌的 IL-1、IL-6 和 TNF-α 等细胞因子可作用于神经元和内分泌细胞；同时免疫细胞可以分泌激素或神经肽，例如促肾上腺皮质激素、促甲状腺素、生长激素和脑啡肽等调节神经 - 内分泌系统。

在特定抗原刺激下，不同个体是否发生免疫应答，免疫应答的强弱存在明显差异，说明免疫应答受遗传背景调控，例如，MHC 多态性和微小 RNA 的调节作用。遗传对免疫应答的调节，不仅影响免疫防御，还参与免疫相关疾病的发生与发展。

二、免疫调节与疾病

免疫系统有区别“自身”和“非己”的能力。一般情况下，免疫系统对自身组织细胞不产生免疫应答，称为免疫耐受（immunological tolerance）。但当免疫应答的水平过高或过低，当针对自身的免疫耐受被打破，当免疫调节功能发生紊乱时，所出现的异常免疫应答可导致多种免疫相关疾病的发生。免疫相关疾病包括超敏反应、自身免疫性疾病、免疫缺陷病、肿瘤免疫和移植免疫。了解疾病发生所涉及的免疫机制，是实施干预治疗的基础。

（一）自身免疫与自身免疫病

自身免疫（autoimmunity）是机体免疫系统对自身细胞或自身成分所发生的免疫应答，存在于所有的个体。短暂而弱的自身免疫应答是普遍存在的，通常不引起持续性的损害。自身免疫性疾病（autoimmune disease）是人体对自身细胞或自身成分发生免疫应答而导致的疾病状态，可分为器官特异性自身免疫性疾病和全身性自身免疫性疾病，常见自身免疫病的主要特征见本书的网络增值服务。自身免疫性疾病有下述特点：①病人体内可检测到针对自身抗原的自身抗体（autoimmune antibody）和（或）自身反应性 T 淋巴细胞（autoreactive T lymphocytes）；②自身抗体和（或）自身反应性 T 淋巴细胞介导对自身细胞或自身成分的适应性免疫应答，造成损伤或功能障碍；③病情的转归与自身免疫反应强度密切相关；④易反复发作，慢性迁延。

自身抗体和（或）自身反应性 T 淋巴细胞介导的对自身细胞或自身成分发生的免疫应答是自身免疫性疾病发生的原因，如免疫隔离部位抗原的释放、自身组织成分的改变和微生物抗原的分子模拟作用，多种因素下自身免疫耐受状态被打破或免疫调节异常时可导致自身免疫病的发生：①非抗原提呈细胞表达出较高水平的 MHCⅡ分子，成为自身反应性 T 淋巴细胞的靶细胞，如胰岛素依赖的糖尿病病人的胰岛 β 细胞表达高水平的 MHCⅡ类分子；②免疫忽视被打破时自身反应性的淋巴细胞克隆被激活，引起自身免疫性疾病；③调节性 T 细胞的功能失常，导致免疫抑制功能异常和自身免疫性疾病发生；④AICD 相关基因缺陷的个体易患自身免疫性疾病，例如 Fas 基因突变导致系统性自身免疫综合征（systemic autoimmunity syndrome）；⑤表位扩展（epitope spreading）激发免疫应答和损伤；⑥B 淋巴细胞的多克隆激活可引起自身抗体产生和免疫损伤；⑦ HLA 等位基因等遗传因素参与疾病发生，如 HLAⅡ类分子 DR4 与类风湿关节炎、DR5 与桥本甲状腺炎、HLAⅠ类分子 B27 与强直性脊柱炎等。

（二）器官移植与移植排斥反应

移植（transplantation）指应用异体（或自体）正常细胞、组织、器官置换病变的或功能缺损的细胞、组织、器官，以维持和重建机体生理功能。根据移植物的来源及其遗传背景不同，可将移植分为 4

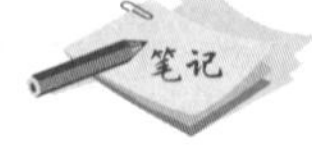

类：①自体移植（autologous transplantation）；②同系移植（syngeneic transplantation）；③同种（异体）移植（allogeneic transplantation）；④异种移植（xenogeneic transplantation）。同种异体间的器官移植一般均会发生排斥反应，其本质上是受者免疫系统针对供者移植物抗原的免疫应答，即宿主抗移植物反应（host versus graft reaction，HVGR）；当移植骨髓、胸腺和大量输血等情况下还可发生移植物抗宿主反应（graft versus host reaction，GVHR）。根据排斥反应发生的时间、强度、机制和病理表现，可分为超急性排斥、急性排斥和慢性排斥反应三类。

能引起强烈排斥反应的移植抗原称为主要组织相容性抗原，在人类最重要的是 HLA 抗原，此外还有表达于机体组织细胞表面的次要组织相容性抗原（minor histocompatibility antigen）、ABO 血型抗原和某些组织特异性抗原。T 细胞介导的细胞免疫应答在移植排斥反应中发挥关键作用，T 细胞可通过直接和间接途径识别同种抗原。$CD4^+$Th1 细胞是急性移植排斥反应的主要效应细胞，其机制为：①受者 $CD4^+$Th 细胞通过直接或间接途径识别移植抗原并被激活；②在移植物局部所产生趋化因子等作用下，出现以 Th1 细胞和巨噬细胞为主的细胞浸润；③活化的 Th1 细胞、巨噬细胞等释放多种炎性细胞因子（如 IFN-γ、IL-2 等），导致迟发型超敏反应性炎症，造成移植物的组织损伤。此外，$CD8^+$CTL 在移植物的损伤机制中也发挥重要作用。

同种异型抗原的直接识别和间接识别

直接识别（direct recognition）指受者的同种反应性 T 细胞（alloreactive T cell）直接识别供者 APC 表面抗原肽 - 供者的同种 MHC 分子复合物（pMHC），并产生免疫应答。直接识别过程中，受者同种反应性 T 细胞 TCR 所识别的 pMHC，主要是供者 APC 表面的外来抗原肽 - 供者 MHC 分子或供者自身肽 - 供者 MHC 分子。直接识别机制在移植早期急性排斥反应中起重要作用。间接识别（indirect recognition）指供者移植物的脱落细胞或 MHC 抗原经受者 APC 摄取、加工、处理，以供者 MHC 来源的抗原肽 - 受者 MHC 分子复合物的形式提呈给受者 T 细胞，使其识别并活化。间接识别在急性排斥反应中晚期和慢性排斥反应中起重要作用。

（三）免疫逃逸与肿瘤

20 世纪 50 年代，通过化学致癌的研究证实肿瘤抗原确实存在，肿瘤抗原（tumor antigen）是肿瘤细胞异常或过度表达的抗原物质的总称，肿瘤抗原能诱导机体产生抗肿瘤免疫应答反应，是肿瘤免疫诊断和免疫防治的分子基础。肿瘤抗原的形成原因多样，根据肿瘤抗原特异性可分为肿瘤特异性抗原和肿瘤相关抗原。当肿瘤发生后，机体可产生针对肿瘤抗原的适应性免疫应答，包括细胞免疫和体液免疫。但细胞免疫是抗肿瘤免疫的主力，体液免疫通常仅在某些情况下起协同作用。在抗肿瘤适应性免疫应答中，$CD8^+$CTL 介导的细胞免疫应答起最重要的作用。$CD4^+$ Th 细胞通过分泌各种细胞因子如 IL-2、IFN-γ 以及辅助诱导和激活 $CD8^+$CTL，在抗肿瘤免疫应答中也起重要作用。此外，固有免疫应答细胞包括 NK 细胞、巨噬细胞和 γδ T 细胞等也参与了机体的抗肿瘤作用。尽管肿瘤抗原可以诱导机体产生特异性抗体，并可通过激活补体系统、抗体依赖性细胞介导的细胞毒作用（ADCC）等方式发挥抗肿瘤作用，但肿瘤病人体内自然产生的抗体并不是抗肿瘤免疫的重要效应因素。在某些情况下，抗体可能干扰特异性细胞免疫应答对肿瘤细胞的杀伤作用。

肿瘤细胞能够逃避宿主免疫系统的攻击，或通过某种机制使机体不能产生有效的抗肿瘤免疫应答，称为肿瘤免疫逃逸。肿瘤的免疫逃逸机制复杂，涉及肿瘤细胞本身、肿瘤微环境和宿主免疫系统的多个方面：①肿瘤细胞的抗原缺失和抗原调变（antigenic modulation）；②肿瘤细胞 HLA Ⅰ类分子表达低下，使肿瘤细胞内抗原无法提呈，$CD8^+$CTL 无法识别和杀伤肿瘤细胞；③肿瘤细胞缺乏共刺激信号；④肿瘤细胞导致的免疫抑制：肿瘤细胞可通过分泌 TGF-β、IL-10 等抑制性细胞因子或诱导 Treg 等抑制免疫效应；⑤肿瘤细胞的“漏逸”效应（sneaking through），指的是由于癌细胞快速生长使得宿主不能有效地清除大量的肿瘤细胞；⑥肿瘤细胞逃避 CTL 的杀伤效应，部分肿瘤甚至表达 FasL 而清除活化的免疫细胞。

三、免疫调节与疾病防治

了解免疫调节及其规律，最终是为了有效地实施免疫干预，预防和治疗疾病。自身免疫病与免疫耐受异常和自身应答增强密切相关，因此应用免疫抑制剂、拮抗炎症性细胞因子的作用能有效缓解病情。真菌代谢物如环孢素 A 和 FK506 对多种自身免疫性疾病的治疗有明显的临床疗效，这两种药物的作用机制是抑制 IL-2 等基因的活化，进而抑制 T 细胞的分化和增殖。应用 TNF-α 单克隆抗体和可溶性 TNF 受体 -Fc 融合蛋白对类风湿关节炎有明确的疗效。器官移植术成败在很大程度上取决于移植排斥反应的防治，检测 HLA 和进行配型试验可筛选组织相容性高的供体而减轻排斥反应。但同种移植术后一般均发生不同程度的排斥反应，免疫抑制成为防治排斥反应的常规疗法。临床常用的免疫抑制药均有多种毒副作用，因此诱导受者对移植物的免疫耐受是彻底克服移植排斥反应的理想策略，并已成为移植免疫研究最富挑战性的领域。肿瘤免疫治疗是通过激发和增强机体的免疫功能，以达到控制和杀灭肿瘤细胞的目的，根据机体抗肿瘤免疫效应机制，分为主动免疫治疗和被动免疫治疗两大类。前者以激发宿主抗肿瘤免疫应答，后者输注外源性免疫效应物质直接作用于肿瘤细胞。此外，人们应用一些免疫调节剂如卡介苗、短小棒状杆菌、酵母多糖和香菇多糖，通过非特异性地增强宿主的免疫功能也取得了一定的抗肿瘤效果。对肿瘤免疫逃逸机制的研究成果推动了肿瘤免疫学的发展，也促进了肿瘤免疫预防和治疗的进展。

本章小结

免疫应答是抗原刺激机体产生一系列反应，以清除抗原的过程。按照应答的机制与特点，可分为固有免疫和适应性免疫。适应性免疫应答分为感应阶段、反应阶段和效应阶段。T 细胞和 B 细胞在活化过程中需要“双信号”刺激。T 细胞活化后由 CTL 发挥杀伤作用、Th1 释放多种细胞因子，完成细胞免疫应答。B 细胞分化为浆细胞产生抗体介导体液免疫应答，相同抗原再次进入机体后，再次应答可迅速、高效地产生抗体。机体在分子水平、细胞水平和机体整体水平对免疫应答进行精细调节，免疫调节和免疫耐受异常参与免疫相关疾病的发生与发展。

（李　妍）

扫一扫，测一测

思考题

1. 适应性免疫应答的特点有哪些？ MHC 限制性是怎么产生的？
2. T、B 细胞活化的双信号分别是什么？
3. 抗体产生的规律在临床有哪些应用？
4. 固有免疫和适应性免疫有何不同？二者有何联系？
5. 肿瘤免疫逃逸的机制有哪些？

第五章　超敏反应及免疫耐受

学习目标

1. 掌握：Ⅰ型超敏反应的特点、发生机制、常见疾病、防治原则；Ⅱ型、Ⅲ型、Ⅳ型超敏反应的常见疾病。
2. 熟悉：Ⅱ型、Ⅲ型、Ⅳ型超敏反应的发生机制。
3. 了解：四种类型超敏反应之间的联系；免疫耐受的概念、类型、发生机制及意义。
4. 能够判断临床常见超敏反应性疾病所属的类型及参与反应的主要成分。

超敏反应(hypersensitivity)又称变态反应(allergy)，指已经致敏的机体再次接受相同抗原刺激后，所引起的以生理功能紊乱或组织细胞损伤为主的异常的适应性免疫应答。引起超敏反应的抗原称为变应原(allergen)。根据超敏反应的发生机制和临床特点，可将其分为Ⅰ、Ⅱ、Ⅲ、Ⅳ四型。

病例导学

病人，女性，42岁，哮喘2月余，四年前出现季节性打喷嚏、流清涕，伴眼痒、耳痒，于每年春季发作，发作时出现咳嗽、喘，夜间明显，家族中母亲患哮喘。本次就诊，咳嗽、喘、打喷嚏、流清涕、眼痒、耳痒，双肺听诊检查出现哮鸣音。诊断为过敏性哮喘。经体外过敏原检测为粉螨 ++、早春花粉 +++。

问题：1. 该病人所患疾病属于哪一型超敏反应？该型超敏反应发生的机制是什么？

2. 该病人出现的临床症状是由什么原因导致的？

3. 该疾病的防治原则是什么？

第一节　Ⅰ型超敏反应

Ⅰ型超敏反应，又称速发型超敏反应，是临床上最常见的一类超敏反应，也称过敏反应，可以发生于局部或全身，其特点是：①反应发生快，消退也快；②由 IgE 抗体介导，补体不参与；③以生理功能紊乱为主，无明显的组织细胞损伤；④具有明显个体差异和遗传倾向。如同时患有两种或以上过敏反应性疾病，则称这些易过敏患者为过敏体质。

一、参与反应的物质

(一) 变应原

进入体内诱导产生 IgE 类抗体，导致过敏反应发生的抗原性物质称为变应原或过敏原。常见的变

应原主要有:①吸入性变应原:广泛存在于自然界中,如植物花粉、真菌菌丝或孢子、尘螨排泄物、动物皮屑及其分泌物、棉絮、枕垫料等;②食物变应原:奶、海鲜、肉、蛋、坚果等食物中的蛋白成分;③某些药物或化学物质:多为半抗原,与载体蛋白结合后获得免疫原性而成为变应原,如青霉素、普鲁卡因、有机碘、食品添加剂、防腐剂、保鲜剂等。

(二) IgE 及其受体

IgE 介导过敏反应,为亲细胞型抗体,主要由呼吸道和消化道黏膜下固有层淋巴细胞中的浆细胞产生,正常人血清含量极低,过敏病人及寄生虫病病人血清 IgE 含量可显著高于正常人。IgE Fc 段有两类受体:Ⅰ类受体和Ⅱ类受体。Ⅰ类受体(FcεRⅠ)主要存在于肥大细胞和嗜碱性粒细胞膜上,为高亲和力受体,IgE 合成后迅速结合到 FcεRⅠ,使机体进入对该过敏原特异致敏状态。Ⅱ类受体(FcεRⅡ、CD23)分布比较广泛,为低亲和力 IgE 受体。膜表面的 FcεRⅡ与 IgE 结合,并通过 IgE 捕获抗原,可以抑制 IgE 型抗体的产生;而可溶型 FcεRⅡ可与 B 细胞表面 CD21 结合而促进 IgE 的合成。

(三) 细胞

1. 肥大细胞和嗜碱性粒细胞　肥大细胞广泛分布于皮下结缔组织中的小血管周围,呼吸道、消化道黏膜下层及部分内脏被膜上也有存在。嗜碱性粒细胞主要分布于血流中,在全身过敏反应时迁移到反应部位发挥作用。肥大细胞和嗜碱性粒细胞的胞质中有大量的嗜碱颗粒,颗粒中含有多种参与过敏反应的生物学活性物质。

2. 嗜酸性粒细胞　主要分布于呼吸道、消化道等黏膜下层结缔组织中,外周血中有少量存在。嗜酸性粒细胞活化可产生嗜酸性粒细胞阳离子蛋白、过氧化物酶、胶原酶等物质,具有抗病原生物感染的作用;还可产生类似肥大细胞和嗜碱性粒细胞释放的介质,如白三烯(LTs)、血小板活化因子(PAF),在过敏反应发病中参与迟缓相反应,可加重过敏反应的症状;嗜酸性粒细胞也可以吞噬肥大细胞等释放的颗粒,释放组胺酶灭活组胺,释放芳基硫酸酯酶灭活白三烯,释放磷脂酶 D 灭活血小板活化因子而参与过敏反应的调节。

(四) 生物活性介质

参与过敏反应的介质主要有组胺、激肽原酶、嗜酸性粒细胞趋化因子、前列腺素 D_2、PAF 和 LTs 等。各种介质的作用大致相同,但又各有其特点,如组胺的释放快(数分钟)、维持时间短($\leq$ 2 小时),扩张血管作用强,是引起痒感的唯一介质,而 LTs 的释放及发挥作用缓慢(4~6 小时),但维持时间长(1~2 天),引起支气管平滑肌持续痉挛的效力比组胺强 100~1000 倍,是引起过敏性哮喘的主要介质。

二、发生机制

Ⅰ型超敏反应的发生过程可分为三个阶段,即致敏阶段、发敏阶段和效应阶段(图 5-1)。

图片:肥大细胞活化释放生物活性介质示意图

(一) 致敏阶段

变应原通过不同途径进入机体,可刺激 B 细胞增殖分化为浆细胞,产生特异性 IgE 抗体。IgE 通过其 Fc 段与肥大细胞和嗜碱性粒细胞表面 FcεRⅠ结合,生成致敏的肥大细胞和嗜碱性粒细胞,使机体处于对该过敏原致敏状态。致敏状态通常可维持数月或更长时间,如果长期不接触相同变应原,致敏状态可逐渐消失。

(二) 发敏阶段

相同变应原再次进入致敏机体,与结合于肥大细胞和嗜碱性粒细胞表面的 IgEFab 段结合,二价或多价变应原能与两个以上相邻的 IgE 结合,使膜相邻近的 FcεRⅠ发生桥联而移位、变构,细胞被活化,从而触发胞外 Ca^{2+} 流入胞内、细胞脱颗粒,释放以组胺为代表的细胞预先合成介质。

图片:Ⅰ型超敏反应的发生机制示意图

FcεRⅠ桥联后细胞膜脂质发生磷脂甲基化代谢,在磷脂酶 A2 和甲基转移酶作用下膜磷脂降解,释放出花生四烯酸。花生四烯酸以环氧合酶途径继续代谢,形成 LTs、PAF 和前列腺素 D_2 等生物学活性物质。

(三) 效应阶段

效应阶段指生物活性介质作用于效应器官、组织,致使出现生理功能紊乱、引起局部或全身病理变化的阶段,主要表现为:

1. 平滑肌痉挛　常见于气管、支气管及胃肠道平滑肌。

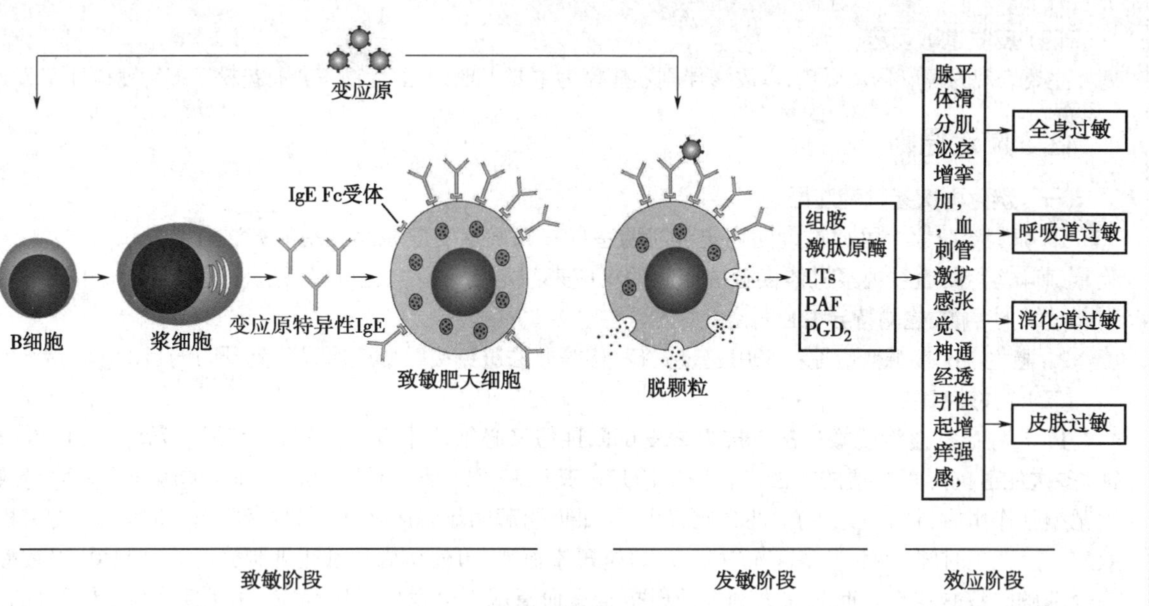

图 5-1　Ⅰ型超敏反应的发生机制

动画：Ⅰ型超敏反应的发生机制

2. 血管扩张、通透性增强　主要影响小血管，导致全身血容量下降，血浆外渗、局部水肿、嗜酸性粒细胞浸润为主的炎症，严重的可致休克。

3. 腺体分泌增加　可表现为流泪、流涕、痰多、腹泻等。

4. 刺激感觉神经　引起强烈痒感。

过敏反应分为速发相和迟发相两个阶段，速发相在接触变应原后即刻至30分钟内发生，可持续数小时，组胺为主要介质，表现为毛细血管扩张、通透性增强，平滑肌收缩，腺体分泌增加。迟发相在接触变应原6~12小时后出现，可持续数天或更长时间，主要由白三烯、血小板活化因子及部分细胞因子引起，表现为以嗜酸性粒细胞浸润为主的炎症、平滑肌持续痉挛等。

三、临床常见疾病

（一）过敏性休克

过敏性休克是最严重的Ⅰ型超敏反应。致敏病人常在接触变应原后数分钟内即出现严重的临床症状，主要表现为胸闷、气急、呼吸困难，面色苍白，出冷汗，手足发凉，脉搏细速，血压下降，意识障碍等，抢救不及时可导致死亡。

1. 药物过敏性休克　以青霉素过敏性休克最为常见，其他药物，如头孢菌素、链霉素、普鲁卡因等也可引起。青霉素的降解产物青霉噻唑醛酸和青霉烯酸等半抗原与组织蛋白结合后成为变应原，而诱发过敏性休克。青霉素制剂在弱碱性溶液中易降解为青霉烯酸，因此，使用新鲜配制的青霉素制剂是预防青霉素过敏性休克的有效措施。临床发现少数人在初次注射青霉素时也可发生过敏性休克，这可能与其曾经使用过被青霉素污染的医疗器械，或吸入青霉菌孢子而使机体处于致敏状态有关。

2. 血清过敏性休克　临床应用动物免疫血清如破伤风抗毒素、白喉抗毒素进行治疗或紧急预防时，可因部分病人曾注射过相同血清制剂，而发生过敏性休克。

（二）呼吸道过敏反应

过敏性鼻炎和过敏性哮喘同为典型呼吸道过敏性疾病，因吸入花粉、尘螨、真菌孢子、动物皮屑等变应原而引起。由花粉引起的季节性过敏性鼻炎常伴有过敏性结膜炎、外耳道黏膜瘙痒等症状，称为花粉症。过敏性鼻炎未经治疗或治疗不当可能发展为过敏性哮喘，过敏性哮喘有速发相和迟发相两个类型。

（三）消化道过敏反应

少数人进食虾、蟹、花生米、蛋、牛奶等食物，或服用某些药物后，可引起恶心、呕吐、腹泻、腹痛等胃肠道症状，称为过敏性胃肠炎。

0504

组图：Ⅰ型超敏反应常见疾病——皮肤过敏

（四）皮肤过敏反应

主要表现为荨麻疹及湿疹，以皮疹伴剧烈瘙痒为主要表现，可由食物、药物、花粉等多种变应原引发。

四、防治原则

（一）避免再次接触变应原

1. 确定变应原　可通过询问病史和实验室检查以确定变应原。常用的方法有激发试验、皮内试验、点刺试验等，通过观察机体接触抗原后的反应来判定变应原。也可以通过检测血清中总 IgE 水平判断过敏的可能，检测特异 IgE 明确变应原。

2. 避免再次接触变应原　采用避、忌、替、移等办法避免接触变应原以达到预防的目的。

（二）脱敏治疗

1. 异种免疫血清脱敏疗法　抗毒素皮试阳性但又必须使用者，可采用小剂量、短间隔（20~30 分钟）多次注射抗毒素血清的方法进行脱敏治疗。其机制可能是小剂量变应原进入体内与有限数量致敏靶细胞作用后，释放的生物活性介质较少，不足以引起明显临床症状，同时介质作用时间短，无累积效应。因此短时间、小剂量多次注射变应原（抗毒素血清）可使体内致敏靶细胞分期分批脱敏，以致最终全部解除致敏状态。此时再大剂量注射抗毒素血清就不会发生过敏反应。但此种脱敏是暂时的，经一定时间后机体又可重新被致敏。

2. 特异性变应原脱敏疗法　对已查明而难以避免接触的变应原如花粉、尘螨等，可采用小剂量、间隔较长时间、反复多次皮下注射相应变应原的方法进行脱敏治疗。其作用机制可能是：①通过改变抗原进入途径，诱导机体产生大量特异性 IgG 类抗体，降低 IgE 抗体应答；② IgG 类抗体可通过与相应变应原结合，阻断变应原与致敏靶细胞上的 IgE 结合，因此这种 IgG 抗体又称封闭抗体。

（三）药物治疗

1. 抑制生物活性介质释放的药物　色甘酸钠可稳定细胞膜，防止肥大细胞等脱颗粒，从而减少或阻止活性介质的释放。肾上腺素、异丙肾上腺素和麻黄碱等能激活腺苷酸环化酶，增加 cAMP 合成；甲基黄嘌呤、氨茶碱等能抑制磷酸二酯酶活性，阻止 cAMP 分解，因此，上述药物能提高细胞内 cAMP 浓度，从而抑制组胺等活性介质的释放。肾上腺素是过敏性休克抢救的首选药。

2. 活性介质拮抗药　抗组胺药可与组胺竞争效应器官细胞膜上的组胺 H_1 受体，抑制组胺活性，也称为组胺 H_1 受体拮抗剂，常用的有氯苯那敏、氯雷他定、西替利嗪、非索非那定、地氯雷他定等。孟鲁司特钠可拮抗白三烯的作用，减轻平滑肌痉挛等迟发相反应。

3. 改善效应器官反应性的药物　肾上腺糖皮质激素可解除支气管痉挛、使毛细血管收缩而升高血压，钙剂、维生素 C 可以解除痉挛、有效地降低毛细血管通透性以减轻充血和渗出。

新免疫疗法治疗Ⅰ型超敏反应

根据 IgE 介导Ⅰ型超敏反应的机制和细胞因子对 IgE 产生调控作用，近年来应用一些免疫学新方法对Ⅰ型超敏反应进行治疗：①将起佐剂作用的 IL-12 等分子与变应原共同使用，可使 Th2 型免疫应答向 Th1 型转换，下调 IgE 的产生；②用编码变应原的基因与 DNA 载体重组制成 DNA 疫苗进行接种，可成功诱导 Th1 型应答；③应用人源化抗 IgE 单克隆抗体，抑制肥大细胞和嗜碱性粒细胞释放介质，治疗持续性哮喘；④采用重组可溶型 IL-4 受体（sIL-4R）与 IL-4 结合，阻断其生物学效应，降低 Th2 细胞应答，减少 IgE 抗体的产生。

第二节　Ⅱ型超敏反应

Ⅱ型超敏反应，又称细胞毒型或细胞溶解型超敏反应，是由 IgG、IgM 类抗体与靶细胞膜表面相应抗原或半抗原结合，在吞噬细胞、NK 细胞或补体的参与下，引起以细胞溶解或组织损伤为主的病理反应。

一、发生机制

(一) 靶细胞及表面抗原

输入的异型红细胞、改变的自身细胞或吸附有外来抗原、半抗原及免疫复合物的自身组织细胞，均可以成为Ⅱ型超敏反应的靶细胞。靶细胞表面的常见抗原主要包括：①同种异型抗原，如ABO抗原、HLA抗原；②异嗜性抗原，如链球菌细胞壁成分与心瓣膜的交叉抗原；③自身抗原，如理化因素、感染改变的自身组织抗原。

(二) 抗体、补体及效应细胞的作用

参与Ⅱ型超敏反应的抗体主要是IgG和IgM，少数为IgA。抗体与细胞膜表面相应抗原结合后，可通过三条途径损伤靶细胞：①活化补体，溶解靶细胞；②激活吞噬细胞，发挥调理吞噬作用；③激活NK细胞，通过ADCC作用，杀伤靶细胞(图5-2)。

图片：Ⅱ型超敏反应的发生机制示意图

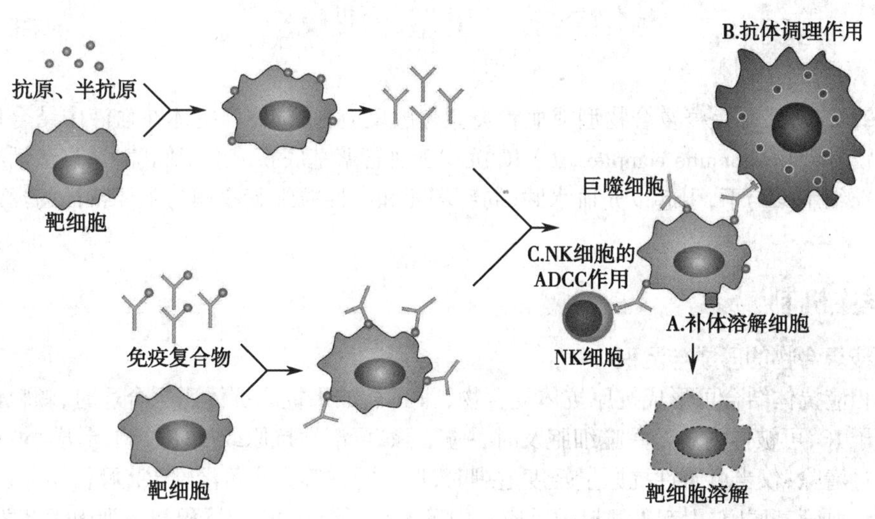

图5-2　Ⅱ型超敏反应的发生机制

二、临床常见疾病

(一) 输血反应

多发生于ABO血型不符的输血。输入的异型红细胞迅速与受血者血清中相应天然血型抗体(IgM)结合，激活补体而引起溶血反应。常出现高热、寒战、心悸、气短、腰背痛、血红蛋白尿、急性肾衰竭和DIC表现等，后果严重。如果反复多次输入异型HLA血液可诱导产生抗白细胞、血小板抗体，出现非溶血性发热即白细胞输血反应。

(二) 新生儿溶血症

多发生于Rh^-孕妇所产Rh^+胎儿。母亲可因输血、初次妊娠流产或胎盘剥离出血等原因，Rh^+红细胞进入母体，刺激母体产生抗Rh抗体(IgG)。如第二胎仍为Rh^+时，母体抗Rh抗体可通过胎盘进入胎儿体内，与胎儿Rh^+红细胞结合，激活补体，导致红细胞破坏，引起流产、死胎或新生儿溶血症。为防止此种新生儿溶血症发生，可在产妇初次分娩后72小时内注射抗Rh抗体，以阻断Rh^+红细胞对母体的致敏。母子间ABO血型不符引起的新生儿溶血症很常见，但症状较轻。

(三) 药物过敏性血细胞减少症

氯霉素、磺胺、甲巯咪唑、吲哚美辛等药物与血细胞膜蛋白或血浆蛋白结合而成为完全抗原，从而刺激机体产生药物抗原表位特异性抗体，该抗体与存在于红细胞、粒细胞、血小板表面的药物作用，或与药物结合形成的免疫复合物后再与具有该抗体Fc受体的血细胞结合，引起药物性溶血性贫血、粒细胞减少症和血小板减少性紫癜等。

(四) 自身免疫性溶血性贫血

感染、药物及辐射等可使自身红细胞膜表面抗原发生改变，刺激机体产生抗自身红细胞的IgG类

抗体。这种抗体与红细胞结合导致自身免疫性溶血。

（五）肺出血 - 肾炎综合征

肺出血 - 肾炎综合征又称 Goodpasture 综合征，因感染、吸入有机溶剂等诱导产生针对肺基底膜的自身抗体。因肺泡基底膜与肾小球基底膜之间有共同抗原，因此该抗体也可能和肾小球基底膜发生反应，造成肺出血和肾炎。临床表现为反复咯血，蛋白、红细胞及管型尿，甚至肉眼血尿，严重的可出现进行性肾功能不全。

组图：Ⅱ型超敏反应常见疾病

（六）弥漫性毒性甲状腺肿

弥漫性毒性甲状腺肿又称 Graves 病，是一种特殊的Ⅱ型超敏反应，即抗体刺激型超敏反应。病人体内产生一种与甲状腺细胞表面促甲状腺素受体结合的自身抗体，此类抗体不引起细胞损伤，而是持续刺激甲状腺细胞分泌甲状腺素，故称为长效甲状腺刺激素。病人表现为甲状腺功能亢进。

第三节　Ⅲ型超敏反应

Ⅲ型超敏反应，又称免疫复合物型或血管炎型超敏反应，是抗原与抗体在血液中结合形成中等大小可溶性免疫复合物（immune complex，IC），IC 沉积于血管壁基底膜或组织间隙，通过激活补体并在血小板和中性粒细胞参与下，引起以充血水肿、局部坏死和中性粒细胞浸润为主要特征的炎症反应和组织损伤。

一、发生机制

（一）免疫复合物的形成与沉积

抗原与相应抗体结合可形成抗原抗体复合物，即 IC。如果抗原抗体比例合适时，颗粒性抗原与抗体形成大分子 IC，可被体内单核吞噬细胞及时吞噬清除；可溶性抗原或抗体过剩，形成小分子 IC，可通过肾小球滤过清除；仅当可溶性抗原量轻度过剩时，形成的中等大小可溶性 IC，可长期存在于循环中，可沉积于毛细血管基底膜，引起Ⅲ型超敏反应。中等大小可溶性 IC 的沉积与下列因素有关：①血管活性胺类物质的作用：血管活性胺类物质可使血管内皮细胞间隙增大，从而不仅增加血管通透性，且有助于 IC 在血管内皮细胞间隙的沉积和嵌入；②局部解剖和血液动力学因素的作用：循环 IC 容易沉积于血压较高的毛细血管迂回处，如肾小球基底膜和关节滑膜等处的毛细血管。

（二）组织损伤机制

在Ⅲ型超敏反应中，抗原抗体复合物激活补体系统，导致中性粒细胞浸润并释放溶酶体酶，是引起炎症反应和组织损伤的主要原因。循环中的 IC 只有沉积于局部才具有致病作用。IC 并不直接损伤组织，而是通过以下方式引起免疫损伤：①补体的作用：沉积的 IC 可激活补体系统，产生的 C3a、C5a 可刺激肥大细胞和嗜碱性粒细胞释放组胺、血小板活化因子等生物活性介质，使局部血管通透性增高，导致渗出性炎症反应，促进 IC 进一步沉积并促进中性粒细胞在复合物沉积部位聚集；②中性粒细胞的作用：聚集的中性粒细胞在吞噬沉积的 IC 过程中，释放溶酶体酶、蛋白水解酶、胶原酶，造成血管基底膜和邻近组织损伤；③血小板的作用：在局部集聚、活化后释放血管活性胺类，加剧局部渗出性反应，并激活凝血过程，形成微血栓，引起局部缺血、出血及坏死（图 5-3）。

二、临床常见疾病

常见的Ⅲ型超敏反应包括局部免疫复合物病和全身免疫复合物病两类。前者发生在抗原进入部位；后者因 IC 在血流中播散，而发生多部位沉积，形成全身免疫复合物病。

（一）局部免疫复合物病

1. Arthus 反应　Arthus 于 1903 年发现，给家兔皮下多次注射马血清后，注射局部可发生水肿、出血、坏死等剧烈炎症反应。这是抗原与相应抗体结合在局部形成 IC 并沉积在血管基底膜所致。

2. 类 Arthus 反应　可见于胰岛素依赖型糖尿病病人，其局部反复注射胰岛素后可刺激机体产生相应 IgG 类抗体，若此时再次注射胰岛素，即可在注射局部出现红肿、出血和坏死等与 Arthus 反应类

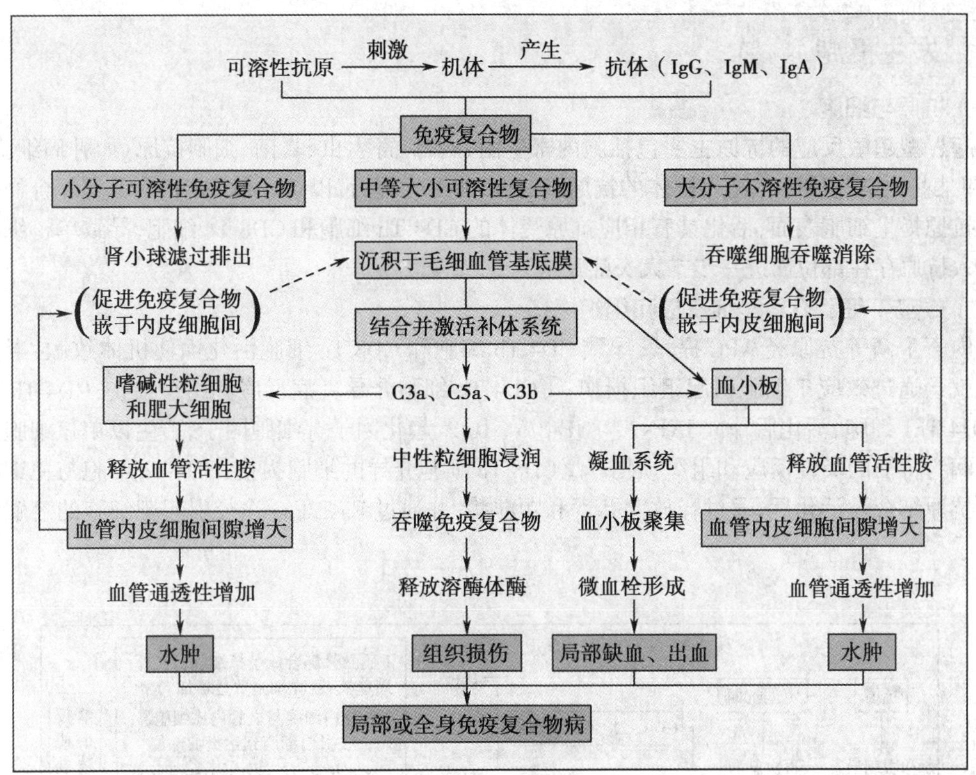

图 5-3　Ⅲ型超敏反应的发生机制

似的局部炎症反应。长期大量吸入抗原性粉尘、真菌孢子等，可引起过敏性肺泡炎，也属于此类反应。

（二）全身免疫复合物病

1. 血清病　治疗破伤风、白喉等外毒素性疾病需要大剂量注射异种动物免疫血清，部分病人注射后 1~2 周，出现局部红肿、发热、皮疹、淋巴结肿大、关节肿痛及一过性蛋白尿等表现，称为血清病。这是由于病人体内产生的抗异种动物血清抗体，与残余的动物血清结合成 IC，引起全身免疫复合物病。随着抗体形成增多，抗原逐渐被清除，疾病即自行恢复。临床上长期使用青霉素、磺胺等药物，也可通过类似机制出现血清病样反应，称为药物热。

2. 链球菌感染后肾小球肾炎　以 A 群链球菌感染后最多见，多发生在链球菌感染后 2~3 周，少数病人可发生急性肾小球肾炎。这是由于链球菌的细胞壁 M 蛋白与相应抗体形成 IC，沉积于肾小球基底膜所致。此病在其他微生物如葡萄球菌、肺炎链球菌、乙型肝炎病毒或疟原虫等感染后也可发生。

3. 类风湿关节炎　类风湿关节炎（rheumatoid arthritis，RA）发病机制是在微生物持续感染的情况下，使机体 IgG 类抗体发生变性，继而刺激机体产生抗变性 IgG 的 IgM 类自身抗体，即类风湿因子（rheumatoid factor，RF）。RF 与自身变性 IgG 结合形成 IC，并反复沉积于小关节滑膜毛细血管壁，引起关节炎症性损伤。

组图：Ⅲ型超敏反应常见疾病

4. 系统性红斑狼疮　系统性红斑狼疮（systemic lupus erythematosus，SLE）病人体内出现多种自身抗体，如抗核抗体、抗线粒体抗体等。自身抗体与自身成分形成的 IC 沉积在全身多处血管基底膜，导致组织损伤，表现为全身多器官病变。

第四节　Ⅳ型超敏反应

Ⅳ型超敏反应，又称迟发型超敏反应，是由效应 T 细胞再次接触相同抗原后所介导的以单核细胞、淋巴细胞浸润为主的病理损伤。其特点是：①反应发生慢（24~72 小时），消退也慢；②T 细胞介导、无抗体和补体参与；③多在变应原进入局部发生；④以单个核细胞浸润为主的炎症反应；⑤无明显个体差异。

一、发生机制

(一) 抗原与细胞

引起Ⅳ型超敏反应的抗原主要包括胞内寄生菌、病毒、寄生虫、真菌、细胞抗原(如肿瘤细胞、移植细胞)和某些化学物质等。进入机体的抗原经 APC 加工处理后,以抗原肽 -MHCⅠ/Ⅱ类复合物的形式表达于抗原提呈细胞表面,活化具有相应抗原受体的 $CD4^+$Th 细胞和 $CD8^+$Tc 细胞,导致单核细胞和白细胞进入抗原存在部位而进一步扩大炎症反应。

(二) 效应 T 细胞介导炎症反应和组织损伤

胞内寄生菌等抗原经 APC 提呈,导致 $CD4^+$Th 细胞和 $CD8^+$Tc 细胞活化而使机体致敏,当抗原再次进入就会通过效应 T 细胞引起组织损伤:①$CD4^+$Th 细胞介导炎症反应和组织损伤:$CD4^+$Th 细胞主要为 $CD4^+$Th1 细胞,活化后释放 INF-γ、TNF-β/α、IL-2、趋化因子等细胞因子,产生以单核细胞及淋巴细胞浸润为特征的炎性反应和组织损伤。②$CD8^+$Tc 细胞介导的细胞损伤:$CD8^+$Tc 细胞与靶细胞表面的相应抗原结合被活化后,通过释放穿孔素和颗粒酶,并通过 FasL/Fas 途径引起靶细胞的溶解和凋亡(图 5-4)。

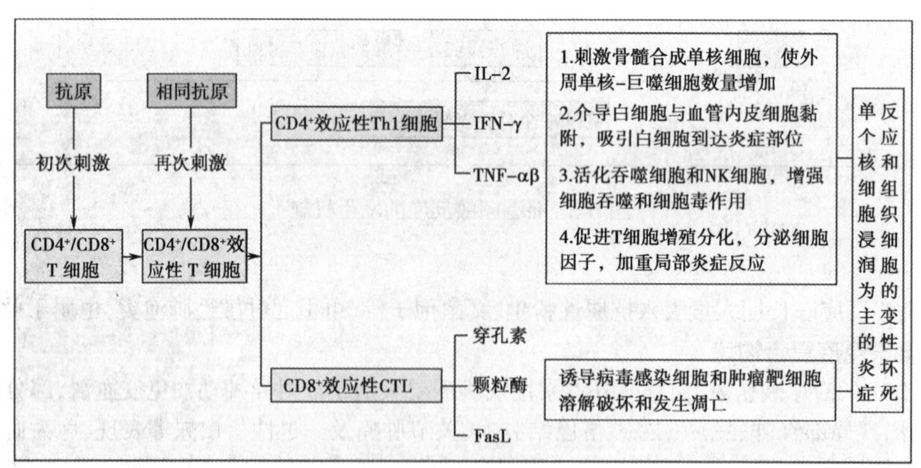

图 5-4 Ⅳ型超敏反应的发生机制

二、临床常见疾病

(一) 传染性超敏反应

指传染过程中发生的Ⅳ型超敏反应。机体对细胞内寄生病原体(如病毒、胞内菌、真菌及某些原虫等)主要产生细胞免疫,但在清除抗原及阻止病原体扩散的同时,因产生Ⅳ型超敏反应导致组织损伤。如结核病病人可出现干酪样坏死、肉芽肿等。

(二) 接触性皮炎

接触性皮炎是指再次接触药物、染料、油漆、农药、化妆品等变应原所引发的以皮肤损伤为主要特征的迟发型超敏反应。一般在接触变应原 24 小时后发生皮炎,48~72 小时达高峰,表现为局部红斑、丘疹、水疱,严重者可发生剥脱性皮炎。

组图:接触性皮炎

(三) 移植排斥反应

由于供受双方 HLA 的差异,进行同种异体器官移植后会发生不同程度的排斥反应,严重者会导致移植物的坏死。为减轻、延缓移植排斥反应,通常需要长期使用免疫抑制剂。

四种类型的超敏反应其发生机制各不相同,临床实际表现复杂多样,有些超敏反应性疾病可由多种免疫损伤机制引起,而以某一型为主;同一变应原在不同条件下可引起不同类型的超敏反应。各型超敏反应的比较见表 5-1。

表 5-1 四型超敏反应的比较

型别	参与成分	发生机制	临床常见疾病
Ⅰ型超敏反应	IgE、肥大细胞、嗜碱性粒细胞、嗜酸性粒细胞	变应原再次进入机体，与结合于肥大细胞和嗜碱性粒细胞表面的 IgE 结合，发生桥联时细胞释放生物活性介质，引起平滑肌痉挛、血管扩张和通透性增强、腺体分泌增加、刺激感觉神经	过敏性休克、过敏性鼻炎、过敏性哮喘、过敏性胃肠炎、荨麻疹、湿疹
Ⅱ型超敏反应	IgG、IgM、补体、吞噬细胞、NK 细胞	靶细胞或吸附有外来抗原、半抗原及免疫复合物的自身组织细胞与相应抗体结合，通过激活补体、调理吞噬、ADCC 溶解细胞	输血反应、新生儿溶血症、药物过敏性血细胞减少症、自身免疫性溶血性贫血、肺出血 - 肾炎综合征、甲状腺功能亢进
Ⅲ型超敏反应	IgG、IgM、IgA、补体、中性粒细胞、嗜碱性粒细胞、血小板	中等大小 IC 沉积于血管基底膜，激活补体，中性粒细胞聚集，血小板活化，引起血管炎症	血清病、链球菌感染后肾小球肾炎、类风湿性关节炎、系统性红斑狼疮
Ⅳ型超敏反应	Th1 细胞、Tc 细胞、单核细胞	致敏 T 细胞再次接触相同变应原，Th1 释放细胞因子，引起以单核细胞浸润为主的炎症，Tc 细胞直接杀伤靶细胞	传染性超敏反应、接触性皮炎、移植排斥反应

第五节 免 疫 耐 受

一、免疫耐受的概念

免疫耐受是指机体免疫系统接受某种抗原作用后产生的特异性免疫无应答状态（state of specific unresponsiveness）。对某种抗原产生耐受的个体，再次接受同一抗原刺激后，不能产生用常规方法可检测到的特异性体液和（或）细胞免疫应答，但对其他抗原仍具有正常的免疫应答能力。

免疫耐受与免疫缺陷和免疫抑制截然不同，前者是指机体对某种抗原的特异性免疫无应答状态；而后两者是指机体对任何抗原均不反应或反应减弱的非特异性免疫无应答状态，主要由两方面原因引起：①遗传所致免疫系统缺陷或免疫功能障碍；②后天应用免疫抑制药物、射线或抗淋巴细胞血清等影响免疫系统功能正常发挥。

自身抗原或外来抗原均可诱导产生免疫耐受，这些抗原称为耐受原。由自身抗原诱导产生的免疫耐受称为天然免疫耐受（natural tolerance）或自身耐受（self tolerance）；由外来抗原诱导产生的免疫耐受称为获得性免疫耐受（acquired tolerance）或人工诱导的免疫耐受。自身免疫耐受机制的建立对维持机体自身稳定具有重要意义。若自身免疫耐受因某些原因遭到破坏或终止时，就可能发生自身免疫病。目前认为免疫耐受不是一个单纯的免疫无应答，而是一种特殊形式的免疫应答。具有免疫应答的特点，即免疫耐受需经抗原诱导产生，具有特异性和记忆性。

二、免疫耐受的类型

（一）天然免疫耐受

1945 年 Owen 发现一对异卵双生小牛由于在胚胎期胎盘血管融合而发生血液交流，在它们的血流中可同时存在两种不同血型抗原的红细胞，而不产生相应血型抗体。这种血型嵌合体小牛不仅允许不同血型的红细胞在体内长期存在，而且还能接受对方的皮肤移植物而不发生排斥反应。但不能接受其他无关个体的皮肤移植，Owen 称这一现象为天然免疫耐受。Burnet 等认为这种免疫耐受现象的产生是由于胚胎期免疫系统尚未发育成熟，异型红细胞进入胎牛体内，能使具有相应抗原识别受体的免疫细胞克隆受到抑制或被排除。因此，小牛出生后对胚胎期接触过的异型红细胞抗原不会发生免疫应答。根据这种现象，进行了人工诱导免疫耐受的实验研究。

（二）人工诱导的免疫耐受

1953 年 Medawar 等成功地复制了胚胎期诱导耐受的动物模型。他们首先将 CBA 系黑鼠的脾细胞（内含大量淋巴细胞），注入 A 系白鼠的胚胎内，待 A 系胎鼠出生 6 周后，再将 CBA 系黑鼠的皮肤移植给该 A 系白鼠。结果发现，皮肤移植物可长期存活，不被排斥。但是若将其他品系小鼠的皮肤移植给该 A 系白鼠，则发生移植排斥反应。这一实验结果证实了 Burnet 学说，即胚胎期接触某种抗原物质，可导致机体对该种抗原产生免疫耐受。此种耐受实验在新生期小鼠中也获得成功。Dresser 等发现，在一定条件下，用去凝聚的可溶性蛋白也可诱导成年动物产生耐受，但与胚胎期和新生动物相比，诱导成年动物耐受较难，且不持久。

三、诱导免疫耐受的条件

抗原物质进入机体能否诱导产生免疫耐受主要取决于抗原和机体两方面的因素。

（一）抗原因素

1. 抗原性质　一般而言，小分子、可溶性、非聚合单体物质，如人丙种球蛋白、多糖和脂多糖等多为耐受原。这些小分子可溶性抗原在体内不易被吞噬细胞摄取，有可能以最适浓度，通过直接与淋巴细胞作用的方式诱导机体产生免疫耐受。而大分子颗粒性物质和蛋白质聚合物，如血细胞、细菌或人丙种球蛋白的聚合物等为良好的免疫原。这些大分子物质易被吞噬细胞摄取，经加工处理后可有效刺激淋巴细胞发生免疫应答。

2. 抗原剂量　诱导耐受所需抗原剂量随抗原种类、耐受细胞类型、动物种属、品系和年龄而异。研究表明，TD-Ag 无论剂量高低均可诱导 T 细胞产生耐受。高剂量 TI-Ag、TD-Ag 能诱导 B 细胞产生耐受。小剂量抗原引起的耐受称低带耐受（low-zone tolerance），大剂量抗原引起的耐受称高带耐受（high-zone tolerance）。

3. 抗原注射途径　一般而言，口服易致全身耐受，其次为静脉注射，腹腔注射次之，皮下和肌内注射最难。不同部位静脉注射引起的后果也不相同，人丙种球蛋白经肠系膜静脉注入可引起耐受，经颈静脉注入则引起免疫应答；IgG 或白蛋白注入门静脉能引起耐受，注入周围静脉则引起免疫应答。

（二）机体因素

1. 年龄或机体发育阶段　诱导建立免疫耐受一般在胚胎期最易，新生期次之，成年期最难，这主要与机体免疫系统的发育程度有关。体外实验证实未成熟免疫细胞易于诱导形成免疫耐受，成熟免疫细胞较难诱导免疫耐受。

2. 动物种属和品系　免疫耐受诱导和维持的难易程度随动物种属、品系不同而异。大鼠和小鼠对诱导免疫耐受敏感，在胚胎期或新生期均易诱导成功。兔、有蹄类和灵长类通常只在胚胎期较易诱导免疫耐受。同一种属不同品系动物诱导免疫耐受的难易程度也有很大差异。因此免疫耐受的建立与遗传因素密切相关。

3. 免疫抑制措施的联合应用　成年动物免疫细胞业已成熟，单独使用抗原一般不易建立免疫耐受，但与免疫抑制措施联合作用则可诱导机体产生免疫耐受。常用的免疫抑制方法有：①全身淋巴组织照射（操作时，用铅板遮蔽骨髓及其他生命重要的非淋巴组织）破坏胸腺及外周淋巴器官中已成熟的淋巴细胞，造成类似新生期状态，此时淋巴器官中重新形成的未成熟淋巴细胞易被抗原诱导建立免疫耐受；②注射抗淋巴细胞血清或抗 Th 细胞抗体，如抗人 $CD4^+$ 细胞抗体可破坏成熟淋巴细胞；③应用环磷酰胺和环孢素 A 等免疫抑制药物选择性抑制 B 细胞和 Th 细胞。上述方法在器官移植工作中已被证实是延长移植物存活的有效措施。

四、研究免疫耐受的意义

免疫耐受的研究不论在理论上还是在医学实践中均有重要意义。机体如何识别“自身”和“非己”是免疫学理论的核心问题之一。如前所述，在胚胎期能够识别自身抗原成分的自身反应性细胞克隆已被清除，是形成自身耐受的重要因素。该种认识不仅较好地解释了机体何以能够“识别”并消除“非己”成分，而对自身抗原不应答的现象，还可为阐明免疫应答和免疫调节的机制提供实验依据。

免疫耐受的诱导、维持和破坏与许多临床疾病的发生、发展和转归有关。因此，目前人们正在研究通过诱导和维持免疫耐受的方法来防治超敏反应、自身免疫性疾病和器官移植排斥反应，而对某些传染性疾病和肿瘤等，则可通过解除免疫耐受，激发免疫应答来促进病原体的清除和肿瘤的控制。

本章小结

超敏反应指已致敏的机体再次接受相同抗原刺激后，所引起的以生理功能紊乱或组织细胞损伤为主的异常的适应性免疫应答。根据发生机制可将其分为：Ⅰ、Ⅱ、Ⅲ、Ⅳ四型。Ⅰ型超敏反应又称速发型超敏反应，Ⅱ型超敏反应又称细胞毒型或细胞溶解型超敏反应，Ⅲ型超敏反应又称免疫复合物型或血管炎型超敏反应，Ⅳ型超敏反应又称迟发型超敏反应。Ⅰ、Ⅱ、Ⅲ型超敏反应主要由抗体介导，Ⅳ型超敏反应主要由T细胞介导。临床上有些超敏反应性疾病可由多种免疫损伤机制引起；同一变应原在不同条件下可引起不同类型的超敏反应。如果抗原刺激后机体形成对该抗原的特异无应答状态，即为免疫耐受。

（吕茂利）

扫一扫，测一测

思考题

1. 超敏反应与正常免疫反应有何差别？
2. Ⅰ型超敏反应有哪些特点？如何防治Ⅰ型超敏反应性疾病？
3. 青霉素能引起哪些类型超敏反应？
4. 感染后肾小球肾炎的发病机制是什么？
5. 免疫耐受在医学实践中有哪些应用前景？

第六章 免疫学应用

学习目标

1. 掌握:免疫学预防和免疫治疗的基本原理;人工主动免疫、人工被动免疫和计划免疫的概念;疫苗的分类和特点。
2. 熟悉:免疫学检测的基本原理和类型;免疫治疗的常用方法;生物应答调节剂的概念。
3. 了解:抗原抗体反应的影响因素;免疫标记技术和流式细胞术的临床应用。
4. 能通过免疫学应用知识的学习,理解、分析它们在临床实践中的具体应用。

免疫学应用主要包括两个方面:一是应用免疫学理论阐明有关疾病的发病机制和发展规律;二是应用免疫学原理和技术预防、诊断及治疗疾病。本章主要介绍免疫学预防、免疫治疗的常见方法和常见的免疫学检测技术。

第一节 免疫学预防

图片:人类接种牛痘和人痘

免疫学预防是指利用各种生物或非生物制剂来辅助机体建立免疫应答,以达到预防疾病的目的。免疫学预防在人类与传染病的斗争中发挥了极其重要的作用,最突出的成绩之一是通过接种牛痘苗消灭了天花。免疫学预防是医学史上维护人类健康最为经济而有效的手段。

一、免疫预防方法的类型

免疫学预防可分为自然免疫和人工免疫两种类型。自然免疫主要指机体感染病原体后建立的适应性免疫,也包括胎儿经胎盘或新生儿通过乳汁从母体获得抗体而产生的免疫。人工免疫则是人为地使机体获得免疫,是免疫预防的重要手段,包括人工主动免疫(artificial active immunization)和人工被动免疫(artificial passive immunization)。

动画:主动免疫和被动免疫的基本作用原理

人工主动免疫是用抗原性物质免疫机体,使之产生特异性体液和(或)细胞免疫应答,对相应病原体感染产生抵抗作用的免疫方法,也称预防接种。通常将人工主动免疫使用的生物制品称为疫苗(vaccine),如细菌、病毒等病原体制备的生物制品及类毒素(toxoid)等生物制剂。人工主动免疫疫苗接种后免疫力出现较晚(2~4 周)、维持时间较长(数月至数年),主要用于某些传染性疾病的预防。

人工被动免疫是给机体注射特异性抗体或细胞因子等生物制剂,使之立即产生免疫效应,是对某些传染性疾病进行治疗或紧急预防的免疫方法。由于效应分子并非接种者自身产生,消耗后无法得到补充,故免疫力维持时间较短,通常为 2~3 周。人工主动免疫与人工被动免疫的主要区别见表 6-1。

表 6-1　人工主动免疫和人工被动免疫比较

	人工主动免疫	人工被动免疫
输入物质	抗原（疫苗、类毒素）	抗体、细胞因子等
免疫力产生时间	较慢，2~4 周后生效	快，注入后立即生效
免疫力维持时间	较长，数月 ~ 数年	短，2~3 周
主要用途	疾病预防	疾病治疗或紧急预防

二、疫苗的种类

疫苗含有特异性抗原，接种后能刺激机体产生相应的适应性免疫应答，发挥免疫保护作用。多次接种同一种疫苗可诱导机体产生再次应答，从而增强免疫力或增加免疫保护时间。传统的疫苗主要为病原体或其代谢产物制备的疫苗，包括灭活疫苗、减毒活疫苗和类毒素等。近年来，新型疫苗的研发和应用增加。用现代生物工程技术和化学技术生产的新型疫苗主要包括亚单位疫苗、合成肽疫苗和 DNA 疫苗等。

（一）传统疫苗

1. 灭活疫苗　又称死疫苗，是选用免疫原性强的病原体，经人工培养后，用理化方法灭活而制成。常用的灭活疫苗有伤寒、霍乱、百日咳、流脑、乙脑、狂犬病、斑疹伤寒和钩端螺旋体疫苗等，其优点是易于制备、较稳定、易保存。鉴于灭活疫苗在体内不能生长繁殖，对人体刺激时间短，故需多次重复接种才能获得较好的免疫力。此外，灭活疫苗主要诱导机体产生体液免疫应答，而难以诱导产生细胞免疫应答，因此其免疫效果有一定的局限性。

2. 减毒活疫苗　是用人工诱导变异或从自然界筛选出来的毒力高度减弱或基本无毒的活的病原微生物制成的疫苗，接种过程类似隐性感染或轻症感染。常用的减毒活疫苗有用牛型结核杆菌在人工培养基上多次传代后制成的卡介苗、用脊髓灰质炎病毒在猴肾细胞中反复传代后制成的脊髓灰质炎减毒活疫苗，以及麻疹疫苗、风疹疫苗等。

减毒活疫苗主要优点是：①接种剂量小，免疫效果好，一般只需接种一次就可获得 3~5 年或更长时间的免疫保护作用；②不仅能诱导机体产生特异性体液免疫应答，还能诱导产生特异性细胞免疫应答。减毒活疫苗的不足之处是：①运输、保存条件要求较高，保存不当可使疫苗丧失原有的免疫作用；②活疫苗有发生突变、恢复毒力的危险。灭活疫苗与减毒活疫苗的区别见表 6-2。

表 6-2　灭活疫苗与减毒活疫苗比较

区别点	灭活疫苗	减毒活疫苗
制剂	灭活，强毒株	活，无毒或弱毒株
接种剂量及次数	量较大，2~3 次	量较小，1 次或数次
不良反应	较重	较轻
稳定性	易保存，有效期约 1 年	不易保存，4℃冰箱内数周
免疫效果	较差，维持数月 ~2 年	较好，维持 3~5 年甚至更长

3. 类毒素　是用细菌的外毒素经 0.3%~0.4% 甲醛处理而成。类毒素失去外毒素的毒性，但保留其免疫原性，接种后可诱导机体产生抗毒素（antitoxin），即能与相应外毒素特异性结合的抗体。常用的类毒素有白喉类毒素和破伤风类毒素。两者与百日咳灭活疫苗混合制成百白破三联疫苗。

（二）新型疫苗

20 世纪 80 年代以来，随着免疫学、生物化学和分子生物学技术的发展，研制出了许多高效、安全且廉价的新型疫苗。主要包括：

1. 亚单位疫苗　是去除病原体中与激发保护性免疫无关甚至有害的成分，保留能够有效刺激机体产生抗感染免疫保护作用成分制备而成的疫苗。目前研制成功的亚单位疫苗有肺炎球菌、脑膜炎

球菌荚膜多糖疫苗、流感病毒血凝素和神经氨酸酶亚单位疫苗、百日咳杆菌丝状血凝素亚单位疫苗等。为提高亚单位疫苗的免疫原性,可加入适当佐剂或与蛋白载体偶联后使用。

2. 合成肽疫苗　是根据有效免疫原的氨基酸序列,人工设计和合成的免疫原性多肽。由于合成肽分子小,免疫原性弱,常需交联载体才能诱导免疫应答。合成肽疫苗的优势在于抗原肽中可同时含有B细胞表位和T细胞表位,可对抗原表位进行合理的组合,能同时诱导机体产生特异性体液免疫应答和细胞免疫应答。目前,根据疟原虫孢子表位研制的疟疾疫苗已进入临床试验阶段;细菌毒素、HIV和肿瘤等合成肽疫苗也在研制之中。

3. 结合疫苗　是由细菌荚膜多糖水解物与白喉类毒素化学偶联组成。细菌荚膜多糖具有抗吞噬作用,属T细胞非依赖性抗原(TI-Ag)。用细菌荚膜多糖制备的多糖疫苗进行免疫,可直接刺激B细胞产生IgM类抗体,但不能产生记忆细胞,也无Ig类别转换,对婴幼儿的免疫效果较差。白喉类毒素为蛋白质载体,与荚膜多糖偶联形成的结合疫苗为T细胞依赖性抗原(TD-Ag),具有良好的免疫作用,可诱导机体产生具有免疫保护作用的IgG类抗体。目前已获得批准使用的结合疫苗有B型流感嗜血杆菌疫苗、肺炎链球菌荚膜多糖疫苗和脑膜炎奈瑟菌A群多糖疫苗等。

4. DNA疫苗　是将编码病原体有效免疫原的基因插入细菌表达质粒所构建的直接用来免疫机体产生免疫保护作用的疫苗,又称基因疫苗或核酸疫苗。DNA疫苗转染宿主细胞后,可持续表达具有免疫保护作用的抗原,诱导机体产生特异性体液免疫与细胞免疫应答。目前进入临床试验的DNA疫苗有疟疾DNA疫苗和HIV DNA疫苗等。

5. 重组抗原疫苗　重组抗原疫苗是采用DNA重组技术制备的只含保护性抗原组分的基因工程疫苗。制备过程:首先对编码有效免疫原的基因进行克隆,然后将目的基因插入适当的原核或真核表达载体,后者转染宿主菌或真核细胞,通过表达获得目的基因产物。重组抗原疫苗不含活的病原体和病毒核酸,安全有效,成本低廉。目前获准使用的有乙型肝炎重组抗原疫苗、口蹄疫疫苗和莱姆病疫苗等。

6. 重组载体疫苗　重组载体疫苗是将编码病原体有效免疫原的基因插入活载体(无/弱毒的病毒或细菌疫苗株)基因组中,接种后目的基因产物可随疫苗株在宿主体内的增殖而大量表达,诱导机体产生相应免疫保护作用的疫苗,又称重组减毒活疫苗。若将多种病原体的具有免疫保护作用的基因插入同一载体,则可构成表达多种保护性抗原的多价疫苗。

痘苗病毒是目前最常使用的载体,已用于甲型/乙型肝炎病毒、狂犬病病毒、麻疹和单纯疱疹病毒等重组载体疫苗的研究。用减毒伤寒沙门菌Ty21a株作为载体制备的口服重组载体疫苗,对霍乱、痢疾等肠道传染病具有较好的免疫保护作用。

三、人工被动免疫使用的生物制品

1. 抗毒素　是用细菌外毒素或类毒素免疫动物制备的免疫血清,具有中和外毒素毒性的作用。常以类毒素免疫马,待马体内产生高效价抗毒素后,取其血清分离纯化精制而成,主要用于治疗或紧急预防外毒素所致的疾病。常用的有破伤风抗毒素、白喉抗毒素等。

2. 人免疫球蛋白　是从正常人血浆或健康产妇胎盘血中分离制成的免疫球蛋白浓缩剂,分别称人血浆丙种球蛋白和胎盘丙种球蛋白。此外还有人特异性免疫球蛋白,其主要来源于含高效价特异性抗体供血者的血浆,用于特定微生物感染的预防。

3. 细胞因子与单克隆抗体　细胞因子制剂及单克隆抗体制剂等新型免疫生物制剂近年来已得到广泛应用,主要用于肿瘤、感染、自身免疫性疾病的治疗。

四、计划免疫

计划免疫(planed immunization)是根据特定传染病的疫情监测和人群免疫状况分析,按照规定的免疫程序有计划地进行人群免疫接种,以提高人群免疫水平,达到控制以至消灭相应传染病的重要措施。

(一) 我国儿童计划免疫程序

20世纪90年代我国施行的儿童免费计划免疫俗称“五苗七病”。儿童免费接种的五种疫苗分别为卡介苗(BCG)、口服脊髓灰质炎疫苗(OPV)、百白破三联疫苗(DPT)、麻疹活疫苗(MV)和重组乙型肝

炎疫苗(HepB)。2007年国家在原有接种疫苗的基础上,新增了8种疫苗:甲型肝炎疫苗、乙脑疫苗、流脑疫苗、风疹疫苗、腮腺炎疫苗、钩体病疫苗、流行性出血热疫苗和炭疽病疫苗,其中甲型肝炎疫苗、乙脑疫苗、流脑疫苗多数地区免费接种,复种的麻疹疫苗也用麻腮风三联疫苗(MMR)替代。我国儿童计划免疫的疫苗种类见表6-3。

表6-3 我国儿童计划免疫程序

疫苗种类	第一次	第二次	第三次	第四次	第五次
卡介苗	出生				
乙肝疫苗	出生	1月龄	6月龄		
脊髓灰质炎疫苗	2月龄	3月龄	4月龄	4周岁(加强)	
百白破疫苗	3月龄	4月龄	5月龄	18~24月龄(加强)	6周岁(复种)
麻疹疫苗(可用麻腮风)	8月龄	18~24月龄(复种)			
乙脑活疫苗	8月龄	18~24月龄(加强)	6周岁(加强)		
A群流脑疫苗	6月龄	9~12月龄	3周岁(加强)	6周岁(加强)	
甲肝疫苗	18~24月龄				

(二)疫苗接种注意事项

1. 接种对象 计划免疫的接种对象主要是儿童,也包括军人,从事饮食、畜牧业和医疗防疫工作的人员等特定的易感人群。

2. 接种途径 灭活疫苗应皮下注射接种。减毒活疫苗可通过皮内注射、皮上划痕或经自然感染途径接种,如脊髓灰质炎疫苗以口服效果最佳,麻疹、流感、腮腺炎疫苗雾化吸入较好。

3. 接种剂量、次数和间隔时间 灭活疫苗接种量大,接种次数多,为2~3次,每次间隔7~8天。减毒活疫苗能在体内繁殖,接种量少,接种次数少,一般只接种一次。类毒素接种2次,因其吸收缓慢,每次间隔4~6周。

4. 疫苗接种相关的不良反应 接种后的不良反应可表现为局部红肿、疼痛和淋巴结肿大等,部分人可出现发热、头痛、恶心等症状,一般无需处理,数天后可恢复正常。少数人可引起严重的超敏反应,如过敏性休克和接种后脑炎等。

5. 接种禁忌证 凡高热、严重心血管疾病、急性传染病、恶性肿瘤、肾病、活动性结核、活动性风湿病、甲亢、糖尿病和免疫功能缺陷等病人及妊娠期女性均不宜接种疫苗。湿疹及严重皮肤病病人不宜行皮肤划痕接种。

6. 疫苗的运输与保存 疫苗有效成分复杂,容易失活和变质,尤其是减毒活疫苗,运输、保存条件要求较高,保存不当可使疫苗丧失原有的免疫作用。故从疫苗生产、运输、保存到接种均须有严格的质量控制和管理规范,各个环节均须做到冷藏保存。

第二节 免疫治疗

免疫治疗是指应用免疫学原理,针对疾病的发生机制,人为地调整机体的免疫功能,以达到治疗目的所采取的措施。免疫治疗的基本策略是从分子、细胞和整体水平干预或调节机体的免疫功能。

一、基于分子的免疫治疗

(一)分子疫苗治疗

1. 微生物抗原疫苗 人的许多肿瘤与微生物感染有关,如EB病毒与鼻咽癌、人乳头瘤病毒与宫颈癌、幽门螺杆菌与胃癌等。使用这些微生物疫苗或抗病毒制剂可预防和治疗相应的肿瘤。

2. 多肽疫苗 合成肽疫苗可作为肿瘤和感染性疾病的治疗性疫苗。人工合成的肿瘤相关抗原多

肽能激活特异性 T 细胞；乙型肝炎多肽疫苗可诱导抗病毒感染的免疫效应。

（二）抗体治疗

1. 多克隆抗体 即用传统方法免疫动物而制备的免疫血清制剂，包括以下两类：

（1）抗感染的免疫血清：抗毒素血清主要用于治疗或紧急预防细菌外毒素所致的疾病，人免疫球蛋白制剂主要用于治疗丙种球蛋白缺乏症和预防麻疹、感染性肝炎等。

（2）抗淋巴细胞丙种球蛋白：抗淋巴细胞丙种球蛋白可抑制淋巴细胞活化，主要用于抑制移植排斥反应，延长移植物存活时间，也可用于治疗某些自身免疫性疾病，如肾小球肾炎、系统性红斑狼疮及重症肌无力等。

2. 单克隆抗体和基因工程抗体 单克隆抗体在临床的应用已从实验诊断发展到体内影像诊断和治疗。基因工程抗体更具有免疫原性低、特异性强、均一性好、分子量小、穿透力强、容易进入局部等特点。

目前已有许多单克隆抗体或基因工程抗体产品用于肿瘤、自身免疫性疾病及感染的治疗。

（1）抗 CD3 单克隆抗体：抗 CD3 单克隆抗体可与成熟 T 细胞表面的 CD3 分子结合，在补体作用下使被单克隆抗体结合的 T 细胞溶解破坏，从而有效地控制器官移植时急性排斥反应的发生。在骨髓移植时，CD3 单克隆抗体还可用来清除骨髓中的成熟 T 细胞，以防止移植物抗宿主反应的发生，用于治疗急性器官移植排斥反应。

（2）抗 CD20 单克隆抗体：抗 CD20 单克隆抗体可选择性破坏 $CD20^+$B 细胞，可用于治疗非霍奇金（Hodgkin）淋巴瘤。

（3）抗 PD-1 单克隆抗体：抗 PD-1 单克隆抗体可选择性封闭 $CD8^+$T 细胞表面抑制性分子 PD-1，可用于治疗晚期黑色素瘤和非小细胞肺癌。

（4）抗 CD52 单克隆抗体：可用于治疗 B 细胞白血病、T 细胞白血病和 T 细胞淋巴瘤。

3. 武装的抗体（armed antibody） 是指将化疗药物、毒素、同位素等细胞毒性物质与肿瘤细胞特异性抗体相连接，利用抗体的导向作用将细胞毒性物质携带至肿瘤病灶局部，特异性杀伤肿瘤细胞的治疗方法。此种方法称为抗体导向药物治疗，在临床 B 细胞淋巴瘤、非霍奇金淋巴瘤和急性髓样白血病的治疗中已得到应用，并取得一定疗效。

（三）细胞因子治疗

细胞因子具有广泛的生物学活性，是调节免疫细胞功能的重要分子。将细胞因子作为药物，作为补充疗法和拮抗疗法，已广泛用于预防和治疗多种免疫性疾病，而且有些细胞因子已成为某些疾病不可缺少的治疗手段。例如，干扰素 α（IFN-α）对毛细胞白血病的疗效显著，干扰素 β（IFN-β）是目前治疗多发性硬化症唯一有效的药物。常见的细胞因子类药物及其适应证见表 6-4。

表 6-4 常见的细胞因子类药物

细胞因子	适应证
IFN-α	毛细胞白血病、Kaposi 肉瘤、肝炎、恶性肿瘤、AIDS
IFN-β	多发性硬化症
IFN-γ	慢性肉芽肿、生殖器疣、恶性肿瘤、过敏性皮炎、感染性疾病、类风湿关节炎
G-CSF	自身骨髓移植、化疗导致的粒细胞减少症、AIDS、白血病、再生障碍性贫血
GM-CSF	自身骨髓移植、化疗导致的血细胞减少症、AIDS、再生障碍性贫血
EPO	慢性肾功能衰竭导致的贫血、恶性肿瘤或化疗导致的贫血、失血后贫血
IL-2	恶性肿瘤、免疫缺陷病
IL-11	恶性肿瘤或化疗导致的血小板减少症

二、基于细胞的免疫治疗

（一）过继免疫治疗

过继免疫治疗是将对疾病有免疫力的供者的免疫效应物质转移给其他个体，或自体细胞经体外

处理后回输自身，以发挥治疗疾病的作用。

用于过继免疫治疗的免疫效应细胞主要包括肿瘤浸润淋巴细胞（tumor infiltrating lymphocyte，TIL）、细胞因子诱导的杀伤细胞（cytokine induced killer cell，CIK）和淋巴因子激活的杀伤细胞（lymphokine activated killer cell，LAK）。TIL是经IL-2与肿瘤组织中的淋巴细胞共育培养后形成的杀伤细胞，能直接杀伤肿瘤细胞，与IL-2联合，可用于治疗某些晚期肿瘤。CIK是用PHA、IL-2、IL-1等多种细胞因子与外周血淋巴细胞共育培养后形成的杀伤性淋巴细胞作为免疫效应细胞，对白血病和某些实体肿瘤有较好的疗效。LAK广泛用于肿瘤和慢性病毒感染的非特异性免疫治疗。

图片：TIL的制备以及应用

（二）造血干细胞移植

造血干细胞移植是指用病人自身造血干细胞移植或健康人的造血干细胞移植回输给病人，干细胞使病人恢复造血能力和免疫力。造血干细胞是具有多向分化潜能和自我更新能力的免疫细胞，在适当条件下可被诱导分化为多种组织和细胞。移植造血干细胞能使病人免疫系统得以重建或恢复造血功能，已成为临床治疗癌症、造血系统疾病和自身免疫性疾病的重要方法之一。

造血干细胞可取自于HLA型别相同的供者骨髓、外周血或脐带血中的$CD34^+$干细胞。其中脐带血的干细胞含量与骨髓相近，但HLA表达低，免疫原性弱，移植物抗宿主反应发生率低，且来源方便、易于采集，故脐带血干细胞是一种较好的干细胞来源。

（三）肿瘤细胞疫苗

肿瘤细胞疫苗包括灭活/异构瘤苗、基因修饰的瘤苗，以及经肿瘤抗原致敏后形成的树突状细胞瘤苗。

1. 灭活/异构瘤苗　自体或同种异体肿瘤细胞经射线、抗代谢药物等理化方法灭活后（仍保留其免疫原性）制备的肿瘤疫苗称为灭活瘤苗；用过碘乙酸盐或神经氨酸酶处理肿瘤细胞，使其免疫原性增强后制备的肿瘤疫苗称为异构瘤苗。

2. 基因修饰的瘤苗　采用基因修饰方法，将编码HLA分子、B7等共刺激分子，IL-2、IFN-γ、GM-CSF等细胞因子的基因转染肿瘤细胞，使其遗传性状改变、致瘤性降低、免疫原性增强后制备的肿瘤疫苗称为基因修饰的瘤苗。

3. 树突状细胞瘤苗　用肿瘤提取物或肿瘤抗原肽在体外刺激或用携带肿瘤相关基因的病毒载体转染树突状细胞后制备的瘤苗，称为树突状细胞瘤苗。树突状细胞是人体内最有效的抗原提呈细胞，将上述肿瘤抗原致敏的树突状细胞回输给病人，可有效激活肿瘤抗原特异性免疫应答，产生抗肿瘤免疫效应。

三、基于整体的免疫治疗

（一）生物应答调节剂

生物应答调节剂（biological response modifier，BRM）又称免疫增强剂，是指具有促进或调节免疫功能的制剂，通常对免疫功能正常者无影响，而对免疫功能异常者，特别是免疫功能低下者有促进或调节作用。BRM已广泛用于肿瘤、感染、自身免疫性疾病及免疫缺陷病的治疗（表6-5）。

1. 微生物及其产物　卡介苗（BCG）、胞壁酰二肽（MDP）、短小棒状杆菌、溶血性链球菌等微生物组分或其代谢产物具有良好的非特异性免疫增强作用和佐剂效应。其中卡介苗、短小棒状杆菌和含细菌CpG基序的寡合苷酸可通过活化巨噬细胞，增强NK细胞活性而发挥作用，在抗肿瘤和抗感染治疗中具有较为确切的疗效。

2. 细胞因子　目前在临床上应用并取得确切疗效的细胞因子是少数几种作用相对专一的细胞因子，如IFN、GM-CSF、IL-2、IL-12，可分别用于抑制病毒复制，增强抗肿瘤疗效和促进化疗后病人造血及免疫功能的恢复。

3. 化学合成药物　最常用的是左旋咪唑，该药原为驱虫药，20世纪70年代发现该药具有活化巨噬细胞、增强NK细胞活性和促进T细胞产生IL-2等细胞因子的作用。此外，西咪替丁、异丙肌苷等也可增强机体免疫功能，后者可用于抗病毒的辅助治疗。

4. 激素及合成性物质　激素如胸腺素、胸腺生成素等，对胸腺内T细胞的发育具有辅助作用，因其无种属特异性、无明显副作用，常用于细胞免疫功能低下病人的治疗。合成性物质如聚肌胞苷酸、吡喃共聚物、嘧啶等，可诱导细胞产生干扰素，增强机体的免疫力。

5. 中草药 人参、黄芪、枸杞等中草药可明显增强机体免疫功能；其中某些有效成分，如人参皂苷和黄芪多糖已被分离鉴定，并证实具有双向和多效的免疫调节作用。香菇和云芝多糖等植物多糖可促进淋巴细胞增殖，能有效增强细胞免疫功能。上述中药及其有效成分和多糖制剂多用于肿瘤和感染的辅助治疗，并取得了较好的效果。

表 6-5 常见的生物应答调节剂

类型	举例	类型	举例
微生物制剂	卡介苗、短小棒状杆菌、胞壁酰二肽	激素	胸腺肽、胸腺生成素
细胞因子	IFN-α、IFN-β、IFN-γ、IL-2	合成物质	聚肌胞苷酸、吡喃共聚物、嘧啶
化学药物	左旋咪唑、西咪替丁	中草药	人参皂苷、黄芪多糖、香菇多糖

（二）免疫抑制剂

免疫抑制剂是一类抑制机体免疫功能的生物制剂或非生物制剂，包括化学合成药物、某些微生物制剂和中草药，主要用于抗移植排斥反应和超敏反应性疾病、自身免疫性疾病的治疗（表 6-6）。免疫抑制剂大多有毒副作用，可引起骨髓抑制和肝、肾毒性，长期或不当使用可导致机体免疫功能下降，引发严重感染，并可能增加肿瘤发病率。

1. 微生物制剂

(1) 环孢素 A（CsA）：是真菌代谢产物的提取物，可通过阻断 T 细胞内 IL-2 基因的转录，抑制 IL-2 依赖的 T 细胞活化。环孢素 A 在治疗移植排斥反应中取得了较好疗效，也可用于自身免疫病的治疗。

(2) 他克莫司（FK-506）：属大环内酯抗生素，为真菌产物，其作用机制与环孢素 A 类似，但抑制作用更强，且副作用较小，是抗移植排斥反应首选的药物。

(3) 西罗莫司（sirolimus）：属抗生素类免疫抑制剂，可通过阻断 IL-2 诱导的 T 细胞增殖而选择性抑制 T 细胞，用于抗移植排斥反应。

2. 化学合成药物

(1) 糖皮质激素：糖皮质激素具有明显的抗炎和免疫抑制作用，对单核吞噬细胞、T 细胞、B 细胞都有较强的抑制作用，常用于治疗炎症、超敏反应性疾病和移植排斥反应。

(2) 环磷酰胺属烷化剂抗肿瘤药物：其主要作用是抑制 DNA 复制和蛋白质合成，阻止细胞分裂；促进 T、B 细胞活化，进入增殖、分化阶段；对烷化剂敏感，故可抑制体液免疫和细胞免疫应答。环磷酰胺主要用于治疗自身免疫病、移植排斥反应和肿瘤。

(3) 硫唑嘌呤属嘌呤类抗代谢药物：主要通过抑制 DNA、蛋白质的合成，阻止细胞分裂，对细胞免疫、体液免疫均有抑制作用，也具有抗炎作用，主要用于防治移植排斥反应。

3. 中草药 雷公藤多苷是效果较为肯定的免疫抑制剂，对细胞免疫和体液免疫应答均有抑制作用。雷公藤多苷可用来治疗移植排斥反应（包括移植物抗宿主反应）和多种自身免疫性疾病，如类风湿关节炎和系统性红斑狼疮等。

表 6-6 常见的免疫抑制剂

类型	举例
微生物制剂	环孢素 A、他克莫司（FK-506）、西罗莫司、吗替麦考酚酯
化学合成药物	糖皮质激素、环磷酰胺、硫唑嘌呤
中草药	雷公藤多苷、川芎

第三节 免疫学检测技术

免疫学检测技术广泛应用于临床疾病的诊断、发病机制研究、预后判断、防治和药物疗效评价。

一、抗原抗体的检测

抗原-抗体反应是指抗原与相应抗体在体内或体外发生的特异性结合反应。抗原与抗体之间通过非共价键结合。由于抗体主要存在于血清中,临床上多用血清标本进行试验,因此体外的抗原-抗体反应又称血清学反应或血清学试验,可以是定性、定量或定位检测。

(一)抗原-抗体反应的特点

1. 抗原-抗体反应的特异性　抗原-抗体反应具有高度特异性,即一种抗原通常只能与由它刺激所产生的抗体结合。其物质基础是抗原表位与抗体超变区在空间构型上的互补性,这种特异性如同钥匙和锁的关系。

天然抗原分子通常具有多种抗原表位,可刺激机体产生多种特异性抗体。若两种不同的抗原分子表面具有相同或类似的抗原表位,则二者均能与对方抗血清中的相应抗体结合发生交叉反应。交叉反应可影响血清学诊断的准确性,采用单克隆抗体进行检测是克服交叉反应的有效方法之一。

2. 抗原-抗体反应的可逆性　抗原与抗体间主要以氢键、静电引力、范德华力和疏水键等分子表面的化学基团之间的非共价方式结合,这种非共价键在一定条件下(如温度、酸碱度、离子等)可解离,解离后抗原和抗体仍具有原有的特性。

3. 抗原-抗体反应的可见性　在一定条件下,抗原和抗体结合后可出现肉眼可见反应。两者比例适当,抗原抗体结合后形成的复合物体积大、数量多,能出现肉眼可见的反应;反之,则不能出现肉眼可见的反应。

4. 抗原-抗体反应的阶段性　抗原-抗体反应可分为两个阶段。第一个阶段是抗原-抗体特异性结合阶段,其特点是反应快,可在数秒钟至几分钟内完成,一般不能为肉眼所见。第二阶段为反应可见阶段,根据参加反应的抗原物理性状的不同,可出现凝集、沉淀和细胞溶解等现象。反应可见阶段所需时间较长,从数分钟、数小时到数日不等,且受电解质、温度和酸碱度等因素影响。

(二)影响抗原-抗体反应的因素

影响抗原-抗体反应的因素主要包括三个方面。

1. 电解质　抗原和抗体具有胶体性质,在中性或弱碱性条件下有较高的亲水性。当抗原与抗体结合后,其亲水性减弱;在电解质作用下,抗原-抗体复合物失去较多负电荷,从而使之彼此连接出现肉眼可见的凝集或沉淀现象。实验中常用0.85%的NaCl溶液作为稀释液,以提供适当浓度的电解质。

2. 温度　提高温度可增加抗原与抗体分子相互碰撞的机会,加快二者结合,但也易引起复合物解离。温度低,反应速度缓慢,但结合牢固。37℃为多数抗原-抗体反应的适宜温度。

3. 酸碱度　抗原-抗体反应的最适酸碱度为pH 6~8。pH过高或过低均会影响抗原、抗体的理化性质。当抗原-抗体反应液的pH接近抗原或抗体的等电点时,抗原抗体所带正、负电荷相等,其间相互排斥力丧失,因自身吸引而导致凝集,出现假阳性或假阴性。

(三)抗原-抗体反应的类型和检测方法

根据抗原的性质、参与反应的成分和反应呈现的结果,抗原-抗体反应的主要类型包括凝集反应、沉淀反应和免疫标记技术。

1. 凝集反应　细菌、细胞等颗粒性抗原与相应抗体结合,在一定条件下,出现肉眼可见的凝集团现象,称为凝集反应(agglutination),包括直接凝集反应、间接凝集反应和间接凝集抑制试验。

(1)直接凝集反应:颗粒性抗原直接与相应抗体结合出现的凝集现象,包括玻片凝集和试管凝集两种检测方法。

1)玻片法:为定性试验,简捷快速,常用于细菌的鉴定和人红细胞ABO血型的测定(图6-1)。

2)试管法:为半定量试验,以抗原抗体结合出现可见反应的最大稀释度为效价,表示被检血清中相应抗体的含量,即滴度或效价。临床诊断伤寒、副伤寒所用的肥达反应和诊断布鲁菌病所用的瑞特试验均为试管凝集试验。

图片:红细胞凝集试验

(2)间接凝集反应:将可溶性抗原或抗体结合于某些颗粒载体表面,再与相应抗体或抗原进行反应产生的凝集现象,称为间接凝集反应(图6-2)。常用的颗粒载体有红细胞、聚苯乙烯乳胶颗粒等。根据载体不同,分别称为间接血凝和间接乳胶凝集反应等。若将抗体结合于颗粒载体上检测未知抗原,

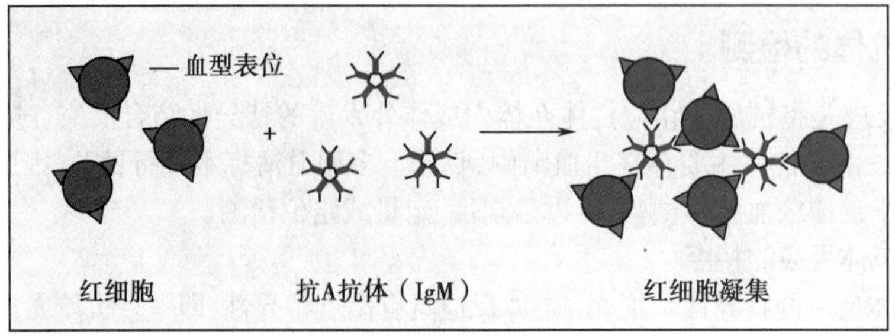

图 6-1 直接凝集反应（ABO 血型鉴定）示意图

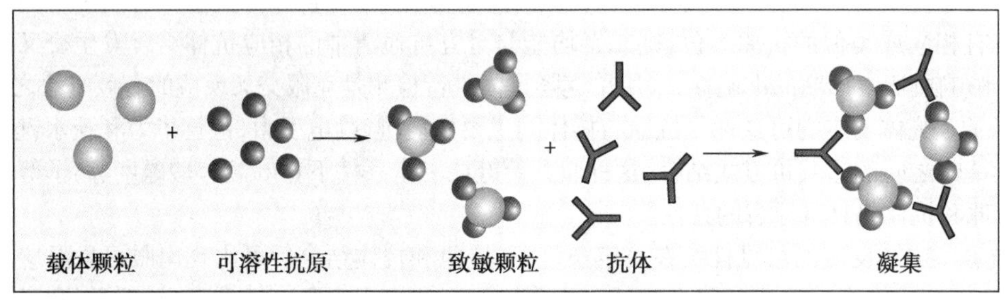

图 6-2 间接凝集反应示意图

则称为反向间接凝集反应。

(3) 间接凝集抑制试验：是由间接凝集反应衍生而来，常用于某些传染病的辅助诊断或妊娠早期诊断。临床用来检测孕妇尿液中所含人绒毛膜促性腺激素（human chorionic gonadotropin，HCG）的免疫妊娠试验即属此类试验（图 6-3）。方法简述如下：取待检尿液和诊断血清各一滴，在玻片上混匀，然后再加一滴 HCG 致敏的乳胶颗粒，混匀并缓慢摇动数分钟，即可观察结果。若不出现凝集，表明待检尿中存在人绒毛膜促性腺激素，为妊娠诊断试验阳性；若出现凝集，则表明待检尿中没有人绒毛膜促性腺激素，即妊娠诊断试验阴性。

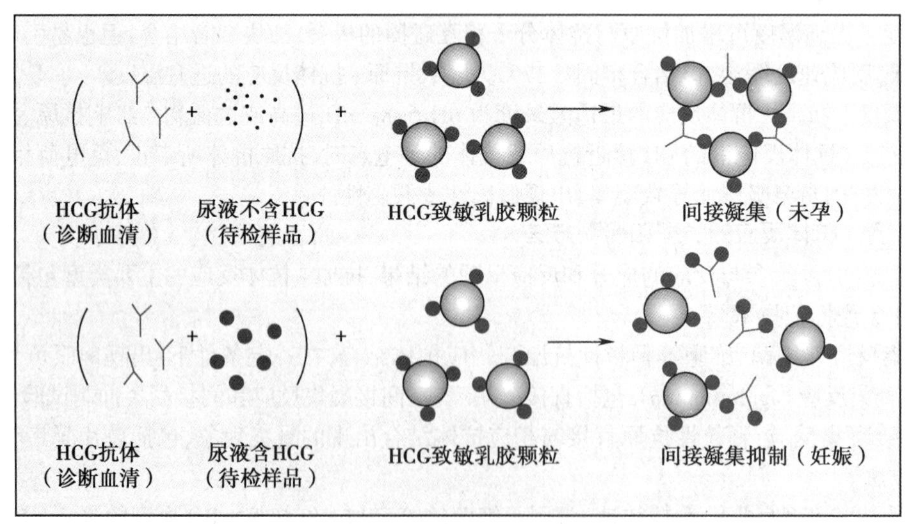

图 6-3 间接凝集抑制试验示意图

2. 沉淀反应 可溶性抗原（如毒素、血清或组织浸液中的蛋白等）与相应抗体结合后，在一定条件下出现肉眼可见的沉淀物或仪器可检出的沉淀现象，称为沉淀反应（precipitation）。沉淀反应可在液体中进行，也可以在半固体琼脂凝胶中进行。

在液体中进行的沉淀反应如环状和絮状沉淀反应，因其操作复杂、敏感性差已被目前所用的免疫

比浊法所取代。沉淀反应大多在半固体琼脂凝胶中进行，即使可溶性抗原和抗体在凝胶中扩散，在比例合适处相遇形成肉眼可见的白色沉淀现象。

琼脂扩散试验包括单项琼脂扩散和双向琼脂扩散两种基本方法，将琼脂扩散与电泳技术结合，又可衍生出对流电泳、火箭电泳和免疫电泳等多种检测方法。

(1) 免疫比浊法(immuno nephelometry)：是在一定量抗体中分别加入相应递增量可溶性抗原后，所形成的数量不等的免疫复合物可在反应体系中呈现出不同浊度，用以定量检测可溶性抗原的一种检测方法。用浊度仪测定各反应体系的浊度，可绘制出标准曲线，并根据浊度推算出样品中抗原的含量。

免疫比浊法快速简便，不仅取代了传统环状和絮状沉淀反应，还可替代单向琼脂扩散测定可溶性抗原的含量。免疫比浊法近年发展迅速，已建立数种不同类型的测定方法，如透射比浊法、散射比浊法和免疫乳胶比浊法等。根据此种原理设计的自动生化分析仪可同时检测样品中多种抗原分子并进行精确定量分析。常用于检测免疫球蛋白(IgG、IgM、IgA)、补体、前白蛋白、α_2巨球蛋白、转铁蛋白和尿微量蛋白等。

(2) 琼脂免疫扩散试验

1) 单向琼脂扩散试验：将已知特异性抗体均匀混合于溶化的琼脂中，浇制成琼脂板，间隔适当的距离打孔并在孔中加入待测抗原，使抗原向孔周围自由扩散。抗原与琼脂中的抗体相遇，在比例合适处结合形成沉淀圈。沉淀圈的直径与抗原浓度相关，可从标准曲线中查出样品中抗原的含量(图 6-4)。单向琼脂扩散可用来测定血清中 IgG、IgM、IgA 和补体如 C3 等的含量。

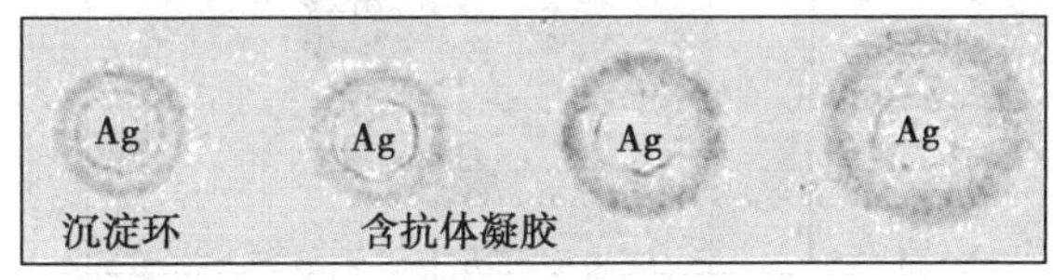

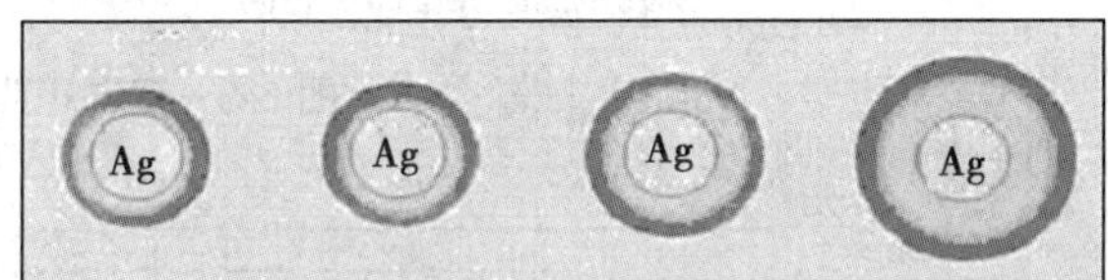

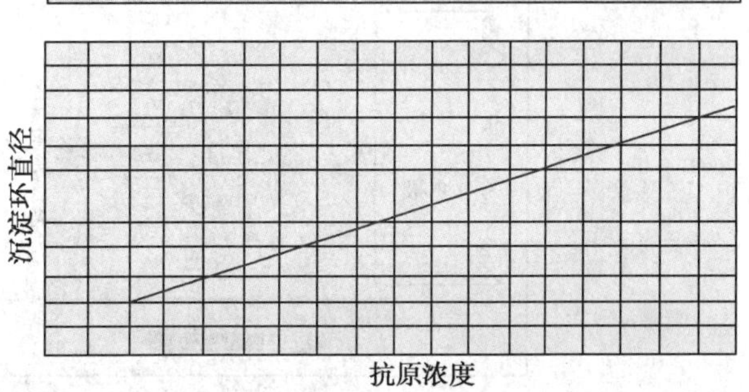

图 6-4　单向琼脂扩散试验示意图

2) 双向琼脂扩散试验：将抗原和抗体分别加入琼脂凝胶的不同小孔中，使两者同时在琼脂中扩散，当两者对应且比例适宜时，在抗原和抗体两孔之间形成白色沉淀线(图 6-5)。一对相应抗原和抗体只形成一条沉淀线，因此可根据沉淀线的数目推断待测抗原液中有多少种抗原成分。

该方法主要用于定性试验，可用来对可溶性抗原或抗体进行检测鉴定，对复杂抗原成分和抗体进行分析；也可用于半定量试验，如免疫血清稀释后进行的血清效价测定。

(3) 对流免疫电泳：是在电场作用下的双向琼脂扩散反应。将琼脂板放入电泳槽内，负极侧的孔内加入抗原，正极侧的孔内加入抗体，通电后，在 pH 8.6 的缓冲液中电泳。体积小、负电荷多的抗原能够克服电渗作用向正极移动。而抗体为球蛋白，体积大、负电荷少，受电渗作用反而向负极移动，抗原和抗体两者相对而行，在比例适当处形成白色沉淀线(图 6-6)。

本方法操作简便，敏感性高，所需时间短，可用来检测血清中的 HBsAg 和甲胎蛋白(AFP)等可溶性抗原。

3. 免疫标记技术(immunolabeling techniques)　是将抗原 - 抗体反应与标记技术相结合，以检测抗原或抗体的一类方法。将已知的抗体或抗原标记上示踪物质，通过检测标记物而间接测定抗原 - 抗体复合物。常用的标记物有酶、荧光素、放射性核素、胶体金及化学发光物质等。

图片：酶免疫染色

免疫标记技术极大地提高了抗原 - 抗体反应的灵敏度，不但能对抗原或抗体进行定性和精确定量测定，而且借助光镜或电镜技术，能够观察抗原、抗体或抗原 - 抗体复合物在组织细胞内的分布和定位。免疫标记技术是目前应用最广泛的免疫学检测技术。

(1) 酶免疫测定(enzyme immunoassay，EIA)：是一种用酶标记一抗或二抗检测特异性抗原或抗体的方法。通过酶分解底物产生有色物质，用酶标仪测定光密度值(OD)，以反映抗原或抗体的含量。

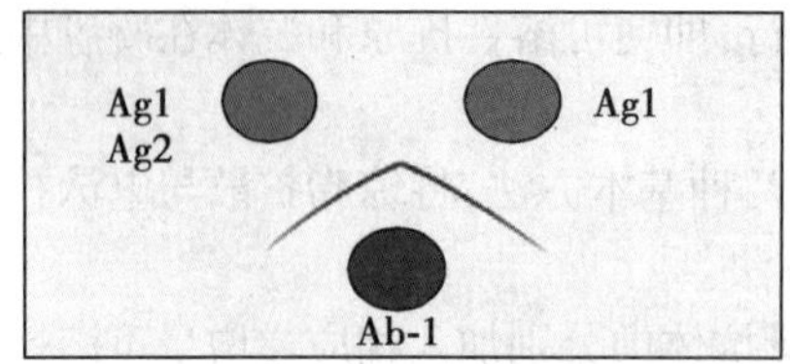

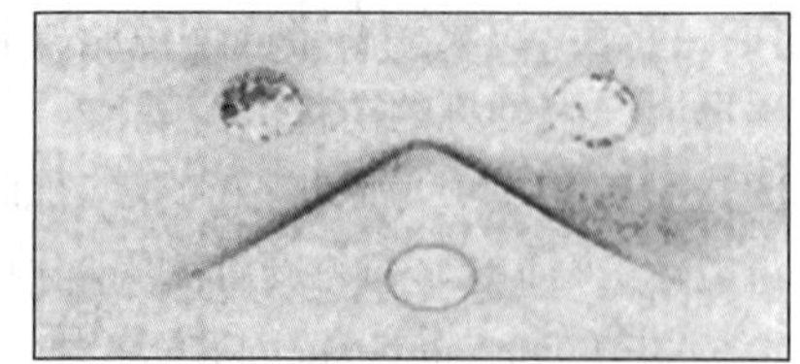

两孔中含有完全相同的抗原

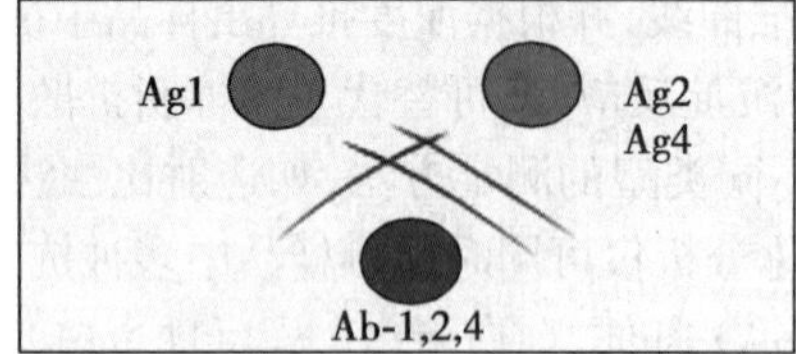

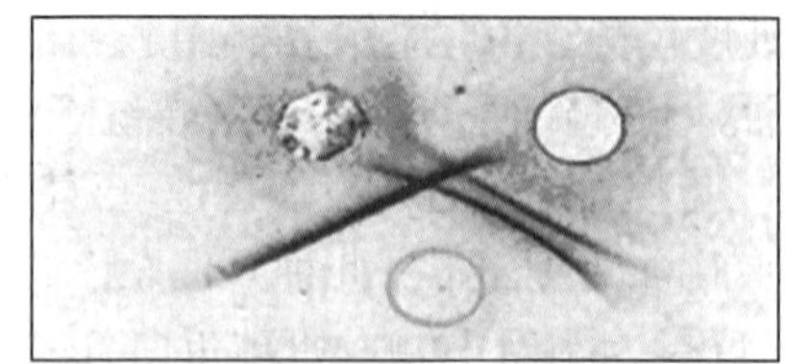

两孔中抗原完全不同

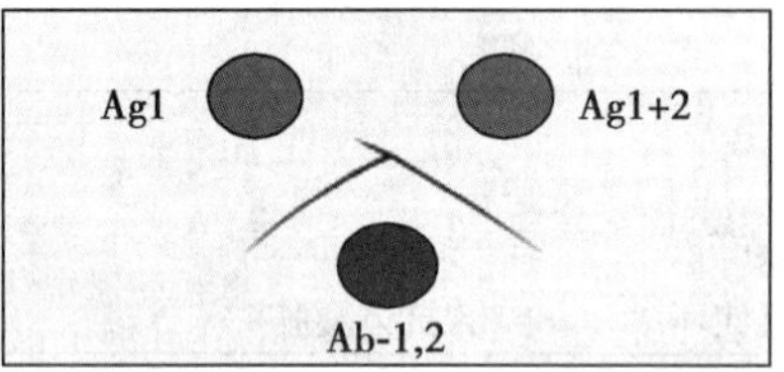

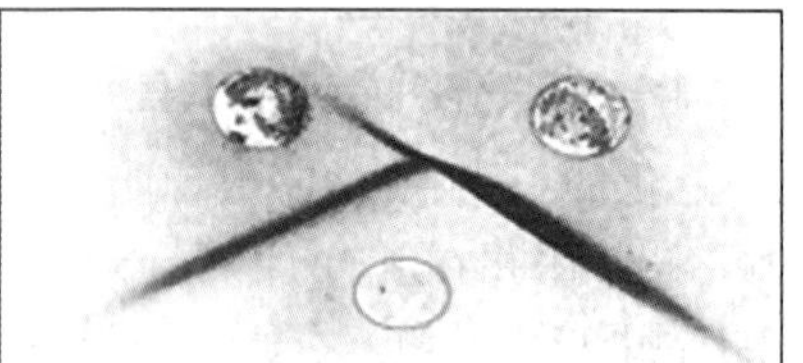

两孔中抗原表位部分相同

图 6-5 双向琼脂扩散试验示意图

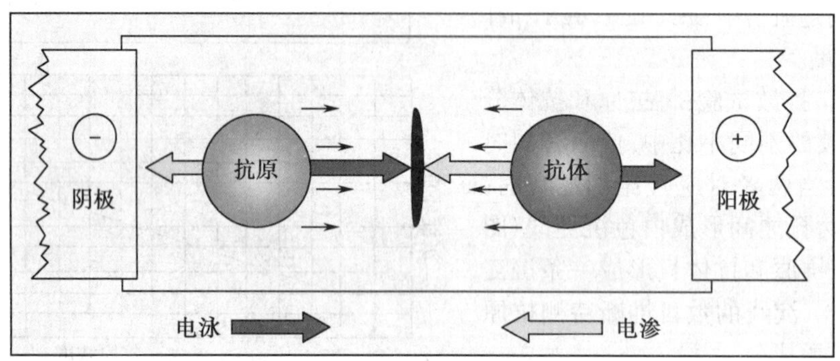

图 6-6 对流免疫电泳示意图

用于标记的酶有辣根过氧化物酶、碱性磷酸酶等。常用的方法有酶联免疫吸附试验(enzyme linked immunosorbent assay,ELISA)。

1）酶联免疫吸附试验:ELISA 是酶免疫测定方法中应用最广的技术,既可用于定性检测,又可用于定量检测。其基本方法是将已知可溶性抗原或抗体吸附在固相载体表面,使抗原 - 抗体反应在固相表面进行,通过洗涤将未与固相载体结合的游离成分去除,加底物显色进行测定。ELISA 主要的操作方法有双抗体夹心法和间接法(图 6-7),前者用于检测大分子抗原,后者用于检测抗体。

① 双抗体夹心法:适用于检测血清、脑脊液、胸腹水等各种液相中的可溶性抗原。基本操作步骤:首先将已知抗体吸附(包被)在固相载体表面,洗涤去除未吸附的抗体后加入待检标本;若标本中含有相应抗原,即与包被在固相表面的抗体结合,形成固相抗体 - 抗原复合物;洗涤去除未结合的成分后,加入抗原特异性的酶标抗体,形成固相抗体 - 抗原 - 酶标抗体复合物;洗涤去除未结合的酶标抗体后加底物显色。包被所用的抗体和酶标抗体通常是针对同一抗原分子中不同抗原表位的单克隆抗体。

② 间接法:适用于检测液相中的抗体。基本操作步骤:首先将已知可溶性抗原包被在固相载体表面,洗涤后加入待检标本,若标本中含有相应的特异性抗体,即与包被在固相表面的抗原结合,形成固相抗原 - 抗体复合物;洗涤后加酶标记抗 Ig 抗体(二抗)使之与待检抗体 Fc 段结合,形成固相抗原 - 抗体 - 酶标记二抗复合物;洗涤后加底物显色。

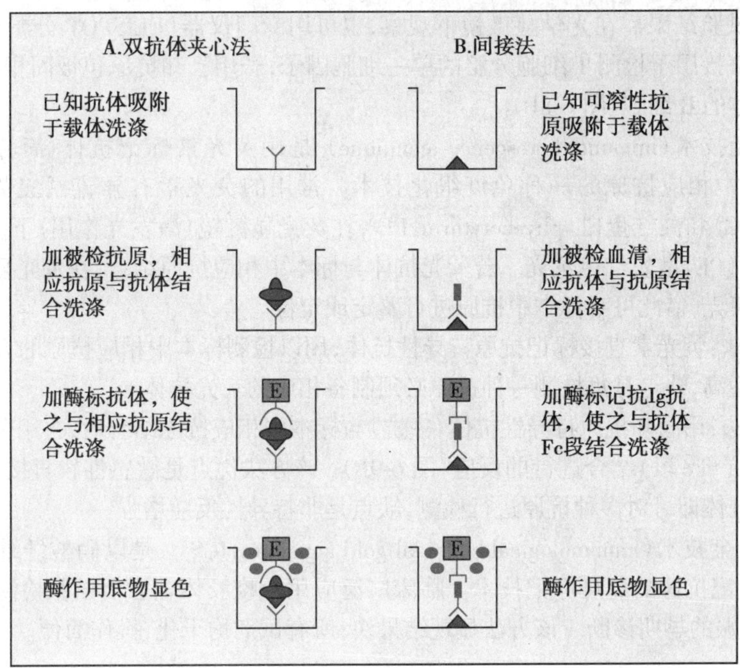

图 6-7　酶联免疫吸附试验（ELISA）示意图

2）酶联免疫斑点试验（enzyme-linked immunospot assay，ELISPOT）：用已知抗体（如抗细胞因子的抗体）包被固相载体（硝酸纤维素膜 /PVDF 膜），加入待检细胞孵育一定时间后去除细胞，若待检细胞分泌的成分（细胞因子）与包被的抗体相对应，即可在细胞周围形成固相抗体 - 抗原（细胞因子）复合物。然后加入相应酶标记抗体（抗细胞因子的抗体），并通过底物显色，即可在相应部位呈现有色斑点（图 6-8A）。一个斑点表示一个分泌相应抗原（细胞因子）的细胞，通过计数可推算出分泌某种成

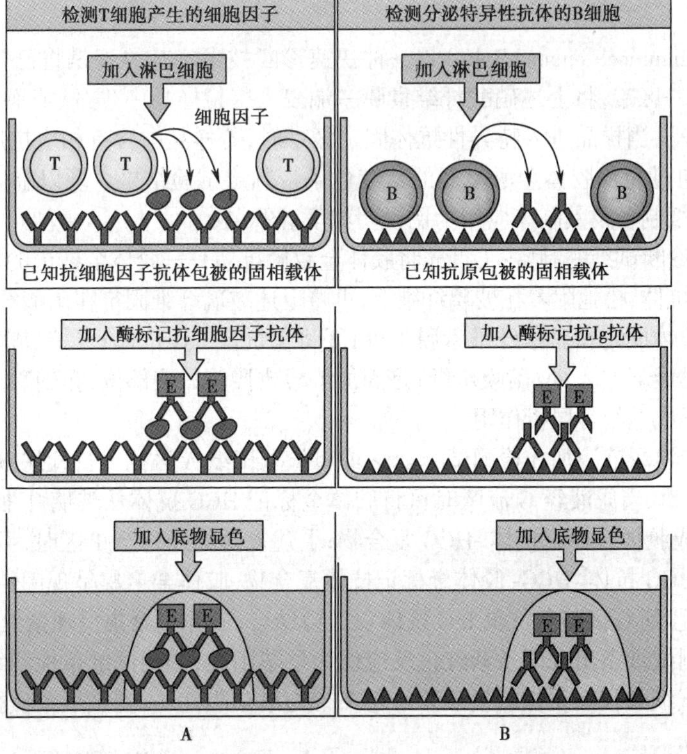

图 6-8　酶联免疫斑点试验（ELISPOT）示意图

分细胞的频率。试验结果需在光学显微镜下观察,也可用专门仪器(ELISPOT 分析系统)计数。酶联免疫斑点试验可直接用于检测 T 细胞分泌的单一细胞因子;若用已知抗原包被固相载体,也可用来检测分泌特异性抗体的 B 细胞(图 6-8B)。

(2) 免疫荧光技术(immunofluorescence technique):是用荧光素标记抗体(简称荧光抗体)检测细胞或组织切片中相应抗原的一种免疫组化技术。常用的荧光素有异硫氰酸荧光素(fluorescein isothiocyanate,FITC)和藻红蛋白(phycoerythrin,PE),在荧光显微镜(激发光作用)下,前者(FITC)散发黄绿色荧光,后者(PE)散发红色荧光。若荧光抗体与标本中相应抗原结合,在荧光显微镜下就能观察到黄绿色或红色荧光,借此可对标本中抗原进行鉴定或定位。

1) 直接荧光法:荧光素直接标记抗原特异性抗体,用以检测标本中相应抗原的方法(图 6-9A)。该方法优点是特异性高,缺点是每检测一种抗原必须制备相应的荧光抗体。

2) 间接荧光法:用已知抗原特异性抗体(一抗)与标本中相应抗原结合后,再用荧光素标记的抗 Ig 抗体(二抗)与一抗(Fc 段)结合进行的反应(图 6-9B)。该方法优点是敏感性较直接法高,制备一种荧光素标记的第二抗体即可对多种抗原进行检测,缺点是非特异性反应增强。

(3) 免疫胶体金技术(immunological colloidal gold signature,ICS) 是以硝酸纤维薄膜为载体吸附抗原,用胶体金标记抗体的免疫标记技术。临床广泛应用免疫胶体金层析试验检测尿中的绒毛膜促性腺激素,作为妊娠的早期诊断。该方法显现结果快,所有试剂均干化,操作简便。

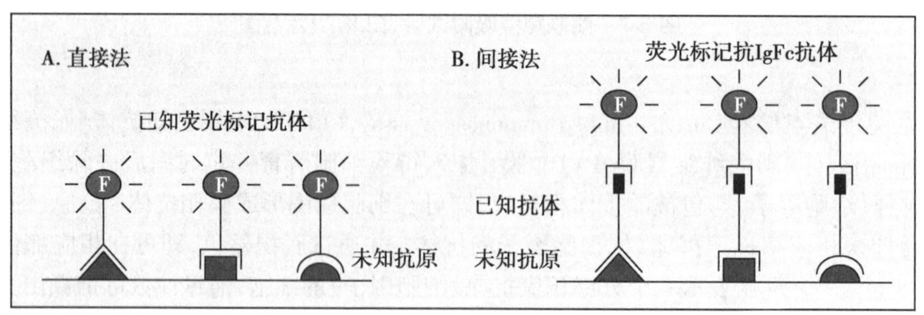

图 6-9 免疫荧光测定示意图

免疫层析法(immunochromatography)是一种快速诊断技术。其原理是将已知特异性抗体固定于硝酸纤维素膜上某一区带,将上述硝酸纤维素膜一端浸入待检样品中(尿液或血清),通过毛细管作用样品将沿膜向前移动,当样品进入特异性抗体固定区带时,若样品中含有相应抗原即可与该区带抗体特异性结合,进而通过免疫胶体金所呈现的紫红色条带判定试验结果。现以临床早孕诊断所用的硝酸纤维素膜诊断试纸制备及其临床应用为例说明如下(图 6-10)。

硝酸纤维素膜诊断试纸的制备:①首先将胶体金致敏抗体——胶体金标记的鼠抗人绒毛膜促性腺激素(HCG)特异性抗体,松弛附着在玻璃纤维上,再将上述玻璃纤维固定在硝酸纤维素膜 G 处;②将鼠抗人 HCG 特异性抗体固定在硝酸纤维素膜 T 处;③将兔抗鼠 IgG 抗体(二抗)固定在硝酸纤维素膜 C 处;④硝酸纤维素膜最下方 A 处(附吸水纸)是滴加待检或接触尿液部位,在硝酸纤维素膜最上方 B 处有吸水纸,有助于形成毛细管层析作用。

作用原理:将待检尿液滴加在检测试纸 A 区或将检测试纸 A 区插入待检尿液中,通过层析作用使待检尿液向 B 区移动,当尿液经 G 流区时可将胶体金标记 HCG 抗体从玻璃纤维上复溶,若待检尿液中含有 HCG,即形成胶体金标记抗体 -HCG 复合物;上述复合物迁移至 T 区时,可被固相 HCG 抗体识别结合,形成固相 HCG 抗体 -HCG- 胶体金标记抗体复合物,胶体金聚集呈现阳性紫红色检测线;剩余胶体金标记抗体迁移到 C 区与兔抗鼠 IgG 抗体(二抗)结合,胶体金聚集呈现紫红色质控线。

结果分析:①测试纸条出现两条紫红色反应线为早孕阳性;②测试纸条检测线颜色弱于质控线为早孕弱阳性;③测试纸条仅在质控线呈现紫红色条带为早孕阴性;④测试纸条质控线处无紫色条带出现为试验无效。

(4) 放射免疫测定法(radioimmunoassay,RIA):放射免疫测定法是用放射性核素标记抗原或抗体进

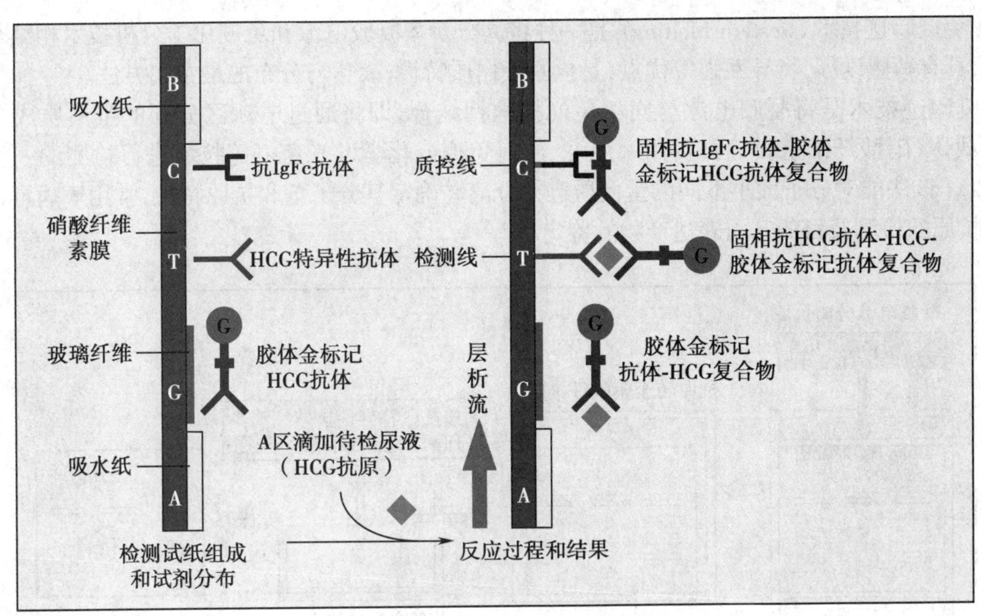

图 6-10　免疫胶体金层析试验原理示意图

行免疫学检测的技术，包括液相和固相两种检测方法。RIA 兼备放射性核素的高灵敏性和抗原 - 抗体反应的高度特异性，同时具有重复性好，准确性高等优点。但放射性核素对人有一定的危害性，且易污染环境，因此本法应用受到一定限制。标记所用的放射性核素主要包括：^{125}I、^{131}I、^{3}H、^{14}C、^{32}P 等。本法主要用于微量物质如胰岛素、生长激素、甲状腺素、孕酮等激素及吗啡、地高辛等药物和 IgE 的测定。

(5) 化学发光免疫分析：将化学发光分析和免疫反应相结合而建立的一种新的免疫分析技术。该方法不仅具有发光分析的高灵敏度和抗原 - 抗体反应的高度特异性，而且还具有操作简便、标记物稳定、无污染，可以实现自动化分析的优点。将发光物质（如鲁米诺、吖啶酯）标记抗体或抗原进行反应，以发光现象作为抗原 - 抗体反应的指示系统，可定量检测抗原或抗体（图 6-11）。化学发光免疫分析包括酶免疫分析、化学发光免疫分析和电化学发光分析。该法常用于血清超微量活性物质如甲状腺激素等的检测。

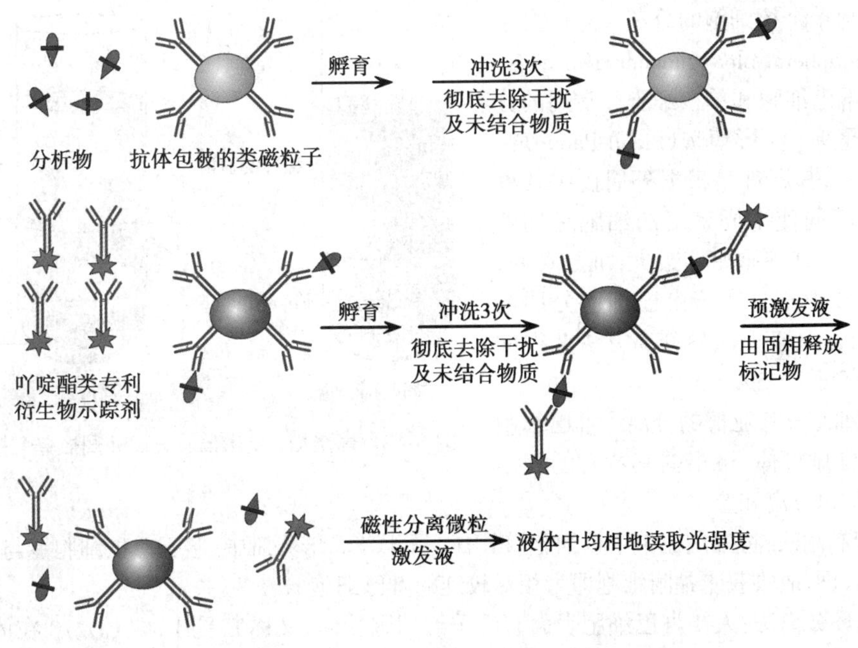

图 6-11　化学发光免疫分析原理示意图

(6) 免疫印迹技术(western blotting):是一种将高分辨率凝胶电泳和免疫化学分析技术相结合的杂交技术,具有敏感度高、特异性强等优点,是检测蛋白质特性、表达与分布的最常用方法。

免疫印迹技术是将凝胶电泳与固相免疫技术相结合,即将通过电泳区分开的蛋白质成分转移至固相载体(硝酸纤维素膜)后,再用酶免疫、放射免疫或化学发光免疫等技术进行检测的一种方法(图 6-12)。该法能对分子大小不同的蛋白质进行分离并确定其分子量和抗原特性,常用于病毒抗体或可溶性抗原的检测及目的基因表达产物的鉴定。

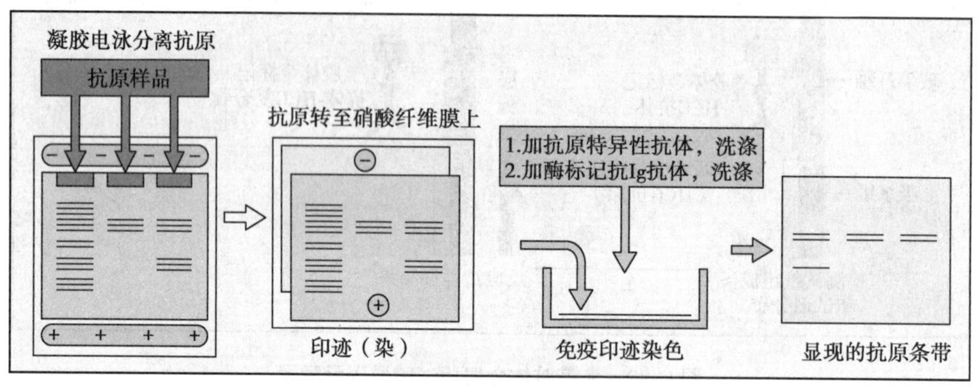

图 6-12 免疫印迹法示意图

(7) 免疫组织化学技术(Immunohistochemistry technique):简称免疫组化技术,是指用标记的特异性抗原或抗体在组织细胞原位通过抗原抗体的免疫反应和组织化学的呈色反应,对相应的抗原或抗体进行定性、定位、定量测定的一项免疫学检测方法。它把免疫反应的特异性、组织化学的可见性巧妙地结合在一起,借助显微镜(包括荧光显微镜、电子显微镜)的显像和放大作用,在细胞、亚细胞水平检测各种抗原物质(如蛋白质、多肽、酶、激素、病原体以及受体等)。免疫组化技术已在免疫学、微生物学、病理学、肿瘤学以及临床检验等许多方面得到广泛应用。

二、免疫细胞的检测

检测免疫细胞的数量与功能,是判断机体免疫功能状态的重要指标,并有助于某些疾病的诊断、疗效观察及预后分析。

(一) 免疫细胞的分离与检测

1. 外周血单个核细胞的分离 外周血单个核细胞(peripheral blood mononuclear cells, PBMC)包括淋巴细胞和单核细胞。常用的分离方法是葡聚糖 - 泛影葡胺(Ficoll-Paque)密度梯度离心法,其原理是根据外周血中各种血细胞比重不同使不同密度的细胞呈梯度分布(图 6-13)。红细胞密度最大,沉至管底,外周血单个核细胞分布于淋巴细胞分层液上面,最上层是血浆。此种分离方法获得的 PBMC,其纯度可达 95%。

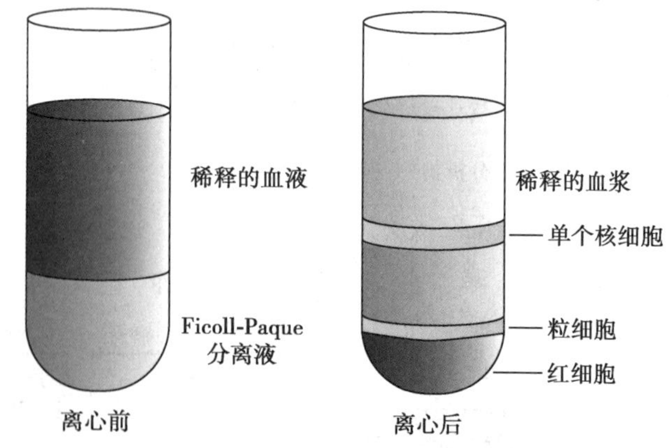

图 6-13 葡聚糖 - 泛影葡胺分离外周血单个核细胞示意图

2. 淋巴细胞及其亚群的分离 淋巴细胞为不均一的细胞群体,可根据其特有的表面标志及功能加以分离和鉴定。

(1) 玻璃黏附法:将外周血单个核细胞(PBMC)置于玻璃培养皿中,鉴于单核细胞能与玻璃黏附而滞留在平皿表面,故收获未黏附细胞即为相对较纯的淋巴细胞。

(2) E 花环分离法:人 T 淋巴细胞表面有绵羊红细胞受体(又称 E 受体,即 CD2)。在体外条件下,人 T 细胞能直接与绵羊红细胞结合形成花环,此试验称为 E 花环试验。正常情况下人外周血淋巴细

胞中能形成花环的细胞(即T细胞)约60%~80%。由于花环形成细胞的比重较大,经密度梯度离心可沉于管底而与其他细胞分离。用低渗法裂解花环中绵羊红细胞,即可获得纯化T细胞。

(3) 免疫吸附分离法(洗淘法):将已知抗淋巴细胞表面标志的抗体包被聚苯乙烯培养板,加入淋巴细胞悬液,使表达相应表面标志的淋巴细胞结合在培养板上,洗脱后即可获得具有相应表面标志的淋巴细胞。例如,用抗CD4抗体包被聚苯乙烯培养板,可将$CD4^{+}$T细胞与$CD8^{+}$T细胞相分离。

(4) 免疫磁珠分离法:免疫磁珠(immune magnetic bead,IMB)由抗淋巴细胞表面标志的抗体与磁性微珠交联结合组成,将其加入细胞悬液中后,可使表达相应表面标志的淋巴细胞与之结合。在磁场作用下对某些特定细胞进行阳性或阴性分选:收获免疫磁珠结合的细胞为阳性分选,收获细胞悬液中未与免疫磁珠结合的细胞为阴性分选。免疫磁珠分选法操作简单,无需昂贵仪器,所获细胞纯度和活细胞率高(93%~99%),已得到广泛应用。

图片:磁珠法分离细胞示意图

(5) 流式细胞术(flow cytometry,FCM):是借助荧光激活细胞分类仪(fluorescence activated cell sorter,FACS)将荧光抗体标记的细胞进行快速准确鉴定和分类的技术。荧光激活细胞分类仪(简称流式细胞仪)集光学、流体力学、电力学和计算机技术于一体,可对细胞做多参数定量测定和综合分析。流式细胞术的分选纯度高达95%以上,且可保持细胞活性,可供进一步研究使用。除分选细胞外,流式细胞术还可用于细胞的鉴定与分析:①定量分析鉴定活细胞表面或胞内表达的特异分子;②免疫细胞分类和百分计数;③白血病和淋巴瘤的免疫学分型;④细胞周期和细胞凋亡检测。

(二) 免疫细胞功能的测定

1. T淋巴细胞功能测定

(1) T细胞增殖试验:又称淋巴细胞转化试验。特异性抗原或PHA、刀豆蛋白A(Con A)等丝裂原能刺激T细胞发生增殖,使其转化为淋巴母细胞。在增殖过程中,细胞DNA、RNA、蛋白质合成增加,细胞形态改变,最终细胞分裂。常用的检测方法为^{3}H-TdR掺入法和MTT法。

图片:淋巴母细胞

1) ^{3}H-TdR掺入法:在外周血单个核细胞中,加入PHA共同培养,终止培养前8~15小时,加入氚标记的胸腺嘧啶核苷(^{3}H-Thymidine riboside,^{3}H-TdR),由于^{3}H-TdR能掺入细胞合成的DNA中,细胞增殖水平越高,掺入的放射性核素就越多。培养结束后收集细胞,用液体闪烁仪测定样品的β射线放射活性,以确定细胞的增殖水平。该法灵敏可靠,应用广泛,但需特殊仪器,且易发生放射性污染。

2) MTT法:MTT是一种噻唑盐,其化学名为3-(4,5-二甲基-2-噻唑)-2,5-二苯基溴化四唑。在细胞增殖过程中,MTT可掺入细胞,并作为胞内线粒体琥珀酸脱氢酶的底物参与反应,形成褐色甲臜颗粒。研究证实,甲臜生成量与细胞增殖水平成正比,当甲臜被盐酸异丙醇或二甲基亚砜溶解后,借助酶标测定仪检测细胞培养物OD值,即可反映细胞的增殖水平。该法灵敏度不及^{3}H-TdR掺入法,但操作简便,无放射性污染。

图片:MTT检测结果

(2) 皮肤试验:皮肤试验的原理是迟发型超敏反应,目的是测定细胞免疫功能。正常机体对某种抗原建立了细胞免疫后,如用相同的抗原做皮肤试验时,常出现以局部红肿为特征的迟发型超敏反应,细胞免疫功能低下者则反应微弱或阴性。迟发型超敏反应皮肤试验临床常用来检测结核杆菌、麻风杆菌等胞内寄生菌感染、免疫缺陷病和肿瘤病人的细胞免疫功能。

2. B淋巴细胞功能测定

(1) 血清免疫球蛋白含量测定:B细胞接受抗原刺激后可增殖分化为浆细胞合成分泌特异性抗体,即免疫球蛋白。检测血清免疫球蛋白水平可判断B淋巴细胞功能,常用单琼脂扩散法、ELISA、免疫比浊法等测定标本中IgG、IgA、IgM等各类Ig的含量。

(2) B细胞增殖试验:原理同T细胞增殖试验。B细胞受丝裂原刺激后,进行分裂增殖,温育一定时间后,检查抗体形成细胞的数目。

(3) 抗体形成细胞测定:常用溶血空斑试验来检测抗体形成细胞。将吸附有已知抗原的绵羊红细胞、待检B细胞、补体及适量琼脂糖液混匀,倾注平皿培养,温育1~3小时后,肉眼可见有分散的溶血空斑出现,每一空斑中央含一个抗体形成细胞,通过计算溶血空斑数目可知分泌特异性抗体的B细胞数量。

3. 细胞毒试验 细胞毒性T细胞(CTL)和NK细胞对靶细胞有直接杀伤作用,可根据待检效应细胞的性质,选用相应的靶细胞检测,主要用于肿瘤免疫、移植排斥反应和病毒感染等方面的研究。常用的检测方法有^{51}Cr释放法、乳酸脱氢酶释放法和凋亡细胞检测法。

(1) ^{51}Cr(铬)释放法:用 $Na_2{}^{51}CrO_4$ 标记靶细胞,若待检效应细胞(CTL 或 NK)能杀伤靶细胞,则 ^{51}Cr(铬)从靶细胞内释出。以 γ 计数仪测定释出的 ^{51}Cr 放射活性(cpm)。靶细胞溶解破坏越多,^{51}Cr 释放就越多,上清液的放射活性也就越高。计数公式:

细胞毒活性(%)=(试验孔 cpm 均值 - 自然释放对照孔 cpm 均值)/(最大释放对照孔 cpm 均值 - 自然释放对照孔 cpm 均值)× 100%

图片:^{51}Cr 测定过程示意图

(2) 乳酸脱氢酶释放法:将效应细胞与靶细胞按一定比例混合孵育,若靶细胞被杀伤,则存在于胞内的乳酸脱氢酶(LDH)释放。用光度计测定培养上清液中乳酸脱氢酶活性(加入 LDH 底物显色),根据计算公式可获得效应细胞的杀伤活性:

细胞杀伤活性(%)=(实验孔 OD 值 - 自然释放对照孔 OD 值)/(最大释放对照孔 OD 值 - 自然释放对照孔 OD 值)× 100%

图片:细胞凋亡小体

(3) 凋亡细胞检测法:靶细胞被 CTL 杀伤后,可发生细胞凋亡。常用的细胞凋亡检测方法简述如下。

1) 形态学检测法:镜下观测可见凋亡细胞体积缩小,胞质浓缩;核染色质密度增高,呈现浓染的半月状、斑块状或核着边现象;细胞膜内陷形成凋亡小体。

2) 梯带电泳法:在细胞凋亡过程中,内源性核酸内切酶被激活,该酶优先作用于连接 DNA 的核小体间区域,将 DNA 链切割成 180~200bp 或其整倍数的片段。将这些 DNA 片段抽提出来进行琼脂糖凝胶电泳,即可出现阶梯状电泳图谱,借此可判定细胞凋亡。

3) 流式细胞术:凋亡细胞膜受损可使其膜磷脂成分暴露,后者能与荧光标记的磷脂结合蛋白(Annexin V)结合,采用流式细胞术检测分析,可获得待检细胞中凋亡细胞的数目和频率。

4. 吞噬细胞功能测定 将待测巨噬细胞与某种可被吞噬又易于计数的颗粒性物质(如鸡红细胞、金黄色葡萄球菌等)混合温育后,颗粒物质被巨噬细胞吞噬,根据吞噬百分率即可反映巨噬细胞的吞噬能力。

图片:巨噬细胞吞噬鸡红细胞

5. 细胞因子的检测 细胞因子的检测有助于了解其在免疫调节中的作用、鉴定分离淋巴细胞及监测某些疾病状态的细胞免疫功能。如根据培养的 $CD4^+$ 细胞分泌的细胞因子可确定细胞亚群,产生 IL-2、IFN-γ 者为 Th1,IL-4、IL-10 者为 Th2。细胞因子的检测方法主要有 ELISA、生物活性测定法及聚合酶链反应(polymerase chain reaction,PCR)法。几乎所有的细胞因子都可用 ELISA(双抗体夹心法)进行检测。

本章小结

人工主动免疫是给机体注射疫苗,诱导机体产生特异性免疫应答,以预防病原体感染的方法。人工被动免疫是给机体注射抗体、免疫血清或细胞免疫制剂,使其立即产生免疫效应发挥抗感染免疫和紧急预防的作用。免疫预防常用的疫苗包括灭活疫苗、减毒活疫苗、类毒素及新型疫苗。计划免疫能充分发挥疫苗的效果,有效控制传染病的流行。免疫治疗手段包括免疫血清、细胞因子、过继免疫、免疫增强剂、免疫抑制剂及治疗性疫苗等。抗原与抗体能特异性结合的原理被用于多种免疫检测中,其检测方法有凝集反应、沉淀反应和免疫标记技术,后者如 ELISA、胶体金标记技术及流式细胞术等具有灵敏度高,能定性、定量等优点。

案例讨论

案例讨论

公元 11 世纪,宋真宗时的宰相王旦连生的几个子女都死于天花,后又生一子取名王素。王旦招集许多郎中请他们提供防治痘疮的方法。当时有人提议,说四川峨眉山有一个"神医"能种痘,百不失一。王旦立即派人去请。一个月后,那位郎中赶到了汴京,并为王素种了痘。第七天小孩身体发热,十二天后种的痘结痂。据载这次种痘效果很好,后来王素活了 67 岁。这是我国典籍上有关种痘的最早记载。

(吴松泉)

扫一扫，测一测

思考题

1. 解释血清学反应、人工主动免疫、人工被动免疫和计划免疫的概念。
2. 简述常用的抗原和抗体检测方法。
3. 试述酶联免疫吸附试验（ELISA）的原理及主要用途。
4. 简述免疫治疗的常用方法。

第二篇 细 菌 学

第七章 细菌学概述

学习目标

1. 掌握:细菌结构与医学的关系;革兰染色的医学意义,细菌胞质内与医学有关的重要结构。细菌遗传变异的物质基础;噬菌体与宿主菌相互关系;细菌的测量单位。

2. 熟悉:革兰阳性菌和阴性菌细胞壁的结构的主要差别及临床应用;细菌繁殖的条件与方式;细菌的变异现象;细菌基因转移与重组方式。

3. 了解:细菌代谢及其意义;细菌遗传变异研究的实际意义。

4. 能通过细菌结构特征解释常见抗生素的抗菌机制;能通过质粒的特征解释细菌耐药性形成的机制。

第一节 细菌的形态结构

细菌(bacterium)是一类具有细胞壁和核质的单细胞微生物,在分类上属于原核生物界中的原核细胞型微生物。细菌有相对恒定的形态与结构,可用光学显微镜或电子显微镜观察与识别。了解细菌的形态和结构,对研究细菌的生理活动、致病性、免疫性以及鉴别细菌、诊断和防治细菌性感染具有重要的意义。

一、细菌的大小与形态

(一) 细菌的大小

细菌个体微小,常以微米(μm)为测量单位。观察细菌常用光学显微镜放大1000倍可看到。不同种类的细菌大小不一,同一种细菌也可因菌龄和环境因素的影响而有差异。

(二) 细菌的形态

细菌按其外形,分为球菌、杆菌和螺形菌三大类(图7-1)。

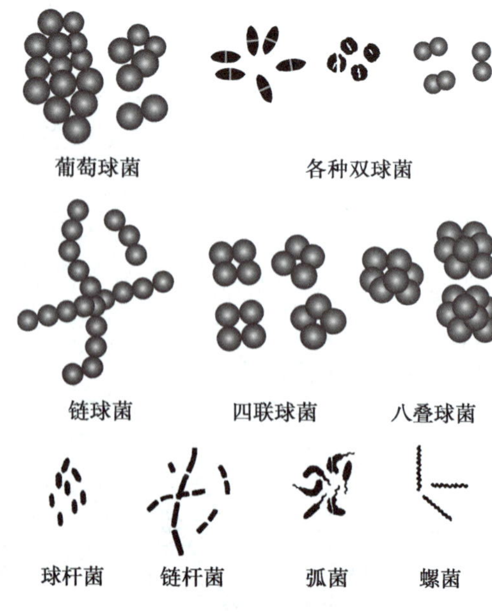

图7-1 细菌的基本形态

1. 球菌 多数球菌(coccus)直径为1μm左右,呈球形或近似球形(豆形、肾形、矛头形等)。根据球菌繁殖时分裂的平面不同和分裂后菌体间相互黏附程度及

排列方式不同，可分为：①双球菌：在一个平面上分裂后两个菌体成对排列，如脑膜炎奈瑟菌、肺炎链球菌；②链球菌：在一个平面上分裂后多个菌体粘连成链状，如溶血性链球菌；③葡萄球菌：在多个不规则的平面上分裂，分裂后菌体黏附在一起呈葡萄串状，如金黄色葡萄球菌。此外，还有在两个相互垂直的平面上分裂为四个菌体排列成正方形的四联球菌；在三个相互垂直平面上分裂成八个菌体排列在一起的八叠球菌。

2. 杆菌　杆菌(bacillus)呈杆状。各种杆菌的大小、长短和粗细差异较大，大杆菌如炭疽芽胞杆菌长 3~10μm，宽 1.0~1.5μm；中等大小杆菌如大肠埃希菌长 2~3μm，宽 0.5~0.7μm；小杆菌如布鲁菌长仅 0.6~1.5μm，宽 0.5~0.7μm。根据杆菌形态上的差异，可把杆菌分为：①棒状杆菌：因其末端膨大似棒状；②球杆菌：菌体很短，近于椭圆形；③分枝杆菌：菌体呈分枝生长趋势。多数杆菌分散存在，有的呈链状排列，称为链杆菌。杆菌菌体两端多呈钝圆形，少数两端平齐(如炭疽芽胞杆菌)或两端尖细(如梭杆菌)。

3. 螺形菌　螺形菌(spiral bacterium)菌体弯曲，可分为两类：①弧菌：菌体长 2~3μm，只有一个弯曲，呈弧形或逗点状，如霍乱弧菌；②螺菌：菌体稍长，3~6μm，有数个弯曲，较僵硬，如鼠咬热螺菌。

细菌的形态易受温度、pH、培养基成分和培养时间等环境因素影响。仅在合适的生长条件下才呈现典型细菌形态。在不利环境下，常出现不规则形态。

二、细菌的结构

细菌的结构分为基本结构和特殊结构。基本结构包括细胞壁、细胞膜、细胞质、核质、核糖体、质粒等；特殊结构是指仅某些细菌具有的，如荚膜、鞭毛、菌毛、芽胞等(图 7-2)。

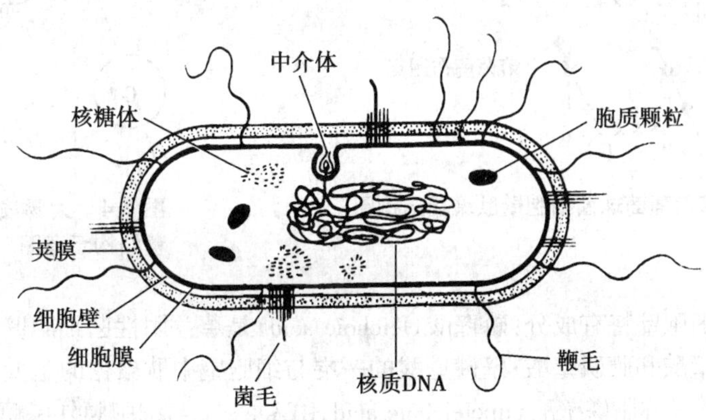

图 7-2　细菌的结构模式图

(一) 细菌的基本结构

1. 细胞壁　细胞壁(cell wall)位于细菌细胞最外层，贴近细胞膜，是一种无色透明坚韧而有弹性的结构。细胞壁的主要功能是维持细菌固有形态，并保护细菌抵抗低渗环境。细胞壁能使细菌承受胞内强大的渗透压(相当于 5~25 个大气压)，并在低渗环境中也能生存。细胞壁上有许多微孔，水和较小的可溶性分子能自由通过，与细胞膜共同参与菌体内外物质交换。细胞壁上带有多种抗原决定簇，决定菌体的抗原性。

细胞壁化学组成较复杂，用革兰染色法可将细菌分为革兰阳性菌和革兰阴性菌两大类(表 7-1)。

(1) 细胞壁共有成分：肽聚糖(peptidoglycan)，又名黏肽、糖肽或胞壁质，为原核细胞特有，为革兰阳性菌与革兰阴性菌共有的成分。革兰阳性菌的肽聚糖由三部分组成：聚糖骨架、四肽侧链和五肽交联桥。各种细菌细胞壁的聚糖骨架基本相同，由 N- 乙酰葡萄糖胺和 N- 乙酰胞壁酸交替间隔排列，经β-1，4 糖苷键连接而成。但四肽侧链的氨基酸组成和联接方式随菌种不同而异。如金黄色葡萄球菌四肽侧链连接在聚糖骨架胞壁酸上，由 L- 丙氨酸、D- 谷氨酸、L- 赖氨酸和 D- 丙氨酸依序构成。第三位的 L- 赖氨酸通过五个甘氨酸组成的交联桥连接到相邻聚糖骨架四肽侧链第四位的 D- 丙氨酸，构成机械强度十分坚韧的三维立体框架结构(图 7-3)。革兰阳性菌细胞壁肽聚糖可多达 50 层。革兰阴性菌肽聚

糖仅由聚糖骨架和四肽侧链两部分组成。其四肽侧链中，第三位氨基酸是二氨基庚二酸(diaminopimelic acid，DAP)，DAP 直接与相邻四肽侧链第四位的 D- 丙氨酸相连，没有五肽交联桥连接，因而只形成二维结构(图 7-4)，为单层平面较疏松的网络，革兰阴性菌肽聚糖结构仅 1~2 层。

表 7-1 革兰阳性菌和革兰阴性菌细胞壁结构比较

细胞壁	革兰阳性菌	革兰阴性菌
坚韧度	较坚韧	较疏松
厚度	20~80 nm	10~15nm
肽聚糖层数	可达 50 层	1~2 层
磷壁酸	有	无
外膜	无	有

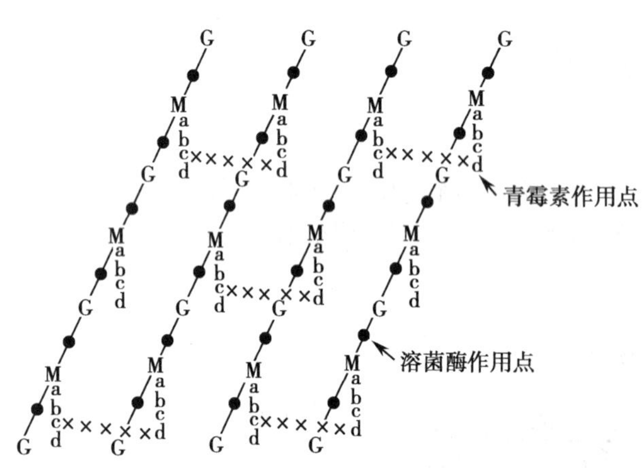

图 7-3 金黄色葡萄球菌细胞壁肽聚糖结构图

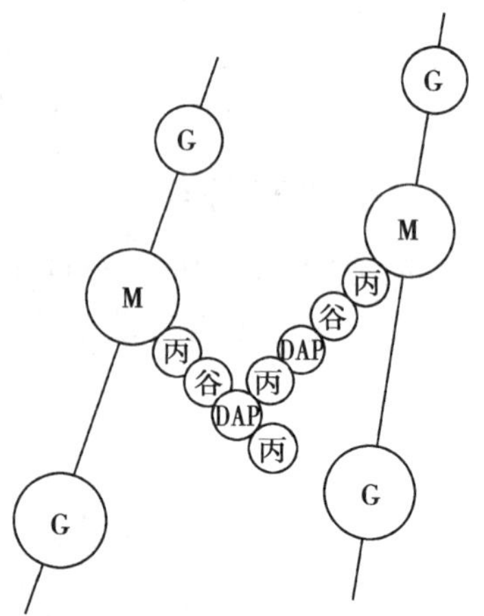

图 7-4 大肠埃希菌细胞壁肽聚糖结构示意图

(2) 革兰阳性菌细胞壁特有成分：磷壁酸(teichoic acid)是革兰阳性菌细胞壁特有成分，穿插于肽聚糖层中，分为壁磷壁酸和膜磷壁酸：壁磷壁酸的一端与细胞壁中肽聚糖的胞壁酸结合，另一端游离于细胞壁外；膜磷壁酸又称脂磷壁酸(lipoteichoic acid，LTA)，一端与细胞膜外层糖脂结合，另一端向外穿透肽聚糖层也游离于细胞壁外(图 7-5)。磷壁酸具有黏附宿主细胞的功能，与细菌的致病性有关。磷壁酸抗原性强，是革兰阳性菌重要的表面抗原。某些革兰阳性菌细胞壁表面还有一些特殊的表面蛋白，如 A 群链球菌的 M 蛋白，金黄色葡萄球菌的 A 蛋白与致病性和抗原性相关。

(3) 革兰阴性菌细胞壁特有成分：外膜是革兰阴性菌特有成分(图 7-5)。位于细胞壁肽聚糖层的外侧，包括脂蛋白、脂质双层和脂多糖三部分。蛋白部分连接在肽聚糖的四肽侧链上。脂质双层的结构类似细胞膜，中间镶嵌有一些特殊蛋白质，允许水溶性分子通过，参与特殊物质的扩散过程，作为噬菌体、性菌毛或细菌素的受体。脂质双层外侧是脂多糖(lipopolysaccharide，LPS)，为细菌内毒素的主要成分。脂多糖由三部分组成：①脂质 A，内毒素的毒性部分，无种属特异性，不同种属细菌的脂质 A 骨架基本一致，因此由不同细菌产生的内毒素引起的毒性作用相似；②核心多糖，位于脂质 A 外侧，具有属特异性；③特异多糖，在脂多糖最外层，由若干个寡糖重复单位构成的多糖链，为革兰阴性菌的菌体抗原(O 抗原)，具有种特异性。

了解细菌细胞壁结构有其重要意义：肽聚糖是细胞壁的主要成分，医学上可选择相应的药物破坏肽聚糖的结构或抑制其合成，通过破坏细胞壁而杀伤细菌。如溶菌酶能切断肽聚糖中 N- 乙酰葡萄糖胺和 N- 乙酰胞壁酸间的 β-1，4 糖苷键连接，破坏聚糖骨架，引起细菌裂解。青霉素可通过干扰四肽侧链上 D- 丙氨酸与五肽交联桥之间的连接，使细菌不能合成完整的肽聚糖，而杀伤细菌。革兰阳性菌由于肽聚糖含量多，对溶菌酶和青霉素作用敏感(图 7-3)。人与动物的细胞无细胞壁，故这些药物

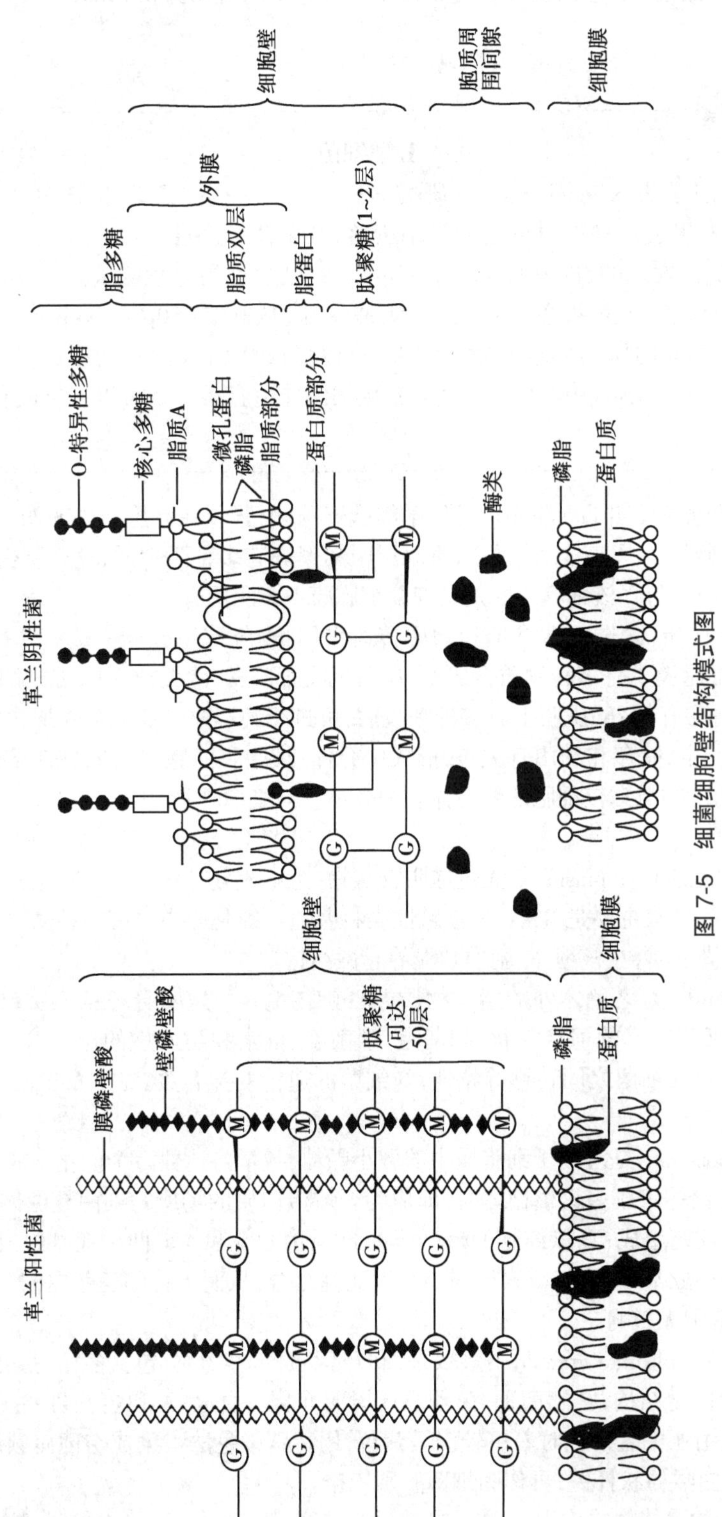

图 7-5 细菌细胞壁结构模式图

或酶对其无影响。但革兰阴性菌由于肽聚糖含量少，且有外膜保护作用，溶菌酶和青霉素对其作用甚微。

当细菌细胞壁受到某种理化因素或药物作用时，其细胞壁受损，但细菌并非死亡而成为细胞壁缺陷的细菌，称为L型细菌。L型细菌常在使用作用于细胞壁的抗菌药物（如青霉素、头孢霉素等）治疗过程中发生。

L型细菌

1935年，英国学者Klieneberger在研究鼠咬热的病原体念珠状链杆菌（*Streptobacillus moniliforms*）时，发现了一种肉眼可见的微小菌落，其菌体呈高度多型性；因为该变种是在法国Lister医学研究所内发现的，即取其第一个字母以命名，故称为L型细菌。L型细菌由于无细胞壁故细胞呈多种形态，革兰染色阴性，大小相差悬殊，从0.05~50μm不等，有多种形态。L型细菌在含丰富营养的固体培养基上生长缓慢，可以形成0.1mm的中间厚、变异薄似"油煎蛋"样的微小菌落，外形不规则，中心致密黑色。L型细菌在适宜条件下可以恢复成有细胞壁的正常细菌。

2. 细胞膜　细胞膜（cell membrane）是位于细胞壁内侧，紧包在细胞质外面的一层柔软、有弹性、具有半渗透性的生物膜。其基本结构是脂质双层中间镶嵌有多种蛋白质，这些蛋白质多为具有特殊作用的酶和载体蛋白。与真核细胞的区别是细菌细胞膜不含胆固醇。

细胞膜的主要功能：①选择性渗透和物质转运作用：与细胞壁共同完成菌体内外的物质交换；②生物合成作用：细胞膜上有多种物质合成酶，参与生物合成，如肽聚糖、磷壁酸、磷脂、脂多糖等均在细胞膜上合成；③呼吸作用：细胞膜上有多种呼吸酶，可进行转运电子及氧化磷酸化作用，参与细胞的呼吸过程，与能量产生、储存和利用有关；④形成中介体：细胞膜向胞浆内陷折叠成囊状物，称为中介体（mesosome），其功能类似真核细胞的线粒体。中介体参与细菌呼吸、生物合成及分裂繁殖，多见于革兰阳性菌。

3. 细胞质　细胞质（cytoplasm）是无色透明胶状物，基本成分是水、蛋白质、脂类、核酸及少量糖和无机盐。细胞质中的核酸主要是RNA，易被碱性染料着色。细胞质内含有多种酶，故为新陈代谢的主要场所。细胞质中尚有质粒、核糖体、胞质颗粒等超微结构。

（1）质粒（plasmid）：为染色体外的遗传物质，双链DNA分子呈闭合环状。质粒并非细菌生长所必需，但控制细菌某些特定的遗传性状，如菌毛、细菌素、毒素和耐药性的产生等。质粒具有自我复制、传给子代、丢失及在细菌之间转移等特性，与细菌的遗传变异有关（见本章第四节"细菌的遗传与变异"）。

（2）核糖体（ribosome）：是游离于细胞质中的微小颗粒，数量可达数万个。化学成分为RNA和蛋白质。当mRNA将核糖体串成多聚核糖体时，即成为合成蛋白质的场所。细菌核糖体沉降系数为70S，由50S和30S两个亚基组成；真核细胞的核糖体为80S，由60S和40S两个亚基组成。链霉素能与细菌核糖体上的30S小亚基结合，红霉素能与50S大亚基结合，从而干扰细菌蛋白的合成而导致细菌的死亡，但对人体细胞则无影响。

（3）胞质颗粒（cytoplasmic granules）：多数是细菌储存的营养物质，包括多糖、脂类和磷酸盐等。胞质颗粒并非细菌的恒定结构，常随菌种、菌龄及环境而变化。由RNA和多偏磷酸盐为主要成分的胞质颗粒，嗜碱性强，用亚甲蓝染色时着色较深呈紫色，用特殊染色法可染成与菌体颜色不同的颗粒，称为异染颗粒。常见白喉棒状杆菌，可作为细菌鉴别依据。

4. 核质　细菌的遗传物质称为核质（nuclear material）、拟核或核区，没有核膜、核仁和有丝分裂器。核质是由一条双链环状的DNA分子反复回旋盘绕成松散的网状结构，每个菌体中有1~2个核质结构，呈球形、棒状或哑铃形。核质具有与细胞核相同的功能，控制细菌的生命活动，是细菌遗传变异的物质基础。

(二) 细菌的特殊结构

1. 荚膜 某些细菌的细胞壁外包绕一层黏液性物质，当厚度≥0.2μm，边界明显，普通光学显微镜下可见时称为荚膜(capsule)。当厚度<0.2μm，光镜下不能直接看到，称为微荚膜，其作用和荚膜相似。荚膜对碱性染料亲和力低，用普通染色法不易着色，显微镜下仅能看到在菌体周围有未着色的透明圈，若用特殊染色法或用墨汁做负染色，可清楚看到与周围界限分明的荚膜(图 7-6，见文后彩插)。

荚膜的形成与细菌所在的环境条件有关，一般在动物体内或营养丰富的(含有血清或糖)培养基中容易形成，在普通培养基上则易消失。荚膜的化学成分随细菌种类不同而有差异，多数细菌的荚膜为多糖，如肺炎链球菌；少数细菌的荚膜为多肽，如炭疽芽胞杆菌；个别细菌的荚膜为透明质酸。

荚膜是构成细菌致病力的重要因素之一。它能保护细菌抵抗吞噬细胞的吞噬及消化作用，抵抗溶菌酶、补体、抗菌抗体及抗菌药物等对菌体的损伤，增强细菌的侵袭力。如有荚膜的肺炎链球菌数个即可杀死 1 只小鼠，当失去荚膜后则需几亿个细菌才能杀死 1 只小鼠。荚膜对细菌的鉴别和分型有重要作用。

2. 鞭毛 某些细菌菌体表面附着有细长呈波状弯曲的丝状物称为鞭毛(flagellum)。鞭毛需用电子显微镜观察。若先处理使鞭毛增粗后，再用特殊染色法着色，在普通显微镜下亦能观察到。

根据鞭毛的数目和位置，将鞭毛菌分为：①单毛菌：菌体一端有 1 根鞭毛，如霍乱弧菌；②双毛菌：菌体两端各有 1 根鞭毛，如空肠弯曲菌；③丛毛菌：菌体一端或两端有多根鞭毛，如铜绿假单胞菌；④周毛菌：菌体周身有许多鞭毛，如变形杆菌(图 7-7，见文后彩插)。

鞭毛的化学成分主要是蛋白质，抗原性强，通常称为 H 抗原，可用于对细菌的分类和鉴定。鞭毛是细菌的运动器官，根据细菌有无鞭毛运动，可作为鉴定细菌的依据。如伤寒沙门菌与志贺菌在形态上无法区别，但伤寒沙门菌具有鞭毛，可以运动，志贺菌不具有鞭毛，无动力。常用悬滴法直接观察活菌的位移运动，也可用培养法检查鞭毛在半固体培养基中的动力。有些细菌(霍乱弧菌、空肠弯曲菌)的鞭毛与细菌的黏附有关，是细菌致病的重要因素。

鞭毛运动的机制

1974 年，美国学者西佛曼(M. Silverman)和西蒙(M.Simon)曾设计了一个“拴菌”实验(tethered-cell experiment)，设法把单毛菌鞭毛的游离端用相应抗体牢牢“拴”在载玻片上，然后在光学显微镜下观察细胞的行为。结果发现，该菌是在载玻片上不断打转(而非伸缩挥动)，从而肯定了“旋转论”是正确的。鞭毛菌的运动速度极快，例如，螺菌鞭毛转速可达 40 周 / 秒(超过一般电动机的转速)。极生鞭毛菌的运动速度明显高于周生鞭毛菌。

3. 菌毛 某些细菌菌体表面遍布着比鞭毛更细、更短而直的丝状物，称为菌毛(pilus)。菌毛必须通过电子显微镜才能观察。菌毛化学成分主要是蛋白质，具有抗原性。菌毛根据功能不同分为两种：

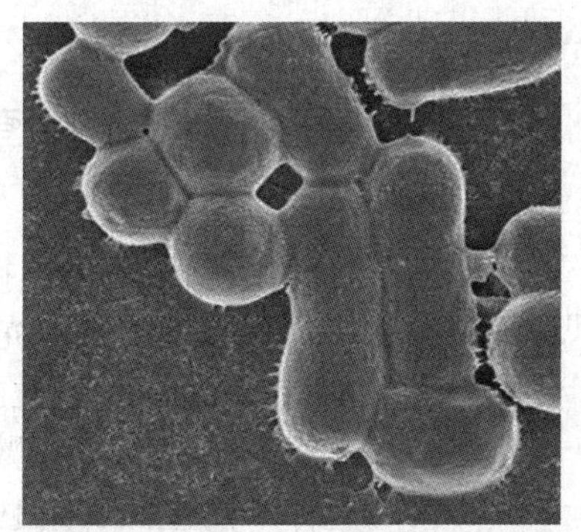
图 7-8 细菌的普通菌毛

(1) 普通菌毛(common pili)：数目多，遍布细菌的表面(图 7-8)。普通菌毛具有黏附性，细菌借此可与呼吸道、消化道或泌尿道黏膜细胞表面的特异性受体结合并在该处定植，进而侵入细胞内。无菌毛的细菌则易随黏膜的纤毛运动、肠蠕动或尿液冲洗而被排出体外。因此普通菌毛与细菌致病力有关，丧失菌毛，致病力亦随之消失。

(2) 性菌毛(sex pili)：比普通菌毛长而粗，仅有 1~4 根，中空呈管状(图 7-9)。性菌毛由一种称为致育因子的质粒(F 质粒)编码，故又称 F 菌毛。有性菌毛的细菌称为 F^+ 菌或雄性菌，无性菌毛的细菌称为 F^- 菌或雌性菌。雄性菌与雌性菌配对接合时，雄性菌能通过性菌毛将质粒传递给雌性菌，从而使后者获得雄性菌的某些遗传特性。细菌的耐药性、毒力等均可通过此种方式传递。

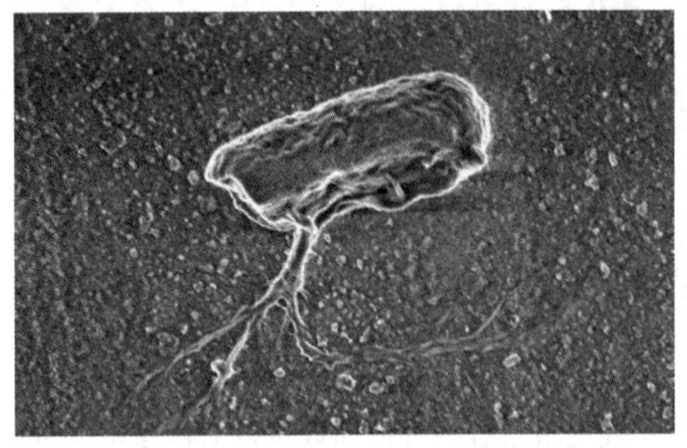

图 7-9 细菌的性菌毛

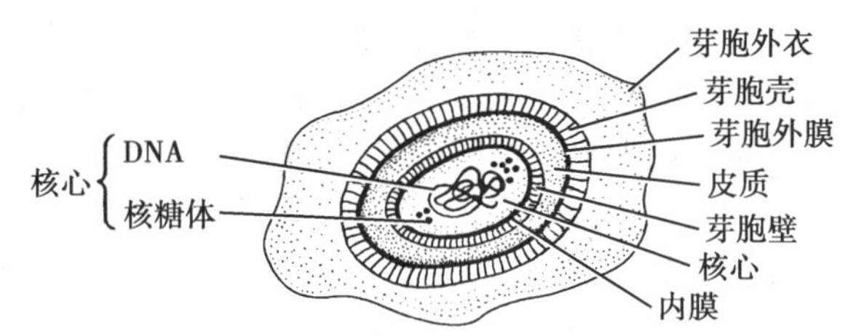

图 7-10 细菌芽胞结构模式图

4. 芽胞 某些细菌在一定环境条件下，细胞质脱水浓缩，在菌体内形成多层膜状结构的圆形或椭圆形小体，称为芽胞(spore)(图 7-10)。芽胞折光性强，壁厚，通透性低，普通染色法不易着色，只能在光镜下观察到菌体内有无色透明的芽胞体，需用特殊染色法才能着色。细菌形成芽胞的能力取决于菌体内是否存在芽胞基因，而形成芽胞也需要一定的条件，并随菌种而不同。一般在动物体外形成，并均为革兰阳性菌。芽胞带有完整的核质与酶系统等，保持细菌的全部生命活性。芽胞形成后，菌体成为空壳，有些芽胞脱落游离出来，如遇适宜环境，芽胞可吸水膨大，发育成新的菌体。一般认为芽胞是细菌的休眠形式，代谢过程减慢，对营养物质需求降低，分裂停止。

一个芽胞只能形成一个菌体，一个菌体只能形成一个芽胞，所以芽胞不是细菌的繁殖方式。细菌的菌体因能进行分裂繁殖，故可称为繁殖体。

芽胞的大小、形态和位置随细菌种类而异，有助于细菌的鉴别。如破伤风梭菌的芽胞呈正圆形，位于菌体顶端且比菌体宽，炭疽芽胞杆菌的芽胞比菌体小，位于菌体内，为卵圆形(图 7-11)。

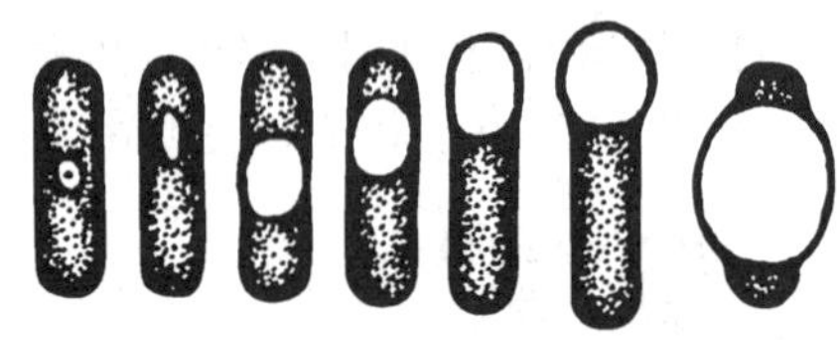

图 7-11 芽胞的形状和位置模式图

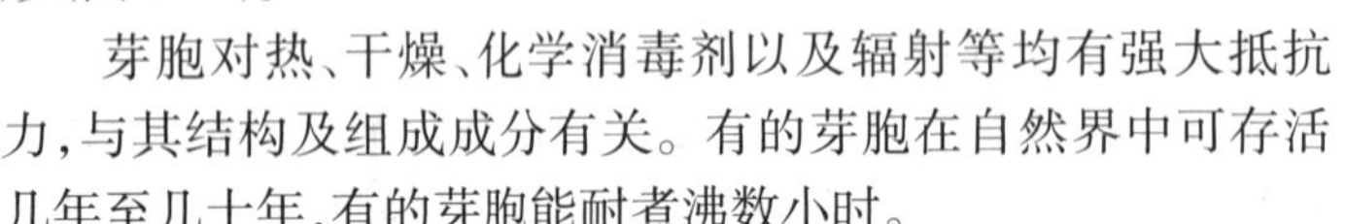

芽胞对热、干燥、化学消毒剂以及辐射等均有强大抵抗力，与其结构及组成成分有关。有的芽胞在自然界中可存活几年至几十年，有的芽胞能耐煮沸数小时。

视频：细菌的特殊结构

细菌芽胞并不直接引起疾病，而是当条件适宜发芽成为繁殖体后，大量繁殖才导致疾病。如土壤中常有破伤风梭菌和产气荚膜梭菌芽胞，一旦由于外伤，芽胞随泥土进入创口内，在适宜条件下，芽胞可发芽成为繁殖体，继而产生毒素引起疾病。因此要严防芽胞污染伤口和医疗器具。此外医院内手术器械、敷料等用具的消毒灭菌效果，应以是否杀灭芽胞为灭菌的指标，常用压力蒸汽灭菌法除去芽胞。

三、细菌形态与结构检查法

(一) 光学显微镜检查

细菌形体微小，肉眼不能直接看到，必须通过显微镜放大后才能看到。普通光学显微镜(light microscope)以可见光(日光或灯光)为光源，波长 0.4~0.7μm，平均约 0.5μm。其分辨率为光波波长的一半，即 0.25μm。0.25μm 的微粒经油镜放大 1000 倍后为 0.25mm，人的眼睛便能看清。一般细菌都大于 0.25μm，故可用普通光学显微镜观察。

1. 不染色标本检查法 细菌标本不经染色直接镜检可观察到活菌的形态及其运动情况。常用悬滴法或压滴法，置于普通光学显微镜或暗视野显微镜下观察。而使用相差显微镜能相对较清晰地看到标本内细菌的运动及细胞内某些结构，弥补了上述两种镜检法的不足。因细菌体积微小且半透明，需经染色后才能更清楚地观察其大小和形态。

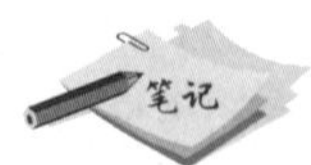

2. 染色标本检查法 染色法是染色剂与细菌细胞质的结合。碱性染色剂(basic stain)由有色的正电荷和无色的负电荷组成，细菌的等电点在 pH 2~5 之间，在近于中性(pH 7.2~7.6)的环境中细菌多带负电荷，易与带正电荷的碱性染料如亚甲蓝、碱性复红和结晶紫等结合，故多用碱性染料染色。常

用的细菌染色法有：

(1) 单染法：只用一种染料染色，如亚甲蓝，可观察细菌的大小、形态和排列，但不能鉴别细菌。

(2) 复染法：用两种以上的染料染色，可将细菌染成不同颜色，除可观察细菌的形态外还能鉴别细菌，故也称鉴别染色法。最常用最重要的有革兰染色法和抗酸染色法。

1) 革兰染色法（Gram stain）：是细菌学中经典的染色法，该法是丹麦细菌学家革兰（Hans Christian Gram）于1884年创建，至今仍在广泛应用。具体方法是：标本固定后，先用结晶紫初染，然后碘液媒染，使之生成结晶紫 - 碘复合物，此时细菌被染成深紫色；然后用95%乙醇脱色，有些细菌能被脱色，有些不能；最后用稀释复红或沙黄复染。此法可将细菌分成两大类：乙醇不能脱色的细菌仍保留紫色者为革兰阳性菌，被乙醇脱色后复染成红色者为革兰阴性菌。革兰染色法的实际意义：①鉴别细菌，通过染色可将所有细菌分成两大类；②选择抗菌药物，大多革兰阳性菌对青霉素、红霉素和头孢霉素等敏感，而革兰阴性菌对链霉素和卡那霉素等敏感；③与细菌致病性有关，大多革兰阳性菌因产生外毒素致病，而革兰阴性菌以内毒素为主要致病物质。

革兰染色的机制

20世纪60年代初，萨顿（Salton）曾提出细胞壁在革兰染色中的关键作用。至1983年，彼弗里奇（T. Beveridge）等用铂代替革兰染色中媒染剂碘的作用，通过电子显微镜观察到结晶紫与铂复合物可被细胞壁阻留，进一步证明了革兰阳性细菌和革兰阴性细菌主要由于其细胞壁化学成分的差异而引起了物理特性（脱色能力）的不同，才决定了染色反应的不同：结晶紫初染和碘液媒染后，在细胞膜内形成了不溶于水的结晶紫与碘的复合物（CVI dye complex）。革兰阳性菌由于其细胞壁较厚、肽聚糖网层次多和交联致密，故遇乙醇或丙酮作脱色处理时，因失水反而使网孔缩小，再加上它不含类脂，故乙醇处理不会溶出缝隙，因此能把结晶紫与碘复合物牢牢留在壁内，使其仍呈紫色。反之，革兰阴性菌因其细胞壁薄、外膜层的类脂含量高、肽聚糖层薄和交联度差，在遇脱色剂后，以类脂为主的外膜迅速溶解，薄而松散的肽聚糖网不能阻挡结晶紫与碘复合物的溶出，因此，通过乙醇脱色后细胞退成无色。这时，再经复红等红色染料进行复染，使革兰阴性菌呈现红色，而革兰阳性菌则仍保留紫色。

2) 抗酸染色法（acid fast stain）：可鉴别抗酸性杆菌和非抗酸性杆菌。方法是将固定的标本先经苯酚复红加温染色，再用3%盐酸乙醇脱色，最后用亚甲蓝复染。结核分枝杆菌和麻风分枝杆菌等抗酸性杆菌被染成红色，经脱色被复染成蓝色者为非抗酸性杆菌。

3) 特殊染色法：细菌的结构如荚膜、芽胞、鞭毛以及细胞壁、异染颗粒等的染色，用上述染色法不易着色，必须用特殊染色法才能着色。这些染色法不仅能使特殊结构着色，还可使它染成与菌体不同的颜色，利于观察和鉴别细菌。其中负染色法是用酸性染料（如苯胺黑等）或墨汁衬底，再用碱性染料染色，可使背景和菌体着色而荚膜不显色，包绕在菌体周围形成一透明空圈。此法通常用于细菌荚膜的观察。细菌不着色，而使背景着色形成反差，称为负染（negative staining）。

（二）电子显微镜

电子显微镜（electron microscope）是利用电子流代替可见光波，以电磁圈代替放大透镜。电子波长极短，约为0.005nm，其放大倍数可达数十万倍，能分辨1nm的微粒。不仅能看清细菌的外形，还能看清内部超微结构。常用的电子显微镜有透射电子显微镜（transmission electron microscope，TEM）和扫描电子显微镜（scanning electron microscope，SEM）。SEM可观察物体的表面结构，TEM用于观察细胞内部的亚细胞结构，电子显微镜标本须在真空干燥的状态下检查，故不能观察活的微生物。

此外，尚有暗视野显微镜（darkfield microscope）、相差显微镜（phase contrast microscope）、荧光显微镜（fluorescence microscope）和同焦点显微镜（cofocal microscope）等，适用于观察不同情况下的细菌形态和结构。

第二节　细菌的生理

细菌是单细胞原核生物，具有独立的生命活动能力，需要不断地从外界环境摄取营养物质，合成自身组成成分并获得能量，进行新陈代谢及生长繁殖。细菌的表面积大，代谢活动十分活跃而且多样化，生长繁殖迅速，可产生各种代谢产物。细菌生长繁殖受环境因素影响较大，当环境条件适宜时，细菌生长繁殖迅速，代谢旺盛；当环境条件不利于细菌生长时，细菌生命活动受到抑制甚至死亡。了解细菌生长繁殖条件、生命活动规律及其代谢产物，有助于细菌的人工培养、分离鉴定及判断病原菌的致病性，同时对细菌性疾病的诊断、治疗及预防都有重要的意义。

一、细菌的理化性状

（一）细菌的化学组成

细菌和其他生物细胞的化学组成相似，由水、无机盐、蛋白质、糖类、脂类、核酸等组成。水是细菌的重要组成部分，占菌体重量的 80% 左右，固体成分仅占 15%~20%，其中蛋白质以核蛋白、糖蛋白和脂蛋白为主，核酸包括 RNA 和 DNA 两种核酸。RNA 主要存在于胞质中，DNA 则存在于染色体和质粒中。细菌细胞内还含有一些特有的化学物质，如肽聚糖、胞壁酸、磷壁酸、D 型氨基酸、二氨基庚二酸（DAP）、吡啶二羧酸（DPA）、2- 酮基 -3- 脱氧辛酸（KDO）、脂多糖（LPS）等。

（二）细菌的物理性状

1. 带电现象　细菌的蛋白质和其他生物细胞的蛋白质相似，具有两性游离的性质，在溶液中可电离成带正电荷的氨基（NH_4^+）和带负电荷的羧基（COO^-）。革兰阳性菌等电点低，PI 为 2~3，革兰阴性菌的等电点稍高，PI 为 4~5。在中性或弱碱性环境中，其 pH 高于细菌的等电点，细菌均带负电荷，尤以革兰阳性菌带负电荷更多。细菌的带电现象与细菌的染色反应、凝集反应、抑菌和杀菌作用有密切关系。

2. 表面积　细菌单位体积的表面积远比其他生物细胞要大。细菌的表面积大，有利于菌体同外界进行物质交换，故细菌的代谢旺盛、生长繁殖迅速。

3. 光学性质　细菌细胞为半透明体，当光线照射在菌体上，一部分光被吸收，另一部分光被折射，故细菌悬液呈混浊状态。菌数越多，浊度越大。

4. 半透性　细菌的细胞壁和细胞膜均具有半透膜性质，可允许水分子和小分子物质通过，而对其他物质则有选择性通过作用。细菌吸取营养和排出代谢产物，均有赖于这种选择性通透作用。

5. 渗透压　细菌体内含有高浓度的营养物质和无机盐，革兰阳性菌细胞内渗透压高达 20~25 个大气压，革兰阴性菌为 5~6 个大气压。细菌所处的环境相对低渗，但细菌具有坚韧的细胞壁，能耐受菌体内的高渗透压，并能保护细菌在低渗透压环境中不致膨胀破裂。

二、细菌的营养与生长繁殖

细菌从周围环境中吸收的作为代谢活动所必需的有机或无机化合物称为营养物质。细菌的营养物质有两方面作用：①用于组成细菌细胞的各种成分；②供给细菌新陈代谢中所需能量。

（一）细菌的营养物质

1. 水　水是各种生物细胞不可缺少的必要成分，细菌营养的吸收和渗透、分泌和排泄都以水为媒介，细菌新陈代谢过程中所有的化学反应都必须在有水的条件下才能进行。

2. 碳源　各种无机或有机的含碳化合物（CO_2、碳酸盐、糖、脂肪等）都能被细菌吸收利用，是合成菌体所必需的原料，同时也是细菌代谢的主要能量来源。致病性细菌主要从糖类中获得碳，己糖是组成细菌内多糖的基本成分，戊糖参与细菌核酸组成。

3. 氮源　从分子态氮到复杂的含氮化合物都可被不同的细菌利用。但多数病原菌是利用有机氮化物如氨基酸、蛋白胨作为氮源。少数细菌（如固氮菌）能以空气中的游离氮或无机氮如硝酸盐、铵盐等为氮源，主要用于合成菌体细胞质及其他结构成分。

4. 无机盐　钾、钠、钙、镁、硫、磷、铁、锰、锌、钴、铜和钼等是细菌生长代谢中所需的无机盐成分。各类无机盐的作用为：①构成菌体成分；②调节菌体内外渗透压；③促进酶的活性或作为某些辅酶组分；④某些元素与细菌的生长繁殖及致病作用密切相关。

5. 生长因子　某些细菌在其生长过程中还必需一些自身不能合成的化合物，称为生长因子。生长因子必须从外界得以补充，其中包括维生素、某些氨基酸、脂类、嘌呤、嘧啶等。此外，某些细菌还需要特殊的生长因子，如流感嗜血杆菌需血液中的Ⅴ、Ⅹ两种因子。

（二）细菌的营养类型

各类细菌的酶系统不同，代谢活性各异，因而对营养物质的需要也不同。根据细菌所利用的能源和碳源的不同，将细菌分为两大营养类型。

1. 自养菌（autotroph）　该类菌以简单的无机物为原料，如利用 CO_2、CO_3^{2-} 作为碳源，利用 N_2、NH_3、NO^{2-}、NO_3^- 等作为氮源，合成菌体成分。这类细菌所需能量来自无机物的氧化称为化能自养菌（chemotroph），或通过光合作用获得能量称为光能自养菌（phototroph）。

2. 异养菌（heterotroph）　该类菌必须以多种有机物为原料，如蛋白质、糖类等，才能合成菌体成分并获得能量。异养菌包括腐生菌（saprophyte）和寄生菌（bacterial parasite）。腐生菌以动植物尸体、腐败食物等作为营养物；寄生菌寄生于活体内，从宿主的有机物获得营养。所有的病原菌都是异养菌，大部分属寄生菌。

（三）细菌生长繁殖的条件

细菌种类繁多，所需要的生长繁殖条件不完全一样，但必须具备以下几个条件：

1. 充足的营养　必须有充足的营养物质才能为细菌的新陈代谢及生长繁殖提供必需的原料和足够的能量。

2. 适宜的温度　各类细菌对温度的要求不同。病原菌最适温度为人体的体温，即37℃，故实验室一般采用37℃恒温箱培养细菌。有些病原菌在低温下也可生长繁殖，如5℃冰箱内，金黄色葡萄球菌缓慢生长释放毒素，故食用过夜冰箱冷存食物，可致食物中毒。

3. 合适的酸碱度　多数病原菌最适生长 pH 为 7.2~7.6。人类血液、组织液为 pH 7.4，细菌极易生存。个别细菌在碱性条件下生长良好，如霍乱孤菌在pH 8.4~9.2时生长最好；也有的细菌最适 pH 偏酸，如结核分枝杆菌 pH 6.5~6.8。

4. 必要的气体环境　根据细菌对氧的需求不同分为四类：①专性需氧菌：必须在有氧的环境中才能生长，如结核分枝杆菌；②微需氧菌：需在低氧压（5%~6%）的环境中生长，如幽门螺杆菌、空肠弯曲菌；③专性厌氧菌：必须在无氧环境中才能生长，如破伤风杆菌、脆弱类杆菌；④兼性厌氧菌：在有氧及无氧的条件下均能生长繁殖，但有氧时生长更好，大多数病原菌属于此类，如葡萄球菌、伤寒沙门菌等。一般细菌在代谢过程中产生的二氧化碳即可满足自身需要。但有些细菌，如脑膜炎奈瑟菌、淋球菌在初次分离时需要较高浓度的 CO_2（5%~10%），否则生长很差甚至不能生长。

（四）细菌繁殖的方式与速度

细菌的生长繁殖包括菌体体积的增长及菌体数量的增加。细菌以二分裂方式无性繁殖。细菌分裂倍增的时间称为代时（generation time），细菌的代时既决定于细菌的种类又受环境条件的影响，细菌代时一般为20~30分钟，个别菌较慢，如结核分枝杆菌代时为18~20小时，梅毒螺旋体代时为33小时。

1. 细菌的繁殖方式　细菌一般以简单的二分裂法进行无性繁殖。细菌分裂时，菌细胞首先增大，染色体复制。在革兰阳性菌中，细菌染色体与中介体相连，当染色体复制时，中介体亦一分为二，各向两端移动，分别拉着复制好的一根染色体移到细胞侧。接着细胞中部的细胞膜由外向内陷入，逐渐伸展，形成横隔。同时细胞壁亦向内生长，成为两个子代细胞的胞壁，最后由于肽聚糖水解酶的作用，使细胞壁肽聚糖的共价键断裂，分裂成为两个细胞。革兰染色阴性菌无中介体，染色体直接连接在细胞膜上。复制产生的新染色体则附着在邻近的一点上，在两点之间形成新的细胞膜，将两团染色体分离在两侧。最后细胞壁沿横膈内陷，整个细胞分裂成两个子代细胞。

2. 细菌的繁殖速度　在适宜条件下，多数细菌繁殖速度极快。细菌代时一般为20~30分钟，如大肠埃希菌的代时为20分钟，以此计算，在最佳条件下，1个细胞10小时后可繁殖超过10亿个，24小时后，细菌繁殖的数量可庞大到难以计数的程度。

3. 细菌的繁殖规律 细菌繁殖速度极快,但实际上,由于细菌繁殖中营养物质的消耗,毒性产物的积聚及环境 pH 的改变,细菌不可能始终保持原速度无限增殖,经过一定时间后,细菌活跃增殖的速度逐渐减慢,死亡菌数增加、活菌数逐减。将一定数量的细菌接种适当培养基后,研究细菌生长过程的规律,以培养时间为横坐标,培养物中活菌数的对数为纵坐标,可得出一条反映细菌群体增殖规律的曲线,称为生长曲线(图 7-12)。

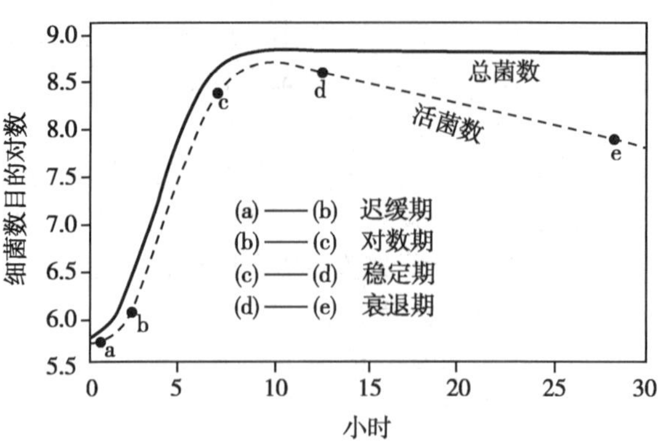

图 7-12 细菌的生长曲线

细菌的生长曲线可分为四期:①迟缓期(lag phase):细菌接种至培养基后,对新环境有一个短暂适应过程(不适应者可因转种而死亡)。此期细菌体积增大,为细菌的分裂增殖合成和储备充足的酶、能量,细菌繁殖极少;迟缓期长短因菌种、接种菌量、菌龄以及营养物质等不同而异,一般为 1~4 小时。②对数期(logarithmic phase):又称指数期(exponential phage),此期生长曲线上活菌的对数直线上升,细菌以稳定的几何级数极快增长,可持续几小时至几天不等(视培养条件及细菌代时而异),此期细菌形态、染色、生理活性都很典型,对外界环境因素的作用敏感,因此研究细菌性状以此期细菌最好,抗生素对该时期的细菌作用效果最佳;③稳定期(stationary phase):该期细菌的生长总数处于平坦阶段,但细菌群体活力变化较大,由于培养基中营养物质消耗、毒性产物(有机酸、H_2O_2 等)积累、pH 下降等不利因素的影响,细菌繁殖速度渐趋下降,相对细菌死亡数开始逐渐增加,此期细菌增殖数与死亡数渐平衡,细菌形态、染色、生理活性可出现改变,并产生相应的代谢产物如外毒素、抗生素、以及芽胞等;④衰亡期(decline phase):随着稳定期发展,细菌繁殖越来越慢,死亡菌数明显增多,活菌数与培养时间呈反比关系,此期细菌变长、肿胀或畸形衰变,甚至菌体自溶,难以辩认形态,生理代谢活动趋于停滞。故陈旧培养物上难以鉴别细菌。

体内及自然界细菌的生长繁殖受机体免疫因素和环境因素的多方面影响,不会表现出培养基中那样典型的生长曲线。掌握细菌生长规律,可有目的地控制病原菌的生长,发现和培养对人类有用的细菌。

三、细菌的代谢

细菌的新陈代谢包括一系列复杂的生物化学反应,这些反应都是在酶的控制和催化下进行的。细菌的代谢分为分解代谢和合成代谢两个方面。分解代谢是将复杂的营养物质分解为简单的化合物,为合成菌体成分提供原料的同时还可获得能量以供代谢所需。合成代谢是将简单的化合物合成复杂的菌体成分或其他物质,同时消耗能量,保证细菌的生长繁殖。细菌在分解和合成代谢中能产生多种代谢产物,在细菌的鉴定、生化反应及医学上具有重要意义。

(一) 细菌的分解代谢产物及其意义

不同的细菌具有不同的酶系,对糖、蛋白质等的分解能力以及分解后的产物也不相同,各代谢产物可通过生化试验的方法检测,通常称为细菌的生化反应。

1. 糖的分解代谢产物及其意义

(1) 糖发酵试验:细菌对各种糖的分解能力及代谢产物不同,可借以鉴别细菌。一般非致病菌能发酵多种单糖,如大肠埃希菌能分解葡萄糖和乳糖,产生甲酸等产物,并有甲酸解氢酶,可将甲酸分解为 CO_2 和 H_2,故生化反应结果为产酸产气,以“⊕”表示。伤寒杆菌分解葡萄糖产酸,但无解氢酶,故生化结果为产酸不产气,以“+”表示。伤寒杆菌及一般致病菌大都不能分解乳糖,以“–”表示。

(2) VP 试验:有些细菌能使丙酮酸脱羧生成乙酰甲基甲醇,进而在碱性溶液中被空气中的 O_2 氧化成双乙酰,双乙酰在 α- 萘酚和肌酸的催化下,生成红色化合物,为 VP 试验阳性。将待检菌接种于葡萄糖蛋白胨水培养基,培养后按每毫升培养基加入含 0.3% 肌酸或肌酐的 40% KOH 溶液 0.1ml,48~50℃水浴 2 小时或 37℃、4 小时,充分摇动后观察结果,红色为 VP 试验阳性。

(3) 甲基红试验(methyl red test,MR):产气杆菌使丙酮酸脱羧后形成中性产物,培养液 pH>5.4,甲基红指示剂呈橘黄色,为甲基红试验阴性,大肠埃希菌分解葡萄糖产生丙酮酸,培养液呈酸性 pH<5.4,指示剂甲基红呈红色,称甲基红试验阳性。

(4) 枸橼酸盐利用试验(citrate utilization test):能利用枸橼酸盐作为唯一碳源的细菌如产气杆菌,分解枸橼酸盐生成碳酸盐,同时分解培养基中的铵盐生成氨,由此使培养基变为碱性,使指示剂溴麝香草酚蓝(BTB)由淡绿转为深蓝,此为枸橼酸盐利用试验阳性。

2. 蛋白质的分解代谢产物及其意义

(1) 吲哚试验(indole test):含有色氨酸酶的细菌(如大肠埃希菌、变形杆菌等)可分解色氨酸生成吲哚为无色,若加入二甲基氨基苯甲醛,与吲哚结合,形成玫瑰吲哚,呈红色,称吲哚试验阳性,无色为阴性。主要用于肠道杆菌的鉴定。

(2) 硫化氢试验:变形杆菌、乙型副伤寒杆菌等能分解含硫氨基酸如胱氨酸、甲硫氨酸等,生成硫化氢,在有醋酸铅或硫酸亚铁存在时,则生成黑色硫化铅或硫化亚铁,将待检菌接种于醋酸铅培养基中培养,有黑色沉淀者为阳性,无变化者为阴性。可借以鉴别细菌。

(二) 细菌的合成代谢产物及其意义

细菌通过新陈代谢不断合成菌体成分,如多糖、蛋白质、脂肪、核酸、细胞壁及各种辅酶等。此外,细菌还能合成很多在医学上具有重要意义的代谢产物。它们分泌至菌体外,或存在于菌体内,这些产物有的与致病有关;有的可用于鉴别细菌;有的可用于防治疾病。

1. 热原质　热原质(pyrogen)即菌体中的脂多糖,由革兰阴性菌产生,注入人或动物体内能引起发热反应,故名热原质。热原质耐高热,压力蒸汽灭菌(121℃,20 分钟)不能使其破坏,加热(180℃ 4 小时,250℃ 45 分钟,650℃ 1 分钟)才能使热原质失去作用。热原质可通过一般细菌滤器,但没有挥发性,所以,除去热原质最好的方法是蒸馏。药液、水等被细菌污染后,即使高压灭菌或经滤过除菌仍可有热原质存在,输注机体后可引起严重发热反应。生物制品或注射液制成后除去热原质比较困难,所以,必须使用无热原质水制备。

2. 毒素与侵袭性酶　细菌可产生内、外毒素及侵袭性酶,与细菌的致病性密切相关。

内毒素(endotoxin)即革兰阴性菌细胞壁的脂多糖,其毒性成分为脂质 A,菌体死亡崩解后释放出来。外毒素(exotoxin)是由革兰阳性菌及少数革兰阴性菌在生长代谢过程中释放至菌体外的蛋白质。具有抗原性强、毒性强、特异性强的特点。

某些细菌可产生具有侵袭性的酶,能损伤机体组织,促进细菌的侵袭、扩散,是细菌重要的致病因素,如金黄色葡萄球菌产生的血浆凝固酶,化脓性链球菌产生的透明质酸酶等。

3. 色素　有些细菌能产生色素(pigment),对细菌的鉴别有一定意义。细菌色素有两类:水溶性色素,能扩散到培养基或周围组织,如铜绿假单胞菌产生的绿色色素使培养基或脓汁呈绿色;脂溶性色素,不溶于水,仅保持在菌落内使之呈色而培养基颜色不变,如金黄色葡萄球菌产生的金黄色色素。细菌色素的产生需一定条件(营养丰富、氧气充足、温度适宜),无光合作用,对细菌的功能尚不清楚。

4. 抗生素　某些微生物代谢过程中可产生一种能抑制或杀死某些其他微生物或癌细胞的物质,称抗生素(antibiotic)。抗生素多由放线菌和真菌产生,如青霉素、链霉素等。细菌仅产生少数几种,如多黏菌素(polymyxin)、杆菌肽(bacitracin)等。抗生素已广泛用于感染性疾病和肿瘤的治疗。

5. 细菌素　某些细菌能产生一种仅作用于近缘细菌的抗菌物质,称细菌素(bactericin)。细菌素为蛋白类物质,抗菌范围很窄,治疗意义不大,但可用于细菌分型和流行病学调查。细菌素以生产菌而命名。大肠埃希菌产生的细菌素称大肠菌素,铜绿假单胞菌产生的称绿脓菌素,霍乱弧菌产生的称弧菌素。

6. 维生素　某些细菌可合成供自身需要的维生素(vitamin),并能分泌到菌体外,人体可以吸收利用。如人体肠道中的大肠埃希菌能合成 B 族维生素和维生素 K。

四、细菌的人工培养

细菌的人工培养是指根据细菌生长繁殖的条件及其规律,用人工方法提供细菌必需的培养物质和适宜的生长环境来培养细菌,进行细菌生物学性状的研究、生物制品的制备及传染性疾病的诊断与

治疗等。

(一) 培养基

培养基(culture medium)是人工配制的适合细菌生长繁殖的营养基质。由于各种细菌所需要的营养不同,所以培养基的种类很多。这些培养基可根据所含成分、物理状态以及不同的使用目的等而分成若干类型。

1. 按照培养基的成分分类

(1) 合成培养基:合成培养基的各种成分是已知的各种化学物质。这种培养基的化学成分清楚,组成成分精确,重复性好,但价格较贵,而且微生物在这类培养基中生长较慢,如察氏培养基(Czapek's agar)。

(2) 天然培养基:由天然物质制成,如蒸熟的马铃薯和普通牛肉汤,前者用于培养真菌,后者用于培养细菌。这类培养基的化学成分很不恒定,也难以确定,但配制方便,营养丰富,所以常被采用。

(3) 半合成培养基:在天然有机物的基础上适当加入已知成分的无机盐类,或在合成培养基的基础上添加某些天然成分,如培养真菌用的马铃薯葡萄糖琼脂培养基。这类培养基能更有效地满足微生物对营养物质的需要。

2. 按照培养基的物理状态分类

(1) 液体培养基:将细菌所需的营养物质按一定比例配方制备的培养基。液体培养基中不加任何凝固剂。这种培养基的成分均匀,微生物能充分接触和利用培养基中的养料。可用于增菌培养和鉴定细菌使用。

(2) 半固体培养基:是在液体培养基中加入 0.2%~0.5% 的琼脂而呈半固体状态。可用于观察细菌的运动、鉴定菌种和保存菌种。

(3) 固体培养基:是在培养基中加入 2%~5% 的琼脂即成为固体培养基。常用于微生物分离、鉴定、计数和菌种保存等方面。

3. 按照培养基用途分类

(1) 基础培养基:含有多数细菌生长繁殖所需要的基本营养成分。常用的有肉汤培养基和普通琼脂培养基。其成分包括牛肉膏或牛肉汤、蛋白胨、氯化钠、磷酸盐、水等。用于大多数细菌的培养。

(2) 营养培养基:是在基础培养基中加入葡萄糖、血液、血清、酵母浸膏、动植物组织提取液等营养物质,可供营养要求较高的细菌生长。有的细菌需要特殊的营养,如结核分枝杆菌生长需要加入蛋黄、甘油、马铃薯等。常用的是血琼脂平板。

(3) 选择培养基:根据细菌对化学物质的敏感性不同,在培养基中加入某些化学物质,抑制某些细菌的生长,促进另一类细菌的生长繁殖,有选择地将目的菌分离出来,这类培养基称为选择培养基。如 SS 琼脂培养基中含有胆盐、煌绿、枸橼酸盐,可抑制革兰阳性球菌和部分革兰阴性菌生长繁殖,而对沙门菌和志贺菌的生长没有影响,常用于肠道致病菌的分离与培养。

(4) 鉴别培养基:以培养和鉴别细菌为目的而配制的培养基称为鉴别培养基。根据各种细菌对糖和蛋白质的分解能力及其代谢产物的不同,在培养基中加入特定的作用底物和指示剂,观察细菌生长后对底物的分解情况,从而鉴别细菌。常用的有各种单糖发酵管、伊红 - 亚甲蓝琼脂、双糖铁培养基等。

(5) 厌氧培养基:专供厌氧菌的分离、培养和鉴别用的培养基称为厌氧培养基。培养基内部为无氧环境,氧化还原电势低,营养丰富。常用的有庖肉培养基、硫乙醇酸盐肉汤培养基等。

(二) 细菌在培养基中的生长现象

细菌在不同物理性状培养基中的生长现象各异。

1. 细菌在液体培养基中的生长现象　细菌在液体培养基中的可以呈现三种生长现象:

(1) 混浊生长:大多数细菌在液体培养基中生长后呈均匀混浊状态,如葡萄球菌。

(2) 沉淀生长:少数呈链状生长的细菌在液体培养基中常沉淀在液体的底部,如链球菌。

(3) 菌膜生长:专性需氧菌对氧气浓度要求比较高,在液体培养基中生长时浮在液体表面生长,形成菌膜,如枯草芽胞杆菌。

2. 细菌在半固体培养基中的生长现象　半固体培养基琼脂含量少,较软,常用来检查细菌的动力。细菌在半固体培养基中有两种生长现象:

(1) 有鞭毛的细菌可沿穿刺线向四周扩散生长，穿刺线模糊不清，使培养基呈放射状或云雾状。

(2) 没有鞭毛的细菌不能运动，只能沿穿刺线生长，周围的培养基澄清透明。

3. 细菌在固体培养基中的生长现象　细菌在固体培养基上经过18~24小时分离培养后，由单个细菌分裂繁殖后形成的肉眼可见的细菌集团，称为菌落(colony)。一个菌落是由一个细菌繁殖后堆积而成，挑取一个菌落，转种到另一个培养基中，生长出来的细菌为纯种细菌，称为纯培养。多个菌落融合成片，形成菌苔(mossy)。细菌种类不同，其菌落的大小、形状、颜色、边缘、气味、透明度、表面光滑度、湿润度以及在血平板上是否溶血等情况均不相同。根据菌落的特征可以初步鉴别细菌。

活细菌的非可培养状态

活细菌的非可培养状态(viable but non-culture，VBNC)指在培养基上于常规条件下培养时，不生长繁殖，但仍然具有代谢活性及致病力的活菌的一种"休眠状态"。生物学特点：细菌细胞体积明显缩小，形态呈球形，但细胞膜和细胞壁是完整的，不是细菌L型，体内较少核糖体，有些致病菌丧失致病力。目前，已有30余种菌被证实可以进入活的非可培养状态，常见的有：霍乱弧菌、大肠杆菌、肠炎沙门菌、鼠伤寒沙门菌、空肠弯曲菌、产气肠杆菌、粪链球菌、肺炎杆菌、宋内志贺菌、创伤弧菌、副溶血性弧菌等。这些细菌均为革兰阴性细菌。人们已开始对革兰阳性菌进行研究，但由于方法的限制，到目前为止，还无法确认革兰阳性菌可培养菌属的迅速降低是否也是由于进入了该状态。

(三) 细菌人工培养的意义

1. 在医学中的应用　细菌培养对疾病的诊断、预防、治疗和科学研究等多方面都具有重要的作用。

(1) 感染性疾病的病原学诊断：取病人标本，进行细菌分离培养、鉴定和药物敏感试验，是诊断传染性疾病最可靠的依据，同时也可指导临床治疗。

(2) 细菌的鉴定与研究：研究细菌的生理、遗传变异、致病性、免疫性和耐药性等，均需人工培养细菌。人工培养细菌还是人类发现尚不知道的新病原菌的先决条件之一。

(3) 生物制品的制备：将分离培养出来的纯种细菌，制成诊断菌液，供传染病诊断使用。制备疫苗、类毒素以供预防传染病使用。将制备的疫苗或类毒素注入动物体内，获取免疫血清或抗毒素，用于传染病治疗。上述制备的制剂统称生物制品，在医学上有广泛用途。

(4) 细菌毒力分析及细菌学指标的检测：人工培养细菌后，再用免疫学和其他方法检测细菌的毒力因子，并配合动物实验来鉴定细菌的侵袭力和进行毒力分析；也可以通过定量培养计数等，对饮水、食品等的微生物学卫生指标进行检测。

2. 在基因工程中的应用　因为细菌具有繁殖快、易培养的特点，所以大多数基因工程的实验和生产，首先在细菌中进行。如将带有外源性基因的重组DNA转化给受体菌，使其在菌体内获得表达，现在用此方法已成功制备出胰岛素和干扰素等生物制剂。

3. 在工农业生产中的应用　细菌在培养过程产生多种代谢产物，经过加工处理，可制成抗生素、维生素、氨基酸、有机溶剂、酒、酱油、味精等产品。细菌培养物还可用于处理废水和垃圾、制造菌肥和农药，以及生产酶制剂等。

第三节　细菌的分类和命名原则

细菌的分类分为传统分类和种系分类两种：传统分类的分类依据是生理特征。选择稳定的生物学性状，如形态与结构、染色性、培养特性、生化反应、抗原性等。种系分类以细菌的发育进化关系为基础。具体方法包括表型分类、分析分类和基因型分类，其中分析分类用电泳、色谱、质谱等方法，对细菌组分、代谢产物组成进行分析，按细菌性状的相似度进行分类，相似度>80%为同种，此基础上，引

入核酸分析，包括 DNA 碱基组成、核酸分子杂交和 16S rRNA 同源性分析，比较细菌大分子（核酸、蛋白质）结构的同源程度进行分类，揭示细菌进化的信息。这种分类称为种系分类。

细菌分类的层次与其他生物相同，也是界、门、纲、目、科、属、种。在细菌学中常用的是属和种。金黄色葡萄球菌和表皮葡萄球菌同属于葡萄球菌属，细球菌科；大肠埃希菌属于埃希菌属、肠杆菌科；而细球菌科和肠杆菌科皆属于真细菌目、裂殖菌纲、菌门。

种（species）是细菌分类的基本单位。生物学性状基本相同的细菌构成一个菌种；性状相近关系密切的若干菌种组成一个菌属。同一菌种的各个细菌，虽然性状基本相同，但在某些方面仍有一定差异，差异较明显的称亚种或变种，差异小的则为型（type）。按照抗原结构分为不同血清型，按噬菌体和细菌素的敏感性不同分噬菌体型和细菌素型；按生化反应和其他某些生物学性状不同而分生物型。对不同来源的同一菌种的细菌称为该菌的不同菌株（strain）。具有某种细菌典型特征的菌株称为该菌的标准菌株（standard strain）或模式菌株（type strain）。

细菌用拉丁文双名法命名，第一个为属名，用名词，第一个字母大写，可简写为第一个大写字母。第二个为种名，不用大写，用形容词，全名用斜体字印刷，不可简写。中文名称则为种名在前，属名在后。例如，*Escherichia coli*，大肠埃希菌，可简写为 *E. coli*。

第四节 细菌的遗传与变异

细菌同其他生物一样，也具有遗传和变异的生命特征。子代与亲代之间的生物学特征（形态、结构、免疫原性等）的相似性，称为遗传（heredity）。子代与亲代之间的生物学特征的差异，称为变异（variation）。细菌的变异分为遗传性和非遗传性变异。

遗传性变异是由于基因结构发生改变引起的变异，又称基因型变异（genotype variation）。基因型变异发生于个别细菌，变异产生的新性状可以稳定地传给子代，而且是不可逆的。非遗传性变异是由于环境条件变化引起的变异，无基因结构的改变，又称表型变异（phenotype variation）。表型变异常发生于菌群中所有细菌，当影响因素去除后，变异可恢复原状，表型变异不能遗传。

一、细菌的变异现象

（一）形态与结构的变异

1. 形态变异　细菌的形态受外界环境条件的影响可发生变异。如鼠疫耶尔森菌在 3%~6% 高盐琼脂培养基中生长，可由椭圆形小杆菌变成球形、杆状、逗点状等多种形态。一些细菌在青霉素、溶菌酶、补体等因素影响下，细胞壁合成受阻。细菌很容易裂解死亡，但有些细菌在高渗环境中仍能缓慢生长，因失去细胞壁而呈多形性，成为细胞壁缺陷型细菌，由于首先在 Lister 研究院发现，故称为 L 型细菌。L 型细菌菌落呈油煎蛋状，革兰染色阴性。临床上由于抗菌药物使用不当，可使病人体内细菌发生 L 型变异。

2. 结构变异　细菌的一些特殊结构（荚膜、芽胞和鞭毛）也可以发生变异而失去。如有鞭毛的变形杆菌在固体培养基上弥散生长，菌落似薄膜（德语 hauch 意为薄膜），故称 H 菌落。若改变培养基成分，将此菌接种在含有 1% 苯酚的培养基上，细菌失去鞭毛，形成单个菌落（德语 Ohne hauch，意为无薄膜），称为 O 菌落。通常将细菌失去鞭毛的变异称为 H-O 变异。改变培养炭疽芽胞杆菌的温度和时间（42℃，10~20 天），可失去形成芽胞的能力。肺炎链球菌变异失去荚膜，同时毒力随之降低。

（二）毒力变异

细菌的毒力变异表现为毒力的减弱或增强。用于预防结核病的减毒活疫苗，即卡介苗（BCG），就是 Calmette 和 Guerin 将有毒力的牛型结核分枝杆菌经 13 年长期的人工培养，连续传 230 代后，获得的细菌毒力高度减弱，但仍保持免疫原性的变异株。无毒力的白喉棒状杆菌感染了 β- 棒状杆菌噬菌体后呈溶原状态时，噬菌体基因可编码产生白喉外毒素，致使毒力增强。

（三）耐药性变异

细菌对某种抗菌药物由敏感变成耐药的变异称为耐药性变异。自从抗生素等抗菌药物广泛应用以来，耐药菌株逐年增多，这已经成为世界范围内的普遍趋势。金黄色葡萄球菌耐青霉素的菌株已从1946年的14%上升至目前的80%以上。在我国，耐甲氧西林的金黄色葡萄球菌已从1980年的5%、1985年的24%，增加到1992年的70%，耐青霉素的肺炎链球菌也在50%以上。有些细菌表现为同时耐受多种药物，即多重耐药性菌株，甚至还有的细菌变异后产生对药物的依赖性，如痢疾志贺菌链霉素依赖株离开链霉素不能生长。细菌耐药性变异给临床治疗带来很大的困难，为减少耐药菌株的出现，应避免盲目使用抗菌药物，用药前尽量做药敏试验，并根据药敏结果选择用药。

超级细菌

超级细菌是一种耐药性细菌，抗生素对它不起作用，病人会因为感染而引起可怕的炎症，高热、痉挛、昏迷直到最后死亡。“超级细菌”更为科学的称谓应该是“产NDM-1耐药细菌”，即携带有NDM-1基因，能够编码Ⅰ型新德里金属β-内酰胺酶，对绝大多数抗生素（替加环素、多黏菌素除外）不再敏感的细菌。临床上多为使用碳青霉烯类抗生素治疗无效的大肠埃希菌和肺炎克雷伯菌等革兰阴性菌造成的感染。在临床上也把“超级细菌”用来泛指曾经出现过的多种耐药菌，如耐甲氧西林金黄色葡萄球菌（MRSA）、抗万古霉素肠球菌（VRE）、耐多药肺炎链球菌（MDRSP）、多重抗药性结核杆菌（MDR-TB），以及碳青霉烯酶肺炎克雷伯菌（KPC）等。

（四）抗原性变异

肠道杆菌细胞壁表面的多糖重复单位，为该菌的O抗原，具有属的特异性，鞭毛的主要成分为蛋白质，为该菌H抗原，具有种的特异性，在该菌的血清学鉴定方面很重要，由于O或H抗原的变异，如H抗原可由Ⅰ相变为Ⅱ相，或由Ⅱ相变为Ⅰ相，其种的特异性就发生相应改变。

（五）菌落变异

细菌的菌落主要有光滑型（smooth type，S）和粗糙型（rough type，R）两种。光滑型菌落表面光滑、湿润、边缘整齐，经人工培养基多次传代后菌落表面变为粗糙、干皱、边缘不整，即从光滑型变为粗糙型，称为S-R变异。S-R变异多见于肠道杆菌。变异时不仅菌落的形态发生改变，而且细菌的理化性状、抗原性、酶类活性及毒力等也发生改变。一般S型菌的致病性强，故从标本中分离致病菌时应挑取S型菌落做纯培养，但也有少数细菌，如结核分枝杆菌、炭疽芽胞杆菌和鼠疫耶尔森菌是R型菌的致病性强。

二、细菌遗传变异的物质基础

细菌遗传变异的物质基础包括细菌染色体和质粒DNA、转位因子、噬菌体等。

（一）细菌的染色体

细菌的染色体是环状双螺旋的DNA长链，按一定构型反复回旋折叠成松散的网状结构，附着在横隔中介体或细胞膜上，无核膜包绕，缺乏组蛋白。以大肠埃希菌为例，染色体约长1000~1400μm，相当于菌体长度的1000倍。整个染色体约含5000多个基因。

（二）质粒

质粒（plasmid）是细菌染色体外的遗传物质，存在于细菌胞质中，为环状闭合的双股DNA。质粒有两类，大质粒含有几百个基因，小质粒仅含20~30个基因。质粒可编码产生很多重要的生物学性状。质粒在细菌间的转移是细菌获得某些基因的重要方式。

1. 质粒的基本特征

(1) 自我复制：质粒具有自我复制的能力，并可随细菌的分裂传入子代细菌。

(2) 赋予细菌特殊性状：质粒基因编码的产物赋予细菌某些特殊性状，如致育性、耐药性、致病性等。

(3) 非细菌生命活动必须：质粒并非细菌生命活动不可缺少的遗传物质，可能自行丢失或消除。细菌丢失质粒后照样生存，但由质粒决定的相应性状随之消失。

(4) 转移性：质粒具有转移性，可通过接合、转化或转导等方式在细菌间转移。

(5) 相容性与不相容性:质粒可分为相容性和不相容性两种,几种不同质粒共存于一个细菌内称为相容性。几种质粒不能共存于一个细菌内称为不相容性。

2. 医学上重要的质粒

(1) 致育质粒(F 质粒):F 质粒具有编码性菌毛功能。带有 F 质粒的细菌(F^+ 菌)可产生性菌毛,称为雄性菌。无 F 质粒的细菌(F^- 菌)不产生性菌毛,称为雌性菌。F^+ 菌能通过性菌毛把某些遗传物质(R 质粒、F 质粒)以接合方式传递给 F^- 性菌,使其获得 F^+ 菌的某些遗传性状。

(2) 耐药质粒(R 质粒):亦称 R 因子,决定细菌耐药性的产生。带有 R 质粒的细菌有大肠埃希菌、沙门菌、志贺菌、铜绿假单胞菌等革兰阴性菌。60%~90% 革兰阴性菌的耐药性由 R 质粒转移获得。

(3) 细菌素质粒:编码各种细菌产生的细菌素。如 Col 质粒(Col 因子)编码大肠埃希菌的大肠菌素。细菌素对同品系或近缘细菌具有抑制作用。

(4) 毒力质粒(Vi 质粒):编码与细菌致病性有关的毒力因子,如致病性大肠埃希菌肠毒素、破伤风梭菌痉挛毒素、炭疽毒素、金黄色葡萄球菌剥脱毒素等均由相应的毒力质粒编码产生。

(三) 转位因子

转位因子是存在于细菌染色体或质粒 DNA 分子上一段可移动的核苷酸序列片段。因为它能在 DNA 分子中移动,不断改变其在基因组中的位置,从一个基因组移到另一个基因组中。转位因子主要有插入序列(insertion sequence,IS)、转座子(transposon,Tn)及转座噬菌体(transposition bacteriophage,TB)。

(四) 噬菌体

噬菌体(bacteriophage)是能感染细菌、真菌、放线菌、螺旋体等微生物的病毒。因能裂解细菌故名。噬菌体与细菌的变异密切相关。

1. 噬菌体的生物学性状　噬菌体广泛分布于自然界,个体微小,需用电子显微镜观察。噬菌体的基本形态有蝌蚪形、微球形、线形三种。以蝌蚪形居多。蝌蚪形噬菌体有头部和尾部,并由尾须、尾领连接。头部为二十面立体对称的衣壳,内含遗传物质核酸,尾部呈管状,尾部中心是尾髓,外包尾鞘,终止于尾板。尾板连接的尾刺和尾丝是噬菌体与敏感微生物接触、吸附的部位(图 7-13)。噬菌体的化学成分是核酸和蛋白质。核酸存在于头部,大部分噬菌体的核酸是双链 DNA。蛋白质组成头部的外壳和尾部。

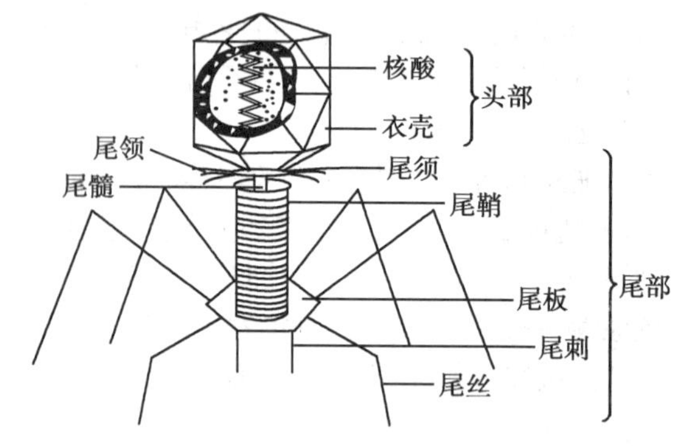

图 7-13　噬菌体结构模式图

噬菌体具有严格的宿主特异性,即某一种噬菌体只能感染某一种微生物,甚至只能感染某一种中的某一型。因此,可以利用噬菌体对细菌等进行鉴定与分型。噬菌体对理化因素的抵抗力比一般细菌繁殖体强,一般在 70℃ 30min 仍不失去活性,在低温条件下能长期存活。

2. 噬菌体与宿主菌的相互关系

(1) 毒性噬菌体:能在敏感细菌中增殖并引起细菌裂解的噬菌体称为毒性噬菌体。毒性噬菌体通过尾刺或尾丝特异地吸附在敏感细菌表面相应受体上,尾鞘收缩将头部中核酸经尾髓小孔注入菌细胞内,蛋白质外壳留在菌体外。噬菌体 DNA 进入菌细胞后,开始生物合成。以复制的方式进行增殖,即以噬菌体 DNA 为模板,复制子代核酸,合成子代蛋白质,子代 DNA 与子代外壳蛋白在细菌胞质中装配成完整成熟的子代噬菌体。当子代噬菌体达到一定数目时,菌细胞裂解,释放出噬菌体,此过程称为溶菌周期或复制周期(约需 15~25 分钟)。

微课:细菌的“天敌”——噬菌体

(2) 温和噬菌体:感染敏感细菌后不增殖,不引起宿主菌裂解,而是噬菌体的基因整合于细菌染色体中,这样的噬菌体称为温和噬菌体。此过程称为溶原周期。整合在细菌染色体中的噬菌体基因称为前噬菌体(图 7-14)。带有前噬菌体的细菌称为溶原性细菌。溶原性细菌具有如下特征:①能正常分裂,并将前噬菌体传给子代;②前噬菌体可编码阻遏蛋白抑制后进入的毒性噬菌体进行生物合成;③整合的前噬菌体给细菌带来新的性状;④前噬菌体可偶尔自发地或在某些理化和生物因素的诱导下,脱离宿主菌染色体进入溶菌周期,导致细菌裂解。

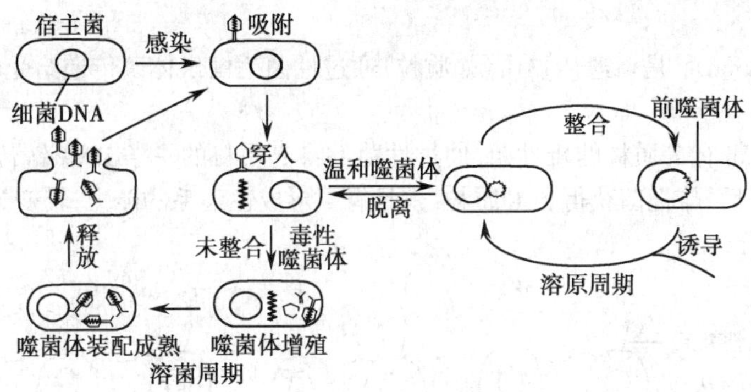

图 7-14　毒性噬菌体和温和噬菌体的生活周期示意图

三、细菌的变异机制

细菌的遗传性变异是由于基因结构发生改变所致，主要通过基因突变、基因转移与重组两种方式实现。

（一）基因突变

突变（mutation）是指细菌的遗传基因发生突然而稳定的改变，导致细菌性状的遗传性变异。突变包括基因突变和染色体畸变两种。基因突变又称点突变。点突变是指基因中一个或几个碱基对发生的改变，亦称小突变。一般只引起极少数细菌发生少数的性状变异。染色体畸变指大段DNA发生改变，亦称大突变。大突变常导致细菌死亡。

在细菌生长繁殖过程中，突变经常自发发生，细菌每分裂 10^6~10^9 次可发生一次突变。如果用高温、紫外线、X 射线、烷化剂、亚硝酸盐等理化因素去诱导细菌突变，可使突变率提高。

一种细菌在自然环境下的表现型称为野生型（wild type），发生突变后的菌株称为突变株（mutant）。有时突变株经过又一次突变可恢复野生型的性状，这一过程称回复突变（backward mutation）。

（二）基因转移与重组

遗传物质由供体菌进入受体菌体内的过程称为基因转移（gene transfer）。转移的基因与受体菌DNA 整合在一起，称为重组（recombination）。外源性遗传物质包括细菌染色体 DNA 片段，质粒 DNA 及噬菌体基因等。细菌通过某种方式获得外源基因并与自身基因重组，导致自身遗传性状改变是细菌遗传性变异的另一种方式。基因转移与重组的主要方式有转化、接合、转导、溶原性转换四种。

1. 转化（transformation）　是指受体菌直接从周围摄取供体菌游离的 DNA 片段，与自身基因重组后获得新遗传性状的过程。转化试验最初于 1928 年由 Griffith 描述。试验中活的无荚膜肺炎链球菌（ⅡR）摄取死的有荚膜肺炎链球菌的 DNA 片段（ⅢS）与自身基因重组后获得了形成荚膜的能力，转变成有荚膜的肺炎链球菌（ⅢS）。由ⅡR 型菌转化为ⅢS 菌（图 7-15）。这一发现第一次精确地证明 DNA

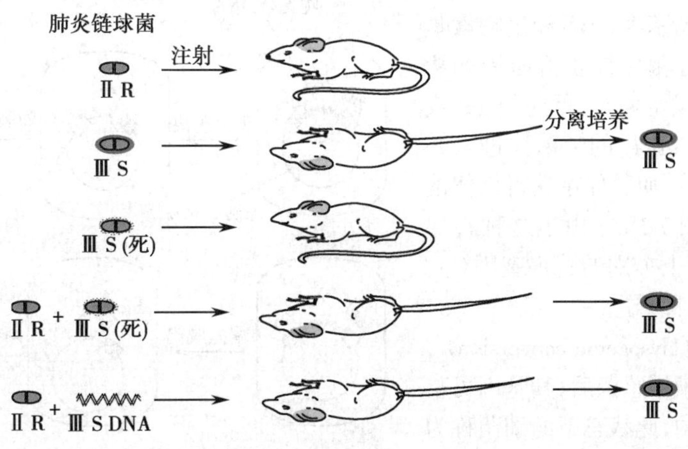

图 7-15　小鼠体内肺炎链球菌的转化试验

是遗传的物质基础。

2. 接合(conjugation) 是指遗传物质(如质粒)通过性菌毛由供体菌传递给受体菌,使受体菌遗传性状发生改变的过程。

(1) F 质粒接合:带有 F 质粒的雄性菌,通过性菌毛将 F 质粒的一条 DNA 链传递给无性菌毛的雌性菌,质粒 DNA 复制后,雌性菌获得了 F 质粒,也具有了形成性菌毛的能力,转变为雄性菌(图 7-16)。

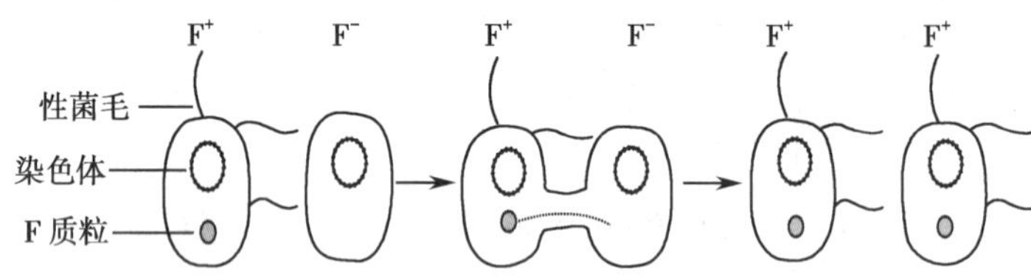

图 7-16 接合时 F 质粒转移与复制示意图

(2) R 质粒接合:R 质粒是由耐药传递因子(resistance transfer factor,RTF)和耐药决定因子(r 决定因子)两部分组成。耐药传递因子编码性菌毛,功能与 F 质粒相似。耐药决定因子编码对抗菌药物的耐药性。这两部分可以单独存在,也可以结合在一起成为复合物,但必须两部分结合在一起时,才能将耐药性转移给其他细菌。细菌携带的多重耐药性质粒也可通过性菌毛转移给其他细菌,从而导致细菌耐药性的扩散,这也是近年来耐药菌株日益增多的一个重要原因。

3. 转导(transduction) 是以噬菌体为载体,将供体菌的一段 DNA 转移到受体菌内,使受体菌获得新性状的过程。

(1) 普遍性转导(generalized transduction):当温和噬菌体终止溶原周期变为毒性噬菌体时,噬菌体在胞浆内复制,细菌染色体也在核酸内切酶作用下崩解为许多片段。当噬菌体装配时,误将细菌染色体 DNA 片段包进噬菌体衣壳,这种装配错误的发生频率约为 10^{-7}~10^{-5}。当这种错误装配的噬菌体再感染受体菌时,可把供体菌的遗传物质转移给受体菌。由于错误包装的 DNA 片段可以是供体菌染色体上的任何部分,故称为普遍性转导(图 7-17)。

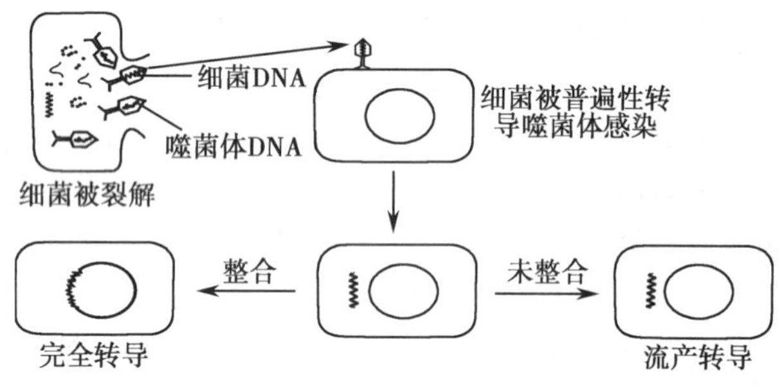

图 7-17 普遍性转导模式图

(2) 局限性转导(restricted transduction):温和噬菌体在终止溶原状态脱离原宿主菌时,发生偏差脱离,连同相邻的一段细菌染色体基因包进噬菌体衣壳内,再感染其他菌时,将原宿主菌的基因转移给新宿主菌,使受体菌获得供体菌的某些遗传性状。如大肠埃希菌 K12 的 λ 噬菌体在溶原期整合在细菌染色体的半乳糖基因(*gal*)和生物素基因(*bio*)之间,当前噬菌体终止溶原周期从细菌染色体脱离时发生偏差,可连同 *gal* 或 *bio* 一起脱离染色体,这样的噬菌体进入并整合到新宿主菌中,可使受体菌获得供体菌的某些遗传性状(图 7-18)。由于这种转导只限于供体菌 DNA 上个别的特定基因(*gal* 或 *bio*),故称为局限性转导。

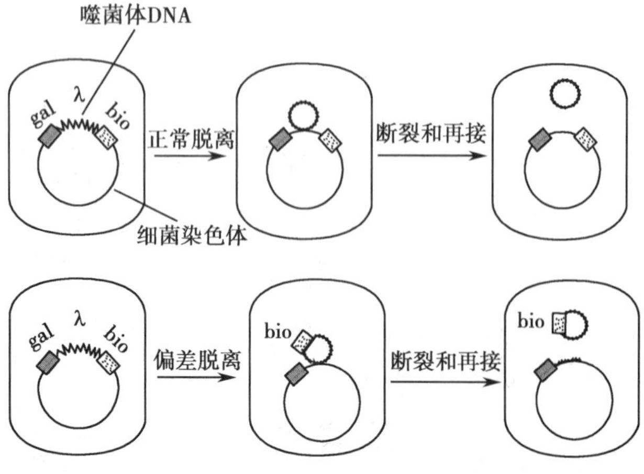

图 7-18 局限性转导模式图

4. 溶原性转换(lysogenic conversion) 某些温和噬菌体感染敏感菌后,其基因可整合于宿主菌染色体中,此状态下的细菌称为溶原性细菌。溶原性细菌其染色体结构因

前噬菌体而发生了改变,细菌出现新性状称为溶原性转换。如无毒性的白喉棒状杆菌、产气荚膜梭菌、肉毒梭菌、A 族溶血性链球菌均可因噬菌体感染呈溶原状态时产生外毒素。

四、细菌变异的医学意义

(一) 在疾病诊断、治疗、预防中的应用

1. 病原学诊断　细菌的变异给细菌性疾病诊断中病原体的确认带来很多困难。由于细菌的变异可发生在形态、结构、染色性、免疫原性、生化特性、毒力等方面,因此在临床细菌学检查中不仅要熟悉细菌的典型特性,还要了解细菌变异的规律,这样才能做出正确的诊断。如金黄色葡萄球菌通常为致病菌,以产生金黄色色素著称,而多数耐药菌株多产生灰白色色素,血浆凝固酶试验曾作为判断葡萄球菌有无致病性的一项重要指标,但目前许多凝固酶阴性的葡萄球菌也具有致病性,从临床新分离的伤寒沙门菌株有 10% 无鞭毛,无动力,病人亦不产生鞭毛(H)抗体,因而肥达试验时,不出现 H 凝集或凝集效价很低,给试验结果的判断带来一定困难。

2. 临床治疗　由于抗生素的广泛应用,耐药菌株日益增多,已发现对多种抗生素耐药的多重耐药菌株。耐药菌株和多重耐药菌株的出现,给感染性疾病治疗造成很大困难。为了提高抗菌药物的疗效,防止耐药菌株扩散,治疗时应注意:①用药前做药敏试验,根据药敏结果选择敏感药物,减少盲目用药;②用药应足剂量、全疗程,通过正规治疗彻底杀灭病原菌;③对易耐药的菌株或需长期用药的慢性疾病,应合理配伍、联合用药,以减少细菌耐药突变的机会。

3. 传染病预防　筛选或诱导减毒变异株制备减毒活疫苗用于人工自动免疫,是提高人群免疫力,预防传染性疾病发生的有效措施。

(二) 在检测致癌物质方面的应用

一般认为基因突变是导致细胞恶性转化的重要原因。凡能诱导细菌突变的物质均为可疑致癌物。据此,以细菌为实验对象,选用某营养缺陷型细菌作为试验菌,以可疑致癌化学物质作为诱变剂,把细菌接种在某种营养缺乏的培养基上,通常细菌不能生长;当营养缺陷菌能在特异营养缺乏培养基上生长时,表明细菌营养缺陷基因发生了突变,而作为诱变剂的化学物质则为可疑致癌物。

(三) 在基因工程方面的应用

基因工程是根据细菌可以通过基因转移和重组获得新性状的原理设计的,基因工程的主要步骤是:①从供体细胞(细菌或其他生物细胞)的染色体上切取一段所需要的基因(目的基因),如其 DNA 序列已知可人工合成;②将目的基因结合在合适的载体(质粒或噬菌体)上;③通过载体把目的基因转移到受体菌(工程菌)内,基因重组后,受体菌大量扩增后表达的目的基因产物即是所需要的物质。目前通过基因工程已能大量生产胰岛素、干扰素、生长激素、IL-2、乙肝疫苗等生物制品,并已探索用基因工程的方法,以正常基因代替异常基因治疗基因缺陷性疾病。

本章小结

细菌属于原核细胞型微生物。细菌有相对恒定的形态与结构,可用显微镜观察与识别。细菌常以微米(μm)为测量单位。在显微镜下细菌按其外形,分为球菌、杆菌和螺形菌三大类。细菌的基本结构包括细胞壁、细胞膜、细胞质、核质等;特殊结构仅存于某些细菌,如荚膜、鞭毛、菌毛、芽胞等。

细菌细胞壁化学组成较复杂,用革兰染色法可将细菌分为革兰阳性菌和革兰阴性菌。肽聚糖为原核细胞特有成分,为革兰阳性菌与革兰阴性菌共有。但磷壁酸是革兰阳性菌细胞壁特有成分,与细菌的致病性有关。外膜是革兰阴性菌细胞壁特有成分。肽聚糖为细菌细胞壁的主要成分,如果破坏细胞壁可杀伤细菌。当细菌细胞壁受损,但并未死亡则成为细胞壁缺陷的细菌,称为 L 型细菌。

细菌细胞膜向胞浆内陷折叠成囊状物即中介体,中介体参与细菌呼吸、生物合成及分裂繁殖,多见于革兰阳性菌。细菌细胞质中有质粒、核糖体、胞质颗粒等超微结构。其中核糖体是合成蛋

白质的场所。胞质颗粒用特殊染色法可染成与菌体颜色不同的颗粒，称为异染颗粒。常见白喉棒状杆菌，可作为细菌鉴别依据。

细菌的遗传物质称为核质、拟核或核区，没有核膜、核仁。核质控制细菌的生命活动，是细菌遗传变异的物质基础。

细菌具有独立的生命活动能力，细菌的生长繁殖以二分裂方式进行无性繁殖。细菌繁殖速度极快，细菌群体增殖规律可分为：迟缓期、对数期、稳定期和衰亡期。细菌的代谢分为分解代谢和合成代谢两个方面。细菌的代谢产物，在细菌的鉴定、生化反应及医学上具有重要意义。细菌分类的层次是界、门、纲、目、科、属、种。在细菌学中常用的是属和种。

细菌具有遗传和变异的生命特征。遗传性变异是由于基因结构发生改变引起的变异。细菌的变异包括：形态变异、结构变异、毒力变异、耐药性变异、抗原性变异和菌落变异。细菌遗传变异的物质基础有细菌的染色体、质粒、转位因子及噬菌体。细菌的遗传性变异是由于基因结构发生改变所致，主要通过基因突变、基因转移与重组两种方式实现。遗传物质由供体菌进入受体菌体内的过程称为基因转移。转移的基因与受体菌 DNA 整合在一起，称为重组。细菌通过某种方式获得外源基因并与自身基因重组，导致自身遗传性状改变是细菌遗传性变异的另一种方式。基因转移与重组的主要方式有转化、接合、转导、溶原性转换四种。

（刘 新）

扫一扫，测一测

思考题

1. 青霉素、溶菌酶与细菌什么结构作用时，可达到抗菌的目的？
2. L 型细菌有什么临床意义？
3. 细菌的合成代谢产物中哪些具有重要的医学意义？
4. 细菌基因的转移与重组有哪几种方式？

第八章 微生物与微生态学

学习目标

1. 掌握:生态学的特点;微生物生命系统的层次;人体正常菌群的意义;菌群失调概念。
2. 熟悉:微生态学的研究方法。
3. 了解:极端微生物的生境特点。
4. 具备对一般环境的微生物检测的能力,可分析、鉴定所检测的微生物。
5. 能利用所学知识对环境的微生物进行监测及安全评估。

第一节 概 述

在2003年人类基因组计划完成以后,许多科学家已经认识到解密人类基因组基因并不能完全掌握人类疾病与健康的关键问题,疾病的发生有时是正常微生物群有益功能的丢失和异常的功能产生以及外源微生物入侵导致有害功能的引入,多种微生物、宿主、微环境共同作用的结果。但是对人自身体内存在的与人共生的微生物群落我们所知甚少,人体内微生物的生态贡献,包括能量的摄取、重要代谢产物的生成、免疫系统的发育、入侵病原体感染的防御等还需要研究数据。当今社会,全球工业高速发展,人口不断增加,人类生存的资源明显不足,生产过程导致环境污染迫使人们急切寻求人与自然协调的关系,人类与生态环境间的矛盾日益突出。正确处理人类生存、发展与环境保护之间的关系,是人类可持续发展的关键,这依赖于人类对生态学理论的掌握与运用。

在人类自然的活动中,既有生态系统的侵扰问题,又有环境污染的问题。运用生态学理论,保护和合理利用自然资源,治理污染和被破坏的生态环境,以满足人类生存和发展需要,是生态学的重要任务。人们对生态系统干扰程度、生态系统结构和功能变化等仍是今后研究的重点问题之一。此外,研究探索环境中有毒物质的致病机制及其在体内残留和代谢的规律,为制定质量标准提供科学依据,也是生态学的一个研究重点。

一、生态系统的特性

生态学是一门研究生物与环境相互关系的学科。生态学向宏观和微观两个方面发展,主要以分子、细胞、个体、种群、群体、生态系统、生物圈及生态系统为研究对象。生命系统与人为干预的环境系统两者之间的相互作用可以表现为各级水平,所以,生态学的研究对象既包括从宏观上研究环境中污染物和人为干预的环境对生物的个体、种群、群落和生态系统产生影响的基本规律,也包括从微观上研究污染物和人为干预的环境对生物的分子、细胞和组织器官产生的毒害作用及其机制。生态系统

由不同的生物层次组成，在一个生态系统中，生物以群落的方式生活。

二、环境生态学与微生物生态学、微生态学

地球生物圈中，微生物无所不在，并具有重要的地位和作用。在一定环境条件下生存的微生物与环境条件之间通过能量、物质和信息等联系，组成具有一定结构和功能的开放系统。自然界中任何环境条件下的微生物都不是单一的种群，微生物与微生物之间、微生物与其环境之间有着特定的关系，它们彼此影响，相互依存。

环境生态学（environmental ecology）是研究人为干扰的环境条件下，生物与环境之间的相互关系的科学。环境生态学研究内容主要包括人为干扰下，生态环境内在变化机制、变化规律、生态系统功能响应和人类的效应，寻求受损生态系统的恢复、重建和保护对策；着重从整体和系统的角度出发，研究在人类活动的影响下，生物与环境之间的相互关系。维护生物圈的正常功能，改善人类生存环境，使两者之间得到协调发展是环境生态学的根本目的。

酒精发酵与微生态学

19 世纪 50 年代，法国里尔的企业用甜菜糖发酵生产乙醇，但出现酒精产量下降，产品变酸，经巴斯德研究证实是产生酒精的酵母已经被产生乳酸但不产生乙醇的微生物代替，导致酒精发酵失败，因此发展了保护贮存酒的巴氏消毒法。巴斯德还发现，某些微生物是厌氧的，只能够生活在缺氧情况下，而有些微生物则有氧或无氧条件都能生存。

微生物生态学主要研究微生物在它的自然环境中的行为和活性，强调微生物生活的环境，微生物生态学揭示了微生物在自然界中的分布情况、种群组成、数量和生理生化特性，微生物系统与环境系统之间的相互作用及其功能表达规律，环境微生物学（environmental microbiology），是环境科学中的一个重要分支，主要研究发生在土壤、水或食物中的所有微生物的全过程，关注的是微生物存在和活动的更广泛的效应。微生物生态学与医学、工业、农业、环境保护和社会科学均有着密切的关系。其研究内容主要包括：①研究微生物生态学所用的传统和现代分子生物学方法；②在正常自然环境中的微生物种类、分布及其随着不同的环境条件变化而发生的变化规律；③在极端环境中的微生物种类和它们所起的作用，在极端环境中微生物的生命机制；④在自然界中微生物之间的相互关系，微生物与动植物之间的相互关系，这些相互关系对自然界的影响和环境因素对这些相互关系的影响；⑤在正常自然环境中，微生物代谢活动对自然界的影响，环境条件的变化对这些代谢活动的影响；⑥污染环境中的微生物学；⑦微生物产生的生态友好物质；⑧微生物的生态模型。

通过微生物生态学的研究，人们能在充分了解和掌握微生物生态系统的结构和功能的基础上，更好地发挥微生物的作用，更充分地利用微生物为人类服务，解决面临的问题，尤其是解决环境污染问题提供生态学理论基础和方法、技术和手段等，为社会经济的可持续发展提供决策依据。

第二节 环境中的微生物层次与影响

一、生态环境中的微生物

在地球生物圈分布着物种多样、遗传特异性多样、生态功能多样的微生物，它们可以在其他生物不能生存，甚至极端的生境中存活。微生物的分布也反映生境的特征，是各种物理、化学、生物因素对微生物的限制、选择的结果。在某些生境中，具有高度专一性的微生物存在并仅限于这种生境中，并成为特定生境的标志。它们的分布是生态系统中的重要基础。受生态环境中营养及生态因子的制约，自然界的微生物总体上代谢活性和生长速率都较低，大部分是“活的未能培养微生物”。

二、微生物生命系统的层次

自然环境中微生物存在分子、基因、个体、种群(同生群)、群落和生态系统的组织层次,与动物、植物相比,微生物具有更强的群体性。环境中的微生物可分为固有的与非固有的,固有的生物是指总是存在于特定环境中的微生物,它们能够适应环境的变化,如大肠杆菌是人类消化道的固有生物,通常条件下,肠道环境总能维持大肠杆菌的生存。非固有生物是指环境中暂存的生物,环境有利时,可以繁殖,环境不利时,可能消失。有的学者把代谢上相联系的种群称为同生群(guilds),多个同生群进行相互作则用形成群落,群落处在关键的位置上,种群的相互作用是特定群落形成的基础,生态系统所表现出来的生态功能也取决于群落的功能(图 8-1)。

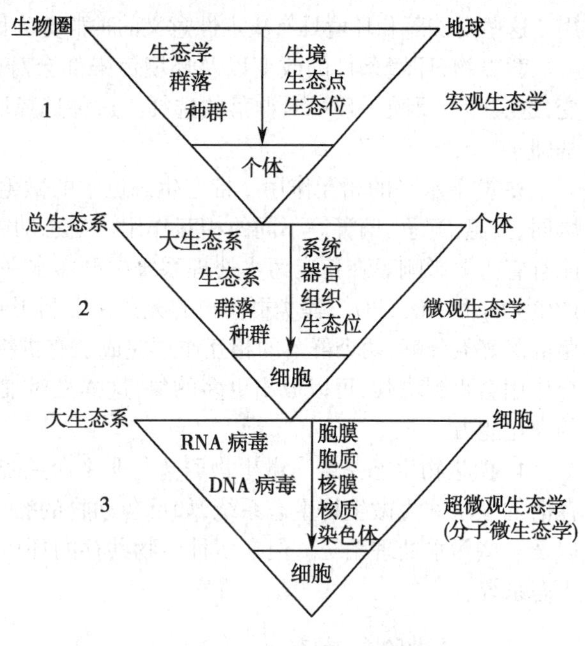

图 8-1　生态层次分化图

1. 种群及其相互作用　种群是指同种生物的群体,种群是组成群落的基本单位。种群的相互作用复杂多样,种群密度、代谢能力、增长速率等方面表述两个种群之间的相互影响及作用。相互作用的基本类型包括:①中立生活:两种群之间在一起彼此没有影响或仅存无关紧要的影响;②偏利作用:一种种群因另一种种群的存在或生命活动而得利,而后一种群没有从先前种群中受益或受害;③协同作用:相互作用的两种种群相互有利,二者之间是一种非专性的松散的散合;④互惠共生:相互作用的两个种群相互有利,二者之间是一种专性的和紧密的结合,是协同作用的进一步延伸,联合的种群发展成一个共生体;⑤寄生:一种种群对另一种种群的直接侵入,寄生者从宿主生活细胞或生活组织获得营养,而对宿主产生不利影响;⑥捕食:一种种群被另一种种群完全吞食,捕食者种群从被食者种群得到营养;⑦偏害作用:一种种群阻碍另一种种群的生长,而对第一种种群无影响;⑧竞争:两个种群因需要相同的生长基质或其他环境因子,致使增长率和种群密度受到限制时发生的相互作用,其结果对两种种群都是不利的。

同一种类微生物的种群之间存在上述的相互作用,不同微生物的种群以及不同种类的微生物之间也存在相类似的相互关系,一些病毒、细菌对藻类有偏害作用,如噬菌体、溶藻细菌。

2. 群落及其结构　群落是一定区域内或一定生境中各种微生物种群相互松散结合的一种结构单位。这种结构单位虽然结合松散,但并非是杂乱的堆积,而是有规律的结合,并由于其组成的种群种类及一些个体的特点而显示出一定的特性。任何微生物群落都是由一定的微生物种群所组成,而每个种群的个体都有一定的形态和大小,它们对周围的生态环境各有其一定的要求和反应,它们在群落中处于不同的地位和起着不同的作用。

生态位是生物个体、种群或群落所占据的具有时空特点的位置。微生物的群落结构受到生态位的生物和非生物环境的严格选择,因此群落的组成实际上是生态位的状况的真实反映。一定生态位上的微生物群落也是长期的适应性进化的结果。反刍动物和非反刍动物都能食纤维素,经过长期的适应进化,它们的消化器官内都有相似的以能分解纤维素的细菌、真菌为主的微生物群落。

种多样性、垂直结构、水平结构和优势种是表征群落结构的重要参数。种多样性可以用"多样性指数(diversity index)"来表示,多样性指数是以群落组成结构中种的数量和各个种的个体数量的分配有一定的特点为依据而设计的一种数值指标,种类数越多或各个种的个体数分配越均匀,则种多样性指数值就越大,反之,种多样性指数值就越小。垂直结构是不同种群在垂直方向上的排列状况,垂直分布是种群间及种群与环境之间相互关系的一种特定形式,因此生境中的任何一个群落均有其本身的垂直结构。水平结构主要反映随着纬度的变化而产生的大气温度的变化,微生物在不同温度环境

下而形成不同的结构。在任何群落中,组成群落的各个种群所表现的作用是不同的,所以群落中的各种种群不具有同等的重要性,其中有部分种群,因其数量、大小或活性而在群落中起着主要的控制作用。这些对群落和环境具有决定性意义的种群称为优势种群。

营养物、环境条件的改变以及环境污染都会对微生物群落产生压迫,群落的结构会有相应的改变,这实际上反映了环境对群落的选择。这种选择原理是我们富集特定生理功能微生物的重要理论基础。

3. 群落水平的相互作用　特定生态位中的微生物群落各有其独特的生态功能,群落之间也存在协同、互惠、竞争、偏害等不同的相互作用。生态功能及其相互作用对其所处的生态系统的过程及功能有着重要影响。在稳定污水处理系统中群落水平的相互作用尤为重要,细菌群落的氧化分解作用产生 CO_2 和 NO_3^-、PO_4^{3-},藻类群落再有光条件下利用 CO_2、NO_3^-、PO_4^{3-} 进行光合作用放出 O_2,又提供给细菌群落好氧分解,两个群落的相互作用完成了有机物的净化过程。在有强光照条件下,藻类群落的光合作用会得到增强,可以放出更多的氧,这样又对细菌群落的氧化分解起到促进作用,从而提高水塘的净化能力。

4. 微生物生态系统　微生物群落与非生命系统的整合构成微生物生态系统,有人把仅有微生物存活的生境称为微生物生态系统,如反刍动物的瘤胃、人的肠道,一些仅微生物能存活的酸泉、热泉,以及一些污水处理系统。但在多种生物共存的环境中,也有人把微生物与其存在的生境称为微生物生态系统。

三、微生物的生存

1. 微生物生存的微环境　微生物在生态环境中分布广泛,在许多动物、植物不能生存的极端环境仍有微生物的存在。从微观角度认识其生存环境则更加重要。微生物个体十分微小,因此可以对个体产生影响的生境也很小。一个 3μm 的杆菌有一个 3mm 直径的生境就等同于一个人有 2km 的活动范围。跨越 3mm 的化学和物理梯度就可以对其产生巨大影响。微生物生态学把微生物生长的生境称为微环境(microenvironment)。在一个 3mm 的土壤颗粒中可以存在物理、化学上完全不同的微环境。微生物所处的微环境就是微生物所占据的生态位(niche)。

2. 微生物生存的条件　总体上说生境中微生物生存条件恶劣。微生物的生存条件包括营养、温度、pH、氧气、压力、氧化还原电位、辐射等生态因子,其中营养最为重要。生态环境中除一些特殊生境(肠道、受有机物严重污染的水体、土壤等),可以提供充分的营养,绝大部分生境中的营养物质浓度极低,不足以支持微生物的正常生长代谢,大多微生物处于休眠状态。温度也是影响微生物生长的重要生态因子,对多数微生物生长来说地球表面的温度偏低。其他生态因子对微生物的作用会因不同的微生物类群有较为复杂的影响。

3. 微生物的多样性　生态环境中,有数量巨大的病毒、细菌、真菌、藻类和原生动物的广泛分布,在肥沃的土壤中可培养细菌数量达每克土壤 10^7~10^8CFU,总群体(包括活的未能培养细菌)可超过每克土壤 10^{10} 细胞。丰富的微生物,造就了遗传多样性,物种多样性,生理多样性及生境多样性。生境的多样性是遗传多样性、物种多样性和生理多样性的基础。

4. 微生物的吸附及生物膜　微生物的吸附及生物膜的形成是微生物的聚集性行为,众多微生物按一定结构、功能组合起来的自然集合的互助式菌群(cooperative consortium)或微生物群落。微生物能独立游离存在,但存在于一个相互依存的生命系统中则更加典型,生物膜是微生物存在的常见方式。

生物膜的形成是一个复杂的生理生化过程,可以分为可逆吸附、不可逆吸附和形成成熟生物膜 3 个阶段。固体表面的生物膜呈斑块分布,呈多层结构,不同的生物膜都有一定的水平异质性。

游离分散的微生物个体聚集一个集合体可以产生单个个体所没有的集合优势,也称为生态优势。主要是:①生物膜中的胞外多糖对生物膜内微生物群落具有生理保护作用;②提高膜内营养物的可利用性和代谢上的协同性;③促进新遗传性状的产生。但生物膜也会引起一系列的环境及公共卫生问题。

5. 代谢活性　由于缺乏营养和环境条件的恶劣,生态环境中的微生物在大部分的时间里丧失活

性或仅有低的代谢活性，生长速率极低。

6. 数量巨大的活的未能培养微生物　一般认为环境中的微生物有99%是不可培养的。可培养的微生物是生态环境中微生物的优势种类，其在生态环境中重要作用及巨大资源价值是不言而喻的，人类目前利用的微生物资源几乎都为可培养微生物。但未能培养的微生物数量庞大，其对人类认识整体的微生物结构和功能，开发利用新的微生物资源是不可缺失的。以研究全部微生物基因为目标的微生物环境基因组学（也称为宏基因组学、元基因组学、生态基因组学）已经成为微生物学的研究的一个热点。

第三节　微生物在环境中的分布

一、水生境中的微生物

水是细菌生存的天然环境，水体生境主要包括湖泊、池塘、溪流、河流、港湾和海洋。水体中微生物的数量和分布主要受到营养物水平、温度、溶解氧、盐分等因素的影响。含有较多营养物质或受生活污水、工业有机污水污染的水体有相应多量的微生物，如港湾（河流入海口）具有较高的营养水平，其水体中也有较高的微生物数。水中的病原性细菌主要来自土壤和人、动物的排泄物等，可含有伤寒沙门菌、痢疾志贺菌、霍乱弧菌等病原菌。水源被污染可引起多种消化系统传染病的流行。在水体中，特别是在低营养浓度水体中，微生物倾向于生长在固体的表面和颗粒物上，它们要比悬浮和随水流动的微生物能吸收利用更多的营养物质，常常有附着器和吸盘，这有助于附着在各种表面上。

保护水源、加强水和粪便的管理，是预防和控制肠道传染病流行的重要环节。

二、土壤生境中的微生物

土壤是微生物的合适生境，土壤含有细菌生长繁殖必需的营养物质、水、pH及气体，溶解在土壤水中的有机和无机组分可被微生物所利用，因此，微生物的主要类群（细菌、真菌、藻类、原生生物及病毒等）在土壤中都有，但细菌在土壤中数量极多，一般离地表10~20cm的土壤表层和土壤颗粒表面，细菌含量最多，微生物主要以附着方式存在。土壤中的细菌多数为非病原菌，在自然界的物质循环中起着重要的作用。土壤中的病原菌可来自人、动物的排泄物以及动物尸体，某些能形成芽胞的细菌，如破伤风梭菌、产气荚膜梭菌、炭疽芽胞杆菌等，它们在土壤中可存活几年甚至几十年，可通过创伤而感染，因此，伤口被泥土污染时，应采取清创措施防止芽胞菌感染。

土壤微生物种类齐全、数量多、代谢潜力巨大，是主要的微生物源。但一般来说微生物处于饥饿状态，繁殖速率极低，存在数量巨大的活的未能培养微生物。当可用的营养物质被加到土壤中，微生物数量和它们的代谢活动迅速增加直到营养物质被消耗，而后微生物活性回复到较低的基线水平。

三、空气中的微生物

空气中缺乏微生物生存需要的营养物质与水分，且受日光照射，微生物不易繁殖。但由于人群和各种动物的呼吸道及口腔中的微生物可随唾液、飞沫散布到空气中，土壤中的细菌也随尘埃飞扬在空气中，因此空气中可存在不同种类的微生物。尤其在人口密集的公共场所或医院，空气中微生物种类和数量更多。空气中主要的病原菌有金黄色葡萄球菌、链球菌、结核分枝杆菌、白喉棒状杆菌及脑膜炎奈瑟菌等，可引起伤口或呼吸道感染，经飞沫传播的病毒包括流感病毒、麻疹病毒等。此外，空气中的其他微生物，因可造成生物制品、药物制剂及培养基的污染。所以医院的手术室、病房、制剂室、实验室等需要经常进行空气消毒，并应严格按照有关制度进行无菌操作，以防止疾病的传播及手术伤口的污染或术后的感染。

大气中没有可为微生物直接利用的营养物质和足够的水分，这种环境不适合微生物的生长繁殖。大气中没用固定的微生物种类。但由于微生物能产生各种休眠体以适应不良环境，有些微生物可以在空气中存在一段相当长的时间而不致死亡。所以，在空气中仍能找到多种微生物。空气中的微生

物来源于土壤、水体和其他微生物源。进入大气的土壤尘粒、水面吹来的小水滴、污水处理厂曝气产生的气溶胶、人和动物体表的干燥脱落物、呼吸道呼出的气体都是大气微生物的来源，一般都以生物气溶胶形式存在。微生物种类是真菌和细菌及病毒等。微生物在空气中的分布不均匀，所含数量取决于所处环境和飞扬的尘埃量。

四、极端环境下的微生物

研究极端环境下的微生物意义包括：①开发利用新的微生物资源，包括特异性的基因资源；②为生命科学及相关领域，如：功能基因组学、生物电子器材生物进化、生命起源等的研究提供新的材料。

1. 嗜热微生物　按微生物生长的最适温度，将它们分为嗜冷、兼性嗜冷、嗜温、嗜热和超嗜热 5 种类型。细菌是嗜热微生物中最耐热的，按它们耐热程度的不同又可以被分成 5 个不同类群：耐热菌、兼性嗜热菌、专性嗜热菌、极端嗜热菌和超嗜热菌。耐热菌最高生长温度在 45~55℃之间，低于 30℃也能生长。兼性嗜热菌的最高生长温度在 50~65℃之间，也能在低于 30℃条件下生长。专性嗜热菌最适生长温度在 65~70℃，不能在低于 40~42℃条件下生长。极端嗜热菌最高生长温度在高于 70℃，最适温度高于 65℃，最低生长温度高于 40℃。超嗜热菌的最适生长温度 80~110℃或 121℃，最低生长温度在 55℃左右。大部分超嗜热菌是古菌，但真细菌中的海栖热袍菌也属于这一类，其最高生长温度达 90℃。前 4 类主要是真细菌。嗜热微生物生长的生态环境有热泉（最高温度达 100℃），高强度太阳辐射的土壤，岩石表面（高达 70℃），各种堆肥、厩肥、干草、锯屑及煤渣堆，此外还有家庭及工业上使用的温度比较高的热水及冷却水。热泉（酸性热泉和碱性热泉）是嗜热微生物的重要生境，大部分嗜热微生物都从热泉中分离。嗜热微生物生物大分子蛋白质、核酸、类脂的热稳定结构以及存在的热稳定性因子是它们嗜热的生理基础。新的研究还表明专性嗜热菌株的质粒携带与热抗性相关的遗传信息。嗜热微生物有远大的应用前景，高温发酵可以避免污染和提高发酵效率，其产生的酶在高温时有更高的催化效率，高温微生物也易于保藏。嗜热微生物还可以用于污水处理。嗜热细菌的耐高温 DNA 体外扩增的技术得到突破，为 PCR 技术的广泛应用提供了基础，这是嗜热微生物应用的突出例子。

2. 嗜冷微生物　嗜冷微生物（psychrophilic microorganisms）能在较低的温度下生长，可以分为专性和兼性两类，前者的最高生长温度不超过 20℃，但可以在 0℃条件下生长；后者可以在低温下生长，但也可以在 20℃以上生长。嗜冷微生物的研究主要限制于细菌。有些微生物具有在低温下（0~5）℃生长的能力，但不是真正的嗜冷菌而是冷营养菌（psychrotrophic），即能耐受低温但最适温度是较高温度。嗜冷微生物的主要生境有极地、深海、寒冷水体、冰冻土壤、阴冷洞穴、保藏食物的低温环境。从这些生境中分离到的主要嗜冷微生物有：针丝藻、黏球藻、假单胞菌等。从深海中分离出来的细菌既嗜冷，也耐受高压。

嗜冷微生物适应环境的生化机制是因为细胞膜中有大量的不饱和、低熔点脂肪酸。嗜冷微生物低温条件下生长的特性可以使低温的保藏的食物腐败，甚至产生细菌毒素。研究开发嗜冷微生物的最适反应温度低的酶，在工业和日常生活中应用都有价值。如从嗜冷微生物中获得低温蛋白酶用于洗涤剂不仅能节约能源，而且效果很好。

3. 嗜酸微生物　生长最适 pH 在 3~4 以下，中性条件不能生长的微生物称为嗜酸微生物；能在高酸条件下生长，但最适 pH 接近中性的微生物称为耐酸微生物。温和的酸性（pH 3~5.5）自然环境较为普遍，如某些湖泊、泥炭土和酸性的沼泽。极端的酸性环境包括各种酸矿水、酸热泉、火山湖、地热泉等。嗜酸微生物一般都是从这些环境中分离出来，其优势菌是无机化能营养的硫氧化菌、硫杆菌。酸热泉不但具有高酸度而且还具有高温的特点，从这些环境中分离出独具特点的嗜酸、嗜热细菌如嗜酸热硫化叶菌等。嗜酸微生物能在酸性条件下生长繁殖，需要维持胞内外的 pH 梯度，现在一般认为它们的细胞壁、细胞膜具有排斥 H^+，对 H^+ 不渗透或把 H^+ 从胞内排出的机制。而嗜酸微生物的胞外要高 H^+ 来维持其结构。嗜酸菌被广泛用于微生物冶金、生物脱硫。

4. 嗜碱微生物　地球上碱性最强的自然环境是碳酸盐湖及碳酸盐荒漠，极端碱性湖如肯尼亚的玛格达（Magadi）湖，埃及的 Wady Natrun 湖是地球上最稳定的碱性环境，那里 pH 达 10.5~11.0。我国的碱性环境代表有青海湖等。碳酸盐是环境碱性的主要来源。人为碱性环境是石灰水、碱性污

水。一般把最适生长 pH 在 9 以上的微生物称为嗜碱微生物(alkaliphilic microorganisms),中性条件不能生长的为专性嗜碱微生物,中性条件甚至酸性条件都能生长的称为耐碱微生物(alkalitolerant micoorganisms)或碱营养微生物(alkalitrophic microorganisms)。嗜碱微生物有两个主要的生理类群:盐嗜碱微生物和非盐嗜碱微生物。前者的生长需要碱性和高盐度(达 33%$NaCl+Na_2CO_3$)。代表性种属有:外硫红螺菌、甲烷嗜盐菌、嗜盐碱杆菌、嗜盐碱球菌等。

嗜碱微生物生长最适 pH 在 9 以上,但胞内 pH 都接近中性。胞内中性环境与胞外碱性环境的分隔依靠细菌细胞的外被,外被是嗜碱性的重要因素。其控制机制是嗜碱微生物具有排出 OH^- 的功能。嗜碱微生物产生大量的碱性酶,这些碱性酶被广泛用于洗涤剂生产。

5. 嗜盐微生物　含有高浓度盐的自然环境主要是盐湖,此外还有盐场、盐矿和用盐腌制的食品。海水中含有约 3.5% 的氯化钠,是一般的含盐环境。根据对盐的不同需要,嗜盐微生物(halophie micmoranims)可以分为弱嗜盐微生物、中度嗜盐微生物、极端嗜盐微生物。弱嗜盐微生物的最适生长盐浓度(氯化钠浓度)为 0.2~0.5mol/L,大多数海洋微生物都属于这个类群。中度嗜盐微生物的最适生长盐浓度为 0.5~2.5mol /L,从许多含盐量较高的环境中都可以分离到这个类群的微生物。极端嗜盐微生物的最适生长益浓度为 2.5~5.2mol/L(饱和盐浓度),它们大多生长在极端的高盐环境中,已经分离出来的主要有藻类:盐生杜氏藻、绿色杜氏藻。细菌:盐杆菌,如红皮盐杆菌、盐沼盐杆菌;盐球菌,如鳕盐球菌。可以在高盐浓度下生长,但最适生长盐浓度较低的称为耐盐微生物。

6. 嗜压微生物　需要高压才能良好生长的微生物称为嗜压微生物(barpimicmorgnisms)。最适生长力为正常压力,但能耐受高压的微生物被称为耐压微生物(hartolerantmicnoranis)。海洋深处和海底沉积物中分离到嗜压菌,嗜压细菌也存在于深海鱼类的内脏中。

自然条件下某些环境会选择适合该环境基质的微生物群落。污染环境对微生物的影响本质上是污染物替代(或部分替代)原来存在的基质选择微生物,使微生物群落的组成、结构与生态功能发生变化、经历一个环境选择与微生物的适应过程,最终造就一个特定污染环境密切相关的微生物群落,特别是驯化出可以耐受降解特定污染物的大量微生物。污染环境是研究污染生物降解过程及机制,分离筛选并取得有资源价值高效降解菌的重要场所。

五、工农业产品上的微生物

人类赖以生存的食品以及其他许多生活、生产资料都是微生物生长的潜在基质,可以不同程度上为微生物所利用。在大多数情况下,微生物对这些物质的作用导致酸败、腐烂及霉腐,消除微生物或抑制有害微生物的代谢活动,特别是应用微生物生态学原理抑制有害微生物的活动是防止食品、材料腐败变质的重要方法。

农业产品中的微生物大多来源于原料和成品对环境中微生物的吸附,在一定条件下微生物生理活动造成对产品的严重损害。食品是微生物生长繁殖的天然培养基,在加工、包装、运输和贮藏等过程中,都可能被真菌、细菌等微生物污染,在合适的温度、湿度条件下,微生物可以迅速生长,导致霉腐变质。

控制微生物,防止生物霉腐的方法概括起来有 3 种,这些方法可以单独或结合使用。①用物理或化学方法杀死或去除物品上的一切微生物,再用物理方法防止微生物的再污染。②把食品和其他材料保存于微生物不能进行代谢活动或代谢活动水平极低的环境条件下。这种控制环境条件的方法要注意极端环境微生物代谢活动所造成的腐败。③通过加工或加入添加剂来降低食品和材料的微生物可利用性。最具生态学色彩的方法是用一类微生物活性来抑制另一类微生物活性。常用乳杆菌、丙酸细菌、醋化醋杆菌等产生的乳酸、丙酸、乙酸等酸性物质来抑制其他酸败细菌的活动,达到保藏食物的目的。

第四节　微生态学研究方法

微生物生态学所涉及的主要是微生物在复杂环境条件下的生物多样性与活性,传统研究方法主

要有直接测定、培养、代谢活力测定及细菌计数等，其中显微镜观察因其快速、便捷和低成本，有其他技术难以替代的优势。自20世纪90年代以来，分子生物学技术越来越多应用于微生态研究，得到了大量微生物基因序列的信息，但自然环境中微生物的相应功能信息还不足，定位、定性及定量的微生物检测方法以及目前广为使用的分子生物技术都对微生态学的研究和发展产生重要作用。分子生物学技术把微生物生态学推进到分子生态学的水平。

一、直接测定

利用显微镜对标本中的微生物观察、检测，可直接确定细菌形态、分布等，标本质量对观察结果有较大影响。显微镜的种类包括普通光学显微镜、荧光显微镜和电子显微镜等。

原位检测包括原位观察计数、原位培养和原位活性测定。原位观察计数始于埋片技术，后又发展出激光扫描共聚焦显微镜（confocal laser scanning microscopy）显微观察、荧光染料染色、荧光抗体检测和绿色荧光蛋白标记等。激光共聚焦显微镜产生的少量X射线可以在不扰动或不固定的条件下，把单个细胞从生境中剥离出来成像观察，从而可以了解群落中的种群组成。荧光染料染色被广泛用于染色不透明生境中的微生物。DAPI（4′,6-diamido-2-phenylindol）染色核酸，一般不会与样品中物质发生反应，因而被广泛用于环境、食品和卫生样品的微生物计数。有的荧光染料的染色结果还能区分死活细胞，从而同时获得数量和活性的数据。荧光抗体检测是把带有荧光特性的信号分子结合到抗体上，而后通过抗体与抗原的特异性结合及相互作用来显示抗原（微生物）的位置。绿色荧光蛋白（GFP）标记是把GFP的基因插入到受体细胞的染色体，并在细胞中表达出这种蛋白，紫外线（395nm）激发GFP产生亮绿色荧光，可以作为细胞存在和数量的指标。原位培养可以说是一种微生境模拟技术。微宇宙（microcosms）模拟微生境最为常用，微宇宙类似于小的生态系统，它包括各种微生物、植物和动物、多种生境和各种界面，通过控制光、营养、氧、和硫等环境因素可以模拟微生境和发生在微生境中理化因子的梯度变化。使用微宇宙能够检查生态系统内更复杂的相互关系。另外的原位培养一般使用瓶、实验桶、透析袋或微孔滤膜组成围隔，将要研究的样品放入原来位置进行培养。原位活性测定主要使用微电极，微小电极探头插入环境样品中，可以持续地检测O_2、NO^{3-}等物质的变化，以指示系统内的生物活性。

二、细菌培养方法

微生物生态学家最早认识微生物在生态环境中的群落结构与功能是依赖于富集分离和纯培养技术实现的。富集分离是要使存在于样品中要获取的微生物得到大量生长，并成为培养系统中的优势成员，从而实现对目标种的富集及与非目标种的分离。成功富集分离需要两个基本条件：①取自合适生境的含目标微生物的接种物。②提供具有选择作用的培养基和培养条件。富集分离一般使用摇瓶及富集柱。纯培养可以从许多富集培养物中得到，经常使用的方式包括平板划线、液体稀释等。自然培养和近自然培养仍受关注，设计更接近自然的培养方法，配制更合适的培养基以培养出更多的生境中的微生物仍然是分离培养的方向。

共培养技术（也被称为混合培养）也在微生物生态学的研究中得到广泛应用。共培养是多种微生物（或为多种微生物组成的菌群，甚至是一个特定生境的生物群落）的混合培养。共培养主要用于研究种群的生长动力学及它们之间的代谢相关性从而阐明微生物的群落结构与功能，及在生境的生态过程的作用，而当前把个别的降解菌组成一个高效的降解菌群强化生物降解过程是一个研究热点。

第五节 人及动物体内的微生态系统

一、人体正常微生物群及分布

人的体表及其与外界相通的腔道，如口腔、鼻咽腔、肠道、泌尿生殖道等腔道（图8-2）中都存在着不同种类和数量的微生物（表8-1）。但是，正常人体的血液、内脏、骨骼、肌肉等部位是无菌的。

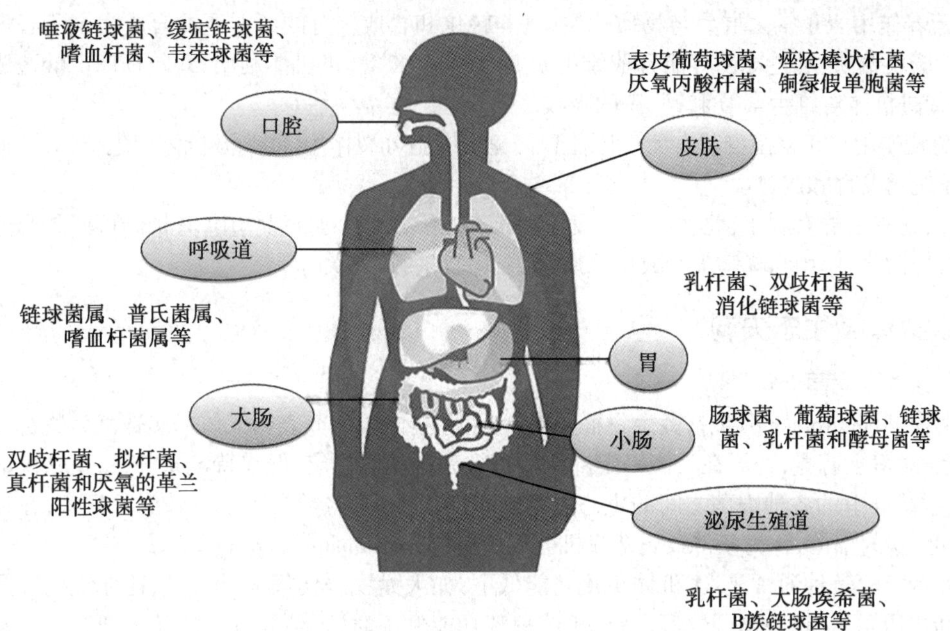

图 8-2　人体正常微生物群不同位点分布图

表 8-1　正常人体各部位常见微生物群

部位	主要菌类
皮肤	表皮葡萄球菌、类白喉杆菌(痤疮棒状杆菌)、铜绿假单胞菌、厌氧丙酸杆菌等
口腔	唾液链球菌、缓症链球菌、嗜血杆菌、韦荣球菌等
外耳道	葡萄球菌、类白喉棒状杆菌、铜绿假单胞菌、非结核分枝杆菌
鼻咽腔	葡萄球菌、甲型和丙型链球菌、肺炎链球菌、奈瑟菌、类杆菌、梭杆菌、腺病毒、真菌、支原体
呼吸道	链球菌属、普氏菌属、嗜血杆菌属等
眼结膜	葡萄球菌、结膜干燥杆菌、类白喉棒状杆菌
胃	乳杆菌、双歧杆菌、消化链球菌等
小肠	肠球菌、葡萄球菌、链球菌、乳杆菌和酵母菌等
大肠	大肠埃希菌、变形杆菌、双歧杆菌、拟杆菌、破伤风梭菌、真杆菌和厌氧革兰阳性球菌等、白假丝酵母菌
前尿道	葡萄球菌、棒状杆菌、非结核分枝杆菌、大肠埃希菌、白假丝酵母菌
阴道	乳酸杆菌、大肠埃希菌、B 族链球菌、白假丝酵母菌等

二、人体正常菌群及其意义

(一) 正常菌群

正常人体的体表以及与外界相通的腔道黏膜上存在着不同种类和一定数量的细菌，这些细菌通常对人体是无害的，称为正常菌群(normal flora)。

微课：正常菌群与机会致病菌

(二) 正常菌群的生理意义

正常情况下，人体与正常菌群之间以及正常菌群中多种微生物之间，互相制约、互相依存，构成一种生态平衡，主要生理作用有：

1. 生物拮抗作用　正常菌群通过竞争营养或产生细菌素等方式拮抗病原菌，从而构成一个防止外来细菌侵入与定居的生物屏障。如肠道中大肠埃希菌产生的大肠菌素能抑制痢疾志贺菌的生长。

2. 营养作用　正常菌群参与物质代谢、营养转化和合成。有的菌群还能合成宿主所必需的维生素。如大肠埃希菌、乳链球菌等能合成维生素 B、维生素 K 等，供机体利用；双歧杆菌产酸造成的酸性环境，可促进机体对维生素 D 和钙、铁的吸收。

微课：固有免疫

3. 免疫作用　正常菌群具有免疫原性和促免疫细胞分裂作用，能刺激机体产生抗体，从而促进机体免疫系统的发育和成熟。

此外，正常菌群有利于宿主的生长、发育和长寿，还有一定的抗癌作用，其机制可能是与激活巨噬细胞，促进其吞噬作用和降解某些致癌物质（如亚硝胺基胍）有关。

三、人体微生态失调

（一）条件致病菌

微生物组（microbiome）包括微生物群及寄生的宿主环境，研究表明人体内多数微生物都为生态系统做贡献，对宿主有益，寄居在人体一定部位的正常菌群相对稳定，但在特定条件下，正常菌群与宿主之间，正常菌群中的各种细菌之间的生态平衡被破坏而致病，这类在正常条件下不致病，在特殊情况下能引起疾病的细菌，称为条件致病菌或机会致病菌（opportunistic bacterium）。

这种特定的条件通常是：①机体免疫功能低下：如大面积烧伤病人，慢性消耗性疾病以及使用大剂量的糖皮质激素、抗肿瘤药物等，造成机体免疫功能低下时，正常菌群中的某些细菌可引起自身感染而表现各种感染病症；②细菌寄居部位发生变迁：如外伤或手术、留置导尿管等医疗措施的介入使局部免疫力受损，而使细菌进入腹腔、泌尿道或血液等可引起相应病症；③不适当的抗菌药物治疗所导致的菌群失调。

（二）菌群失调及菌群失调症

由于某种原因使正常菌群的种类、数量和比例发生较大幅度的改变，导致微生态失去平衡称为菌群失调（flora disequilibrium）。由于严重菌群失调而使宿主出现一系列临床症状，则称为菌群失调症（dysbacteriosis）。因菌群失调症往往是在抗菌药物进行治疗原有疾病过程中产生的另一种新感染，故临床上又称二重感染。引起二重感染的细菌以金黄色葡萄球菌、革兰阴性杆菌和白假丝酵母菌为多见。临床表现为肠炎、鹅口疮、肺炎、尿路感染或败血症等。

四、动物体中的微生物

生长在动物体上的微生物是一个种类复杂、数量庞大、生理功能多样的群体。从生境空间位置来说有体表和体内的区别，从生理功能上说任何生活在动物上的微生物必然有其相应的功能，总体上可以分为有益、有害两个方面。对动物有害的微生物可以称为病原微生物，包括病毒、细菌、真菌、原生动物的一些种类。对动物有益的微生物受到广泛的注意和深入研究，如：微生物和昆虫的共生、瘤胃共生、海洋鱼类和发光细菌的共生等。

1. 微生物和昆虫的共生　多种多样的微生物和昆虫存在共生关系，昆虫利用微生物的代谢得以存活于营养贫乏或营养不均衡的食料（如木材、植物液汁或脊椎动物血液）环境中，未形成共生体的昆虫生长缓慢，繁殖少甚至不产生子代，许多共生微生物还可以在昆虫之间转移，一般是从亲代到子代。

2. 瘤胃共生　草食动物直接食用绿色植物，植物所固定的能量流动到动物，这是生态系统中能量流动和食物链的重要一环。纤维素是最丰富的植物成分，然而大部分动物缺乏能利用这种物质的纤维素酶，生长在动物瘤胃内的微生物能产生分解纤维素的胞外酶，帮助动物消化此类食物。微生物分解纤维素和其他植物多聚物产生有机酸可被动物消化和利用。没有微生物酶的作用，这样丰富的食物资源就不能被利用，微生物对其能量流动和物质循环起重要作用。反刍动物瘤胃是一个独特的生态环境系统，它在温度 38~41℃，pH 5.5~7.3、渗透压 250~350mOsm 相应稳定的环境，同时有相应频繁和高水平营养物供应，大量基质的输入和相应恒定适宜的环境条件使瘤胃微生物种类繁多，数量庞大。细菌数达 10^6~10^7CFU/g 内含物。真菌的游动孢子达 10^3~10^5 个 /g 内含物。细菌噬菌体数量可以达到 10^6~10^7 噬菌体 /ml 内含物。瘤胃原生动物数量为 10^5~10^6 个 /ml 内含物。纤维素、蛋白质、半纤维素等多聚物可被瘤胃微生物分解转化，产生的脂肪酸、维生素以及形成的蛋白可提供给反刍动物，

而反刍动物则为微生物提供了丰富的营养物和良好的生境。

3. 发光细菌和海洋鱼类的共生　一些海洋无脊椎动物、鱼类和发光细菌也可建立一种互惠共生的关系。发光杆菌属（*Photobacterium*）和贝内克菌属（*Beneckea*）的发光细菌见于海生鱼类。发光细菌生活在某些鱼的特殊的囊状器官中，这些器官一般有外生的微孔，微孔允许细菌进入，同时又能和周围海水相交换。发光细菌发出的光有助于鱼类配偶的识别，在黑暗的地方看清物体。光线还可以成为一种聚集的信号，或诱惑其他生物以便于捕食。发光也有助于鱼类的成群游动以抵抗捕食者。

第六节　医院的微生态环境

医院环境与医院感染之间的关系备受关注，在医院环境表面中可检出病原微生物，甚至具有流行病学的病原体，医院环境在病原体传播中的作用被严密监控。目前，大部分研究局限于环境的污染状况调查或清洁措施对环境污染的影响，而医院环境污染与医院感染率之间的关系研究还需要循证依据。

采用细菌培养和脉冲场凝胶电泳法及全基因测序法探索病原菌和多重耐药菌的环境污染类型；多重耐药菌环境株与医院感染病人株之间的遗传学关联；尚需进一步的研究结果。

现代医学科学技术的发展，为病人提供了高水平的医疗服务。但同时各种药物及侵入性诊疗设备的广泛应用，导致了病人免疫功能下降及机会性致病微生物感染率增加，致使医院感染率升高。

医院感染的目标人群是住院和门诊病人、陪护人员、探视者及医院工作人员等，但主要是病人。引起医院感染的微生物种类多，包括细菌、支原体、衣原体、病毒、真菌等，但以机会性致病微生物为主。引起医院感染常见的微生物见表 8-2。

表 8-2　医院感染常见的微生物

感染类型	微生物名称
泌尿道感染	鲍曼不动杆菌、大肠埃希菌、变形杆菌、克雷伯菌、沙雷菌、铜绿假单胞菌、肠球菌、白假丝酵母菌等
呼吸道感染	鲍曼不动杆菌、流感嗜血杆菌、肺炎链球菌、肠杆菌科细菌、呼吸道病毒等
伤口和皮肤脓毒症	金黄色葡萄球菌、大肠埃希菌、变形杆菌、厌氧菌、凝固酶阴性的葡萄球菌
胃肠道感染	沙门菌、宋内志贺菌、病毒等

目前国际上普遍认为易感人群、环境及病原微生物是发生医院感染的主要因素，而易感对象、侵入性诊疗技术则是医院感染的危险因素。控制医院感染的危险因素是预防和控制医院感染的最有效的措施。具体做法包括：①健全和完善预防医院感染的管理制度，进行广泛宣传，提高医务人员对医院感染的认识，增强医务人员对病人的责任心。②消毒灭菌：在医院的常规诊疗中，严格执行无菌操作技术，加强对中心供应室及临床科室的消毒，对进入人体组织或器官的医疗用品进行灭菌，对污染的医疗器材和物品应先消毒后清洗，再消毒或灭菌。对连续使用中的氧气湿化瓶、雾化器、呼吸机及其管道等应定期消毒。③隔离预防：是防止病原微生物从病人或带菌者传给其他人群的一种保护性措施。医院感染隔离预防措施的建立应以切断传播途径为依据，同时还应考虑病原体和宿主因素的特点。④合理使用抗菌药物：抗菌药物在医院应用广泛，使用不当是造成医院感染的重要原因，合理使用抗菌药物是降低医院感染率的有效手段。

另外，对医院重点部门，如急诊室、重症监护室、治疗室、婴儿室、手术室、供应室等密切监测和预报。对一次性使用的医疗器具，医院污物等应按照有关部门规定和要求来规范化管理或销毁处理，以切断医院感染的传播途径，有效预防和控制医院感染。

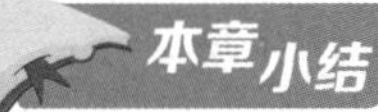

微生态学以微生物学理论与技术为基础，侧重研究有关环境现象、环境质量及环境问题下微生物群落、结构功能及动态变化规律，微生态学研究微生物对不同环境中的物质转化及能量变迁的作用与机制，进而考察其对环境生态质量的影响。微生态学是细胞水平的生态学，微生物生态学的研究对象是微生物与外环境（生命和非生命）的相互关系，侧重于微生物范围，而微生态学的研究对象则是有生命的宿主，侧重于植物、动物和人类宿主，研究正常微生物群与宿主相互关系的生命科学。

细菌广泛分布于自然界以及人体。多数细菌对人类是无害的，是自然界和人类生存不可缺少的组成部分。

（肖纯凌）

扫一扫，测一测

思考题

1. 为什么自然界中的微生物代谢活性和生长速率都较低?
2. 在土壤的什么区域中生物数量最多？影响土壤微生物的因素有哪些?
3. 极端环境中存在哪些微生物?
4. 人体正常菌群有什么意义?

笔记

第九章　微生物控制与生物安全

学习目标

1. 掌握：消毒、灭菌、防腐、无菌、无菌操作的概念。
2. 熟悉：物理消毒、灭菌的方法及其应用。
3. 了解：化学消毒法的原理及应用，病原微生物危害等级及生物安全实验室分级。

由于细菌广泛地存在于自然界中，故我们在很多情况下要防止细菌等微生物对工作或生活环境的污染。例如，在手术室、微生物实验室这样的环境下很多操作是在无菌条件下进行，机体皮肤、黏膜需要进行消毒，物品需要灭菌等。除此之外，如果对某些微生物管控不当或恶意进行的生物恐怖活动等，也使我们要重视微生物的生物安全问题。

第一节　病原微生物的控制

细菌和其他生物一样，容易受外界环境各种因素的影响。环境适宜，促进细菌的生长繁殖；环境发生改变，细菌的生长繁殖可能就会受到影响，如果环境变化很大，例如温度过高，则可能因为蛋白质变性，代谢障碍等引起细菌的死亡。在医疗操作，微生物实验室等工作环境中，常常需要减少甚至消除细菌的存在，因此掌握细菌与外界环境的关系，利用对细菌的不利因素进行消毒灭菌，是非常重要的。

一、病原微生物控制的基本概念

1. 消毒（disinfection）　杀死物体上病原微生物的方法，称为消毒。用以消毒的化学药物称为消毒剂（disinfectant）。一般消毒剂的常用浓度，只对细菌的繁殖体有效。有些消毒剂提高其浓度、延长消毒时间或提高温度等方法可以起到杀灭细菌芽胞的作用。

2. 灭菌（sterilization）　杀灭物体上所有微生物（包括病原微生物、非病原微生物以及细菌芽胞）的方法，称为灭菌。

3. 无菌（asepsis）　物体上没有活的微生物存在，称为无菌。防止微生物进入机体或物体的操作技术，称为无菌操作（asepsis operation）。进行外科手术、医疗技术操作及微生物学实验过程等，均需防止微生物进入操作区域，要求无菌操作。

4. 防腐（antisepsis）　防止或抑制微生物生长繁殖的方法，称为防腐。用于防腐的化学药物称为防腐剂（antiseptics）。许多化学制剂在低浓度时是防腐剂，在高浓度时则为消毒剂。

二、微生物控制的主要方法

（一）物理消毒灭菌法

用于消毒灭菌的物理学方法有加热、紫外线照射、电离辐射、滤过除菌等。

1. 热力灭菌法　热力灭菌法分湿热灭菌和干热灭菌两类。在同一温度下湿热的灭菌效果比干热好，其原因是：①湿热比干热穿透力强，能较快提高灭菌物品内部的温度；②湿热时细菌快速吸收水分，菌体蛋白质易于凝固变性；③热蒸汽接触被灭菌物品时变为液态可放出大量的潜热，能迅速提高灭菌物品的温度。

（1）湿热灭菌法

1）压力蒸汽灭菌法：是一种最常用、最有效的灭菌方法。利用密闭的蒸汽锅，加热产生蒸汽，容器内随着蒸汽压力的不断增加，温度会随之提高。通常压力在 103.4kPa（1.05kg/cm^2）时，容器内温度可达 121.3℃，经 15~20 分钟，可杀死所有的细菌繁殖体和芽胞。凡耐高温、不怕潮湿的物品，如手术器械、敷料和一般培养基等，均可用此法灭菌。灭菌时，必须将锅内冷空气排尽，并应注意放置的物品不宜过于紧密，否则会影响灭菌效果。

2）煮沸法：水温 100℃ 5 分钟可杀死细菌繁殖体，常用于消毒食具、刀剪、注射器等，杀灭细菌芽胞需煮沸 1~3 小时。若水中加入 2% 碳酸氢钠，可提高沸点达 105℃，既可促进杀灭芽胞，又能防止金属器械生锈。在高原地区海拔每增加 300m，消毒时间应延长 2 分钟。

3）流通蒸汽消毒法：利用蒸笼或阿诺蒸锅进行消毒。流通蒸汽法温度不超过 100℃，经 15~30 分钟可杀死细菌繁殖体，但不能杀死细菌芽胞。

4）间歇蒸汽灭菌法：利用三次间断的流通蒸汽加热达到灭菌效果。可把流通蒸汽（70~90℃）加热的物品杀死物品中的细菌繁殖体，将物品放置于 37℃孵箱过夜，使其中芽胞发育成繁殖体，次日再经流通蒸汽加热，如此重复 3 次，可达到灭菌的目的，称为间歇灭菌法。常用于不耐高温的物品灭菌。

5）巴氏消毒法（pasteurization）：由著名微生物学家巴斯德发明而得名。通过用较低温度杀死牛乳、酒类中的病原菌或腐生菌，可延长食品的贮存时间，较好保存消毒物品的营养成分及香味。有两种方法，61.1~62.8℃加热 30 分钟或 71.7℃加热 15~30 秒。广泛应用于不耐高温的牛奶、酒类等饮品的消毒。

（2）干热灭菌法：干热是通过脱水干燥和使大分子变性的作用进行灭菌。①焚烧与烧灼：废弃的物品或尸体可焚烧。微生物实验用的接种环、试管口、瓶口等可通过火焰烧灼灭菌。②干烤：利用电烤箱灭菌，通常加热至 160~170℃维持 2 小时，可达到灭菌的目的。适用于高温下不变质、不损坏、不蒸发的物品，如玻璃、瓷器等。

2. 紫外线与电离辐射灭菌法

（1）日光与紫外线：日晒是有效的杀菌方法。病人的衣服、被褥、书报等经日光直接暴晒数小时，可杀死大部分微生物。日光的杀菌作用主要靠紫外线。紫外线的波长在 200~300nm 时，具有杀菌作用，其中以 265~266nm 杀菌力最强，此波长与 DNA 吸收波峰一致，易被细菌 DNA 吸收，使一条 DNA 链上相邻的两个胸腺嘧啶共价结合形成二聚体，干扰 DNA 的复制与转录，导致细菌的死亡或变异。但紫外线穿透力弱，玻璃、纸张、尘埃等均能阻挡紫外线，故只适用于手术室、病房、实验室等的空气消毒及物品的表面消毒。应用人工紫外线灯进行空气消毒时，有效距离为 2~3m，照射时间 1~2 小时。杀菌波长的紫外线对人体皮肤、眼睛有损伤作用，紫外线短期照射会使皮肤红肿、眼睛刺痛、长时间或高强度照射可以引起视力严重受损甚至失明，因此使用时应注意防护。

（2）电离辐射：包括高速电子、X 射线和 γ 射线等。在足够剂量时，辐射粒子与某些分子撞击后，可激发这些分子产生离子或其他活性分子和游离基，破坏 DNA，对各种细菌均有致死作用。电离辐射因有较高的能量和穿透力，常用于一次性医用塑料制品的消毒，亦可用于食品的消毒，而不破坏其营养成分。

3. 滤过除菌法　滤过除菌法是用物理阻留的方法将液体或空气中的细菌去除，以达到无菌的目的。主要用于不耐高温的血清、毒素、抗生素、药液等的除菌。所用的器具带有滤孔装置的滤菌器。滤菌器只允许液体通过，而大于孔径的细菌、真菌等颗粒不能通过。常用的滤菌器有蔡氏滤菌器、玻璃滤菌器、薄膜滤菌器和高效颗粒空气滤器四种。现代医院的手术室，烧伤病房以及无菌制剂室，已

逐步采用高效颗粒空气滤器以除去空气中直径小于0.3μm的微粒，从而保持室内的无菌环境。

（二）化学消毒灭菌法

1. 化学消毒剂的种类、性质与用途　许多化学药物能影响细菌的化学组成、结构与生理活动，从而发挥防腐、消毒甚至灭菌的作用，消毒剂对细菌和人体细胞都有毒性作用，所以主要用于人体体表和医疗器械、周围环境的消毒。常用化学消毒剂的种类、性质与用途见表9-1。

表9-1　常用消毒剂的种类、性质与用途

类别	名称	主要性状	常用浓度	用途
酚类	苯酚	杀菌力强，有特殊气味	3%~5%	地面、家具、器皿表面消毒
	甲酚皂	杀菌力强，有特殊气味	2%	皮肤消毒
	氯己定	溶于乙醇，忌与升汞配伍	0.01%~0.05%	术前洗手，阴道冲洗等
醇类	乙醇	对芽胞、乙型肝炎病毒无效	70%~75%	皮肤、体温计消毒等
重金属盐类	升汞	杀菌作用强，腐蚀金属器械	0.05%~0.1%	非金属器皿消毒
	红汞	抑菌，无刺激性	2%	皮肤、黏膜、小创伤消毒
	硫柳汞	抑菌力强	0.01%~0.02%	皮肤消毒，手术部位消毒，眼鼻及尿道冲洗
	硝酸银	有腐蚀性	1%	新生儿滴眼，预防淋球菌感染
氧化剂	高锰酸钾	强氧化剂，稳定	0.01%~0.1%	皮肤、尿道消毒，水果消毒
	过氧化氢	新生氧杀菌，不稳定	3%~25%	创口、皮肤、黏膜消毒
	过氧乙酸	原液对皮肤、金属有腐蚀性	0.2%~0.5%	塑料、玻璃器皿消毒，地面、家具表面
卤素及其化合物	碘伏	无刺激性兼有去污作用	2%~2.5%	皮肤、伤口消毒
	碘酒	刺激皮肤，用后用乙醇擦净	2.5%	皮肤消毒
	氯	刺激性强	0.2~0.5ppm	地面、厕所、排泄物消毒
	漂白粉	刺激皮肤、腐蚀金属	10%~20%	饮水消毒
表面活性剂	苯扎溴铵（新洁尔灭）	刺激性小，对芽胞无效，遇肥皂或其他合成洗涤剂等作用减弱	0.05%~0.1%	外科手术洗手，皮肤黏膜消毒，浸泡手术器械
	度米芬	稳定，遇肥皂等作用减弱	0.05%~0.5%	皮肤消毒，伤口、黏膜感染的消毒，手术器械消毒
醛类	甲醛	挥发慢，刺激性强	10%	浸泡物品，空气熏蒸
	戊二醛	挥发慢，刺激性小	2%	精密仪器、内镜等消毒
烷化剂	环氧乙烷	易燃，有毒	50mg/1000ml	手术器械、敷料消毒等
酸碱类	醋酸	浓烈醋味	5~10ml/m^3 加等量水蒸发	空气消毒
	生石灰	杀菌力强，腐蚀性强	按 1∶4~1∶8 配成糊状	地面、排泄物消毒
染料	甲紫		2%~4%	浅表创伤消毒

2. 常用消毒剂的作用机制　消毒剂主要通过：①使菌体蛋白质变性或凝固。如重金属盐类、醇类、醛类、酸、碱等。②干扰或破坏细菌的酶系统和代谢。如某些氧化剂、重金属盐类与细菌酶蛋白中的巯基（-SH）结合，使酶失去活性，引起细菌代谢障碍；③改变细菌细胞壁或细胞膜的通透性，使胞质内重要代谢物质逸出，导致细菌死亡。如苯扎溴铵、酚类、表面活性剂等。

3. 影响消毒剂灭菌效果的因素　消毒剂的作用效果受环境、微生物种类及消毒剂本身等多种因

素的影响。

(1) 消毒剂的性质、浓度和作用时间：各种消毒剂的理化性质不同，对微生物的作用大小也有差异。如表面活性剂对革兰阳性菌的杀菌效果要比对革兰阴性菌的杀菌效果强。一般而言，消毒剂浓度越高，作用时间越长，消毒效果也越强（醇类例外）。

(2) 细菌的种类、数量与状态：不同的细菌对消毒剂抵抗力不同。细菌的芽胞比繁殖体抵抗力强；有荚膜的细菌抵抗力强；幼龄菌比老龄菌对消毒剂敏感；细菌数量越大，所需消毒时间越长。

(3) 环境因素的影响：环境中有机物的存在，能影响消毒剂的消毒效果。病原菌常随同排泄物、分泌物一起存在，这些物质对细菌有保护作用，并与消毒剂发生化学反应，进而影响消毒效果。故消毒皮肤和器械时，需洗净后再消毒，对痰、粪便等的消毒，宜选择受有机物影响较小的消毒剂，如漂白粉及酚类化合物，也可使用高浓度的消毒剂或适当延长消毒时间。

(4) 温度和酸碱度：升高温度可提高消毒剂的杀菌效果，例如2%戊二醛杀灭10^4/ml炭疽芽胞杆菌，20℃时需15分钟，40℃时为2分钟，56℃时仅1分钟即可。另外，消毒剂的杀菌效果还受pH的影响，例如戊二醛本身呈中性，其水溶液呈弱酸性，不具有杀芽胞的作用，只有在加入碳酸氢钠后才能发挥杀菌作用。其他影响消毒效果的因素还有湿度、穿透力及拮抗物质等。

4. 防腐剂　某些低浓度的消毒剂可用做防腐剂。在生物制品中，如疫苗、类毒素等常加入防腐剂，以防杂菌生长。常用的防腐剂有0.01%硫柳汞、0.5%苯酚和0.1%~0.2%甲醛等。

第二节　生物安全

一、生物安全

在医学领域，生物安全（biosafety）特指对病原微生物的安全防护与管理。其中尤为重要的是实验室生物安全（laboratory biosafety），是指在从事病原生物实验活动的实验室中避免病原体对工作人员和相关人员的危害，避免对环境的污染和对公众的伤害，为了保证实验研究的科学性还要保护被实验因子免受污染。

世界卫生组织（WHO）2004年正式发布《实验室生物安全手册》（*Laboratory Biosafety Manual*）第三版。明确了生物安全操作规范。我国2004年11月由国务院颁布的《病原微生物实验室生物安全管理条例》标志着我国病原微生物实验室生物安全管理走上法制化的轨道。

二、生物安全相关术语

1. 生物因子　一切微生物和生物活性物质。

2. 病原体　能使人、动物和植物致病的各种生物因子的统称，包括细菌、病毒、立克次体、支原体、真菌、寄生虫等。

3. 生物危害和生物危险　生物危害是由生物因子形成的危害。生物危险是生物因子将要或可能形成的危害程度，是伤害概率严重性的综合。

4. 气溶胶　固体或液体微粒稳定地悬浮于气体介质中形成的分散体系。其中的气体介质称为连续相，通常为空气；微粒称为分散相，其成分复杂，大小不一，其微粒直径一般为0.001~10μm。

5. 生物安全柜　是生物安全实验中极为重要的设备，其主要原理是生物安全柜保持负压，而气流只能从外部进入安全柜，使柜内的病原微生物不能逸出，从而保护工作人员及环境。

6. 医院感染　是指住院病人及医院工作人员在医院内获得的感染，包括病人在住院期间发生的感染和在医院内获得出院后发生的感染，但不包括入院前已开始或者入院时已处于潜伏期的感染。

7. 职业暴露　是指由于职业关系而暴露在危险因素中，从而有可能损害健康或危及生命的一种情况。医务人员职业暴露，是指医务人员在从事诊疗，护理活动过程中接触有毒、有害物质（如射线、消毒剂和某些化学药品）或感染病原体，从而损害健康或危及生命的一类职业暴露。

8. 生物恐怖　是遇到生物因子形成的危险而产生的极度恐惧。生物恐怖的特点是具有想象或未

来时间较长的忧虑或恐惧。

9. 实验室相关感染　由于从事实验活动而发生的与被操作病原体相关的感染。

10. 突发公共卫生事件　是指突然发生、造成社会公众健康严重损害的重大传染病疫情、群体性不明原因疾病、重大食物和职业中毒以及其他严重影响公众健康的事件。

三、病原微生物危害程度分级

WHO根据微生物以及各种生物活性因子对个体和群体的危害性将其分为四级（表9-2）。

表9-2　感染性微生物的危险度等级分类

危险等级	危害性
1级（无或极低的个体和群体危险）	指危害性最低的病毒、细菌、真菌和寄生虫等生物因子。绝大部分因为种系屏障而不太可能引起人或动物致病的微生物。例如小白鼠白血病病毒等
2级（个体危险中等，群体危险低）	病原体能够对人或动物致病，但对实验室工作人员、社区、牲畜或环境不易导致严重危害。但对感染有有效的预防和治疗措施，并且疾病传播的危险有限。例如铜绿假单胞菌、肠道杆菌、肠道病毒等275种
3级（个体危险高，群体危险低）	病原体通常能引起人或动物的严重疾病，但一般不会发生感染个体向其他个体的传播，并且对感染有有效的预防和治疗措施。例如产毒的结核分枝杆菌、炭疽芽胞杆菌、HIV、鼠疫耶尔森菌、布鲁菌、霍乱弧菌、SARS-Cov、HBV、马尼菲青霉菌、问号钩端螺旋体、立克次体等
4级（个体和群体的危险均高）	病原体能引起人或动物的严重疾病，并且很容易发生个体之间的直接或间接传播，对感染一般没有有效的预防和治疗措施。例如Ebola病毒、马尔堡病毒、黄病毒、拉萨热病毒等

四、生物安全水平分级及实验室设备要求

根据操作不同，微生物的危险度等级，所需的实验室设计特点、建筑构造、防护设施、仪器以及操作程序来决定实验室的生物安全水平。生物安全防护水平（biosafety level，BSL）以BSL-1、BSL-2、BSL-3和BSL-4表示。其中，BSL-4的防护级别最高（表9-3）。

表9-3　与微生物危险度等级相对应的生物安全水平、操作和设备

危险度等级	生物安全水平	实验室类型	实验室操作	安全设施
1级	基础实验室——一级生物安全水平	基础的教学、研究	GMT	不需要；开放实验台
2级	基础实验室—二级生物安全水平	初级卫生服务；诊断、研究	GMT加防护服、生物危害标志	开放实验台，此外需BSC用于防护可能生成的气溶胶
3级	防护实验室—三级生物安全水平	特殊的诊断、研究	在二级生物安全防护水平上增加特殊防护服、进入制度、定向气流	BSC和（或）其他所有实验室工作所需要的基本设备
4级	最高防护实验室—四级生物安全水平	危险病原体研究	在三级生物安全防护水平上增加气锁入口、出口淋浴、污染物品的特殊处理	Ⅲ级BSC或Ⅱ级BSC并穿着正压服、双开门高压灭菌器（穿过墙体）、经过滤的空气

注：BSC：生物安全柜；GMT：微生物学操作技术规范

五、对生物恐怖活动的防范

生物恐怖活动是人为散布高致病性、强毒性的细菌、病毒等微生物及其产物制剂，攻击非武装的平民的活动。抗日战争期间，日军曾在我国东北、华东、中南等地区多次使用细菌武器，造成大量的平

民伤亡。2001 年，美国发生炭疽芽胞邮件事件，引起了社会动荡和恐慌。

生物恐怖活动往往采用隐蔽的方式进行，例如利用感染者本身甚至“自杀感染者”在人群中扩散，或是通过供水、食物运输及通风系统中投毒。被用于生物恐怖活动的微生物往往具有高传染性、高致命性、强而稳定的传播能力以及有自然动物高繁殖率等特点。可能性较大的是炭疽芽胞杆菌、鼠疫耶尔森菌、出血热病毒、天花病毒等微生物物种。

防范生物恐怖的日常工作首先是掌握国际恐怖组织动向有关的情报、加强国境卫生检疫和国际合作。

三级和四级生物安全实验室

BSL-3 实验室的布置分为清洁区、半污染区和污染区，各区之间设缓冲间。半污染区应设有安全门供意外情况下紧急撤离。实验室的内部表面可清洗、消毒。门、窗均应采用气密或水密设计，而且可以自动关闭。出口处要有明显发光标志以供黑暗环境中辨认。实验室要求有独立的负压保护通风系统。污染区内气压与生物安全柜内的气压也应保持稳定的压差，以防止柜内空气泄漏到污染区环境中。污染区与半污染区出口处设自动供水的洗手设备。实验室内不得有地漏。下水道直接通往独立的消毒系统，与其他污水排放系统完全隔绝。实验室配备双电路应急系统，以确保连续供电。

BSL-4 实验室采用独立建筑，周围有封闭的安全隔离带。布局与 BSL-3 实验室基本相同，但排风装置必须双重过滤，气流及压力梯度的要求同 BSL -3 实验室。进入 BSL-4 实验室的工作人员穿着正压防护服，同时使用Ⅲ级生物安全柜。

本章小结

细菌广泛分布于自然界以及人体。多数细菌对人类是无害的，是自然界和人类生存不可缺少的组成部分。

防治病原微生物感染的最好办法是合理使用消毒、灭菌措施与生物安全技术，常用的消毒方法是指去除或杀灭病原微生物；灭菌是指用物理、化学方法去除所有的微生物，包括细菌及其芽胞、病毒、真菌等的方法。

在医学领域，生物安全（biosafety）特指对病原微生物的安全防护与管理。病原微生物根据其危害程度可分四级，实验室的生物安全水平也分为四级，以 BSL-1、BSL-2、BSL-3 和 BSL-4 表示。

（钟秀丽）

扫一扫，测一测

思考题

1. 简述消毒、灭菌、防腐、无菌、无菌操作的概念。
2. 热力灭菌法的方法有哪些？适用范围是什么？
3. 同等温度、作用时间下干热灭菌和湿热灭菌哪一种效果好？为什么？
4. 紫外线和电离辐射杀菌的原理是什么？
5. 化学消毒剂杀菌的原理和影响因素有哪些？

第十章　细菌的感染与免疫

学习目标

1. 掌握:构成细菌毒力的物质基础,细菌侵袭力和毒素的概念和组成,细菌内毒素和外毒素的区别,细菌的感染类型。
2. 熟悉:细菌感染的来源,细菌引发疾病的影响因素,感染的发生发展和结局。
3. 了解:机体参与固有免疫的成分和杀菌机制,抗菌免疫的特点。
4. 具备对常见细菌感染性疾病来源、感染途径及发生发展结局的认知能力。
5. 能够解释常见感染性疾病的病因及发生、发展机制。

细菌结构简单,繁殖迅速,种类繁多,分布广泛。空气、土壤、水及一切物体表面都存在不同种类的细菌。同时,在自然界动物和人类的体表及与外界相通的腔道内也存在着大量细菌及其他微生物,这些微生物在长期进化过程中与机体形成了共生关系。细菌的感染(infection)是指在一定条件下,细菌突破机体的防御功能,侵入机体并生长繁殖、释放毒性物质,同时与宿主细胞之间发生相互作用,导致不同程度的病理变化过程。细菌能否引起感染,取决于细菌的致病性和机体的免疫力。一般在机体免疫力降低时,细菌容易引起感染,能感染机体并引起疾病的细菌称为致病菌或病原菌(pathogenic bacterium),反之则称为非致病菌或非病原菌(nonpathogenic bacterium)。不同病原菌可通过各种途径感染机体,与机体的免疫系统相互作用、相互斗争而导致不同类型的感染发生并产生不同的结局。

第一节　细菌感染

细菌的致病性(pathogenicity)是细菌能引起机体感染的能力。细菌的致病性是相对宿主而言的,有的细菌只对人有致病性,有的只对某些动物有致病性,有的对人和动物均有致病性。不同病原菌对同一宿主可引起不同的感染类型和不同的病理变化,而同种不同型或不同株病原菌的致病性也有所差异。如结核分枝杆菌引起结核,痢疾志贺菌引起细菌性痢疾。病原菌侵入机体引起疾病,与细菌的毒力、侵入的数量、侵入途径、机体的免疫力及环境因素等密切相关。

病原菌致病性的强弱程度称为毒力(virulence),一般用半数致死量(median lethal dose,LD_{50})或半数感染量(median infective dose,ID_{50})作为测定毒力的指标。LD_{50} 或 ID_{50} 即在一定条件下,能引起 50% 的实验动物死亡,或 50% 的组织培养细胞发生感染的最小细菌数量或毒素量。构成病原菌毒力的物质主要包括侵袭力和毒素。

一、细菌的侵袭力

侵袭力(invasiveness)是指病原菌突破宿主皮肤和黏膜生理屏障等免疫防御机制,进入机体定居、

繁殖和扩散的能力。侵袭力与细菌菌体表面结构和侵袭性物质相关。

1. 黏附素 细菌表面的一些特殊结构和相关蛋白质，具有使细菌黏附到宿主靶细胞的作用，称为黏附素(adhesin)。黏附素与致病性密切相关，可分为菌毛黏附素(pili，fimbriae)和非菌毛黏附物质(afimbrial adhesin)。①菌毛黏附素：存在于革兰阴性菌菌毛上，细菌菌毛通过与宿主细胞表面相应受体作用使细菌吸附于细胞表面而定居，又称定居因子(colonization factor，CF)，如淋病奈瑟菌的菌毛黏附素、大肠埃希菌菌毛黏附素。②非菌毛黏附素：是存在于菌毛之外的与黏附有关的分子，如A群链球菌的脂磷壁酸(LTA)-M蛋白复合物、鼠疫耶尔森菌的外膜蛋白等。

动画：肺炎链球菌无荚膜的肺炎球菌表面吞噬作用

黏附素与宿主细胞表面黏附素受体发生特异性结合，使细菌黏附于宿主细胞，进而引起感染。黏附作用与病原菌致病性密切相关，它具有抵抗黏液冲刷、细胞纤毛运动和肠蠕动等清除作用，有利于病原菌定居。

2. 荚膜 具有抗吞噬和抗杀菌物质的作用，在细菌的免疫逃逸现象中起着重要作用，导致细菌在宿主体内迅速繁殖和扩散。如有荚膜的肺炎链球菌和炭疽芽胞杆菌不易被吞噬细胞吞噬杀灭。有些细菌表面有类似荚膜的物质，如A群链球菌的M蛋白、伤寒沙门菌的Vi抗原、大肠埃希菌的K抗原等是位于细菌细胞壁的表面结构，其功能与荚膜相同。

动画：肺炎链球菌有荚膜的肺炎球菌抗吞噬作用

3. 侵袭性酶类 细菌由侵入的部位向组织扩散时，常释放一些对宿主细胞有损伤作用的侵袭性胞外酶类，可以协助病原菌抗吞噬和向全身扩散。如金黄色葡萄球菌产生的血浆凝固酶，能使血浆中的纤维蛋白原变为纤维蛋白，纤维蛋白包绕在菌体表面，从而保护细菌不易被吞噬细胞吞噬；A群链球菌产生的透明质酸酶、链激酶和链道酶，能降解细胞间质透明质酸、溶解纤维蛋白、液化脓液中高黏度的DNA等，利于细菌扩散。淋病奈瑟菌、脑膜炎奈瑟菌产生的sIgA蛋白酶，可分解IgA，降低机体免疫防御功能。有些细菌还能产生协助细菌定植、繁殖和扩散的蛋白质，如葡萄球菌产生的过氧化氢酶能抵抗杀菌作用，利于细菌扩散。

4. 侵袭素(invasin) 有些细菌的侵袭基因能编码具有侵袭功能的蛋白质，介导细菌侵入细胞内繁殖并扩散到其他组织细胞，甚至引起全身感染。如肠侵袭性大肠埃希菌质粒基因编码的侵袭素，促使该菌入侵上皮细胞；福氏志贺菌的侵袭蛋白，促使该菌向邻近组织扩散。

5. 细菌生物被膜(biofilm，BF) 由细菌及其分泌的胞外多聚物附着在黏膜上皮细胞或无生命材料表面形成的一层膜状结构。细菌生物被膜是细菌在生长过程中为适应环境而形成的一种群体黏附定植方式，其形成不仅有利于细菌附着在某些支撑物表面，而且可以阻挡抗生素的抗菌作用及机体免疫物质的杀伤作用。生物被膜的形成还利于细菌之间的信息传递和耐药基因、毒力基因的转移，与致病性密切相关。

二、细菌毒素

细菌毒素(toxin)是细菌在生长繁殖过程中产生和释放的毒性物质，可直接或间接损伤宿主细胞、组织和器官，干扰其生理功能。在致病中起重要作用的有外毒素(exotoxin)和内毒素(endotoxin)。

1. 外毒素 主要是由革兰阳性菌和部分革兰阴性菌在代谢过程中产生并释放到菌体外的毒性蛋白质。如革兰阳性菌中的破伤风梭菌、肉毒梭菌、产气荚膜梭菌、白喉棒状杆菌、金黄色葡萄球菌、A群溶血性链球菌等以及革兰阴性菌中产毒性大肠埃希菌、霍乱弧菌、痢疾志贺菌、鼠疫耶尔森菌、铜绿假单胞菌等均能产生外毒素。大多数外毒素在细菌细胞内合成并分泌至菌体细胞外，但少数外毒素存在于菌体内，只有当菌体裂解后才释放出来，如痢疾志贺菌的外毒素。外毒素的共同特征：①外毒素的化学成分是蛋白质，多数外毒素是由A、B两个亚单位组成，A亚单位是毒素的活性单位，决定其毒性效应，B亚单位是结合单位，无毒性，但能与宿主靶细胞表面的特异受体结合，介导A亚单位进入靶细胞。外毒素的致病作用依赖毒素分子结构完整，各亚单位单独对宿主无致病作用。提纯的结合亚单位可作为疫苗，预防外毒素所致疾病。②毒性作用强，且对组织器官有高度的选择性。如由肉毒梭菌产生的肉毒毒素毒性十分强烈，比氰化钾的毒性强1万倍，是目前发现的最剧毒的物质，1mg肉毒毒素可杀死2亿只小白鼠。外毒素对组织细胞具有高度选择性，通过与特定靶细胞表面受体结合，引起特征性的病变，如肉毒毒素可阻断胆碱能神经末梢释放乙酰胆碱，使眼肌和咽肌麻痹，引起眼睑下垂、复视、吞咽困难等。③抗原性强，可刺激机体产

生抗体，称为抗毒素(antitoxin)，抗毒素可中和游离外毒素的毒性。外毒素经0.3%~0.4%甲醛作用后脱去毒性，但仍保留免疫原性，用这种方法制成的生物制品称类毒素(toxoid)。类毒素注入机体后，可刺激机体产生抗毒素，故类毒素可用于人工主动免疫；抗毒素用于治疗和紧急预防，两者均可用于一些传染病的防治；④对理化因素不稳定，易被酸和热等理化因素破坏，60~80℃，30分钟可被破坏，如破伤风痉挛毒素加热至60℃ 20分钟即可被破坏。但葡萄球菌肠毒素是例外，能耐受100℃ 30分钟。

动画：AB型外毒素

外毒素的种类多，根据外毒素对宿主细胞的亲和性及作用机制不同，将外毒素分为神经毒素(neurotoxin)、细胞毒素(cytotoxin)和肠毒素(enterotoxin)三大类。①神经毒素，主要作用于神经组织，引起神经传导功能紊乱；②细胞毒素，能直接损伤宿主细胞，包括抑制蛋白质合成，破坏细胞膜等；③肠毒素，作用于肠上皮细胞，引起肠道功能紊乱。不同外毒素的种类及其毒性作用见表10-1。

动画：破伤风毒素的作用机制1

表10-1　细菌外毒素的种类与毒性作用

类型	外毒素	产生的细菌	作用机制	主要症状和体征	所致疾病
神经毒素	痉挛毒素	破伤风梭菌	阻断抑制性神经递质γ-氨基丁酸、甘氨酸释放	骨骼肌强直性痉挛	破伤风
	肉毒毒素	肉毒梭菌	抑制胆碱能运动神经释放乙酰胆碱	肌肉松弛性麻痹	肉毒中毒
细胞毒素	白喉毒素	白喉棒状杆菌	抑制细胞蛋白质的合成	肾上腺出血，心肌损伤，外周神经麻痹	白喉
	致热外毒素	A群链球菌	破坏毛细血管内皮细胞	皮疹	猩红热
	表皮剥脱毒素	金黄色葡萄球菌	表皮与真皮脱离	表皮剥脱性病变	烫伤样皮肤综合征
	毒性休克综合征毒素	金黄色葡萄球菌	增强对内毒素作用的敏感性	发热、皮疹、休克	毒性休克综合征
肠毒素	肠毒素	霍乱弧菌	激活腺苷酸环化酶，提高细胞cAMP水平	小肠上皮细胞内水及电解质丢失，腹泻、呕吐	霍乱
		肠产毒素性大肠埃希菌	不耐热肠毒素同霍乱肠毒素；耐热肠毒素提高细胞内cGMP水平	呕吐、腹泻	腹泻
		产气荚膜梭菌	同霍乱肠毒素	呕吐、腹泻	食物中毒
		金黄色葡萄球菌	作用于呕吐中枢	呕吐、腹泻	食物中毒

动画：破伤风毒素的作用机制2

动画：肉毒毒素的作用机制1

动画：肉毒毒素的作用机制2

2. 内毒素　是革兰阴性细菌细胞壁中的脂多糖(LPS)成分，其主要毒性成分为脂质A，当细菌裂解后才释放出来。螺旋体、衣原体、立克次体等胞壁中也具有内毒素样物质，亦有内毒素的活性。

内毒素的主要特点是：①是革兰阴性菌的细胞壁成分；②化学成分为脂多糖，由特异性多糖、非特异性核心多糖、脂质A三部分组成(图10-1)；③内毒素对理化因素稳定，可耐热100℃ 1小时不失活，加热到160℃ 2~4小时或用强碱、强酸、强氧化剂煮沸30分钟才被破坏；④毒性作用较弱且无组织细胞选择性，所有内毒素的毒性作用基本相似，原因是由于革兰阴性菌主要毒性组分脂质A高度保守，结构基本相似所致；⑤内毒素的抗原性弱，不能用甲醛脱毒成为类毒素。

图片：内毒素结构示意图

不同细菌产生的内毒素致病作用相似，其生物学作用有：①发热反应：极微量(1~5ng/kg)的内毒素进入血液后即可导致健康成人产生发热反应。其机制是LPS激活巨噬细胞，使其释放IL-1、IL-6、TNF-α等细胞因子，这些细胞因子作为内源性致热原作用于下丘脑体温调节中枢，引起发热反应；②白细胞反

应：当细菌内毒素进入血液循环，并急剧增加时，内毒素能使大量血细胞移行并黏附于毛细血管壁，导致血中白细胞数急剧减少。数小时后，LPS 诱生中性粒细胞释放因子刺激骨髓，使骨髓释放大量中性粒细胞进入血液，导致血中白细胞数急剧增多；③内毒素血症与内毒素休克：当血液中有大量革兰阴性菌繁殖或病灶中大量革兰阴性菌释放内毒素入血时，机体出现内毒素血症。内毒素作用于巨噬细胞、中性粒细胞、内皮细胞、血小板、补体系统、凝血系统等，诱生 IL-1、IL-6、组胺、5- 羟色胺、前列腺素、激肽等生物活性物质，使小血管功能紊乱而造成微循环障碍及低血压，组织器官有效循环血量灌注不足、缺氧、酸中毒等，从而导致休克；④弥散性血管内凝血（DIC）：高浓度的内毒素活化凝血系统，使血液凝固，广泛性血管内凝血致使大量凝血因子消耗，常引起皮肤和黏膜出血、渗血及内脏广泛出血，严重者可致死亡。内毒素不同于外毒素，其主要区别见表 10-2。

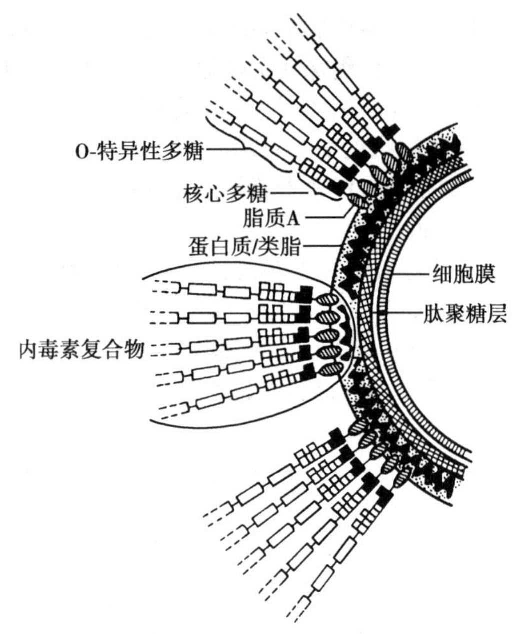

图 10-1　内毒素结构示意图

表 10-2　细菌外毒素与内毒素的主要区别

区别	外毒素	内毒素
来源	革兰阳性菌及部分革兰阴性菌分泌或溶解后释放出	革兰阴性菌细胞壁组成成分，菌体裂解后释放
化学成分	蛋白质	脂多糖
稳定性	60~80℃，30 分钟被破坏	160℃，2~4 小时被破坏
抗原性	强，易刺激机体产生抗毒素；甲醛处理后脱毒形成类毒素	较弱，刺激机体产生的中和抗体作用弱，甲醛处理后不能形成类毒素
生物学活性	毒性强，各种细菌外毒素对组织器官有选择性毒害作用，引起特殊临床症状	毒性较弱，各种细菌产生的内毒素毒性反应大致相同，引起发热、白细胞变化、微循环障碍、休克、DIC 等

三、感染的发生与发展

致病菌侵入宿主体内生长繁殖，机体的免疫系统能够识别并区分自己与非己，对非己物质予以排斥来维持自身稳定。因此，一方面病原菌入侵机体，损害宿主细胞和组织；另一方面，机体的各种免疫防御功能力图杀灭、中和、排除病原菌及其毒性产物。二者力量的强弱和增减，决定着整个感染过程的发展和结局。社会因素和自然因素对这一过程也有很大的影响。

（一）感染的成因

病原菌、机体免疫防御能力和环境是决定感染的三个因素。

1. 病原菌　感染发生的主要因素是病原菌。病原菌侵入机体，在宿主体内选择合适的寄居部位定居、繁殖、产生毒性物质，影响宿主的正常功能。细菌引起机体感染，除必须具有一定的毒力外，还必须有足够的数量和适当的侵入途径。一般情况下，细菌毒力越强，引起感染所需的菌量越少，细菌毒力越弱，引起感染所需菌量越多。如鼠疫耶尔森菌，只需若干个细菌侵入就可引起鼠疫，而沙门菌则需要数亿个细菌侵入才可引起食物中毒。除数量外，细菌还需要特定途径侵入机体才可引起感染。如痢疾志贺菌必须经口侵入肠道繁殖才能引起痢疾，破伤风梭菌必须经窄而深的伤口，可形成厌氧微环境才能引起破伤风。但也有细菌可多途径侵入机体，如结核分枝杆菌可通过呼吸道、消化道、皮肤创伤等途径侵入机体引起感染。

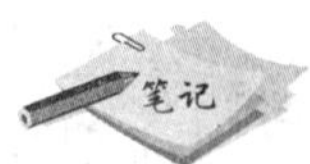

2. 机体免疫防御能力　机体免疫防御是主要抗感染因素，但有时在抗感染的过程中，这种防御能

力可能造成机体组织的损伤。某些心理因素如生活中遭遇重大变故和打击而引发的紧张和焦虑等心理应激反应，对免疫系统也可产生影响，导致免疫防御能力不能正常发挥，造成机体亚健康，从而引发感染。

3. 环境因素　主要包括自然因素和社会因素。自然因素包括气候、温度、湿度、自然灾害等，这些因素有时可能有利于病原菌的生存繁殖，有时可能增加宿主的易感性。社会因素包括战争、贫困等，可促使传染病的发生和流行。

（二）感染的来源

细菌感染中根据病原菌来源可分为外源性感染（exogenous infection）和内源性感染（endogenous infection）。引起感染的病原菌来自于宿主体外的称外源性感染；来自于宿主自身的称内源性感染。

1. 外源性感染　病原菌来自宿主机体以外的环境。传染源主要包括：①病人：病人在疾病潜伏期至病后恢复期一段时间内，都可向体外排菌而成为传染源，使病原菌以各种方式在人与人之间水平传播；②带菌者（carrier）：无临床症状，但体内带有某种致病菌，并可不断排出体外传染健康人群者，称为健康带菌者；有些传染病病人，恢复后可在一定时间内继续排菌，称恢复期带菌者。带菌者不易被发觉，其危害性高于病人，是重要的传染源；③病畜及带菌动物：某些细菌可引起人畜共患病，病畜或带菌动物所携带的致病菌传播至人类，如炭疽芽胞杆菌，布鲁菌和鼠疫耶尔森菌等。对病人、带菌者和患病动物应早期诊断，尽早采取治疗、隔离和预防等措施。

2. 内源性感染　病原菌来自宿主体内，又称自身感染。这类感染主要来源于人体内寄居的正常菌群，这些细菌一般情况下不致病，当某些条件改变时，其中一些条件致病菌可引起感染。内源性感染也包括原先感染过但少数病原菌潜伏下来而后又重新感染的现象，如结核分枝杆菌。内源性感染具有条件依赖性，是医院感染的一种常见现象，并有逐年增多的趋势。

（三）感染的传播方式和途径

不同病原菌的生物学特性决定了其通过不同途径入侵机体，在相适应的组织和器官中生长繁殖引起疾病。

1. 呼吸道感染　病人的唾液中含有大量病原菌，通过咳嗽、打喷嚏、大声说话形成飞沫和飞沫核经口鼻排入周围环境空气中，经呼吸道感染他人。易感者也可吸入含有病原菌的尘埃或接触呼吸道分泌物引起感染。空调系统形成的气溶胶和雾化器等治疗装置若被病原菌污染，也可发生感染。常见的病原菌有：A 群溶血性链球菌、脑膜炎奈瑟菌、流感嗜血杆菌、肺炎链球菌、结核分枝杆菌、嗜肺军团菌等。

2. 消化道感染　又称粪 - 口途径传播，大多是由于摄入被粪便污染的水或食品所致。重要的病原菌有：伤寒沙门菌、志贺菌、霍乱弧菌、大肠埃希菌 O157:H7、副溶血性弧菌等。

3. 泌尿生殖道感染　通过性接触传播的病原菌有：淋病奈瑟菌、沙眼衣原体、解脲脲原体、梅毒螺旋体等，所致疾病统称为性传播疾病（sexually transmitted disease，STD）。此外，大肠埃希菌、凝固酶阴性的葡萄球菌、变形杆菌也可引起尿路感染。

4. 皮肤黏膜损伤　完好无损的皮肤黏膜是机体抗感染的第一道防线，只有出现破损或烧（烫）伤，细菌才有机会侵入引起化脓性感染，如金黄色葡萄球菌、大肠埃希菌、铜绿假单胞菌等。此外，土壤及人和动物的粪便中存在一些细菌的芽胞，如破伤风梭菌、产气荚膜梭菌等，芽胞可进入伤口深部，当环境条件适宜时发芽繁殖，引起感染。也可通过接触患病动物或受染皮毛引起感染，如炭疽芽胞杆菌、布鲁菌等。还有通过节肢动物叮咬引起感染，如鼠疫耶尔森菌、斑疹伤寒立克次体、伯氏疏螺旋体等。

有些病原菌可经呼吸道、消化道、皮肤创伤等多途径传播，如：结核分枝杆菌、炭疽芽胞杆菌、布鲁菌等。

（四）感染的类型

病原菌侵入机体引起感染，是与机体在一定条件下相互作用的复杂过程，包括感染的发生、发展和结局。感染的结局由双方力量强弱而定，可产生多种结局，如不发生感染、感染形成但消退、病人康复或感染扩散导致病人死亡等。依据病原菌和宿主力量的对比及临床表现，感染可分为：不感染、隐性感染（inapparent infection）、潜伏感染（latent infection）、显性感染（apparent infection）和带菌状态（carrie state）五种类型。

1. 不感染　若机体免疫力强，或入侵的病原菌毒力弱或数量不足，或侵入的部位不适宜，病原菌可被机体的免疫系统消灭，不发生感染。

2. 隐性感染 当机体免疫力较强，或侵入的病原菌数量较少或毒力较弱时，细菌感染对机体造成的病理损害较轻微，不出现或出现不明显的临床症状，称为隐性感染或亚临床感染（subclinical infection）。大多数传染病的流行中，感染人群 90% 以上呈现隐性感染。隐性感染后，机体可获得特异免疫力，能抵御同种病原菌的再次感染。

3. 潜伏感染 当机体与病原菌在相互作用过程中暂时处于平衡状态时，病原菌潜伏在病灶内或某些特殊组织中，一般不出现在血液、分泌物或排泄物中。但当机体免疫功能下降时，潜伏的病原菌则大量繁殖而引发疾病，如结核分枝杆菌的潜伏感染。

4. 显性感染 当侵入的病原菌毒力强、数量多，或机体抗感染免疫力相对较弱，机体组织和细胞受到不同程度的损害，生理功能亦发生改变，并出现临床症状或体征时，为显性感染。具有传染性的病原菌引起的显性感染称为传染病（infectious disease）。

(1) 根据病情的轻重缓急，显性感染可分为急性感染和慢性感染。

1）急性感染（acute infection）：发病急，表现为突然发作，症状明显，一般病程短，持续数日至数周。病愈后病原体从宿主体内消失。如肺炎链球菌、脑膜炎奈瑟菌、霍乱弧菌等引起的感染。

2）慢性感染（chronic infection）：发病缓慢，病程较长，可持续数月或数年。一些胞内寄生菌多引起慢性感染，如结核分枝杆菌、布鲁菌等引起的感染。

(2) 根据感染部位不同，显性感染可分为局部感染与全身感染。

1）局部感染（local infection）：病原菌侵入机体后仅局限于宿主的某一部位生长繁殖，引起局部病变的感染类型，如化脓性球菌引起的疖、痈等。

2）全身感染（generalized infection；systemic infection）：病原菌侵入机体后，病原菌或其毒性代谢产物进入血液并向全身扩散引起全身症状。全身感染在临床上常见下列几种情况：①毒血症（toxemia）：产生外毒素的病原菌在局部生长繁殖，不进入血流，但其产生的外毒素进入血液循环，到达易感靶器官、引起组织损害，导致特殊的毒性症状，如白喉、破伤风等。②菌血症（bacteremia）：病原菌由原发部位一时性或间断性侵入血流，但未在血中繁殖，到达体内适当组织器官再进行生长繁殖，如伤寒沙门菌早期出现的菌血症。③败血症（septicemia）：病原菌侵入血流并在其中大量生长繁殖，产生外毒素或内毒素等毒性产物，引起高热、皮肤黏膜淤血、肝脾肿大等严重全身性中毒症状；革兰阳性菌和革兰阴性菌均可引起败血症，如鼠疫耶尔森菌、炭疽芽胞杆菌等。④脓毒血症（pyemia）：化脓性细菌由局部侵入血流后大量繁殖，并通过血液循环扩散至其他组织或器官，产生新的化脓性病灶。如金黄色葡萄球菌引起的脓毒血症，常引起多发性肝脓肿、皮下脓肿、肾脓肿等。⑤内毒素血症（endotoxemia）：革兰阴性菌感染使宿主血液中出现内毒素引起的症状。可由病灶内大量革兰阴性菌死亡，释放内毒素入血所致，也可由侵入血中革兰阴性菌大量繁殖、死亡崩解后释放。引起的中毒症状因血中内毒素量的不同而异。轻则只有发热，重则可有 DIC、休克甚至死亡，如小儿急性中毒性细菌性痢疾。全身感染，临床表现严重，危害性极大。

5. 带菌状态 在隐性或显性感染后，病原菌并未立即消失，而在宿主体内存留一定时间，与机体免疫力处于相对平衡状态，称为带菌状态。处于带菌状态的人称为带菌者（carrier）。伤寒、白喉等病后常可出现带菌状态。带菌者没有临床症状，但会经常或间歇排出病原菌，成为重要的传染源。

第二节 抗细菌免疫

抗细菌免疫是指机体对入侵致病菌的防御能力。免疫系统是生物在长期的进化过程中逐步建立起来的维护机体稳定性的重要系统，包括免疫器官、免疫细胞和免疫分子，它们之间相互协作、密切配合，共同完成复杂的防御功能。免疫防御机制包括固有免疫（innate immunity）和适应性免疫（adaptive immunity）。细菌侵入机体后，首先发挥防御作用的是固有免疫，一般经 7~10 天后，机体才产生适应性免疫，然后二者相互配合，共同发挥抗菌免疫作用。

一、固有免疫

固有免疫是机体在种系发育进化过程中逐渐建立起来的天然防御功能。固有免疫受遗传基因控

制，先天具有，无特异性，对各种细菌均有一定的防御能力，其免疫力不受相同细菌或其他抗原的刺激而增强。固有免疫主要通过机体屏障结构、吞噬细胞以及正常体液中的免疫分子发挥免疫防御作用。

(一) 屏障结构

1. 皮肤与黏膜 皮肤与黏膜的作用有：①阻挡与排除作用：健康完整的皮肤和黏膜是阻止病原菌侵入的强有力屏障，是机体的第一道防线。黏膜表面的附属结构和分泌液也具有防御作用，如呼吸道黏膜上皮细胞的纤毛运动可将附着于表面的微生物排出。当皮肤与黏膜受损时，细菌才有机会侵入而引起感染。②分泌杀菌物质：皮肤和黏膜能分泌多种杀菌物质。如皮肤汗腺分泌的乳酸、皮脂腺分泌的脂肪酸，黏膜分泌的溶菌酶、胃酸、蛋白酶等均有杀灭细菌等微生物的作用。③正常菌群的拮抗作用：寄居在皮肤与黏膜的正常菌群对病原菌有拮抗作用，构成了微生物屏障。

2. 血脑屏障 血脑屏障由软脑膜、脉络丛、脑血管及星状胶质细胞等组成。具有阻挡微生物、毒素及大分子物质从血液进入脑组织或脑脊液的作用，从而保护中枢神经系统。婴幼儿血脑屏障发育尚未成熟，故易发生中枢神经系统的感染，如发生流行性脑脊髓膜炎等。

3. 胎盘屏障 胎盘屏障由母体子宫内膜的基蜕膜和胎儿绒毛膜组成，能阻挡微生物及其有害产物从母体进入胎儿体内。但妊娠 3 个月内，胎盘屏障发育尚未完善，母体感染的微生物可经胎盘侵入胎儿，影响胎儿正常发育，导致胎儿畸形或死亡。

(二) 吞噬细胞

病原微生物穿过皮肤黏膜屏障向机体内部入侵扩散时，机体的吞噬细胞及体液中的抗微生物因子会发挥抗感染作用。吞噬细胞是固有免疫中最有效的防御组分。人类吞噬细胞分为两类，一类为小吞噬细胞，主要是血液中的中性粒细胞；另一类是大吞噬细胞，即单核吞噬细胞系统（mononuclear phagocyte system，MPS），包括血液中的单核细胞和组织中的巨噬细胞。

病原菌侵入皮肤或黏膜后，首先被中性粒细胞吞噬杀灭，少数未被吞噬杀灭的细菌经淋巴管到达局部淋巴结，由淋巴结中的巨噬细胞吞噬杀灭。极少数毒力强的病原菌可经淋巴结侵入血液及组织器官，再被该处的吞噬细胞吞噬杀灭。

1. 吞噬杀菌过程

(1) 游走：侵入机体的病原菌刺激吞噬细胞、血管内皮细胞等产生趋化因子（chemokine；chemotactic factor），募集大量的中性粒细胞和单核细胞由毛细血管中央向边缘移动，穿越血管内皮细胞层，到达感染部位。感染组织中的一些裂解产物和补体成分也有趋化作用。

(2) 识别：吞噬细胞主要通过模式识别受体（pattern recognition receptor，PRR）识别微生物的病原体相关模式分子（pathogen-associated molecular pattern，PAMP），并与之结合。吞噬细胞表面有许多模式识别受体，如甘露糖受体、清道夫受体、Toll 样受体、CD14、β_2- 整合素等。PAMP 是病原微生物的分子标志，为共有的高度保守的组分，存在于细菌细胞壁的成分如肽聚糖、脂多糖、细菌蛋白及细菌脂类中，不存在于高等哺乳动物中，免疫系统可借此识别“自己”和“非己”。

(3) 吞入：吞噬细胞与细菌识别并结合后，吞噬细胞膜内陷，伸出伪足将细菌包裹并摄入细胞内，形成由细胞膜包绕的吞噬体（phagosome），此为吞噬。

(4) 杀灭：当吞噬体形成后，吞噬细胞内溶酶体向吞噬体靠近，融合形成吞噬溶酶体，溶酶体内的溶酶体酶（溶菌酶、髓过氧化物酶、碱性磷酸酶等）可杀死细菌，最后吞噬细胞将不能消化的残渣排到细胞外（图 10-2）。吞噬细胞的杀菌机制分为需氧型和非需氧型。需氧型杀菌过程需要分子氧的参与，通过氧化酶的作用，将分子氧活化成活性氧中介物，如过氧化氢（H_2O_2）、超氧阴离子（O_2^-）、单态氧（$^1O_2$）等；以

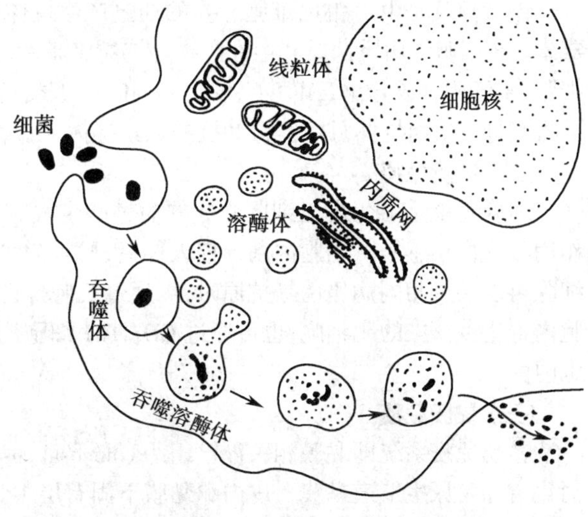

图 10-2 吞噬细胞吞噬杀菌过程示意图

及活性氮中介物，如一氧化氮（NO）、亚硝酸盐（O_2^-）、硝酸盐（NO_3^-）等；这些物质对于病原菌具有高效的杀伤作用。也可以通过髓过氧化物酶和卤化物的协同作用杀灭细菌。非需氧型杀菌过程不需要分子氧的参与，通过溶菌酶和杀菌性蛋白，如防御素、乳铁蛋白、蛋白水解酶、核酸酶等发挥杀菌作用。也可通过酸性产物的积累杀菌或抑菌。

2. 吞噬结果　吞噬细胞吞噬病原菌后，由于细菌的种类、毒力和机体的免疫状态不同，可出现两种不同的吞噬后果：①完全吞噬：细菌（如化脓性球菌）被吞噬后，5~10分钟内死亡，30~60分钟内被消化分解；②不完全吞噬：有些细菌如结核分枝杆菌，麻风分枝杆菌、伤寒沙门菌、布鲁菌、军团菌等，在未产生特异性免疫的机体内被吞噬后，不能被杀死，反而在吞噬细胞内繁殖，使吞噬细胞死亡破裂。未破裂的吞噬细胞还可成为这些细菌的保护体，使其避免药物及血清中抗菌物质的作用，并随游走的吞噬细胞扩散到其他部位，造成广泛病变。

（三）免疫分子

正常人体的组织和体液中存有多种具有抑菌和抗菌作用的可溶性分子。

1. 溶菌酶　是一种广泛分布于血清、唾液等体液中的低分子碱性蛋白质。溶菌酶能裂解革兰阳性细菌细胞壁肽聚糖，使细胞壁损伤而溶菌。革兰阴性细菌对溶菌酶不敏感，但在特异性的抗体参与下，溶菌酶也能破坏革兰阴性菌。

2. 补体　是正常人和哺乳动物血清中的一组具有酶活性的球蛋白，是最为重要的免疫分子。补体系统的三条激活途径均参与对病原菌的识别和攻击。感染早期补体系统通过甘露糖结合凝集素（mannan-binding lectin，MBL）途径和旁路途径（alternative pathway），由细菌肽聚糖、脂多糖、甘露糖残基被激活。感染中后期，免疫复合物激活补体的经典途径（classical pathway）。补体激活后产生多种生物活性物质，如膜攻击复合物（MAC）、C3b、C3a、C5a等发挥溶菌作用、调理作用以及介导炎症反应。

3. 防御素　是一类富含精氨酸的小分子多肽，其作用主要是杀灭胞外感染的细菌，如金黄色葡萄球菌、大肠埃希菌、铜绿假单胞菌等，其杀菌机制是通过破坏细胞膜，使细菌裂解死亡。

4. 急性期蛋白　是一组血清蛋白，在脂多糖、IL-6刺激下由肝细胞合成，包括脂多糖结合蛋白、甘露糖结合蛋白、C反应蛋白等。其主要功能是最大限度的激活补体系统、调理吞噬、引发炎症反应。

二、适应性免疫

适应性免疫（adaptive immunity）又称获得性免疫（acquired immunity），是指人出生后，在生活过程中与病原体及其代谢产物等抗原物质接触后逐渐形成的免疫。适应性免疫具有明显的针对性和记忆性，可因再次接触相同的抗原而使免疫效应增强，是机体抗菌感染的"第二道防线"。适应性免疫可以特异性识别不同种类的病原菌，诱导免疫反应，最终清除病原菌。适应性免疫包括：体液免疫（humoral immunity）、细胞免疫（cellular immunity）和黏膜免疫（mucosal immunity）。

（一）体液免疫

体液免疫是由B淋巴细胞介导的通过产生抗体而发挥效应的免疫应答，主要作用于胞外菌及其毒素。B细胞受病原菌或其毒性产物等抗原刺激后，在$CD4^+$ Th2细胞辅助下，活化、分化、增殖成为浆细胞，浆细胞合成分泌IgM、IgG、IgA、IgD和IgE五类免疫球蛋白(抗体)。根据抗体在抗菌免疫中的作用，可将其分为抗菌抗体（调理素）和抗外毒素抗体（抗毒素）。

（二）细胞免疫

细胞免疫是由T淋巴细胞介导的通过产生效应T细胞及细胞因子而发挥效应的免疫应答，主要作用于胞内菌感染。当胞内菌入侵人体后，可刺激T细胞活化、增殖、分化成为效应T细胞，当效应T细胞再次接触相同病原菌等抗原时，可通过细胞毒性T细胞（cytotoxic T lymphocyte，CTL）特异性杀伤胞内寄生菌感染的靶细胞；也可通过CD_4^+ Th1细胞诱发炎症反应和迟发型超敏反应，杀死逃避抗体的胞内菌。

（三）黏膜免疫

黏膜免疫系统即黏膜相关淋巴组织（mucosal associated lymphoid tissue，MALT），是分布在呼吸道、消化道和泌尿生殖道黏膜上皮内和黏膜下固有层中弥散的无被膜淋巴组织，以及扁桃体、小肠派氏小结和阑尾等被膜化的淋巴组织。肠道中的肠壁集合淋巴结（又称派伊尔结）在诱导黏膜免疫应答中起

重要作用。黏膜上皮中的M细胞是启动黏膜免疫的重要细胞。当病原菌入侵时,M细胞将抗原内吞,并转运至派伊尔淋巴结中,抗原被抗原提呈细胞摄取,提呈给T、B淋巴细胞,诱导特异性免疫应答。黏膜免疫的主要功能是产生sIgA,能阻止病原菌自黏膜侵入,是局部免疫的主要保护性免疫分子。

(四)抗菌免疫的特点

不同的病原菌侵入机体后,根据致病菌与宿主细胞的关系,可分为胞外菌和胞内菌。对于不同类型的细菌感染,机体的适应性免疫以不同的方式发挥免疫效应。

1. 抗胞外菌感染的免疫 胞外菌主要寄居在细胞外的血液、淋巴液、组织液或黏膜表面,其致病特点是多引起局部化脓性感染,或由产生的毒素引起全身炎症反应和系统性损伤。机体抗胞外菌免疫主要以体液免疫为主,通过抗体、补体的调理作用杀灭细菌而发挥抗胞外菌感染的免疫效应。表现在以下几方面:

(1)阻止病原菌的黏附和定植:感染发生的先决条件是病原菌对黏膜上皮细胞的黏附和定植。sIgA在黏膜表面与病原菌表面抗原(如鞭毛、菌毛等)结合后,可以阻断细菌的黏附和定植。机体的正常菌群和某些局部因素如糖蛋白或酸碱度等也可抑制这种黏附作用。

(2)调理吞噬作用:中性粒细胞和单核吞噬细胞是杀灭和清除胞外菌的主要力量,抗体和补体具有免疫调理作用,能显著增强吞噬细胞的吞噬效应,对化脓性细菌的清除尤为重要。①通过IgG Fc段结合吞噬细胞,Fab段结合细菌抗原发挥调理作用。②通过激活补体产生C3b结合吞噬细胞发挥调理作用。

(3)溶菌作用:细菌与特异性抗体(IgG或IgM)结合后,能激活补体的经典途径,最终产生的膜攻击复合物可导致细菌的裂解死亡。

(4)中和毒素作用:由细菌外毒素或由类毒素刺激机体产生的抗毒素,主要为IgG类。抗毒素可与相应毒素结合,或是封闭毒素的活性部位,中和其毒性;也能阻止外毒素与易感细胞上的特异性受体结合,从而使外毒素失去作用。抗毒素与外毒素结合形成的免疫复合物随血液循环最终被吞噬细胞吞噬。

2. 抗胞内菌感染的免疫 病原菌侵入机体后主要停留在宿主细胞内者,称为胞内菌感染。如结核分枝杆菌、伤寒沙门菌、布鲁菌等侵入机体后,进入宿主细胞内繁殖。这些细菌可抵抗吞噬细胞的杀菌作用,主要通过病理性免疫损伤而致病。此外还有低细胞毒性,潜伏期长,病程缓慢等特点。抗胞内菌感染以适应性细胞免疫发挥主要作用,CTL可通过分泌毒性分子如穿孔素、颗粒酶的介导发挥细胞毒作用,破坏含病原体的靶细胞,吞噬细胞、NK细胞等也参与对受感染的细胞溶解作用。Th1细胞:通过分泌Th1型细胞因子,如IL-2、IL-12、IFN-γ、TNF-β等,活化巨噬细胞,增强杀伤能力。

本章小结

细菌的致病性与细菌的毒力、感染的数量、侵入途径和机体免疫力密切相关。细菌毒力主要包括侵袭力、毒素(内毒素、外毒素)。侵袭力是指病原菌突破宿主皮肤、黏膜生理屏障等免疫防御机制,进入机体定居,繁殖和扩散的能力。侵袭力与细菌菌体表面结构和侵袭性物质相关。细菌毒素是细菌在生长繁殖过程中产生和释放的毒性物质,可直接或间接损伤宿主细胞、组织和器官,干扰其生理功能,包括外毒素和内毒素。细菌外毒素大多由革兰阳性菌产生,化学成分为蛋白质;毒性强且有明显的组织选择性;抗原性强,能经甲醛脱毒转变成类毒素。内毒素大多由革兰阴性菌产生,主要成分为脂多糖;毒性相对较弱,不同细菌产生的内毒素作用基本一致,主要表现为发热、白细胞反应、内毒素血症与内毒素休克、DIC等。

感染的来源包括外源性和内源性。细菌感染的类型分为不感染、隐性感染、潜伏感染、显性感染和带菌状态。细菌全身感染的类型包括:菌血症、毒血症、败血症、脓毒血症、内毒素血症。

抗菌免疫是指机体对入侵致病菌的防御能力。免疫系统包括免疫器官、免疫细胞和免疫分子,它们之间相互协作、密切配合共同完成复杂的防御功能。免疫防御机制包括固有免疫和适应性免疫,二者相互配合,共同发挥抗菌免疫作用。

(郑 群)

扫一扫,测一测

思考题

1. 病原菌的致病作用与哪些因素有关?
2. 病原菌毒力的构成有哪些?
3. 外毒素与内毒素的区别是什么?
4. 简述细菌的感染类型,细菌的全身感染包括哪些?

第十一章　病原微生物感染的诊断与防治

学习目标

1. 掌握：病原微生物检测的标本采集和送检原则。
2. 熟悉：病原微生物感染的预防和治疗原则。
3. 了解：病原微生物感染的常用检查方法。
4. 具备根据临床诊断和检查项目顺利和正确地采集标本的能力。
5. 能利用所学的知识开展适合的临床操作，能在工作过程中与病人良好沟通。

病原微生物感染的临床诊断除了根据病人临床症状、体征和一般检验外，还需进行微生物病原体、代谢产物、基因等的检测。采集不同标本和选择敏感特异的检查方法进行实验室诊断，以对感染性疾病作出病原学诊断，为临床防治提供依据。

第一节　微生物感染的检查方法

病原微生物检查的程序包括标本的正确采集、标本的直接检查、病原体的分离培养与鉴定、病原体成分检测、血清学试验等。在实际工作中，可根据具体情况选用相应的实验技术和方法。细菌、病毒感染的常规检测流程分别见图 11-1 和图 11-2。

一、标本的采集与送检

标本采集、处理与运送环节的质量会直接影响病原微生物检查结果的准确性。

（一）标本采集

1. 采集要求　标本采集时应严格无菌操作，尽量避免杂菌的污染。对呼吸道分泌物、粪便等进行病毒检测的标本，应使用抗生素处理以杀死标本中的细菌或真菌等。

2. 采集部位　根据临床诊断、病程检查项目、病人不同病程，病原体在体内分布的不同等，确定标本采集部位，采取相应的标本。如呼吸道感染一般采集鼻咽洗漱液或痰液；肠道感染多采集粪便；皮肤感染可采取病灶组织；脑内感染可采取脑脊液；病毒血症期可采集血液；伤寒病人在病程 1~2 周内取血液，2~3 周时取粪和尿。

3. 采集时间　采集病程初期或急性期标本，病原体检出率较高。血清学诊断的标本应在病人发病初期和病后 2~3 周各取标本一份。细菌感染尽可能在使用抗菌药物之前采集标本。

4. 标本标记　准备好标本盛放容器，并贴好标签，并在相应检验申请单上详细填写检验项目、标本种类及临床诊断，以供检验科参考。

5. 采集方法　采集标本前应充分了解检查目的，不同感染性疾病应根据其感染部位、病程及临床

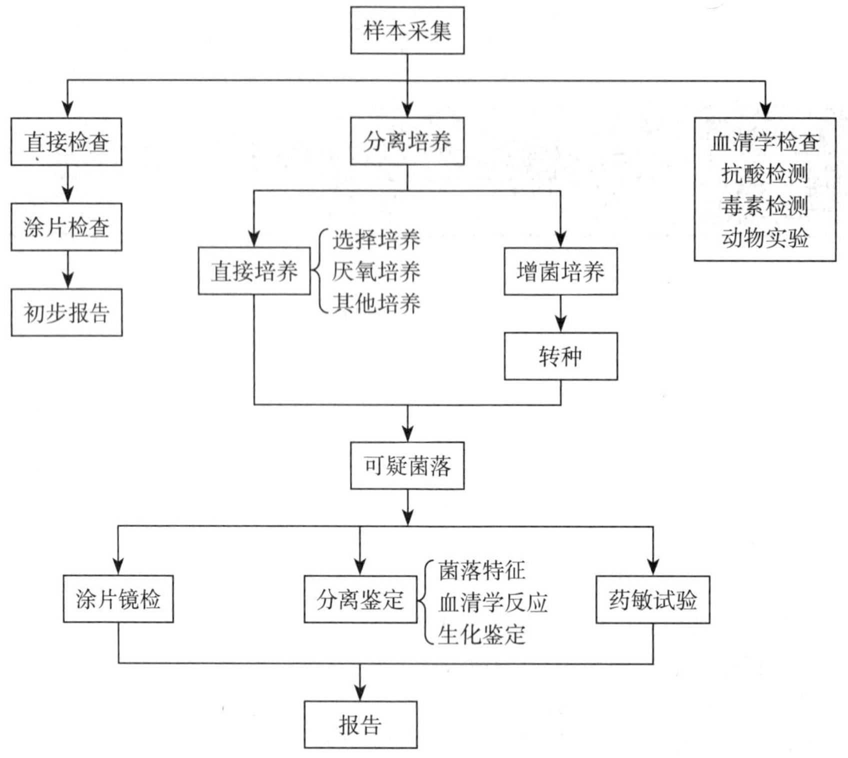

图 11-1 细菌的常规检测流程

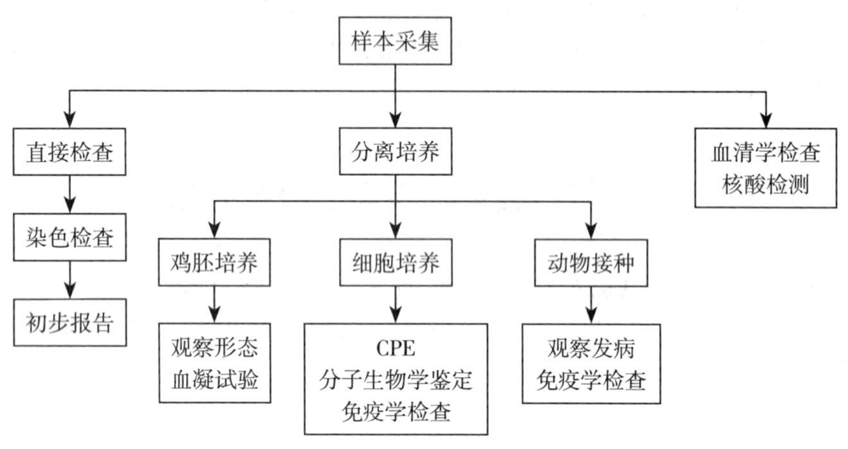

图 11-2 病毒的常规检测流程

表征的不同，采取不同的标本，采集方法也有所区别。

(1) 血液：当某些化脓性感染引起菌血症或败血症时，血液中便可出现细菌。血液供培养检查，采取血液必须在抗生素使用之前进行。成人血液培养要求采血量 20 毫升 / 套，儿童需按体重采集适当血量，采血后立刻注入血培养瓶中，2 小时内送检。如果进行厌氧培养，成人需至少送检 2 套标本(每套标本含 1 个需氧瓶，1 个厌氧瓶)。

(2) 血清：采血分离血清可开展血清学试验。可采取急性期和病后 2~3 周双份血清送检，以便对比血清中抗体效价的动态变化。

(3) 脓汁或分泌物：已经破溃或暴露于体表的开放性病灶，应先清洗消毒病灶周围，拭去表面的分泌物，采取较深部的脓液或分泌物，立即装入无菌试管内送检，以供涂片、培养等多种检查。采集标本必须在每次换药或用药之前。深部或其他闭锁性脓肿，应以无菌方法穿刺抽取脓液。

对可疑为淋病的泌尿生殖道脓性分泌物标本，应防止干燥和低温，采后置于含有液体培养基的试

管内立即送检。

(4) 咽拭子：常用于检查呼吸道炎症。取材应于抗菌治疗之前，早晨起床后，病人先以清水漱口，以无菌棉拭子，在咽后壁、扁桃体、悬雍垂的后侧反复涂抹数次，取材后应置于无菌试管内送检。

(5) 痰液：可于使用抗菌药物治疗之前，病人清晨漱口后，深部咳痰，取样送检。

(6) 脑脊液：脑脊液的细菌学检查，是确诊各种脑膜炎的最可靠方法。脑脊液的采集由临床医师以无菌操作穿刺抽取脑脊液 3~5ml，置于无菌试管中，室温条件下 15 分钟内送检。由于脑膜炎奈瑟菌抵抗力极弱，且易自溶，因此，不论是作涂片或培养用，均需立即送检。如作细菌培养检查，还应注意保温(最好床边接种)，切不可放置冰箱或低温保存。

(7) 粪便：宜在疾病的早期，抗菌药使用前，采集新鲜粪便中的脓血、黏液部分送检。如不能及时送检应将标本放置在专门运送培养基或 30% 甘油缓冲盐水中冷藏待检。对于中毒性痢疾病人及儿童，可用肛拭子采集标本。

(8) 尿液：标本采集应争取在未使用抗生素之前，注意避免消毒剂污染标本，尽量采集晨尿标本。一般要求清洁后留取中段尿送检。

(二) 标本处理及运送

1. 标本的处理　本身带有杂菌或可能被细菌污染的病毒检测标本，可加入抗生素以抑制标本中的细菌和真菌生长繁殖。厌氧菌对氧敏感，暴露在空气中容易死亡，采集后应立即排除空气，转移至特制的厌氧标本瓶中尽快送检。

2. 标本的运送　标本必须新鲜，采集后尽快送检。送检过程中，除不耐寒冷的脑膜炎奈瑟菌、淋病奈瑟菌等要保暖外，多数菌可冷藏运送。因病毒在室温中易失去活性，故标本应置于含有抗生素的 50% 甘油缓冲液中，低温保存，尽快送检。不能立即送检的标本需 -70℃保存。但某些病毒，如 RSV、HSV，对低温敏感，最好应床边接种，避免直接冷藏。

3. 生物安全防护　对怀疑为高危传染病病人的标本，特别是血液和体液标本，在采集、运送和处理标本时应考虑生物安全，做好对操作人员保护，如艾滋病病人标本等。

二、标本形态学检查

尽管病原体的分离培养鉴定是病原学诊断的黄金标准，但要早期诊断，必须重视标本的直接检查，其重点是形态学检查。形态学检查直接、简便和快速，常用直接涂片镜检。

1. 普通光学显微镜　可直接观察细菌的形态、大小、排列等，适于来自标本和具有特征性形态染色的病原菌。

(1) 不染色标本：可以使用压滴法或是悬滴法制片，直接镜检。主要用于检查病原体的动力及运动状况，如霍乱弧菌可出现典型的“鱼群”样排列和穿梭样的活泼运动。

(2) 染色标本：细菌体积较小，标本经染色后不仅可以观察病原体的大小、形态、排列方式及特殊结构等，还可以经染色后观察根据其染色性，常用方法有：①革兰染色法在鉴别细菌，选择抗菌药物，研究细菌致病性等方面具有极其重要的意义；②抗酸染色法是鉴定结核分枝杆菌和麻风分枝杆菌的重要方法；③细菌特殊结构的染色，具有芽胞、鞭毛和荚膜等特殊结构的细菌，在特殊染色下观察更具诊断意义；④真菌常用棉兰染色后镜检，以菌丝或孢子的形态特征作出初步诊断；⑤对于病毒检查仅用于病毒包涵体的检查及某些大病毒颗粒如痘类病毒的检查。

2. 暗视野显微镜检查　在普通的光学显微镜上，配上特制的暗视野聚光器，反光镜反射过来的光线不能进入镜筒，从暗视野聚光器边缘斜射至菌体，使得菌体发光。常用于螺旋体检查或镀银染色后镜检，根据螺旋体形态特征，结合临床表现进行诊断。

图片：各种形态病毒的电镜照片

3. 荧光显微镜　用金胺对结核分枝杆菌进行染色，在荧光显微镜下可观察到呈金黄色荧光的菌体，此法可以提高结核分枝杆菌的检出率。

4. 电子显微镜　含有高浓度病毒颗粒(≥10^7/ml)的样品可直接用电镜观察，可快速检出典型病毒颗粒而有助于早期诊断。对于低浓度的病毒样本则可用免疫电镜技术观察，即将含病毒标本制成悬液，加入特异性抗体混合，可使标本中的病毒颗粒凝聚成团，再用电镜观察。用免疫电镜可提高病毒的检出率和特异性，可用于从标本中直接检查鼻病毒、冠状病毒、肝炎病毒与轮状病毒等。

三、分离培养与鉴定

（一）细菌的分离培养和鉴定

细菌的分离和鉴定（isolation and identification）是诊断细菌性感染最可靠的方法，即细菌学诊断的黄金标准。

根据病种不同采集不同的标本，将采集的标本分区划线接种在相应的固体培养基上，可将混杂在标本中的微生物分离出单个菌落。细菌培养应按不同目的选择适宜的培养基以提供特定细菌生长所需的必要条件。如葡萄球菌、链球菌和肺炎链球菌可用血平板；奈瑟菌属需接种于巧克力平板；白喉棒状杆菌接种于吕氏血清斜面及亚碲酸钾血平板上；消化道感染细菌需采用伊红 - 亚甲蓝培养基或麦康凯培养基；厌氧菌接种于厌氧培养基。真菌感染接种于专用的真菌培养基上分离培养。菌量较少的标本可以先接种于增菌肉汤中进行增菌培养后再转种于固体培养基上。待固体培养基上有菌落生长后，挑取可疑病原菌的单个菌落转种获得纯培养，之后进行生化反应及血清学鉴定。鉴定的主要内容有：

1. 培养特性和菌落特征　根据细菌所需的营养要求（糖、蛋白胨、氨基酸、维生素 B_1、血液、X 因子、V 因子等）、生长条件（温度、pH、培养时间、CO_2、厌氧环境等）、生长现象（溶血性、迁徙生长和卫星现象等）和菌落特征（大小、形状、颜色、表面性状、和透明度等）做出初步鉴别。另外，细菌在液体培养基中是表面生长形成菌膜，还是沉淀或混浊生长；在半固体培养基上是否检出细菌的动力，均可为细菌的鉴定提供信息。

2. 形态学鉴定　通过分离培养所获得的细菌培养物，经涂片染色后镜检。根据细菌的染色性、形态，大小及排列，有无特殊构造等进行初步鉴定，应注意培养后的形态学检查必须与原标本直接镜检的结果对照观察。

3. 生化反应　鉴定细菌的生化反应特点可作为鉴别细菌的依据。尤其是肠道感染的细菌镜下形态和菌落特征基本相同，但对不同种类的糖（葡萄糖、麦芽糖、甘露醇、蔗糖、乳糖等）或氨基酸（色氨酸、含硫氨基酸等）的发酵能力不同，故利用含不同糖或氨基酸的培养基进行生化试验，其结果可作为进一步鉴定的依据。目前多种微量、快速、定量和自动化的细菌生化反应试剂盒和细菌鉴定系统已广泛应用于临床。

4. 血清学鉴定　根据免疫学反应的特异性，利用含有已知抗体的免疫血清如沙门菌属、志贺菌属、大肠埃希菌属等单价和多价诊断血清，对其分离的待测菌的抗原，进行属、种和血清型的鉴定。

5. 药物敏感试验（antimicrobial susceptibility testing）　临床标本经分离培养和鉴定确定了感染症的病原之后，临床使用抗生素前应进行药物敏感试验，在体外测定药物抑制或杀死细菌的能力，这对指导临床选择用药和及时控制感染具有重要意义。方法有纸片琼脂扩散法（K-B 法）、稀释法、E 试验等。其中 K-B 法和稀释法是目前临床常用方法，前者是药物向四周扩散产生抑菌圈，根据抑菌圈的有无和大小来判定试验菌的药物敏感程度；后者是以抗菌药物的最高稀释度仍能抑制细菌生长管和杀菌管为终点，该管含药浓度即为试验菌的最低抑菌浓度（minimum inhibitory concentration，MIC）和最低杀菌浓度（minimum bactericidal concentration，MBC）。MIC 和 MBC 的值越低，表示细菌对该药越敏感。E 试验是一种定量的抗生素药敏测定技术，是稀释法和扩散法原理结合的产物，能用连续的 MIC 数值直接对抗生素的药敏定量。

图片：MH 琼脂培养平板 E 试验结果

6. 其他检测法　如气相色谱法鉴别厌氧细菌，呼吸试验检测幽门螺杆菌感染等；细菌 L 型的检测；噬菌体对细菌分型的鉴定等。

（二）病毒的分离培养与鉴定

病毒具有严格的细胞内寄生性，故应根据不同的病毒选择敏感动物、鸡胚或组织细胞进行病毒的分离和鉴定，该方法常用于病毒病原学诊断，但其方法复杂，要求严格且耗时较长，不适合临床诊断，常用于病毒的实验室研究或流行病学调查。

1. 病毒的分离培养　实验室分离培养病毒通常所用的方法包括动物接种、鸡胚培养、组织培养。

（1）动物接种：是最原始的病毒分离培养方法。根据病毒的亲嗜性选择敏感动物及适宜接种的部位和途径。常用的动物有小鼠、大鼠、家兔和猴等，接种以后常以动物发病情况和症状特征等作为感

染的指标，辅助诊断疾病。

(2) 鸡胚培养：鸡胚培养是一种比较经济简便，同时对多种病毒敏感的培养方法。一般采用孵化 9~12 日龄的鸡胚，根据病毒种类不同接种于鸡胚绒毛尿囊膜、尿囊腔、羊膜腔、卵黄囊等不同部位，孵育 2 天后，观察鸡胚的活动与死亡情况，收集相应组织或囊液用血凝或血凝抑制试验等作病毒鉴定。

图片：鸡胚接种

(3) 组织（细胞）培养：即在一定条件下用离体的活组织块或分散的活细胞（又称单层细胞培养）培养病毒的方法。单层细胞培养是目前最常用的病毒培养方法。常用人胚肾细胞、猴肾细胞、人胚二倍体细胞及传代细胞（HeLa 细胞）等。病毒感染细胞后可在细胞中增殖，大多数引起细胞病变，可通过普通显微镜观察细胞病变如细胞变圆、空泡、溶解等，有的可将病毒释放到培养液中，也可通过红细胞吸附试验和红细胞凝集试验等证实病毒的存在。

图片：鸡胚接种部位示意图

病毒在培养细胞中增殖的指征：①细胞病变效应（cytopathic effect，CPE）：即病毒在细胞增殖引起的细胞形态学改变，常见的有细胞圆缩、聚集、拉丝、坏死、脱落、融合成多核巨细胞、出现包涵体，最后出现细胞溶解、脱落死亡等。不同病毒的 CPE 特征不同，如腺病毒可引起细胞圆缩、团聚，典型者呈葡萄串样；副黏病毒、呼吸道合胞病毒等引起细胞融合，形成多核巨细胞等。因此，观察病毒所致 CPE 的特点，根据选择的细胞类型，细胞病变种类可对标本中感染的病毒进行判定。②红细胞吸附：带有血凝素的病毒感染细胞后，宿主细胞膜上出现血凝素，并能与脊椎动物红细胞结合的现象，常用作含有血凝素病毒的增殖指标。③病毒干扰现象：某些病毒感染细胞后不出现细胞病变效应，但能干扰在其后感染同一细胞的另一病毒的增殖，从而抑制后者所特有的细胞病变效应。④细胞代谢的改变：病毒感染细胞的结果可使培养液的 pH 改变，表明细胞代谢在感染后发生了变化，可作为判断病毒增殖的指标。

图片：正常细胞和发生细胞病变效应细胞的比较

2. 病毒的鉴定

(1) 病毒形态学鉴定：可通过电子显微镜和免疫电镜进行病毒的形态观察和大小测定。

(2) 病毒血清学鉴定：通过免疫标记法和血凝抑制试验，用已知抗体对病毒进行种、型和亚型的血清学鉴定。

(3) 病毒分子生物学鉴定：方法主要包括核酸扩增、核酸杂交、基因芯片、基因测序等分子生物学技术。

四、病原体成分检测

检出病原体成分，尤其是标志性成分，如病原体的特异性抗原，编码某特异性抗原的一段核酸序列，细菌所产生的某种毒素等，均可作为识别该病原体和协助判定其致病性的根据。

（一）抗原检查法

标本中特异性抗原的检出可作为感染的早期诊断。如在疑患狂犬病的动物组织涂片中可检测狂犬病病毒抗原，在呼吸道上皮细胞中可检测流行性感冒病毒的抗原，在血清中可检测乙型肝炎病毒的表面抗原等。近年来免疫标记技术已广泛用于病原体特异性抗原检查，具有特异性强、敏感度高、结果判断快速等优点，对感染的早期诊断具有重要价值。方法有玻片凝集试验、协同凝集试验、乳胶凝集试验、免疫沉淀（琼脂扩散和对流免疫电泳等），但最常用的是酶联免疫技术（ELISA）、免疫荧光技术和放射性免疫核素技术。

（二）核酸检查法

决定病原体特性的遗传信息位于病原体的基因组内，包括其染色体 DNA 和染色体以外的遗传物质。不同种的病原体具有不同的基因或碱基序列，故可通过检测病原体的特异性核酸序列的存在与否，亦称作基因诊断来判定感染。此法比免疫学技术更加特异和敏感。主要有核酸杂交、聚合酶链反应及基因芯片技术等。

1. 核酸杂交技术（nucleic acid hybridization technique）　核酸杂交技术包括：斑点杂交、原位杂交和印迹杂交等。该技术不仅具有特异、快速及敏感的优点，而且能定量和分型，可检测出标本中有相应病原体基因。

2. 聚合酶链反应（PCR）　是一种选择性 DNA 或 RNA 片段的体外扩增技术，当标本中病原体太

少，可将标本中含有的某段基因序列扩增上百万倍。PCR 具有灵敏度高、特异性强、简便快速等优点，现已广泛应用于病毒检查。

3. 基因芯片技术(gene chip)　又称为 DNA 微阵列(DNA microarray)基因芯片技术其优点是一次性可以完成大量样品 DNA 序列的检测和分析，在疾病诊断和流行病学调查等方面具有广泛的应用前景。

（三）细菌毒素的检测

1. 内毒素的检测　常用的是鲎试验。该试验所用的鲎试剂是从“鲎”的蓝色血液中提取变形细胞溶解物，经低温冷冻干燥而成的生物试剂。其中含有一种可凝性蛋白质，在极微量内毒素存在时可形成凝胶。本试验即利用此原理测定血液或其他样品中的微量内毒素。根据反应的原理可分为定性鲎试验和定量鲎试验。定性鲎试验主要用于药品、医疗器械等产品的内毒素定性检验。定量鲎试验主要用于检测临床病人、动物体内内毒素等方面，以便为医师用药提出参考。在临床上以下疾病鲎试验阳性率较高：内毒素性休克、急性化脓性胆管炎、重症肝炎、腹膜炎、肝硬化等。

2. 外毒素的检测　常用的是免疫学试验，如酶联免疫吸附试验(ELISA)、间接血凝、琼脂扩散等，其中 ELISA 在细菌毒素检测应用尤为广泛。如大肠杆菌不耐热肠毒素和霍乱肠毒素的检测等。

3. 动物实验　一般不作为细菌实验室的常规检测，可测定细菌的毒力或致病性。如怀疑葡萄球菌肠毒素中毒，可用呕吐物等标本经肉汤培养后取滤液接种幼猫肠腔，观察有无发病或死亡。此外动物实验主要用于疑难病例，如多次培养阴性的可疑结核病人难以做出病原学诊断，可用标本接种豚鼠，感染后可检出结核分枝杆菌。毒力试验是鉴别白喉棒状杆菌与其他棒状杆菌的重要方法，可用豚鼠作体内中和试验。

五、血清学诊断

病原体侵入机体能刺激免疫系统产生特异性抗体，存在于血清或其他体液中。用已知病原体或其抗原成分检测病人血清或其他体液中未知抗体及其量的变化，可作为某些病原体感染的辅助诊断。因需采集病人的血清进行此类试验，故称为血清学诊断(serological diagnosis)。血清学试验方法较多，包括凝集试验、协同凝集试验、沉淀试验、中和试验、补体结合试验和酶联免疫吸附试验(ELISA)试验等。血清学诊断一般适用于抗原性较强，以及病程较长的传染病的诊断，因为机体感染后到血清中能检出抗体常需两周时间。血清学诊断一般不能只凭一次抗体效价较高就做诊断，通常需在感染早期和恢复期采取双份血清，如果恢复期或 1~2 周后的血清抗体效价比早期升高 4 倍或 4 倍以上，则可确定诊断。

图片：凝集试验示意图

1. 凝集试验　细菌或细胞等颗粒性抗原与相应抗体直接反应，出现肉眼可见的凝集现象，称为直接凝集反应。临床常用的凝集试验如下：协同凝集试验可用于流脑和淋病的诊断；肥达试验作为伤寒与副伤寒的辅助诊断；用变形杆菌某些菌株的菌体抗原代替立克次体抗原以检测相应抗体的凝集试验，即外斐反应，可用于立克次体病的诊断；间接凝集试验可作为钩体病的筛选试验。

2. 中和试验　比如检测抗链球菌溶血素 O 试验(ASO)，链球菌溶血素 O 是溶血性链球菌的代谢产物之一，具有溶血性和抗原性。人感染溶血性链球菌后 2~3 周体内会产生抗链球菌溶血素 O 的抗体。用溶血素 O 检测血清中有无中和抗体产生，凡是效价显著升高超过 400 单位者，可辅助诊断链球菌感染引起的活动性风湿病、肾小球肾炎等疾病。病毒在活体或细胞培养中被特异性抗体中和而失去感染性的一种试验，常用于检测病人血清中抗体的消长情况，也可用来鉴定未知病毒。

图片：ELISA 双抗体夹心法示意图

3. 血凝抑制试验　具有血凝素的病毒能凝集鸡、豚鼠、人等的红细胞，但可被相应抗体抑制，称为血凝抑制试验。其原理是相应抗体与病毒结合后，阻止了血凝素与红细胞的结合。常用于黏病毒、乙型脑炎病毒感染的辅助诊断和流行病学调查，也可用于鉴定病毒的型和亚型。

4. ELISA 试验　该法将特异性抗原(或抗体)，吸附到固相支持物上，然后加入待测标本与固相支持物一同温育，再加入辣根过氧化物酶或碱性磷酸酶标记的特异性抗原(或抗体)来检测的抗原(抗体)。用 ELISA 试验，可以发现常规细胞培养难以增殖的病毒，临床常用于如乙肝五项、甲肝病毒、风疹病毒、轮状病毒等的检测。

除可做辅助诊断外，也可做调查人群对某病原体的免疫水平及检测预防接种效果。但血清抗体

效价受多种因素影响，如年老、体弱和免疫功能低下等。而且血清学诊断检测特异性抗体对感染症的诊断具有其局限性的一面，如疾病早期抗体尚未出现和效价过低，故难以作为早期诊断的依据。当然IgM型抗体出现较早，故在病程早期尽量检测IgM型特异性抗体，发现升高可辅助早期诊断。如用抗"O"试验检测链球菌感染、肥达试验检测伤寒或副伤寒感染、外斐反应检测立克次体感染、螺旋体抗体检测梅毒感染、HIV抗体检测艾滋病感染，HAV IgM检测甲肝病毒感染等。

第二节　微生物感染的预防

病原微生物感染预防的一般原则主要是围绕控制传染源、切断传播途径及增强人群免疫力三个方面来进行。其中人工免疫是增强人群特异性免疫力的重要措施，包括人工自动免疫和人工被动免疫。目前对大多数病毒感染尚无特效药物，因此对病毒感染的预防显得尤为重要。

一、一般性预防

1. 控制传染源　早期发现并及时隔离和治疗病人及携带者，及时发现并消灭带菌、带毒的动物，采取综合治理措施。在非流行区，监测和控制流行区传染源输入和扩散是做好防治工作的必要手段。

2. 切断传播途径　加强环境管理，控制和杀灭媒介节肢动物（如蚊、苍蝇、蟑螂等），搞好环境和个人卫生，防止交叉感染；医护人员要严格执行无菌操作规程，做好手术室空气、外科器械、敷料等的消毒，防止医源性交叉感染。加强食品卫生监督，注意饮食卫生；净化空气等。

不同疾病的传播途径各不相同，防治重点也有所不同。如对于皮肤创伤要及时消毒处理，一般化脓性炎症要及时治疗；对链球菌引起的急性咽炎、扁桃体炎（尤其儿童），要早期彻底治疗以防止超敏反应性疾病的发生；淋病、梅毒、艾滋病的防治则应防止不正当的性关系，普及预防知识为重点；对于厌氧菌感染建立有氧微环境是防止感染的关键；对于呼吸道病毒感染以增强体质，少去人群密集的场所，保持空气流通为主；对于结核、乙肝以疫苗接种预防为主等。

3. 保护易感人群　加强健康教育，普及卫生知识，改变不良的饮食习惯和行为方式，提高人群的自我保护意识，均能有效地保护易感者。必要时可进行特异性预防，提高人群的免疫力。

二、特异性预防

根据特异性免疫的获得方式分为自然免疫和人工免疫两种。自然免疫主要指机体感染病原体后建立的特异性免疫，也包括胎儿或新生儿经胎盘或乳汁从母体获得抗体而产生的免疫；对于人群可应用获得性免疫应答原理，给机体接种病原体抗原或特异性抗体进行特异性预防，即接种疫苗、类毒素等制剂。使机体主动产生或被动获得特异性免疫力，达到预防和治疗疾病的目的，这种方法称为人工免疫（图11-3）。

- 特异性免疫
  - 主动免疫
    - 自然主动免疫：患传染病，隐性感染
    - 人工主动免疫：接种各类疫苗、类毒素等
  - 被动免疫
    - 自然被动免疫：经胎盘、初乳获得
    - 人工被动免疫：注射抗毒素、丙种球蛋白等

图11-3　特异性免疫的类型及获得方式

用于人工免疫的疫苗、类毒素、免疫血清、细胞制剂，以及诊断的用品（结核菌素、诊断血清、诊断菌液）等生物性制剂统称为生物制品。根据其免疫产生的方式进一步分为人工主动免疫和人工被动免疫。人工主动免疫通常称为预防接种或接种疫苗。人工被动免疫则用于紧急预防或治疗某些疾病（参见第六章）（表11-1）。

表 11-1　人工主动免疫和人工被动免疫的比较

	人工主动免疫	人工被动免疫
输入物质	抗原（疫苗、类毒素）	抗体（抗毒素、丙种球蛋白、细胞因子）
免疫力出现时间	1~4 周后生效	注入后立即生效
免疫力维持时间	数月至数年	2~3 周
用途	多用于预防	多用于治疗或紧急预防

图片：人工主动免疫与人工被动免疫的比较

第三节　微生物感染的治疗

由于不同病原微生物感染致病机制不同，因此在不同感染性疾病治疗时使用的药物有较大区别。如细菌感染的治疗主要使用抗菌药物如抗生素等；抗病毒治疗使用的药物多是核苷类药物、病毒蛋白酶抑制剂、免疫调节剂、中草药等，但大多数药物的应用有一定的限制。这些方法的使用对控制感染性疾病起到了重要的作用。

一、细菌感染的治疗

细菌感染的治疗主要采用抗菌药物，抗菌药物是指对病原菌具有杀灭或抑制作用的药物，主要包括抗生素和人工化学合成的抗菌药。自 1935 年第一个磺胺类药物应用于临床和 1941 年青霉素问世后，抗菌药物迅速发展，目前应用于临床的已有 200 余种，已成为临床应用最广泛的抗感染治疗药物。

（一）抗菌药物的种类

1. 按生物来源分类　①细菌产生：如多黏菌素和杆菌肽；②真菌产生：如青霉素和头孢菌素；③放线菌产生：如链霉素、红霉素、放线菌素 B、卡那霉素、四环素等。

2. 按化学结构和性质分类　①β- 内酰胺类：如青霉素、头孢菌素；②大环内酯类：如红霉素、阿奇霉素和罗红霉素；③氨基糖苷类：如链霉素、庆大霉素、卡那霉素、妥布霉素和阿米卡星；④四环类：如四环素、土霉素、多西环素；⑤氯霉素：人工合成大量制造；⑥其他人工合成的抗菌药：如喹诺酮类和磺胺类；⑦其他抗生素：多肽类、万古霉素、林可霉素及抗结核用药异烟肼、利福平和乙胺丁醇等。

（二）抗菌药物的主要作用机制

1. 影响细胞壁的合成　如青霉素结合蛋白，即是青霉素的受体，具有转肽酶的作用，在细菌细胞壁肽聚糖的合成中起重要作用，抗菌药物竞争性地与转肽酶结合，阻止此酶的正常功能。

2. 影响细胞膜的功能　多肽类抗生素（如多黏菌素）分子可与胞膜中磷脂结合，插入膜的蛋白部分使其排列发生改变，细胞膜被分裂，导致细菌死亡。

3. 影响蛋白质的合成　氨基糖苷类、四环素类抗菌药物能够与 30S 亚基结合，氯霉素、林可霉素和大环内酯类抗菌药物可以和 50S 亚基结合，影响细菌蛋白质的合成。

4. 影响核酸代谢的药物　喹诺酮类药物、利福平可抑制 DNA 的合成，磺胺类药物可以竞争叶酸，影响核酸的合成，抑制细菌的生长繁殖。

（三）抗菌药物的临床应用原则

每种抗菌药物都有一定的抗菌范围，称为抗菌谱。根据药物抗菌范围的大小，又分为广谱抗生素和窄谱抗生素。在抗感染的过程中要注意的是细菌对抗菌药物产生的耐药性乃至多重耐药性、不良反应的增多及二重感染的发生已严重影响临床治疗效果。因此，正确遵守抗菌药物的临床应用原则是十分重要的。

1. 选择合适敏感的药物　选择药物应以临床诊断、细菌学诊断和药敏试验为依据，不可滥用，根据感染致病菌种类型，应尽量采用相应窄谱抗菌药进行治疗，避免应用广谱抗菌药引起二重感染。

2. 药物剂量要适当　严格掌握适应证，用药要足量。如果使用药物的剂量过小，不但无治疗作用，而且易使细菌产生耐药性；剂量过大会带来严重的副作用和药物资源的浪费。而且疗程要足，以彻底

杀死细菌,若疗程过短,会引起疾病复发或转为慢性。

3. 交替用药　治疗某些慢性细菌性感染,为了避免细菌产生耐药性,应选择不同的抗菌药交替使用。

4. 联合用药　合理的联合规范用药,既可发挥药物协同抗菌作用,提高疗效,又可减少或延迟耐药菌株的出现。

另对于可产生外毒素的细菌治疗应尽早期、足量使用相应抗毒素,对于某些病症可进行对症治疗,同时选用敏感抗生素进行抗菌治疗。

二、病毒感染的治疗

病毒为严格细胞内寄生微生物,故要求抗病毒药物既能穿入细胞选择性地抑制病毒增殖,又不损伤宿主细胞,大多数抗病毒药物的应用都有一定的限制,迄今尚无十分理想的药物。抗病毒药物治疗的作用机制是阻断病毒复制周期中的任一环节,抑制病毒感染,如抑制病毒穿入和脱壳、抑制病毒核酸和蛋白质合成、抑制病毒的装配和释放等。使用的药物多是核苷类药物、病毒蛋白酶抑制剂、免疫调节剂、中草药、新抗生素类等。抗病毒的基因治疗现已成为抗病毒的研究热点,目前正在研制抗病毒的基因治疗剂。

(一) 化学制剂

1. 核苷类药物　核苷类化合物是最早用于临床的抗病毒药物,可抑制病毒复制。常用的有:阿昔洛韦广泛用于疱疹病毒感染引起的单纯疱疹、生殖器疱疹及带状疱疹;拉米夫定被认为是治疗慢性乙型肝炎最有前途的药物之一;利巴韦林目前临床主要用于流感病毒和呼吸道合胞病毒感染的治疗。

2. 病毒蛋白酶抑制剂　尽管病毒的复制依赖于宿主细胞的酶系统,但有些病毒含有自身复制酶或逆转录酶以及剪接加工修饰酶,将病毒的酶蛋白作为靶分子,也有利于减少药物的副作用。赛科纳瓦、英迪纳瓦、瑞托纳瓦作为新一代病毒蛋白酶抑制剂,可用于 HIV 感染的治疗。

3. 其他抗病毒药物　金刚烷胺主要用于甲型流感的治疗。

(二) 干扰素

1. 干扰素(interferon,IFN)　是动物细胞在受到某些病毒感染后分泌的具有抗病毒功能的宿主特异性糖蛋白。干扰素分为两型,Ⅰ型干扰素包括 α-IFN 和 β-IFN 是由白细胞和成纤维细胞产生,Ⅱ型干扰素又称 γ-IFN 或免疫干扰素,是由有丝分裂原刺激 T 淋巴细胞产生。干扰素具有广谱抗病毒、抗肿瘤及调节免疫功能作用,抗病毒谱广,毒性小,使用同种 IFN 无抗原性。主要用于甲、乙、丙型肝炎病毒,人类疱疹病毒、乳头瘤病毒和鼻病毒等感染的治疗。

图片:干扰素抗病毒机制

2. 干扰素诱生剂　具有诱导机体产生干扰素和免疫促进作用,如聚肌胞。二乙氨基乙基葡聚糖、甘草酸、云芝多糖等中药提取物也属于干扰素诱生剂,可诱生 IFN,发挥抗病毒、抗肿瘤和促进免疫功能的作用。

(三) 中草药

大量实验研究证实,许多中草药对病毒性疾病有预防或治疗作用,其中有些是直接抑制病毒增殖,有些可通过增强机体免疫力而发挥抗病毒作用,可用于临床治疗病毒性疾病。如板蓝根、大青叶等中药能抑制多种病毒增殖;苍术、艾叶在组织培养中可抑制腺病毒、鼻病毒及流感病毒;贯仲、胆南星可抑制疱疹病毒。有关中草药抗病毒作用机制尚待进一步深入研究开发。

(四) 新抗生素类

过去一直认为病毒对抗生素不敏感,近年来发现了一大批具有抗 HIV 活性的抗生素,使病毒对抗生素不敏感这一固有观念得到了改变。

目前研究发现的有:①新霉素 B:是一种氨基糖苷类抗生素,作用于病毒复制中的调控因子,阻断 RNA 和蛋白质的结合,从而干扰病毒 RNA 的复制。②真菌产物:如植胞霉素是 HIV-1 蛋白酶的竞争性抑制剂。③放线菌产物:放线菌素 D 是临床上广泛应用的抗癌药,后来发现其能影响 HIV 的复制和整合;由链霉菌中分离的含氯多肽、链霉素的合成产物中均由能影响病毒颗粒的装配和成熟、抑制 HIV 在感染细胞中的复制的抗生素。

本章小结

病原微生物检查的程序包括标本的正确采集送检、标本的直接检查、病原体的分离培养与鉴定、病原体成分检测、血清学试验等。标本采集、处理与运送环节的质量会直接影响病原微生物检查结果的准确性。不同病原微生物感染引起的临床疾病不同，其检查鉴定程序也有所不同，在实际工作中根据情况进行选择。

病原微生物感染的预防分一般性预防和特异性预防。一般性预防原则主要是围绕控制传染源、切断传播途径及增强人群免疫力三个方面来进行。特异性预防主要是通过人工免疫实现，常用的人工自动免疫的疫苗有灭活疫苗、减毒活疫苗、亚单位疫苗、基因工程疫苗等。人工被动免疫使机体立即获得特异性免疫，可用于急性传染病的紧急预防和治疗。目前对大多数病毒感染尚无特效药物，因此对病毒感染的预防显得尤为重要。

由于不同病原微生物感染致病机制不同，因此在不同感染性疾病治疗时使用的药物有较大区别。如细菌感染的治疗主要使用具有杀菌或抑菌作用的抗菌药物如抗生素等；抗病毒药物阻断病毒复制周期任何一个环节均可抑制病毒增殖，常用的抗病毒药物有核苷类药物、病毒蛋白酶抑制剂、免疫调节剂、中草药等，但大多数药物的应用有一定的限制。

案例讨论

案例讨论

实习护士，女，22岁，在执行医嘱过程中，给病人抽血检查，拔针头时，带病人血的针头不小心刺破护士自己的手指。经查该病人曾是一位乙肝病人。

（陈晓玲）

扫一扫，测一测

思考题

1. 临床感染性疾病标本采集和送检时应注意什么？
2. 临床常用疫苗的种类有哪些？各自特点是什么？
3. 临床使用抗生素的原则有哪些？为什么？

第十二章 化脓性球菌

学习目标

1. 掌握:金黄色葡萄球菌、A 群链球菌的致病性和所致疾病。
2. 熟悉:肺炎链球菌、脑膜炎球菌、淋球菌引起感染的特征。
3. 了解:凝固酶阴性葡萄球菌、甲型链球菌的致病性。
4. 具备对化脓性球菌感染的初步诊断能力,能正确选择检查方法,能根据临床耐药性情况,选择敏感药物治疗。
5. 根据所学知识向病人和家属说明要防止感染其他人,主要通过切断传播途径,部分球菌可通过免疫预防。

化脓性球菌(pyogenic coccus)因能引起化脓性炎症而得名。常见的化脓性球菌有葡萄球菌属的金黄色葡萄球菌、链球菌属的 A 群链球菌和肺炎链球菌、奈瑟菌属的脑膜炎奈瑟菌和淋病奈瑟菌。葡萄球菌属和链球菌属是革兰阳性菌,奈瑟菌属是革兰阴性菌。

第一节 葡萄球菌属

葡萄球菌属(*Staphylococcus*)的细菌因常堆积成葡萄串状而得名。广泛分布于自然界(空气、水、土壤、物品)和人体体表及与外界相通的腔道中。大多数是非致病菌,少数为致病菌。

根据色素和生化反应不同可将葡萄球菌分为金黄色葡萄球菌、表皮葡萄球菌和腐生葡萄球菌三种。其中金黄色葡萄球菌为致病菌,表皮葡萄球菌偶可致病,腐生葡萄球菌一般不致病。三种葡萄球菌的主要生物学特性见表 12-1。

表 12-1 三种葡萄球菌的主要生物学特性

特性	金黄色葡萄球菌	表皮葡萄球菌	腐生葡萄球菌
色素	金黄色	白色	白色或柠檬色
血浆凝固酶	+	-	-
α 溶血素	+	-	-
耐热核酸酶	+	-	-
SPA	+	-	-
分解甘露醇	+	-	-
致病性	强	弱或无	无

此外，根据有无血浆凝固酶可将葡萄球菌分为凝固酶阳性菌株和凝固酶阴性菌株两类，凝固酶阳性菌株有致病性，有些凝固酶阴性菌株亦可致病。

一、金黄色葡萄球菌

金黄色葡萄球菌是最常见的化脓性球菌，有些人的皮肤和鼻咽部可带有金黄色葡萄球菌，一般人鼻咽部带菌率为20%~30%，医护人员中带菌率可高达80%~85%，是医院感染的重要来源。

（一）生物学特性

1. 形态与染色　球形或椭圆形，直径1μm左右，常以葡萄串状排列（图12-1，见文后彩插）。在脓汁或液体培养基中生长后，常呈单个、成双或短链状排列。无鞭毛和芽胞，体外培养一般不形成荚膜，体内多数菌株可形成荚膜。革兰染色阳性，但在衰老、死亡或被中性粒细胞吞噬后常转为革兰阴性。

2. 培养特性与生化反应　营养要求不高，需氧或兼性厌氧，最适生长温度是37℃，最适pH 7.4。在普通琼脂平板上可形成圆形、光滑、不透明的隆起菌落。可产生脂溶性的金黄色色素。在血琼脂平板上，其菌落周围有明显透明溶血环（β溶血）。耐盐性强，能在含有10% NaCl的培养基中生长，故可用高盐培养基分离此菌。触酶试验阳性，能缓慢发酵葡萄糖、麦芽糖和蔗糖，产酸不产气，分解甘露醇。

3. 抗原构造　金黄色葡萄球菌有多种抗原，其中两种抗原与医学关系密切。

(1) 葡萄球菌A蛋白（staphylococcal protein A，SPA）：是存在于细胞壁表面的一种单链多肽，大部分金黄色葡萄球菌有此抗原。SPA与细胞壁肽聚糖共价结合，可与人和多种哺乳动物血清中IgG的Fc段发生非特异性结合，通过与吞噬细胞争夺IgG Fc段，阻碍了IgG的调理吞噬作用。此外，SPA与IgG结合后的复合物具有促细胞分裂、引起超敏反应和损伤血小板等多种生物学活性。临床上用特异性抗体的Fc段与SPA结合，而抗体的Fab可与微生物抗原结合，检测微生物，这种诊断方法称为协同凝集试验。

(2) 多糖抗原：细胞壁上的磷壁酸为半抗原，检测磷壁酸的抗体有助于金黄色葡萄球菌感染的诊断和预后判断，例如检测磷壁酸抗体，可辅助诊断金黄色葡萄球菌引起的活动性心内膜炎。

4. 抵抗力　在无芽胞菌中抵抗力最强。在干燥脓汁、痰液中存活2~3个月，加热80℃ 30分钟才被杀死，2%苯酚中15分钟或1%升汞中10分钟死亡，1∶100 000的甲紫（龙胆紫）溶液能抑制葡萄球菌的生长，故常用2%~4%的甲紫治疗皮肤黏膜的感染，对青霉素、红霉素、庆大霉素及磺胺等敏感，但耐药菌株逐年增多，如耐青霉素G的金黄色葡萄球菌菌株可高达90%以上。

（二）致病性与免疫性

1. 致病物质　金黄色葡萄球菌可产生多种侵袭性酶和外毒素。

(1) 血浆凝固酶（coagulase）：是使含有抗凝剂的人或家兔血浆发生凝固的酶类物质。凝固酶有两种：一种是分泌到菌体外的游离凝固酶，使液态的纤维蛋白原变成固态的纤维蛋白，使血浆凝固；另一种是在菌体表面并不释放的结合凝固酶，它能使纤维蛋白原变为纤维蛋白而引起细菌凝聚。血浆凝固酶和金黄色葡萄球菌的致病性关系密切，可阻碍吞噬细胞对细菌的吞噬和杀灭，也能使细菌免受血清中杀菌物质的作用。此外，病灶周围因有纤维蛋白的凝固和沉积，使细菌不易向外扩散，故葡萄球菌感染易局限化和形成血栓。

(2) 葡萄球菌溶素（staphylolysin）：为膜损伤毒素，有α、β、γ、δ、ε五型溶血素，对人致病的主要是α溶血素，为一种外毒素，除对多种哺乳动物红细胞有溶血作用外，还对白细胞、血小板、肝细胞、成纤维细胞、血管平滑肌细胞等有损伤作用。

(3) 杀白细胞素（leukocidin）：能杀死多种动物白细胞，引起中性粒细胞和巨噬细胞的损伤和死亡。抗杀白细胞素的抗体对葡萄球菌再感染起重要的防御作用。

(4) 肠毒素：临床分离的近50%的菌株可产生肠毒素。葡萄球菌肠毒素是热稳定的蛋白质，100℃ 30分钟仍保存部分活性，能抵抗胃肠液中蛋白酶的水解作用。葡萄球菌肠毒素是超抗原，可非特异性激活T细胞，释放过量的细胞因子而致病。食物若被产毒株污染，细菌增殖，可产生大量的肠毒素，毒素与肠道神经细胞受体作用，刺激呕吐中枢，引起以呕吐为主要表现的胃肠炎。

(5) 表皮剥脱毒素（exfoliative toxin；exfoliatin）：也称表皮溶解毒素（epidermolytic toxin），为蛋白质，能分离皮肤表层细胞，使表皮与真皮脱离，引起烫伤样皮肤综合征，亦称剥脱性皮炎。

(6) 毒性休克综合征毒素 -1(toxic shock syndrome toxin 1,TSST-1):能引起机体发热,增加宿主对内毒素的敏感性,使毛细血管通透性增加,引起多个组织、器官功能紊乱或毒性休克综合征(TSS)。

2. 所致疾病　有化脓性感染和毒素性疾病两种。

(1) 化脓性感染

1) 皮肤及软组织感染:如毛囊炎、疖、痈、蜂窝织炎、伤口化脓等,其脓汁黄而黏稠,化脓灶多局限,与周围组织界限明显。

2) 器官感染:如肺炎、胸膜炎、中耳炎、脑膜炎、心包炎、心内膜炎等。

3) 全身感染:由于外力挤压疖、痈或过早切开未成熟的脓肿,细菌可由淋巴和血流向全身扩散。在机体抵抗力低时,可在血中大量繁殖引起败血症,或细菌随血流转移到肝、肾、肺、脾等器官,引起脓毒血症。

(2) 毒素性疾病

1) 食物中毒:食入污染食物 1~6 小时后,病人出现恶心、呕吐、腹痛、腹泻等急性胃肠炎症状,呕吐最为突出,严重者虚脱或休克。大多数病后 1~2 天可自行恢复,预后良好。

2) 烫伤样皮肤综合征:多见于新生儿和免疫功能低下者,疾病开始皮肤有弥漫红斑,1~2 天表皮起皱,继而出现含有无菌清亮液体的大疱,最后表皮上层大片脱落,病死率较高。

3) 毒性休克综合征:多由 TSST-1 引起,病死率高,主要表现为急性高热、低血压,猩红热样皮疹伴脱屑,严重时出现休克。

3. 免疫性　人体对该菌感染具有一定的天然免疫力。只有当皮肤、黏膜受损伤或患慢性消耗性疾病(如糖尿病、结核、肿瘤)或其他原因导致机体免疫功能降低时,才易引起感染。病后机体能产生免疫力,但维持时间短,故难以防止再感染。

(三) 微生物学检查

根据临床表现选择不同标本,如化脓性病灶取脓汁,败血症者取血液,食物中毒者取呕吐物、可疑食物、粪便等。

1. 直接涂片和革兰染色镜检　根据细菌形态、排列和染色性,进行初步诊断。

2. 分离培养和鉴定　脓汁标本分离接种在血平板,血液标本需先经肉汤培养基增菌,再接种血平板培养,观察其菌落呈金黄色;涂片染色镜检;然后做进一步的鉴定试验,血平板培养,菌落周围有透明溶血环;血浆凝固酶和耐热核酸酶阳性;可发酵甘露醇。

3. 葡萄球菌肠毒素检查　利用 ELISA 方法,可测出纳克(ng)水平的肠毒素。还可用特异的 DNA 基因探针杂交技术检测产肠毒素菌株。

(四) 防治原则

注意个人卫生,对皮肤创伤及时消毒处理。加强医院管理,严格无菌操作,防止医院内感染。加强对食堂和饮食行业的卫生监督,对皮肤化脓性感染者,尤其手部感染者,治愈前不能从事食品制作或饮食服务。目前葡萄球菌耐药菌株日益增多,因此,对感染者的治疗需根据药物敏感试验的结果选药。对反复发作的疖病病人,可试用自身菌苗疗法,或用葡萄球菌外毒素制成的类毒素治疗。

二、凝固酶阴性葡萄球菌

凝固酶阴性葡萄球菌是人体皮肤和黏膜的正常菌群,正常情况下对人不致病,但当免疫功能低下或进入非正常定居部位时,可引起感染,是医源性感染的常见病原菌。引起泌尿系统感染、术后感染、植入医用器械后感染,细菌内膜炎、严重者引起败血症。凝固酶阴性葡萄球菌的耐药菌株越来越多,依据药敏试验选敏感抗生素治疗。

第二节　链球菌属

链球菌属(*Streptococcus*)是另一类常见的化脓性球菌,广泛分布于自然界和人体鼻咽部、胃肠道等处,大多数是人体正常菌群,少数是致病性链球菌。

根据链球菌在血琼脂平板上是否产生溶血分为三类：①甲型溶血性链球菌（α-hemolytic streptococcus）：菌落周围有狭窄草绿色溶血环，称为甲型溶血或α溶血，亦称为草绿色链球菌（viridans streptococcus），甲型链球菌多为条件致病菌；②乙型溶血性链球菌（β-hemolytic streptococcus）：菌落周围有宽大透明的溶血环，环内红细胞完全溶解，称为乙型溶血或β溶血，亦称为溶血性链球菌（streptococcus hemolytic），这类链球菌致病力强，常引起人类多种疾病；③丙型链球菌（γ-streptococcus）：不产生溶血素，菌落周围无溶血环，故亦称为非溶血性链球菌（streptococcus non-hemolytic），一般不致病。

链球菌有多种抗原，按细胞壁中多糖抗原不同，将链球菌分为 A~V 20 个血清群，对人致病的链球菌菌株 90% 属 A 群。此外，根据对氧的需要分需氧性、兼性厌氧性和厌氧性链球菌三类。对人致病的主要是前两类。厌氧性链球菌是口腔、消化道、泌尿生殖道的正常菌群，为条件致病菌。D 群、R 群的猪链球菌Ⅱ型可导致人畜共患病。

一、A 群链球菌

A 群链球菌可引起人类各种化脓性炎症、猩红热、丹毒、新生儿败血症、心内膜炎、风湿热和急性肾小球肾炎等疾病。

（一）生物学特性

1. 形态与染色　圆形，直径 0.6~1.0μm，单个、成对或数个排列成链状，在固体培养基中常呈短链，在液体培养基中呈长链，临床标本以成对、短链多见，易与葡萄球菌相混淆（图 12-2，见文后彩插）。无芽胞和鞭毛；有菌毛样结构；多数链球菌株在培养早期（2~4 小时）形成透明质酸荚膜，随培养时间延长，因细菌自身产生的透明质酸酶而使荚膜逐渐消失；含型特异的 M 蛋白，被脂磷壁酸所覆盖。脂磷壁酸对链球菌附着上皮细胞起重要作用。革兰染色阳性，衰老、死亡或被吞噬细胞吞噬后可呈革兰阴性。

2. 培养特性与生化反应　营养要求较高，需氧或兼性厌氧，在血清肉汤中易形成长链，呈絮状沉淀于管底，在血琼脂平板上形成边缘整齐、圆形、灰白色、表面光滑、透明或半透明的细小菌落，形成透明溶血环。不产生触酶，区别于金黄色葡萄球菌。

3. 抵抗力　不强，60℃ 30 分钟即被杀死，在干燥尘埃中生存数月，对一般消毒剂敏感。对青霉素、红霉素、磺胺药等敏感，但已经出现耐青霉素的菌株。

（二）致病性与免疫性

1. 致病物质　A 群链球菌致病力最强，可产生多种外毒素和胞外酶。

（1）致热外毒素：称为红疹毒素或猩红热毒素，是引起猩红热的主要毒性物质，为蛋白质，具有致热作用和细胞毒作用，引起发热和皮疹。抗原性强，可刺激机体产生抗毒素，抗毒素能中和外毒素的毒性作用。

（2）链球菌溶血素：根据其对氧的稳定性分为两类：

1）链球菌溶血素 O（streptolysin O，SLO）：SLO 是一种含 -SH 的蛋白质毒素，对氧敏感。SLO 的 -SH 与细胞膜上的胆固醇结合后，可使其膜上出现微孔，导致细胞溶解。对红细胞溶解作用最强。对中性粒细胞、血小板、巨噬细胞、神经细胞等也有毒性作用。SLO 可引起心肌损伤，能加重心肌炎的病变。SLO 抗原性强，在链球菌感染后，可刺激大部分人产生 SLO 抗体。

2）链球菌溶血素 S（streptolysin S，SLS）：为小分子糖肽，无抗原性，对氧不敏感。链球菌在血琼脂平板上菌落周围出现的溶血环是 SLS 所致。SLS 对白细胞、血小板和多种组织细胞有破坏作用。

（3）M 蛋白：为 A 群链球菌胞壁中的蛋白组分，含 M 蛋白的链球菌有抗吞噬和杀菌作用，并能帮助链球菌黏附于上皮细胞进行繁殖。M 蛋白与人心肌有共同抗原，可发生交叉反应。M 蛋白刺激机体产生的特异性抗体，对同型细菌感染有保护作用。但在特定条件下，M 蛋白与其相应抗体形成免疫复合物可引起风湿热、急性肾小球肾炎等。

（4）透明质酸酶：又名扩散因子，能分解细胞间质的透明质酸，使细菌易在组织中扩散。

（5）链激酶（streptokinase，SK）：亦称纤维蛋白溶酶。能使血液中溶纤维蛋白酶原转化为溶纤维蛋白酶，使血块溶解或阻止血浆凝固，有利于细菌扩散。

（6）链道酶（streptodornase，SD）：亦称 DNA 酶。能分解脓汁中具有高度黏稠性的 DNA，使脓液稀薄，促进细菌扩散。

2. 所致疾病　A 群链球菌引起的疾病约占人类链球菌疾病的 90%，引起的疾病分为化脓性、中毒性和变态反应性三类。

(1) 化脓性感染

1) 皮肤局部感染：引起皮肤及皮下组织的多种炎症，如丹毒、脓疱疮、蜂窝织炎、痈等，炎症病灶与正常组织界限不清，脓汁稀薄带血性，有明显扩散倾向。

2) 器官感染：引起扁桃体炎、咽喉炎、鼻窦炎，并可扩散引起中耳炎、脑膜炎等。也可经产道感染引起产褥热。

3) 全身感染：细菌易经淋巴管和血液扩散，引起淋巴管炎、淋巴结炎和败血症。

(2) 中毒性疾病：猩红热，是经飞沫传播的急性传染病，主要特征为发热、咽炎、全身弥漫性鲜红皮疹，疹退后出现明显脱屑。少数病人可因超敏反应出现心、肾损害。

(3) 链球菌感染后引起变态反应性疾病：主要是风湿热和急性肾小球肾炎。

1) 急性肾小球肾炎：常见于儿童和青少年，多数由 A 群 12 型链球菌引起。临床表现为蛋白尿、水肿、高血压，由Ⅱ型超敏反应和Ⅲ型超敏反应所致。

2) 风湿热：可能是 M 蛋白与心肌有共同抗原而引起的Ⅱ型及Ⅲ型超敏反应所致。临床表现以心肌炎和关节炎为主。

3. 免疫性　感染后，可获得一定的免疫力，主要是抗 M 蛋白抗体，可增强吞噬细胞的吞噬作用。各型之间无交叉免疫力，故常发生反复感染。猩红热病人可产生抗同型致热外毒素的抗体，对同型细菌有较牢固的免疫力。

(三) 微生物学检查

1. 直接镜检　脓汁标本直接涂片染色镜检，发现典型的链状排列革兰阳性球菌可初步判断。

2. 分离培养与鉴定　分离培养常采用血琼脂平板，对败血症病人，先取血液用肉汤增菌后再作分离培养。鉴定应根据菌体形态、染色性、菌落特点和溶血性及相关鉴定实(试)验进行鉴定。若 β 溶血菌落应与金黄色葡萄球菌鉴别。

3. 抗链球菌溶血素 O 试验(antistreptolysin O test，ASO test)　简称抗“O”试验，是毒素和抗毒素的中和试验。对可疑风湿热或急性肾小球肾炎病人，可进行抗链球菌溶血素“O”测定，若血清中 ASO 超过 1 ∶ 400 单位有诊断意义。

(四) 防治原则

对伤口进行消毒。感染主要经飞沫传播，对带菌者和病人应积极治疗，可减少传染源。对急性咽峡炎和扁桃体炎病人应早期、彻底治疗，以防止并发症。治疗首选青霉素 G。

二、肺炎链球菌

肺炎链球菌(*Streptococcus pneumoniae*)，俗称肺炎球菌(pneumococcus)，因成对排列，也称肺炎双球菌。广泛分布于自然界，常寄居于人类呼吸道，引起儿童或老年人等的并发感染，导致大叶性肺炎、中耳炎、鼻窦炎等疾病。

(一) 生物学特性

1. 形态与染色　革兰阳性球菌，呈矛头状，尖端向外，成对排列，在病人痰或脓汁中可见短链排列。无鞭毛，也不形成芽胞，毒力菌株在机体内形成较厚的荚膜，人工培养后荚膜消失。

2. 培养特性及生化反应　兼性厌氧，营养要求高，血平板上肺炎链球菌菌落与甲型溶血性链球菌菌落相似。培养时间稍久，因细菌产生自溶酶，菌落呈“脐窝状”。在血清肉汤中呈混浊生长，培养稍长时也可因细菌自溶而使培养液又变澄清。可用分解菊糖和胆汁溶菌试验与甲型溶血性链球菌相区别。

3. 抗原构造与分型　荚膜多糖抗原具有型特异性，将肺炎链球菌分为 90 个血清型，1~3 型致病力较强。

4. 抵抗力　对理化因素抵抗力较弱，56℃ 20 分钟即被杀死，有荚膜菌株抗干燥能力较强，对一般消毒剂、青霉素、红霉素、林可霉素等敏感。

(二) 致病性与免疫性

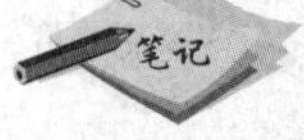

本菌主要的致病物质是荚膜，荚膜有抗吞噬作用，使细菌侵入人体后能迅速繁殖而致病。此外，

本菌产生的溶血素O、脂磷壁酸及神经氨酸酶等物质参与致病。

肺炎链球菌寄生在正常人的口腔及鼻咽腔，一般不致病，当免疫力低下时，肺炎球链菌可由上呼吸道侵入，经支气管到达肺组织，引起大叶性肺炎。病人突然发病，恶寒、高热、胸痛、咳嗽、铁锈色痰等。肺炎后可继发胸膜炎、脓胸，也可引起中耳炎、乳突炎、脑膜炎和败血症等。在流感病毒、麻疹病毒等呼吸道病毒感染后或营养不良及抵抗力差的人易感染本菌。

病后可获得牢固的型特异性免疫，其免疫机制主要是产生荚膜多糖抗体，发挥其调理作用，增强吞噬细胞的吞噬功能。

（三）微生物学检查

1. 直接涂片染色镜检　取痰、脓或脑脊液沉淀物直接涂片染色镜检，如发现典型的革兰阳性、有荚膜的双球菌，可初步诊断。

2. 分离培养与鉴定　将痰或脓汁直接接种血琼脂平板分离培养，发现有草绿色溶血环的可疑菌落，再作胆汁溶菌试验，与甲型溶血性链球菌相鉴别。血液标本经肉汤增菌后作分离培养。

3. 动物试验　小白鼠对本菌高度敏感，必要时做小白鼠毒力试验：将标本直接注射小白鼠腹腔，发病死亡后取其心血或腹腔液涂片染色镜检。肺炎链球菌小白鼠毒力试验呈阳性，而甲型链球菌则为阴性。

（四）防治原则

用荚膜多糖疫苗预防接种儿童、老人和慢性感染病人有较好效果。肺炎链球菌感染的治疗主要采用大剂量青霉素或林可霉素。

三、其他链球菌感染

（一）甲型溶血性链球菌

常寄居于鼻咽、口腔、龈隙、消化道等部位，为条件致病菌。当拔牙或摘除扁桃体时，口咽部的甲型链球菌乘机侵入血流，若心瓣膜有病损或人工瓣膜者，细菌易在心瓣膜部位增殖，可引起亚急性细菌性心内膜炎。

（二）变异链球菌

与龋齿关系密切，其致病机制认为该菌可产生葡糖基转移酶，分解蔗糖使其产生高分子量的不溶性葡聚糖，以此将口腔中数量众多的菌群黏附于牙齿表面，形成菌斑，这些菌群，尤其是其中的乳杆菌能发酵多种糖类产生大量酸，导致牙釉质脱钙，造成龋齿。

（三）B群链球菌

B群链球菌可引起新生儿肺炎、脑膜炎、败血症等，死亡率极高。且可有神经系统后遗症。

（四）D群链球菌

D群链球菌为皮肤、肠道、上呼吸道、泌尿道正常菌群，免疫功能低下者，可引起泌尿生殖道、肠道感染及败血症等。

（五）猪链球菌

人感染猪链球菌表现为化脓性脑膜炎，伴有耳聋、运动功能紊乱，严重的病例可发生中毒性休克综合征，导致多脏器衰竭及死亡。其发病均有与猪或猪肉的密切接触史，致病菌经破损皮肤等侵入人体，在数小时至数天内发病。猪链球菌引起的感染综合征尚未发现人传人的现象。

第三节　奈瑟菌属

奈瑟菌属（*Neisseria*）是一群形态相似、成对排列，无鞭毛和芽胞，有菌毛的革兰阴性双球菌，包含多个种，对人致病的主要有脑膜炎奈瑟菌、淋病奈瑟菌等。

一、脑膜炎奈瑟菌

脑膜炎奈瑟菌（*N. meningitidis*）俗称脑膜炎球菌（meningococcus），引起流行性脑脊髓膜炎，简称流脑。

(一) 生物学特性

1. 形态与染色 革兰染色阴性,呈肾形或豆形,直径 0.6~0.8μm,凹面相对,常成双排列,人工培养后呈卵圆形或球形,排列不规则。在病人脑脊液中,多位于中性粒细胞内,形态典型。新分离的菌株大多有荚膜和菌毛。

2. 培养特性与生化反应 营养要求高,最常用巧克力色琼脂培养基。专性需氧,初次分离需在 5%~10% CO_2 环境中。本菌在巧克力琼脂平板上,可形成 1~1.5mm 无色透明、圆形、似露滴状的菌落。在血清肉汤培养基中中混浊生长产生自溶酶,人工培养物超过 48 小时,菌体易裂解死亡,因此培养物需及时转种。一般能分解葡萄糖和麦芽糖,产酸不产气。氧化酶和触酶试验阳性。

3. 抗原成分及分类 多数脑膜炎球菌有荚膜多糖群特异性抗原、外膜蛋白型特异性抗原、脂寡糖(lipooligosaccharide,LOS)抗原和核蛋白抗原。根据荚膜多糖抗原性不同,将脑膜炎球菌分为至少 13 个血清群,对人致病的多属 A、B、C 群,我国以 A 群为主。

4. 抵抗力 对理化因素抵抗力弱,对干燥、热、寒冷等十分敏感。常用消毒剂可迅速将其杀死。对磺胺、青霉素、氯霉素和链霉素等敏感。对磺胺类药易产生耐药性。

(二) 致病性与免疫性

1. 致病物质 有菌毛、荚膜和 LOS。菌毛可使细菌黏附于宿主细胞表面,有利于细菌入侵。荚膜有抗吞噬作用。LOS 是脑膜炎奈瑟菌最主要的致病物质,病菌侵入机体繁殖后,因自溶或死亡而释放 LOS,其作用类似内毒素。

2. 所致疾病 传染源是流脑病人或带菌者,主要通过飞沫传播。细菌侵入易感者机体首先在鼻咽部繁殖,潜伏期一般 2~4 天,机体抵抗力强,多无症状或只表现上呼吸道症状,而抵抗力弱时,细菌大量繁殖后入血引起菌血症或败血症,病人突然恶寒、高热、恶心、呕吐、皮肤黏膜上出现出血点或瘀斑。少数病人可因细菌突破血脑屏障到达脑膜,引起脑脊髓膜炎,病人出现剧烈头痛、喷射性呕吐、颈强直等脑膜刺激症状。严重者有微循环障碍、DIC、肾上腺出血,导致中毒性休克,预后不良。

3. 免疫性 机体对脑膜炎球菌的免疫以体液免疫为主,sIgA 可以阻止脑膜炎球菌对上呼吸道黏膜细胞的侵袭。母体隐性感染或预防接种而产生的 IgG 类抗体可通过胎盘传给胎儿,故出生 6 个月内婴儿极少患流脑。儿童因血脑屏障的发育尚未成熟,流脑发病率一般较成人高。

(三) 微生物学检查

1. 标本 取脑脊液、血液或刺破出血点、瘀斑取其渗出液检查,带菌者可取鼻咽拭子。因本菌对低温和干燥敏感而易死亡,故标本采集后应注意保暖保湿并立即送检,接种于预温培养基内,最好是床边接种。

2. 直接涂片镜检 脑脊液标本离心沉淀后,将其沉渣直接涂片染色,镜检时发现中性粒细胞内外有革兰阴性双球菌,即可初步诊断。对出血斑(点)应先消毒,然后用无菌针头刺破挤出少量血液或组织液,制成印片、革兰染色镜检,本法检出率较高。

3. 分离培养与鉴定 脑脊液或血液标本可先经血清肉汤增菌或直接接种到巧克力血琼脂平板培养,挑取可疑菌落作涂片染色镜检,并作生化反应和血清凝集试验鉴定。

4. 快速诊断法 脑膜炎奈瑟菌易自溶,病人脑脊液或血清中有病菌释放的抗原,可用已知抗体通过 SPA 协同凝集试验、ELISA 或对流免疫电泳等方法快速检测其抗原。

(四) 防治原则

及时隔离和治疗病人,控制传染源。治疗首选青霉素 G 和磺胺药。对儿童接种流脑 A 和 C 群二价或 A、C、Y 和 W135 群四价混合脑膜炎荚膜多糖疫苗,进行特异性预防。

二、淋病奈瑟菌

淋病奈瑟菌(*N.gonorrhoeae*)俗称淋球菌(gonococcus),是人类淋病的病原菌。淋病是国内发病率最高的一种性传播疾病。

(一) 生物学特性

淋病奈瑟菌与脑膜炎球菌形态相似,专性需氧。一般多用巧克力琼脂平板,初次分离培养时须提供 5%~10% CO_2,培养后形成圆形、凸起、灰白色的光滑型菌落。只分解葡萄糖产酸,而不分解麦芽糖

等糖类，据此可与脑膜炎奈瑟菌相区别，氧化酶试验阳性。抵抗力弱，对干燥、热、寒冷和常用消毒剂均敏感。

（二）致病性与免疫性

1. 致病物质 淋球菌的致病物质主要是表面结构，如菌毛、外膜蛋白、脂多糖、IgA1 酶等。菌毛使菌体黏附到泌尿生殖道上皮细胞上，菌毛还有抗吞噬的作用。外膜蛋白Ⅰ可直接插入中性粒细胞膜中，使细胞膜损伤，蛋白Ⅱ参与淋球菌与宿主细胞间的黏附，蛋白Ⅲ有抑制抗体的杀菌作用。脂多糖能使黏膜上皮细胞坏死脱落、中性粒细胞聚集。IgA1 酶破坏黏膜抗体，使细菌仍能黏附黏膜表面。

2. 所致疾病 人是淋球菌的唯一自然宿主。淋球菌主要经性接触传染，也可经病人分泌物污染的衣服、毛巾、浴巾、浴盆等间接传染。淋球菌侵入泌尿生殖道感染，潜伏期 2~5 天，在男性主要引起尿道炎，尿道口有脓性分泌物自行溢出，有尿频、尿急、尿痛、排尿困难等症状，还可引起前列腺炎、输精管炎，附睾炎等。在女性主要引起外阴炎、阴道炎、子宫颈炎和尿道炎等，是导致不育原因之一。患淋病的孕妇，可引起胎儿宫内感染，导致流产、早产等，新生儿经产道时可被淋球菌感染，引起眼结膜炎，眼内有大量脓性分泌物，称为脓漏眼。

3. 免疫性 人对淋球菌无天然抵抗力，普遍易感，多数病人可自愈。病后免疫力不强，可再次感染。

（三）微生物学检查

1. 直接镜检 取泌尿生殖道脓性分泌物涂片，革兰染色镜检，发现中性粒细胞内有革兰阴性双球菌，有诊断价值。在脓汁标本中，急性淋病病人的细菌大多位于中性粒细胞内，而慢性病人则多在细胞外。

2. 分离培养与鉴定 将脓性分泌物及时接种含多种抗生素（万古霉素，多黏菌素 B 等）的巧克力血平板，置 5%~10% CO_2 中，培养后，取可疑菌落涂片染色镜检，并做生化反应鉴定，慢性淋病的检查多用此法。子宫颈内拭子培养诊断女性淋病。

3. 快速诊断法 主要有免疫荧光法和 PCR 技术，用于直接检测标本中淋球菌的抗原或核酸。

（四）防治原则

开展防治性病知识教育是预防的重要环节。取缔娼妓，杜绝不正当的两性关系可减少感染。婴儿出生时，不论产妇有无淋病，均应对新生儿可用 1% 硝酸银或诺氟沙星滴眼，以预防新生儿淋病性眼结膜炎。对病人要及时正确地诊断，并进行彻底治疗，包括其性伙伴。治疗首选青霉素 G，由于耐药菌株不断增加，还应作药物敏感试验以指导合理选择。

本章小结

化脓性球菌可引起化脓性炎症，常见的化脓性球菌有金黄色葡萄球菌、A 群链球菌、肺炎链球菌、脑膜炎球菌及淋球菌。金黄色葡萄球菌常引起皮肤、皮下软组织化脓，甚至内脏器官的脓肿，也能引起脓毒血症和败血症；金黄色葡萄球菌引起的毒素性疾病包括食物中毒、烫伤样皮肤综合征及毒素休克综合征。A 群链球菌引起的疾病有化脓性、中毒性及超敏反应性疾病；肺炎链球菌常引起并发感染，引起大叶性肺炎。脑膜炎球菌引起流行性脑脊髓膜炎；淋球菌引起淋病，为性传播疾病。

案例讨论

案例讨论

某部官兵准备在端午节做一次实弹演习。为鼓舞士气，过好节日，炊事员在端午节前夜就忙碌开了，先和面，然后做成糖糕，盖上笼布，第二天早晨将糖糕上笼蒸了 30 分钟。官兵们吃完蒸熟的糖糕，就列队出发，到靶场上训练。两个小时过去了，突然，一个士兵开始出现呕吐、腹痛、腹泻，其他人也陆续出现同样症状，演习不得不终止。

（赵英会）

扫一扫，测一测

思考题

1. 金黄色葡萄球菌引起的毒素性疾病有哪些？
2. A 群链球菌感染引起哪些类型疾病？
3. 肺炎链球菌和脑膜炎球菌常引起哪些群体感染？
4. 怎样预防淋球菌感染？

第十三章　肠道感染的常见细菌

学习目标

1. 掌握：大肠埃希菌、志贺菌属、沙门菌属的生化反应特点和致病性；肥达反应的原理及临床应用；霍乱弧菌的致病物质及所致疾病；幽门螺杆菌、空肠弯曲菌的致病性。

2. 熟悉：肠杆菌科细菌的共同生物学特征；大肠埃希菌与水、食品等卫生细菌学检查的关系；大肠埃希菌、志贺菌属、沙门菌属、幽门螺杆菌、空肠弯曲菌感染的微生物学检查及防治原则；副溶血性弧菌所致疾病。

3. 了解：埃希菌属、志贺菌属、沙门菌属的抗原构造及其与分型、分类的关系；幽门螺杆菌、空肠弯曲菌的生物学性状。

4. 能够运用所学的肠道感染常见细菌的相关知识，对大肠埃希菌、志贺菌属、沙门菌属、幽门螺杆菌、空肠弯曲菌引起的相关疾病进行正确的微生物学检查及防治。

肠道感染细菌是指在胃肠道中增殖，引起胃肠道疾病或食物中毒的病原菌；以及一些正常寄居于肠道，引起肠道外感染的细菌。主要包括肠杆菌科中埃希菌属、志贺菌属、沙门菌属、变形杆菌属、肠杆菌属、沙雷菌属、枸橼酸杆菌属及摩根菌属的细菌，以及弧菌属、螺杆菌属与弯曲菌属的细菌。

第一节　肠杆菌科

肠杆菌科（Enterobacteriaceae）细菌是一大群生物学性状相似的革兰阴性无芽胞杆菌，常寄居于人和动物的肠道中，随人和动物的粪便排出，广泛分布于土壤、水和腐物中。肠杆菌科的细菌种类很多，根据生化反应、抗原结构等表型特征以及通过核酸杂交、序列分析等分 44 个菌属，170 多个菌种。其中大多数是肠道的常居菌，当人体免疫力下降或细菌侵入肠道以外组织时，可成为条件致病菌，引起感染；少数为致病菌，如伤寒沙门菌、痢疾志贺菌、致病性大肠埃希菌等，可引起人类某些肠道传染病。

引起人类感染的常见肠杆菌科细菌见表 13-1。

表 13-1　引起人类感染的常见肠杆菌科细菌

属	种
埃希菌属	大肠埃希菌
志贺菌属	宋内志贺菌、福氏志贺菌、痢疾志贺菌、鲍氏志贺菌
沙门菌属	肠道沙门菌肠道亚种
克雷伯菌属	肺炎克雷伯菌肺炎亚种、催娩克雷伯菌

续表

属	种
肠杆菌属	产气肠杆菌、阴沟肠杆菌
变形杆菌属	奇异变形杆菌、普通变形杆菌
耶尔森菌属	鼠疫耶尔森菌、小肠结肠炎耶尔森菌小肠结肠炎亚种、假结核耶尔森菌假结核亚种
沙雷菌属	黏质沙雷菌黏质亚种
摩根菌属	摩根摩根菌摩根亚种
枸橼酸杆菌属	费劳地枸橼酸杆菌、柯塞枸橼酸杆菌

肠杆菌科细菌的共同特性如下：

1. 形态结构　为中等大小（长 1~3μm，宽 0.5~1μm）的革兰阴性杆菌，无芽胞，多数有周鞭毛，少数有荚膜或包膜，致病菌大多有菌毛。

2. 培养特性　需氧或兼性厌氧，营养要求不高，在普通琼脂培养基上生长良好，形成圆形、表面光滑、边缘整齐、湿润、直径 2~3mm 的灰白色菌落。在液体培养基中，呈均匀混浊生长。通常从粪便中分离肠杆菌科致病菌时需在培养基中加入选择性抑菌剂，如蔷薇酸、煌绿、胆盐等抑制杂菌的生长。常用的肠杆菌科致病菌的选择鉴别培养基有沙门菌 - 志贺菌琼脂（SS 琼脂）、中国蓝琼脂、伊红 - 美蓝琼脂（EMB 琼脂）等。

3. 生化反应　生化反应活泼，能分解多种糖和蛋白质，生成不同的代谢产物，常用于鉴别不同的菌属和菌种。如利用乳糖发酵试验可初步鉴别肠杆菌科致病菌和非致病菌，前者不发酵乳糖。在 SS 琼脂平板上，肠杆菌科非致病菌能分解乳糖产酸产气，使菌落呈红色，而致病菌不分解乳糖，菌落无色。

图片：肠杆菌科致病菌与非致病菌在 SS 琼脂平板上的菌落

4. 抗原结构　抗原结构复杂，主要包括菌体抗原、鞭毛抗原、荚膜或包膜抗原等。

(1) 菌体（O）抗原：存在于细菌细胞壁脂多糖（LPS）的最外层，耐热，100℃数小时不被破坏。新分离的菌株富含 O 特异多糖，菌落呈光滑型（S），致病性强；长期人工培养后，细菌失去 O 特异多糖，菌落由光滑型变为粗糙型(R)，称为 S-R 变异，R 型菌株毒力通常较弱。O 抗原刺激机体主要产生 IgM 型抗体。

(2) 鞭毛（H）抗原：存在于鞭毛蛋白中，不耐热，60℃ 30 分钟即被破坏。H 抗原刺激机体主要产生 IgG 型抗体。

(3) 荚膜或包膜抗原：包绕在 O 抗原外围，具有型特异性，能阻止 O 抗原与抗体的凝集。不耐热，60℃ 30 分钟可破坏。不同菌属有不同名称，重要的有大肠埃希菌的 K 抗原、伤寒沙门菌的 Vi 抗原等。

5. 抵抗力　对理化因素敏感，加热 60℃ 30 分钟即死亡，易被一般的化学消毒剂杀灭。

一、埃希菌属

埃希菌属（*Escherichia*）包括 6 个种，一般不致病，为人和动物肠道中的正常菌群，其中大肠埃希菌（*E.coli*）是最常见的临床分离菌。大肠埃希菌俗称大肠杆菌，婴儿出生后数小时即随哺乳进入肠道寄居并伴随终身，能为宿主提供一些具有营养作用的合成代谢产物（如维生素 B 和维生素 K 等），并对志贺菌等致病菌的生长起抑制作用。在机体免疫力下降或侵入肠道外组织、器官时，可引起肠道外感染。某些血清型菌株具有较强的毒力，可引起肠道内感染，称为致病性大肠埃希菌。在环境和食品卫生学中，大肠埃希菌常被用作粪便污染的检测指标。

（一）生物学性状

1. 形态与染色　为长约 1~3μm、宽约 0.5~0.7μm 的革兰阴性杆菌(图 13-1，见文后彩插)。无芽胞，多数菌株有周身鞭毛，有普通菌毛和性菌毛，引起肠道外感染的菌株常有多糖包膜。

2. 培养特性与生化反应　兼性厌氧，营养要求不高。在普通琼脂平板上 37℃培养 24 小时后，形成圆形凸起、灰白色、直径 2~3mm 的 S 型菌落。在液体培养基中，呈均匀混浊生长。能发酵多种糖产酸产气，不形成硫化氢，在 SS 琼脂等肠杆菌科致病菌的选择鉴别培养基上，因发酵乳糖产酸使菌落呈现红色，易与沙门菌、志贺菌等致病菌区别。

3. 抗原结构　大肠埃希菌表面主要有 O、H、K 三类抗原，是血清学分型的基础。目前已知 O 抗

原有170多种，与其他属的细菌可有交叉，H抗原有60多种；K抗原有100多种，为荚膜多糖抗原，一个菌株中通常只含有一个型别的K抗原。大肠埃希菌血清型的表示方式按O：K：H排列，如O119：K69（B14）：H6。

4. 抵抗力 该菌对热的抵抗力较强，60℃加热15分钟仍有部分细菌存活。在肥沃的土壤表层、水中可存活数周至数月，在温度较低的粪便中生存时间更久。对常用的化学消毒剂敏感，胆盐、煌绿等可抑制本菌生长，对链霉素、卡那霉素、妥布霉素等抗菌药物敏感，但易产生耐药性。

（二）致病性

1. 致病物质 大肠埃希菌的致病物质主要包括定居因子和外毒素。

（1）定居因子（colonization factor，CF）：又称黏附素（adhesin），能使细菌紧密黏附在肠道和泌尿道黏膜上皮细胞上，避免因肠蠕动和尿液的冲刷作用而被排出体外。大肠埃希菌的黏附素是由质粒编码的特殊菌毛，具有很强的免疫原性，能刺激机体产生相应抗体。

（2）外毒素：大肠埃希菌产生的外毒素如下。

1）不耐热肠毒素（heat labile enterotoxin，LT）：由肠产毒性大肠埃希菌产生，为蛋白质，对热不稳定，65℃ 30分钟即被破坏。LT由A、B两种亚单位组成，其中A亚单位是毒素的活性部分。B亚单位与肠黏膜上皮细胞表面的受体结合，介导A亚单位进入细胞内，激活肠细胞内的腺苷酸环化酶，使细胞内cAMP水平增高，导致肠黏膜细胞分泌功能亢进，肠腔积液，引起腹泻。

2）耐热肠毒素（heat stable enterotoxin，ST）：为低分子量多肽，对热稳定，100℃ 20分钟仍不被破坏。ST包括STa和STb两型，其中STa的毒性强。ST通过激活小肠黏膜细胞上的鸟苷酸环化酶，使细胞内cGMP水平增高，导致肠黏膜细胞过度分泌，肠腔积液，引起腹泻。

3）志贺样毒素（Shiga-like toxin，SLT）：由肠出血性大肠埃希菌产生的一种细胞毒素，因能使Vero细胞（非洲绿猴肾细胞）产生病变，故又称Vero毒素（Vero toxin，VT）。SLT分两型，SLT-Ⅰ与痢疾志贺菌的志贺毒素基本相同，SLT-Ⅱ与SLT-Ⅰ有60%的同源性，两型毒素均由溶原性噬菌体介导产生。SLT可致血性腹泻；能选择性破坏肾内皮细胞，可能与溶血性尿毒综合征的发生有关。

4）肠集聚耐热毒素（enteroaggregative heat-stable toxin，EAST）：由肠集聚性大肠埃希菌产生，可导致肠黏膜细胞分泌功能亢进，引起腹泻。

此外，大肠埃希菌的致病物质还有K抗原、溶血素、内毒素、载铁蛋白等。

2. 所致疾病 大肠埃希菌主要引起肠外感染和肠道感染。

（1）肠外感染：多为机会感染，以泌尿系统感染和化脓性感染最为常见。在泌尿系统感染中，常见的有尿道炎、膀胱炎、肾盂肾炎等。大肠埃希菌常来源于病人肠道，污染尿道，逆向上行至膀胱、肾脏等，引起感染。大多数大肠埃希菌可引起泌尿系统感染，但其中某些血清型引起的感染更为常见。这些易引起泌尿系统感染的特殊血清型统称为尿路致病性大肠埃希菌（uropathogenic *E. coli*，UPEC），常见的血清型有O1、O2、O4、O6、O7、O16、O18、O75等，其毒力因子主要有黏附素（如P菌毛、集聚黏附菌毛Ⅰ、集聚黏附菌毛Ⅱ、Dr菌毛等）、溶血素、LPS、荚膜等。化脓性感染常见的有阑尾炎、胆囊炎、腹膜炎、手术创口感染、新生儿脑膜炎等。在婴儿、老年人或免疫力低下者可引起大肠埃希菌败血症。

（2）肠道感染：多为外源性感染，常见的引起腹泻的大肠埃希菌有以下五种类型（表13-2）。

表13-2 引起人类肠道感染的大肠埃希菌

菌株	作用部位	致病机制	疾病与症状
ETEC	小肠	质粒介导LT和ST肠毒素，大量分泌体液、电解质	婴幼儿和旅游者腹泻，水样便
EPEC	小肠	质粒介导黏附和破黏膜上皮细胞，不产生肠毒素	婴儿腹泻，水样便或黏液便
EIEC	大肠	质粒介导侵袭和破坏结肠黏膜上皮细胞，不产生肠毒素	较大儿童和成人腹泻，脓血便或黏液血便
EHEC	大肠	溶源性噬菌体编码类志贺毒素，中断肠黏膜上皮细胞蛋白质合成	出血性结肠炎，儿童与老年人多见
EAEC	小肠	质粒介导聚集性黏附于上皮细胞，微绒毛变短，单核细胞浸润和出血，阻断液体吸收	婴儿腹泻，持续性水样便

1）肠产毒素性大肠埃希菌（enterotoxigenic *E. coli*，ETEC）：是婴幼儿和旅游者腹泻的重要病原菌，临床症状可从轻度腹泻至严重的霍乱样水泻。腹泻常为自限性，一般2~3天即愈，营养不良者可达数周，也可反复发作。致病物质主要是肠毒素和黏附素。

2）肠致病性大肠埃希菌（enteropathogenic *E. coli*，EPEC）：是婴幼儿腹泻的主要病原菌，有高度传染性，严重者可致死，成人感染少见。不产生肠毒素及其他外毒素，可导致小肠黏膜上皮细胞排列紊乱和功能受损，造成严重腹泻。腹泻多为自限性，但可以转变为慢性。

3）肠侵袭性大肠埃希菌（enteroinvasive *E. coli*，EIEC）：主要侵犯较大儿童和成人，本菌不产生肠毒素，细菌直接侵入结肠黏膜上皮细胞内繁殖，释放内毒素破坏细胞引起炎症、溃疡，产生黏液脓血便，临床表现酷似菌痢，应注意与志贺菌鉴别。

4）肠出血性大肠埃希菌（enterohemorrhagic *E. coli*，EHEC）：以O157：H7血清型菌株为主，是出血性结肠炎的病原体，临床症状可从轻度水泻至伴剧烈腹痛的血便。约10%小于10岁的患儿可并发有急性肾功能不全、血小板减少、溶血性尿毒综合征（hemolytic uremic syndrome，HUS）。感染的来源主要是被污染的牛奶、肉类、蔬菜、水果等食品。

5）肠集聚型大肠埃希菌（enteroaggregative *E. coli*，EAEC）：可产生毒素和黏附素，不侵袭细胞。引起婴儿持续性水样腹泻，伴脱水，偶有血便。

（三）微生物学检查

1. 临床细菌学检查

（1）标本：肠道外感染根据感染部位可取中段尿、脓汁、血液、脑脊液等，肠道感染者取新鲜粪便。

（2）分离培养和鉴定：血液标本经肉汤增菌培养后，移种血琼脂平板；粪便标本划线接种于肠杆菌科致病菌的选择鉴别培养基；体液标本的离心沉淀物和其他标本直接接种血琼脂平板。37℃培养18~24小时后，观察菌落形态，挑取可疑菌落，进行生化反应鉴定。致病性大肠埃希菌需进一步做血清学试验分群定型，必要时选用ELISA、核酸杂交、PCR等方法检测肠毒素和毒力因子。尿路感染还应计数中段尿细菌总数，≥10万/毫升才有诊断价值。

2. 卫生细菌学检查　寄居于肠道中的大肠埃希菌不断随粪便排出体外，可污染周围环境、水源、食品等。样品中检出此菌，提示已被粪便污染，大肠埃希菌数量愈多，表示被粪便污染愈严重，也间接表明可能有肠道致病菌污染。在环境卫生学和食品卫生学中，常以细菌总数（每毫升或每克样品中所含的细菌数）和大肠菌群数（每升样品中所含的大肠菌群数，大肠菌群是指在37℃ 24小时内发酵乳糖产酸产气的需氧和兼性厌氧肠道杆菌，包括埃希菌属、肠杆菌属、枸橼酸杆菌属、克雷伯菌属等）作为粪便污染的检测指标。

我国于2007年7月开始实施的《生活饮用水卫生标准》（GB 5749—2006）规定：每100ml生活饮用水中，不得检出总大肠菌群、耐热大肠菌群和大肠埃希菌。

（四）防治原则

目前尚无用于人群免疫的疫苗，菌毛疫苗可用于防止新生家畜腹泻。很多大肠埃希菌菌株含有耐一种或几种抗生素的质粒，耐药性非常普遍，因此抗生素治疗应在药敏试验的指导下进行。

二、志贺菌属

志贺菌属（*Shigella*），俗称痢疾杆菌，是人类和灵长类动物细菌性痢疾（简称菌痢）的病原体。1898年Shiga首先分离到该菌，故名。

（一）生物学性状

1. 形态染色与培养特性　志贺菌属细菌为革兰阴性杆菌，长约2~3μm，宽约0.5~0.7μm（图13-2，见文后彩插），无鞭毛，无芽胞，无荚膜（图13-3），多数有菌毛。兼性厌氧，营养要求不高。在普通琼脂平板培养基上37℃培养24小时后，形成中等大小（直径约2mm），半透明的光滑型菌落，宋内志贺菌常

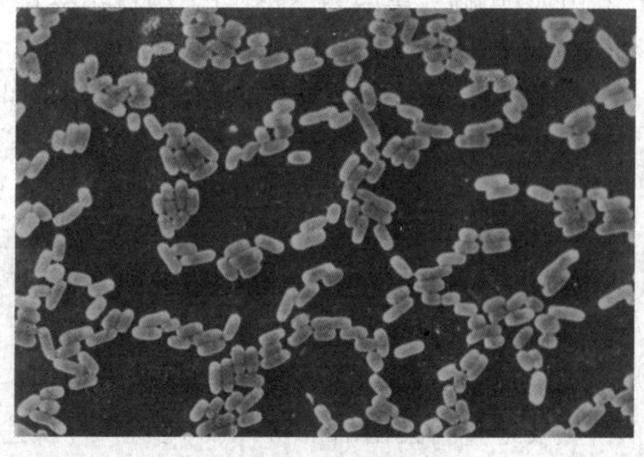

图13-3　福氏志贺菌
扫描电镜2400×（谢念铭提供）

形成扁平的粗糙型菌落。在SS等肠道选择培养基上形成无色半透明菌落。

2. 生化反应 分解葡萄糖产酸不产气。除D群某些菌株能迟缓发酵乳糖（37℃ 3~4天）外，均不发酵乳糖。B、C、D群能发酵甘露醇，而A群不发酵甘露醇。A、B、C群无鸟氨酸脱羧酶，而D群有此酶。各群均不分解尿素，硫化氢试验阴性。

3. 抗原结构与分类 本菌属有K抗原和O抗原，无H抗原。K抗原存在于某些自病人新分离的菌株，在血清学分型上无意义，但可阻止O抗原与相应抗体的凝集反应，经加热可消除此作用。O抗原分为群特异性抗原和型特异性抗原，是分类的依据，以此将志贺菌属分为4群，40多个血清型，见表13-3。

表13-3 志贺菌属的分类

菌种	群	型	亚型	乳糖	甘露醇	鸟氨酸脱羧酶
痢疾志贺菌	A	1~13	8a，8b，8c	–	–	–
福氏志贺菌	B	1~6，x、y变型	1a，1b，1c，2a，2b，3a，3b，3c，4a，4b，4c，5a，5b	–	+	–
鲍志贺菌	C	1~18		–	+	–
宋内志贺菌	D	1		–/L	+	+

注：+产酸或阳性；–不产酸或阴性；L迟缓发酵

在我国最常见的为福氏志贺菌，其次为宋内志贺菌，痢疾志贺菌与鲍志贺菌则较少见。痢疾志贺菌感染病情较重，但大多预后良好；宋内志贺菌感染病情较轻，非典型病例多；福志贺菌感染排菌时间长，易转为慢性。

4. 变异性 志贺菌属的菌落形态、抗原结构、生化反应、致病性、对药物的敏感性等均易发生变异，给细菌的鉴定和感染的防治带来一定困难。耐药性变异常伴随着毒力变异，如依赖链霉素菌株毒力很弱，但保留抗原性，可用于菌痢的特异性预防。

5. 抵抗力 本属细菌对理化因素的抵抗力较其他肠道杆菌弱，56℃ 10分钟即被杀死，对一般消毒剂敏感。对酸敏感，在粪便中，由于其他肠道菌产酸或噬菌体的作用常使本菌在数小时内死亡，故用于志贺菌分离培养的粪便标本应迅速送检。

（二）致病性与免疫性

1. 致病物质 主要是侵袭力和内毒素，有些菌株尚可产生外毒素。

(1) 侵袭力：志贺菌借助菌毛黏附于回肠末端和结肠黏膜的上皮细菌表面，继而在侵袭蛋白作用下穿入上皮细胞内生长繁殖，并向毗邻的细胞扩散，形成黏膜固有层局部感染灶，不侵入血流。志贺菌只有黏附并侵入肠黏膜细胞才能致病。

(2) 内毒素：志贺菌所有菌株都产生强烈的内毒素。内毒素作用于肠黏膜，使其通透性增高，进一步促进对内毒素的吸收，引起发热，神志障碍，甚至中毒性休克等；内毒素破坏肠黏膜，形成炎症、溃疡、出血，出现典型的黏液脓血便；内毒素还作用于肠壁自主神经系统，导致肠功能紊乱、肠蠕动失调和痉挛，以直肠括约肌痉挛最为明显，出现腹痛、里急后重（频繁便意）等症状。

(3) 外毒素：称志贺毒素（Shiga toxin，ST），由志贺菌A群Ⅰ型及Ⅱ型菌株产生，因可致Vero细胞病变，故亦称Vero毒素（Vero toxin，VT）。VT毒素有VT-Ⅰ和VT-Ⅱ两种，志贺菌产生的ST属于VT-Ⅰ，由1个A亚单位和5个B亚单位组成，其中A亚单位是毒素的活性部分，B亚单位与宿主细胞受体结合，介导A亚单位进入细胞内。ST的生物活性主要有：①神经毒性，作用于中枢神经系统，引起致死性感染（假性脑膜炎昏迷）；②细胞毒性，作用于人肝细胞、猴Vero细胞等，致使蛋白质合成中断，细胞变性坏死；③肠毒性，有类似霍乱肠毒素的活性，可引起水样腹泻。

2. 所致疾病 志贺菌可引起细菌性痢疾，一年四季均可发生，夏秋季多发。传染源为病人和带菌者，主要通过污染菌的食物、饮水等经粪-口途径传播。人类对志贺菌普遍易感，少量菌（10~200个）即可引起典型的细菌性痢疾。志贺菌感染通常只局限于肠道，一般不侵入血流，常见的感染类型有三种。

(1) 急性菌痢：典型急性菌痢经 1~3 天的潜伏期后，突然发病，主要有腹痛、腹泻、里急后重、黏液脓血便等临床表现，可伴有畏寒、发热、乏力，若及时治疗，预后良好。但在体弱的老人和儿童，因水分和电解质的丧失，可导致失水、酸中毒，在有的病例还可引起溶血性尿毒综合征，甚至死亡。

(2) 中毒性菌痢：多见于小儿，各型痢疾杆菌都可引起，发病急骤，常无明显的消化道症状，而全身中毒症状严重，以高热(≥40℃)、休克、中毒性脑病为主要表现，病情凶险，病死率可高达 20%。原因是患儿对内毒素特别敏感，内毒素迅速吸收入血引起微血管痉挛、缺血、缺氧，导致 DIC、多器官功能衰竭和脑水肿。

(3) 慢性菌痢：急性菌痢治疗不彻底或症状不典型被误诊、机体抵抗力低、营养不良、胃酸过低时易转为慢性，病程迁延两个月以上。

部分感染者可成为带菌者，是菌痢的重要传染源，不能从事饮食业、炊事及保育工作。

3. 免疫性　抗志贺菌感染的免疫主要依赖消化道黏膜表面的 sIgA。感染后可获得一定免疫力，但不牢固，不能防止再感染。

(三) 微生物学检查

1. 标本　在使用抗生素之前取新鲜粪便的黏液脓血部分(不能混有尿液)，立即送检。不能及时送检的标本应保存于 30% 甘油缓冲盐水或专门运送培养基中。怀疑中毒性菌痢者可取肛门拭子检查。

2. 培养与鉴定　标本接种于肠道选择鉴别培养基上，37℃培养 18~24 小时，挑取无色半透明的可疑菌落，进行生化反应和玻片凝集试验，确定其菌群(种)和菌型。

3. 快速诊断

(1) 免疫凝集法：将粪便标本和志贺菌抗血清在玻片上混匀，于光镜下观察有无凝集现象。

(2) 免疫荧光菌球法：将标本接种于含荧光素标记的志贺菌抗血清的液体培养基中，37℃培养 4~8 小时。若标本中有相应型别的志贺菌存在，繁殖后与荧光素标记的抗体凝集成小菌球，在荧光显微镜下易被检出。适用于急性菌痢粪便标本的检查。

(3) 协同凝集试验：志贺菌 IgG 抗体与富含 SPA 的葡萄球菌结合成试剂，用来检测病人粪便滤液中有无志贺菌的可溶性抗原。

(4) 乳胶凝集试验：志贺菌抗血清与乳胶结合成致敏乳胶，用以检测粪便中的志贺菌抗原。

(5) 分子生物学方法：应用 PCR、基因探针等技术检测与志贺菌致病性密切相关的 140MDa 大质粒。

(四) 防治原则

及时发现菌痢病人和带菌者，彻底治疗，加强饮水、食品卫生管理，避免病从口入。目前可采用口服减毒活菌苗(如多价志贺菌链霉素依赖株，Sd)进行特异性预防。治疗志贺菌感染的药物多，如磺胺、氯霉素、环丙沙星、黄连素等，但易出现耐药菌株，故用药前应做药物敏感试验，以减少盲目用药、提高疗效。

三、沙门菌属

沙门菌属(*Salmonella*)是一大群寄生于人类和动物肠道内、生化反应和抗原结构相似的革兰阴性杆菌，1885 年由 Salmon 首先分离成功，故被命名为沙门菌。沙门菌属细菌种类繁多，目前已发现 2500 多个血清型，对人致病的只有少数，如伤寒沙门菌、甲型副伤寒沙门菌、肖氏沙门菌、希氏沙门菌只对人致病，引起肠热症；鼠伤寒沙门菌、猪霍乱沙门菌、肠炎沙门菌等十余种细菌也可传染给人，引起食物中毒或败血症。

(一) 生物学性状

1. 形态染色　本属细菌长约 2~3μm，宽约 0.5~1.0μm，革兰阴性杆菌，无芽胞，一般无荚膜(图 13-4，见文后彩插)，多数菌株有周身鞭毛和菌毛。

2. 培养特性　兼性厌氧，营养要求不高，在普通琼脂平板上形成中等大小、无色半透明的光滑型菌落，在 SS 琼脂平板上因不分解乳糖而形成无色菌落。生化反应对本属细菌各菌种的鉴定具有重要意义(表 13-4)。

表 13-4 常见沙门菌的部分生化特征

菌名	葡萄糖	乳糖	H_2S	靛基质	甲基红	VP	枸橼酸盐	鸟氨酸脱羧酶	赖氨酸脱羧酶
甲型副伤寒沙门菌	⊕	-	-/+	-	+	-	-	+	-
肖氏沙门菌	⊕	-	+++	-	+	-	+/-	+	+
鼠伤寒沙门菌	⊕	-	+++	-	+	-	+	+	+
希氏沙门菌	⊕	-	+	-	+	-	+	+	+
猪霍乱沙门菌	⊕	-	+/-	-	+	-	+	+	+
伤寒沙门菌	+	-	-/+	-	+	-	-	-	+
肠炎沙门菌	⊕	-	+++	-	+	-	-	+	+

注:⊕产酸产气;+ 产酸或阳性;- 不产酸或阴性

3. 抗原结构 抗原结构复杂,主要有 O 和 H 两种抗原,有的菌株尚有 M 抗原、Vi 抗原。

(1) O 抗原:是细菌细胞壁脂多糖中的特异性多糖,至少有 58 种,用 1、2、3…等阿拉伯数字表示,每个沙门菌血清型含一种或多种 O 抗原。凡含有相同 O 抗原成分的沙门菌归为一组,则可将沙门菌分为 A、B、C…等 42 组,对人类致病的沙门菌大多属于 A~E 组(表 13-5)。O 抗原刺激机体主要产生 IgM 型抗体。

表 13-5 常见沙门菌的抗原成分

组	菌名	O 抗原	H 抗原	
			第 1 相	第 2 相
A	甲型副伤寒沙门菌	1,2,12	a	—
B	肖氏沙门菌	1,4,5,12	b	1,2
	鼠伤寒沙门菌	1,4,5,12	i	1,2
C1	希氏沙门菌	6,7,Vi	c	1,5
	猪霍乱沙门菌	6,7	c	1,5
C2	纽波特沙门菌	6,8	e,h	1,5
D	伤寒沙门菌	9,12,Vi	d	—
	肠炎沙门菌	1,9,12	g,m	—
E1	鸭沙门菌	3,10	e,h	1,6
E2	纽因顿沙门菌	3,15	e,h	1,6
E3	山夫顿堡沙门菌	1,3,19	g,s,t	—

(2) H 抗原:是存在于细菌鞭毛中的蛋白质,对热不稳定。沙门菌的 H 抗原分为第 1 相和第 2 相两种,前者特异性高,又称特异相,用 a、b、c…等表示;后者特异性低,为数种沙门菌所共有,称非特异相,用 1、2、3…等表示。同时具有第 1 相和第 2 相 H 抗原的菌株称为双相菌,只有一相者称为单相菌。每一组沙门菌根据 H 抗原的不同可进一步分成不同的菌型。H 抗原刺激机体主要产生 IgG 型抗体。

(3) Vi(virulence)抗原:是一种表面抗原,因与毒力有关而被命名为 Vi 抗原,从病人标本中新分离出的伤寒沙门菌、希沙门菌等有此抗原,可阻止 O 抗原与其相应抗体的凝集反应。该抗原不稳定,经 60℃加热或人工传代培养后易破坏或丢失。Vi 抗原免疫原性弱,刺激机体产生的抗体滴度低,体内有菌存在时可产生一定量抗体,随着细菌的清除抗体亦消失,故测定 Vi 抗体有助于检出伤寒沙门菌、副伤寒沙门菌的带菌者。

(4) M 抗原:是近年新发现的一种表面抗原,多种沙门菌可产生,又称为黏液抗原,可阻止 O 抗原与相应抗体的凝集反应。

4. 抵抗力 不强,65℃ 15~30 分钟、5% 苯酚溶液或 70% 乙醇 5 分钟均可将其杀死。对胆盐、煌绿等的耐受性比其他肠道菌强,故在沙门菌选择培养基中可加入这些成分,有利于沙门菌的分离培

养。在水中能存活 2~3 周，粪便中可存活 1~2 个月，可在冰冻土壤中过冬。对氯霉素、复方磺胺甲噁唑等敏感。

（二）致病性与免疫性

1. 致病物质　沙门菌的致病物质主要有侵袭力、内毒素和肠毒素。

(1) 侵袭力：沙门菌有毒株借助菌毛吸附于小肠黏膜上皮细胞，并穿过上皮细胞层到达上皮下组织，被黏膜固有层中吞噬细胞吞噬，但不被杀灭，并能在吞噬细胞中生长繁殖，由吞噬细胞将其携带至机体的其他部位。

(2) 内毒素：可通过激活补体系统，吸引粒细胞，导致肠道局部炎症反应；吸收入血可引起发热、白细胞减少、中毒性休克等全身症状。

(3) 肠毒素：某些沙门菌（如鼠伤寒沙门菌）可产生肠毒素，其性质与肠产毒性大肠埃希菌的肠毒素类似，可引起水样腹泻。

2. 所致疾病　人群对沙门菌普遍易感，人类沙门菌感染主要有以下几种类型

(1) 急性胃肠炎（食物中毒）：因食入被大量鼠伤寒沙门菌、猪霍乱沙门菌、肠炎沙门菌等污染的食物而引起，是最常见的沙门菌感染，多为集体食物中毒，病程较短，一般 2~4 天可自愈。

(2) 伤寒与副伤寒：又称肠热症，由伤寒沙门菌、甲型副伤寒沙门菌、肖沙门菌（原称乙型副伤寒沙门菌）、希沙门菌（原称丙型副伤寒沙门菌）引起。伤寒和副伤寒的致病机制、临床症状、治疗措施相似，只是副伤寒的病情较轻，病程较短。

传染源为病人和带菌者，细菌随污染的食物和饮水经口进入消化道，若未被胃酸杀死则到达小肠，借助菌毛黏附于小肠黏膜表面，进而穿过肠黏膜上皮细胞或细胞间隙侵入肠壁固有层集合淋巴结，被吞噬细胞吞噬后，在吞噬细胞中生长繁殖，部分细菌通过淋巴管到肠系膜淋巴结大量增殖。此时机体不出现临床症状，为潜伏期。细菌在淋巴组织中大量繁殖后，经胸导管进入血流引起第一次菌血症，此时相当病程的第 1 周，病人出现发热、乏力、全身酸痛等前驱症状。细菌随血流到达骨髓、肝、脾、胆囊、肾等器官大量繁殖后，再次进入血流，造成第二次菌血症，该时段相当于病程的第 2~3 周，病人症状明显而典型，可出现持续高温（>39℃）、相对缓脉、肝脾肿大、皮肤玫瑰疹、外周血白细胞减少等临床表现；胆囊中的细菌随胆汁排入肠道，一部分随粪便排出体外，另一部分刺激已致敏的肠壁淋巴组织发生Ⅳ型超敏反应，引起局部坏死、溃疡，严重者可发生肠出血、肠穿孔等并发症；肾脏中的细菌可随尿排出。若无并发症，第 3~4 周后病情好转，病人逐渐恢复健康。部分伤寒或副伤寒病人病愈后仍可自粪便继续排菌达 1 年或更长时间，成为无症状带菌者，是伤寒、副伤寒重要的传染源。

(3) 败血症：常由希沙门菌、鼠伤寒沙门菌、猪霍乱沙门菌、肠炎沙门菌等引起，多见于儿童和免疫力低下的成人。病菌经口进入肠道后，迅速侵入血流大量生长繁殖而引起，症状严重，有高热、寒战、厌食和贫血等。病菌随血流播散，可引起脑膜炎、骨髓炎、肾盂肾炎、胆囊炎、心内膜炎等组织器官感染。

3. 免疫性　伤寒或副伤寒病后获得牢固的免疫力，很少发生再感染，以细胞免疫为主。消化道黏膜 sIgA 对胃肠炎的恢复及阻止病原菌的黏附起一定作用。

（三）微生物学检查

1. 细菌分离培养与鉴定

(1) 标本采集：伤寒或副伤寒根据不同的病程采取不同标本，通常第 1~2 周取外周血，第 2~3 周取粪便、尿液，整个病程中均可取骨髓；败血症取血液；食物中毒取病人吐泻物、可疑食物；胆道带菌者可取十二指肠引流液。

(2) 分离培养与鉴定：血液和骨髓接种胆盐葡萄糖肉汤增菌后，划线接种于肠杆菌科致病菌选择鉴别培养基；粪便、经离心的尿沉渣和可疑食物可直接接种 SS 等肠杆菌科致病菌选择鉴别培养基。37℃培养 18~24 小时后，挑选无色半透明的菌落接种双糖含铁培养基，若疑为沙门菌，进一步做系列生化反应和玻片凝集试验进行鉴定。

(3) 快速诊断：近年来通过 ELISA、放射免疫测定、SPA 协同凝集试验、乳胶凝集试验等方法检测病人血清、尿液、粪便中的沙门菌可溶性抗原，基因探针、PCR 技术等检测沙门菌 DNA，可用于沙门菌感染的快速诊断。

2. 血清学试验 用于伤寒、副伤寒辅助诊断的血清学试验有肥达试验(Widal test)、SPA 协同凝集、ELISA 等多种方法,其中以肥达试验仍较常用。肥达试验是用已知伤寒沙门菌菌体(O)抗原、鞭毛(H)抗原,以及甲型副伤寒沙门菌、肖沙门菌和希沙门菌 H 抗原与受检者血清做半定量凝集试验,测定受检血清中有无相应抗体及其效价,其结果必须结合临床表现、病程、病史、地区流行病学情况等进行综合分析,应着重考虑以下情况。

(1) 正常值:健康人因隐性感染或预防接种,血清中可存在一定量的相应抗体,且其效价随地区不同而异,通常伤寒沙门菌 O 凝集效价≥1∶80、H 凝集效价≥1∶160、副伤寒沙门菌 H 凝集效价≥1∶80 时,才有辅助诊断价值。

(2) 动态观察:发病初期应每 5~7 天进行 1 次复查,若抗体效价随病程延长而递增或恢复期效价比初次≥4 倍者有诊断意义。

(3) O 抗体及 H 抗体在诊断上的意义:患肠热症后,IgM 型 O 抗体出现较早,维持时间短(仅半年左右),消失后不易受非特异性抗原刺激而重现,IgG 型 H 抗体则出现较晚,维持时间长(可达数年),消失后易受非特异性病原刺激而短暂地出现。若 O 与 H 凝集效价均超过正常值,则患肠热症的可能性大,若 O 与 H 凝集效价均低,则患肠热症的可能性小,若 O 凝集效价高而 H 凝集效价低于正常值,则可能是感染早期或沙门菌属中其他细菌感染起的交叉凝集反应,若 H 凝集效价高而 O 凝集效价低于正常值,则可能是预防接种的结果或是非特异性回忆反应。少数肠热症病人,在整个病程中肥达试验结果始终阴性,可能是由于感染早期应用大量抗生素治疗或病人免疫功能低下所致。

图片:伤寒病人不同时期血、粪、尿中病原菌和特异凝集素的检出阳性率曲线图

3. 伤寒带菌者检查 先用血清学方法检测可疑者血清 Vi 抗体,如效价≥1∶10,再多次取粪便等进行病原菌分离培养,以确定是否带菌。

(四) 防治原则

及时发现病人,隔离治疗;加强饮食卫生监督和管理;特异性预防可用 Ty21a(尿苷二磷酸半乳糖 -4- 差向异构酶缺失突变株)减毒口服活菌苗,安全、稳定、副作用少,接种后产生的免疫力至少可维持三年。治疗可用环丙沙星、氯霉素等,对分离到的细菌进行药敏试验是选择抗菌药物的最佳方法。

四、其他

(一) 变形杆菌属

图片:变形杆菌鞭毛染色结果

变形杆菌属(*Proteus*)广泛分布于自然界以及人和动物的肠道中,包括 8 个菌种,与医学关系密切的主要有普通变形杆菌和奇异变形杆菌。革兰阴性,长约 1~2μm,宽约 0.4~0.6μm,呈球形或丝状,有周身鞭毛运动活泼,无荚膜,有菌毛。在普通琼脂平板上呈扩散生长,形成以细菌接种部位为中心的、厚薄交替、同心圆形的层层波状菌苔,称迁徙生长现象(swarming growth phenomenon)。产生 H_2S,大部分能迅速分解尿素。

普通变形杆菌 X_2、X_{19}、X_K 的菌体抗原(OX_2、OX_{19}、OX_K)与斑疹伤寒立克次体、恙虫病立克次体等具有相同的抗原成分,可用来代替不易获得的立克次体抗原与病人血清进行交叉凝集反应,以辅助诊断相关的立克次体病,称为外斐反应(Weil-Felix reaction)。

本属细菌为条件致病菌,是医院感染的常见病原菌之一。普通变形杆菌和奇异变形杆菌引起的泌尿系统感染仅次于大肠埃希菌,膀胱结石和肾结石的形成可能与变形杆菌感染有关;还可引起创伤感染、食物中毒、中耳炎、脑膜炎、腹膜炎、败血症等多种感染。有的菌株可引起食物中毒与婴幼儿腹泻等。

本属细菌耐药菌株多,治疗时应根据药敏试验结果选择抗菌药物。

(二) 肠杆菌属

肠杆菌属(*Enterobacter*)有 14 个种,不是肠道的常居菌群,常见于土壤和水中,偶尔可从粪便和呼吸道中分离到。其中产气肠杆菌和阴沟肠杆菌为条件致病菌,常从临床标本中分离到,与泌尿道、呼吸道和伤口感染有关,偶尔引起败血症和脑膜炎;杰高维肠杆菌可引起泌尿道感染,从呼吸道和血液中也曾分离到。坂崎肠杆菌引起新生儿脑膜炎和败血症,死亡率可高达 75%。阿氏肠杆菌也曾从血液、粪便、尿液、呼吸道分泌物和伤口渗出液等标本中分离到。

肠杆菌属细菌的致病物质有Ⅰ型和Ⅲ型菌毛,大多数菌株还表达产气菌素介导的铁摄取系统、溶

血素等。阴沟肠杆菌的外膜蛋白 OmpX 能减少孔蛋白的产生，使其对 β- 内酰胺类抗生素的敏感性下降以及发挥对宿主的侵袭作用。

(三) 沙雷菌属

沙雷菌属(*Serratia*)有 13 个菌种，主要分布于土壤和水中，偶从人的粪便中分离到。革兰阴性小杆菌，无芽胞，周身鞭毛，芽胞不形成荚膜，但在通气好、低氮低磷的培养基上可形成荚膜。营养要求不高，室温下可生长。菌落不透明，白色、红色或粉红色。

对人致病的主要是黏质沙雷菌黏质亚种(*S. marcescens subsp. marcescens*)，此菌可在住院病人中引起感染，如泌尿道和呼吸道感染、脑膜炎、败血症、心内膜炎及外科术后感染。黏质沙雷菌也是最小的细菌，常用于检测滤菌器的除菌效果。其他沙雷菌可通过输血直接进入血流，引起败血症。沙雷菌的主要致病物质有菌毛血凝素，肠杆菌素和产气菌素介导的铁摄取系统，胞外酶和志贺毒素等。

(四) 枸橼酸杆菌属

枸橼酸杆菌属(*Citrobacter*)有 12 个种，广泛存在于自然界，是人及动物肠道的正常菌群，也是机会致病菌，可引起胃肠道感染，革兰染色阴性，无芽胞，周身鞭毛，能形成荚膜。营养要求不高，菌落灰白色、湿润、隆起、边缘整齐。发酵乳糖，产生硫化氢。其 O 抗原与沙门菌和大肠埃希菌常有交叉。

(五) 摩根菌属

摩根菌属(*Morganella*)有 2 个亚种，其形态染色和生化特性与变形杆菌相似，但无迁徙生长现象。以枸橼酸盐阴性、硫化氢阴性和鸟氨酸脱羧酶阳性为其特征。摩根菌属中的摩根摩根菌摩根亚种(*M. morganii subsp. morganii*)可致住院病人和免疫力低下病人泌尿道感染和伤口感染，有时可引起腹泻。

第二节　弧　菌　属

弧菌属(*Vibrio*)细菌是一群短小、弯曲呈弧状的革兰阴性菌。该属细菌广泛分布于自然界，以水中最多。弧菌属目前有 56 个种，其中至少有 12 个种与人类感染性疾病有关，主要致病菌有霍乱弧菌和副溶血弧菌，以肠道感染为主，可引起霍乱和食物中毒。偶尔引起浅部创伤感染。

一、霍乱弧菌

霍乱弧菌(*V. cholerae*)是烈性消化道传染病霍乱的病原菌。霍乱发病急，传染性强，死亡率高，曾在世界上引起多次大流行，为我国甲类法定传染病。1883 年 Koch 首先从埃及和印尼腹泻病人中分离出霍乱弧菌，1905 年埃及西奈半岛 EL Tor 检疫站分离出另一种致病弧菌，并命名为 EL Tor 弧菌，1966 年国际弧菌命名委员会将霍乱弧菌分为古典生物型及埃尔托(EL Tor)生物型。自 1817 年以来，曾发生过七次世界性霍乱大流行，前六次均起源于印度恒河三角洲，是由霍乱弧菌古典生物型所引起的。1961 年的第七次世界大流行起源于印尼苏拉威西岛，由埃尔托(EL Tor)生物型引起。1992 年一个新的流行株 O139(Bengal)在印度和孟加拉湾附近的一些国家的城市出现，并很快在亚洲传播，这是首次由非 O1 群霍乱弧菌引起的流行。它引起的霍乱在临床表现及传播方式上与古典型霍乱完全相同，但不能被 O1 群霍乱弧菌诊断血清所凝集，抗 O1 群的抗血清对 O139 菌株无保护性免疫。2010 年在海地暴发的霍乱疫情由 O1 群小川型引起。

(一) 生物学性状

1. 形态与染色　霍乱弧菌为革兰阴性弯曲菌，从病人标本中新分离出的霍乱弧菌形态典型，呈弧状或逗点状，大小为(1~3)μm×(0.3~0.8)μm(图 13-5)。经人工培养后，易失去弧形而呈杆状，与肠道杆菌难以区别。有菌毛，无芽胞，有些菌株(如 O139)有荚膜。在菌体一端有一根单鞭毛，运动极为活泼，

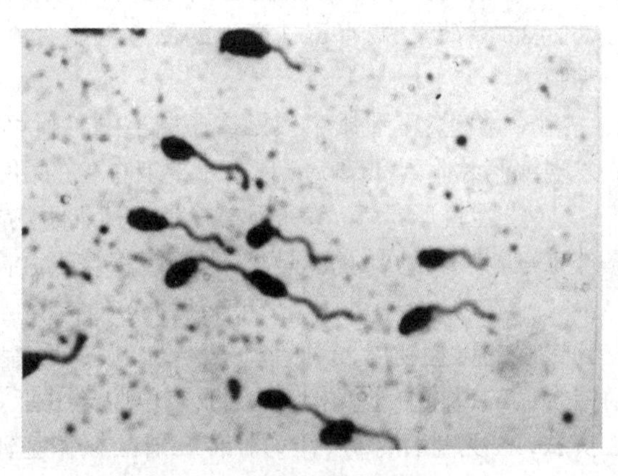

图 13-5　霍乱弧菌(鞭毛染色)

取霍乱病人米泔水样粪便进行活菌悬滴观察，可见呈流星或穿梭运动。粪便涂片染色呈鱼群状排列。

2. 培养特性与生化反应　兼性厌氧，营养要求不高。耐碱不耐酸，在pH 8.8~9.2的碱性蛋白胨水中生长良好，并呈菌膜生长，故首次分离霍乱弧菌常用碱性蛋白胨水增菌。在碱性琼脂平板上经37℃ 12~18小时培养可形成圆形、扁平、透明的大菌落。霍乱弧菌可在无盐环境中生长，而其他致病性弧菌则不能生长，可用于鉴别。用硫代硫酸盐-枸橼酸盐-胆盐-蔗糖琼脂培养基（TCBS）培养，由于霍乱弧菌能发酵蔗糖产酸而使菌落呈黄色，故可作为霍乱弧菌选择性培养基。

能分解甘露醇、葡萄糖、蔗糖、麦芽糖，产酸不产气，缓慢发酵乳糖，吲哚试验，霍乱红试验阳性。EL Tor型霍乱弧菌与古典型霍乱弧菌生化反应也有不同之处，前者VP试验阳性而后者为阴性。

3. 抗原结构与分型　霍乱弧菌有耐热的菌体抗原（O抗原）和不耐热的鞭毛抗原（H抗原），O抗原是群和型特异性抗原，而H抗原无特异性，为弧菌共同抗原。O抗原特异性高，根据O抗原可将弧菌分为155个血清群，表示为O1、O2、O3…O155。霍乱弧菌的两种生物型均属于O1群，可与O1诊断血清凝集，而其余血清群弧菌虽然亦引起腹泻，但很少流行并不与O1诊断血清凝集，称为不凝集霍乱弧菌或非典型霍乱弧菌。O1群霍乱弧菌因其菌体抗原由A、B、C三种抗原因子组成，据此又可分为3个血清型：小川型、稻叶型和彦岛型（表13-6）。

表13-6　霍乱弧菌O1群血清型

血清型	O1多克隆抗体	O1单克隆抗体			出现频率	流行
		A	B	C		
小川型	+	+	+	-	常见	是
稻叶型	+	+	-	+	常见	是
彦岛型	+	+	+	+	极少见	未知

O139群自上世纪九十年代以来已成为霍乱的重要病原体，在抗原性方面与O1群之间无交叉性，基因序列分析发现O139群缺乏O1群的O抗原基因，出现一个约36kb的基因，编码与O1群不同的脂多糖抗原和荚膜多糖抗原，但与O22和O155等群有共同抗原。在核糖型、限制性酶切电泳图谱、外膜蛋白、毒性基因等方面与O1群的古典生物型和EL Tor生物型的流行株有相似性。

4. 抵抗力　本菌对热、干燥、日光、化学消毒剂和酸均敏感。耐低温，耐碱。湿热55℃分钟，100℃ 1~2分钟死亡。0.1%高锰酸钾浸泡蔬菜、水果可达到消毒目的。在正常胃酸中仅存活4分钟，以1∶4漂白粉水溶液处理病人的排泄物或呕吐物1小时可达到消毒目的，EL Tor生物型在自然界的生存能力较古典型强，有时还可在水中越冬。霍乱弧菌对链霉素、氯霉素和四环素敏感，对庆大霉素有耐药性。

（二）致病性与免疫性

1. 致病物质　霍乱弧菌的致病物质包括霍乱肠毒素（cholera enterotoxin，CE）、鞭毛、菌毛和黏液素酶。

（1）鞭毛：霍乱弧菌活泼的鞭毛运动有助于细菌穿过肠黏膜表面黏液层。

（2）黏液素酶：有毒株产生的黏液素酶有液化黏液的作用，使黏液稀薄以利于霍乱弧菌到达小肠黏膜。

（3）菌毛：霍乱弧菌依靠普通菌毛的黏附可使细菌定植于小肠黏膜，只有定植后方可致病。现已发现编码黏附素和菌毛蛋白中重要亚单位的相关基因为*acf*和*tcpA*，与黏附和定植有关。

（4）霍乱肠毒素：霍乱肠毒素是一种不耐热的聚合蛋白，56℃ 30分钟即可破坏其活性。该毒素属外毒素，具有很强的抗原性。现已能将该毒素高度精制成晶状，仍保持极强的生物学活性。CE由一个A亚单位（分子量为2707kDa）和4~6个B亚单位（每个分子量为11.7kDa）组成。A亚单位是霍乱肠毒素的毒性物质，B亚单位是结合单位，后者可与小肠黏膜上皮细胞上神经苷脂（GM_1受体）结合，结合后的毒素分子变构，使A亚单位脱离B亚单位进入细胞内，同时双硫键降解，分为A1、A2两条多肽，A1为毒性部分，作为腺苷二磷酸核糖基转移酶可使NAD（辅酶1）上的腺苷二磷酸核糖转移到G蛋白上形成GS，GS为腺苷环化酶的一部分，可作用于膜上的腺苷酸环化酶，使细胞内ATP转变为

cAMP，胞内 cAMP 浓度增高，肠黏膜上皮细胞分泌功能亢进，致使肠液（Na^+、K^+、HCO_3^-、H_2O 等）大量分泌，引起剧烈的呕吐和腹泻。

图片：霍乱肠毒素的作用机制示意图

近年发现 O139 群除具有 O1 群致病物质和相关基因外，还有多糖荚膜和特殊 LPS 毒性决定簇，其功能是抵抗血清中杀菌物质并能黏附到小肠黏膜上。

2. 所致疾病　在自然情况下，人是霍乱弧菌的唯一易感者。霍乱的传染源是病人或带菌者，主要通过污染的水源或食品经消化道感染，正常胃酸条件下需大量细菌进入方可感染，当胃酸低时，少量细菌即可感染。在一定条件下，病菌通过胃酸屏障后进人小肠，黏附在小肠表面迅速生长繁殖，不侵入肠上皮细胞和肠腺，也不侵入血液，仅在局部繁殖和产生霍乱肠毒素，霍乱肠毒素是主要致病因素。该毒素作用于肠黏膜上皮细胞与肠腺使肠液过度分泌，从而病人表现为剧烈的腹泻和呕吐，吐泻物如米泔水样，导致机体脱水、酸碱、电解质平衡功能紊乱及微循环功能障碍，严重者出现酸中毒、低容量性休克及肾功能衰竭。如未及时治疗，死亡率可达 60%，若及时给予补充液体及电解质，死亡率可小于 1%。O139 群霍乱弧菌感染比 O1 群严重，表现为严重脱水和高死亡率，成年病人约占 70%，O1 群霍乱弧菌流行高峰期，儿童病例约占 60%。

病愈后，一些病人可短期带菌，一般不超过两周，少数 EL Tor 生物型带菌者时间可长达数月或数年，病原菌主要存在于胆囊中，成为传染源。

3. 免疫性　病后可获得牢固免疫力，主要是体液免疫，包括肠毒素抗体、抗菌抗体和肠道黏膜表面的 sIgA 的中和作用，再感染者少见。感染 O139 群的病人大多为成年人，表明以前感染 O1 群获得的免疫对 O139 群感染无交叉免疫。O139 群的免疫以针对脂多糖和荚膜多糖的抗菌免疫为主，抗毒素免疫为辅。

（三）微生物学检查

霍乱是烈性传染病，对首例病人的病原学诊断应快速、准确、并及时报告疫情。取病人米泔水样粪便或呕吐物，应快速送检或存放在 Cary-Blair 保存液中送检，其标本必须严密包装，专人送检。

可疑霍乱的标本快速检验十分重要，可用悬滴法暗视野观察镜下标本中有无运动活泼或穿梭状运动的细菌，如有，加入霍乱诊断血清后如运动消失，为制动实验阳性。涂片革兰染色镜检，发现革兰染色阴性呈鱼群状排列的弧形菌时，可初步报告霍乱菌检出阳性。亦可采用荧光抗体法或 SPA 协同试验进行诊断。在快速诊断基础上将标本接种至碱性蛋白胨水增菌或 TCBS 选择培养基上，霍乱弧菌因分解蔗糖在 TCBS 培养基上呈黄色菌落，挑选可疑菌落进行生化和血清学试验进行鉴定。

（四）防治原则

霍乱为国际检疫性传染病，必须贯彻预防为主的方针。要做好对外交往及进口物资的检疫工作，严防本菌传入。此外，应加强饮水消毒和食品卫生管理、加强检疫及时确诊上报，并严格隔离、治疗患者及采取严格消毒措施。必要时实行疫区封锁，以防疫情蔓延。

接种霍乱死疫苗，可增强人群免疫力，保护率可在 50%~90% 之内，维持时间 3~6 个月。现用加热或化学药品杀死的古典型霍乱菌苗皮下接种，能降低发病率。这种苗菌对 EL Tor 型霍乱弧菌感染也有保护作用，但持续时间短，对 O139 菌株无保护性免疫。目前霍乱疫苗的重点已转至研制口服疫苗，包括 B 型单位全菌灭活疫苗、基因工程减毒活疫苗等，且已进行过大规模人群试验，有效保护正在评估当中，某些国家已获准使用。O139 群疫苗仍在研制中。口服活疫苗和注射类毒素，可刺激机体产生抗毒素和抗菌的免疫力。

及时补充液体和电解质，是治疗霍乱的关键。使用四环素、链霉素、多西环素、呋喃唑酮、氯霉素等抗生素可杀灭霍乱弧菌而减少外毒素的产生。由于体液疗法及抗生素在治疗霍乱方面的应用，目前，霍乱治愈率较高，死亡率不断降低。

二、副溶血性弧菌

副溶血性弧菌（*V. parahaemolyticus*）是一种嗜盐性弧菌。于 1950 年从日本一次暴发性食物中毒中分离发现。主要存在于近海岸的海水，海底沉积物及鱼、贝等海产品中。根据菌体 O 抗原不同，现已发现有 13 个血清型。主要引起食物中毒，是夏秋季沿海地区常见的一种病原菌。尤以日本、东南亚、美国及我国台北地区多见，也是我国大陆沿海地区食物中毒中最常见的一种病原菌。

（一）生物学性状

1. 形态与染色　呈弧形、杆状、丝状及球状等多形态，有单端鞭毛，运动活泼，革兰染色阴性，无芽胞和荚膜。

2. 培养特性与生化反应　营养要求不高，但具有嗜盐性，在含有 3%~3.5% NaCl、pH 7.5~8.5 的培养基中生长良好，无盐则不能生长，但当 NaCl 浓度高于 8% 时也不能生长。能发酵葡萄糖、甘露醇，产酸不产气；不发酵蔗糖、乳糖，吲哚试验阳性。在 TCBS 培养基上，副溶血弧菌形成绿色菌落。致病菌株在含高盐（7% NaCl）的人 O 型血或家兔红细胞及以 D- 甘露醇作为碳源的我妻（Wagatsuma）琼脂平板上可产生 β 溶血，称为神奈川现象（Kanagawa phenomenon），是鉴定致病菌株与非致病菌株的一项重要指标。

3. 抵抗力　抵抗力弱，不耐热，不耐酸，56℃ 5 分钟可被灭活，1% 乙酸 5 分钟、淡水中 2 天内死亡，海水中可存活 47 天或更长。

（二）致病性与免疫性

1. 致病物质　食入未煮熟的海产品或污染本菌的盐腌制品而感染，其确切的致病机制尚待阐明。从有毒株中已分离出两种致病因子：耐热直接溶血素（thermostable direct hemolysin，TDH）与耐热相关溶血素（thermostable related hemolysin，TRH），动物实验表明这两种致病因子具有细胞毒和心脏毒两种作用。

2. 所致疾病　该菌引起的食物中毒系经烹饪不当的海产品或盐腌制品传播，常见的为海蜇、海鱼、海虾及各种贝类，因食物容器或砧板生熟不分污染本菌后，也可发生食物中毒。该病常年均可发生，多发生在夏秋季。潜伏期介于 2~26 小时之间，平均 6~10 小时，主要症状是腹痛、腹泻、呕吐、脱水和发热，粪便多为水样或糊状，少数为黏液血便，应注意与菌痢的区别。病程 1~7 天，一般恢复较快，病后免疫力不强，可重复感染。该菌还可引起浅表创伤感染、败血症等。

3. 免疫性　病后免疫力不强，可重复感染。

（三）微生物学检查

实验室检查时取病人粪便、肛拭子或剩余食物，直接分离培养于 SS 琼脂平板或嗜盐菌选择平板。如出现可疑菌落，进一步作嗜盐性试验与生化反应，最后用血清学试验进行鉴定。现在也有用基因探针或 PCR 等直接检测食物标本或腹泻标本中耐热毒素基因进行快速诊断法。

（四）防治原则

治疗可用抗菌药物，如庆大霉素、复方磺胺甲噁唑等。严重病人需输液和补充电解质。

第三节　螺 杆 菌 属

螺杆菌属（*Helicobacter*）是 1989 年从弯曲菌属划分出来的新菌属。目前本属细菌共发现 23 个种。与人类疾病关系密切的主要是幽门螺杆菌（*H. pylori*）。此外还有从雪貂胃内分离到的 *H. mustelae*，从猫胃内分离到的 *H. felis*，从平顶猴胃内分离到的 *H. nemistrinae* 等。

幽门螺杆菌是螺杆菌属的代表菌种。是 1982 年由澳大利亚学者 Marshall 和 Warren 首先从慢性活动性胃炎病人黏膜活检标本中分离成功，当时命名为幽门弯曲菌。为表彰 Marshall 和 Warren 发现了人类罹患胃炎和消化性溃疡的病原菌——幽门螺杆菌所作出的突出贡献，2005 年诺贝尔生理学或医学奖授予了澳大利亚临床微生物学家巴里·马歇尔（Barry Marshall）和罗宾·沃伦（Robin Warren）。幽门螺杆菌感染与胃窦炎、十二指肠溃疡、胃溃疡、胃腺癌、胃黏膜相关淋巴组织（mucosa-associated lymphoid tissue，MALT）淋巴瘤的发生密切相关。1994 年 WHO 癌症研究中心将幽门螺杆菌列为胃癌的 I 类生物致癌因子。

（一）生物学性状

1. 形态与染色　从临床标本新分离的菌体呈典型的螺旋形、S 形或海鸥形，大小为（0.5~1.0）μm×（2.5~4.0）μm，革兰染色阴性。菌体一端有 2~6 根带鞘的鞭毛，运动活泼，常位于胃黏液层下面，黏膜上皮表面，在胃小凹及腺腔内呈不均匀的集团状分布（图 13-6）。体外传代培养后螺旋形弯曲不明显，并

有球形变现象。

2. 培养特性与生化反应　微需氧，在 5% O_2、10% CO_2、85% N_2 的气体环境中生长良好，在大气中和绝对厌氧的条件下均不能生长。对低 pH 有较强耐受力，一般在 pH 4.5~7.0 条件培养。最适生长温度为 35~37℃，在 25℃或 42℃则不能生长。营养要求高，常用含血液、血清的 Karmali、Columbia 或心脑浸液培养基，生长缓慢，通常需要 2~3 天或更长时间培养，才形成细小、针尖状、无色透明菌落。生化反应不活泼，不分解糖类。尿素酶丰富，可迅速分解尿素释放氨，快速尿素酶试验呈强阳性，是鉴定该菌的主要依据之一。氧化酶、过氧化氢酶均阳性。

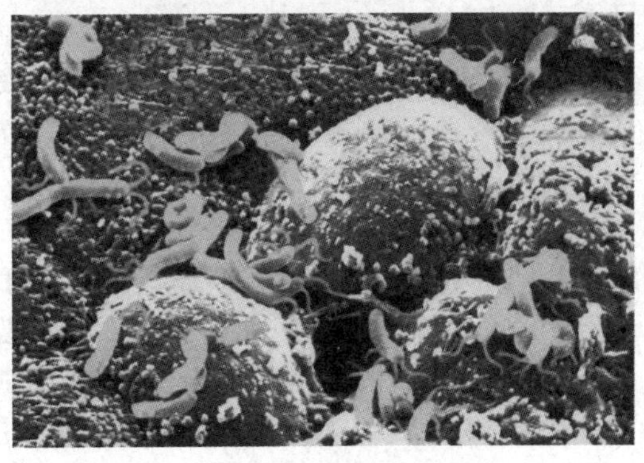

图 13-6　幽门螺杆菌组织切片图

图片：幽门螺杆菌革兰染色结果

3. 抗原结构与分型　幽门螺杆菌不同菌株间有共同的外膜蛋白抗原，与空肠弯曲菌无交叉反应。其鞭毛抗原与弯曲菌属有明显交叉反应。根据细胞毒素相关蛋白 A 基因（cytotoxin-associated gene A，cagA）和空泡毒素 A 基因（vacuolating cytotoxin gene A，vacA）及其表达分为两型：Ⅰ型菌含有 cagA 基因和 vacA 基因，表达 CagA 和 VacA 蛋白，为高毒力株；Ⅱ型菌不含 cagA 基因，不表达 CagA 和 VacA 蛋白，为低毒力株。还可根据生化反应、抗原特性、DNA 酶切图谱等进行分型。

（二）致病性与免疫性

人群中的幽门螺杆菌感染非常普遍，在发展中国家，10 岁前儿童感染率达 70%~90%，在发达国家成人感染率为 45%。而在胃炎、胃溃疡和十二指肠溃疡病人的胃黏膜中本菌的检出率高达 80%~100%。幽门螺杆菌的传染源主要是人，传播途径主要是粪 - 口途径。但其传播过程和致病物质，以及确切的致病机制还不十分清楚。

1. 致病物质　可能的致病因素主要有：

(1) 黏附定植因素：①鞭毛：使幽门螺杆菌活泼运动穿越黏稠的黏液层以到达胃上皮细胞；②黏附素：文献报道的幽门螺杆菌黏附素较多，如菌体外表面较厚的一层糖萼（glycocalyx），可能是黏附胃上皮细胞的主要因素；③尿素酶：幽门螺杆菌产生的大量尿素酶可分解尿素产 CO_2 和 NH_3，NH_3 中和胃酸，有利于本菌生存，并对胃黏膜上皮细胞又有毒性作用。并且其尿素酶活性可被共表达在菌体表面的热休克蛋白 B 所加强。

(2) 破坏胃黏膜上皮细胞的因素：①细胞毒素相关蛋白（CagA）和细胞空泡毒素（VacA）：目前认为这两种蛋白是幽门螺杆菌的主要毒力因子。CagA 可破坏上皮细胞，诱导上皮细胞产生 IL-1β、IL-6、TNF-α 及 IL-8 等炎症因子，吸引炎症细胞，释放胞内多种酶类，导致胃组织损伤，并可诱导胃上皮细胞凋亡。VacA 在体外能诱导多种哺乳动物细胞质发生空泡样变性，小鼠体内试验可致胃黏膜细胞损伤和溃疡形成；②蛋白酶、脂酶和磷脂酶 A：可降解黏液层，破坏上皮细胞膜等；③LPS：抑制上皮细胞膜基质的合成。

(3) 可能的致癌相关因素：①幽门螺杆菌代谢产物使胃黏膜细胞发生转化；②幽门螺杆菌 DNA 片段整合于宿主细胞引起转化；③幽门螺杆菌感染累及胃壁黏膜相关淋巴组织，与胃 MALT 淋巴瘤发生有关。

图片：幽门螺杆菌致病作用示意图

2. 所致疾病　胃窦部是幽门螺杆菌定居的最适部位。感染者大多不出现症状，少数感染者出现以下疾病：

(1) 胃炎：幽门螺杆菌感染可引起急性胃炎、慢性浅表性胃炎、弥漫性胃窦胃炎，数年后可进展为多灶性、萎缩性胃炎。

(2) 消化性溃疡：少数感染者可发展为胃溃疡、十二指肠溃疡。几乎所有消化性溃疡病人均有幽门螺杆菌感染性胃炎，此感染根除后，溃疡治愈，复发率也明显降低。

(3) 胃癌与胃 MALT 淋巴瘤：幽门螺杆菌感染使胃中内源性突变原（亚硝胺、亚硝基化合物）增多，以及 NO 的合成导致 DNA 亚硝基化脱氨作用，可能使细胞突变，诱导胃癌的发生。极少数病人，病变涉及胃壁淋巴组织，有导致胃 MALT 淋巴瘤的危险。

(4) 其他疾病：幽门螺杆菌感染还可能与血管性疾病(如冠心病)、自身免疫性疾病(如自身免疫性甲状腺炎)、皮肤病(如血管神经性水肿)等的发生有关。

3. 免疫性　幽门螺杆菌感染可刺激机体产生 IgM、IgG 和 IgA 型抗体，但是否对机体有保护作用尚不清楚。

(三) 微生物学检查

1. 直接镜检　胃镜采取胃黏膜标本，采用革兰染色，或 Giemsa 染色，或 Warthin-Starry 银染色法进行组织学检查，观察到弯曲呈 S 形、螺旋形菌体即可诊断。

2. 尿素酶活性检测　临床上主要应用快速尿素酶试验和 ^{13}C 或 ^{14}C 呼气试验两种方法。

图片：快速尿素酶试验结果

(1) 快速尿素酶试验：将活检组织块放入检验试剂(含尿素、pH 指示剂、防腐剂和缓冲剂)中，几分钟即可观察结果，检验试剂由黄变红为阳性，不变色为阴性。

(2) ^{13}C 或 ^{14}C 呼气试验：幽门螺杆菌产生的丰富尿素酶可以使感染者口服的标有同位素 ^{13}C 或 ^{14}C 的尿素分解产生标有同位素的 CO_2，后者存在于受试者呼出的气体中，可通过仪器检测，现在作为幽门螺杆菌感染检查的金标准之一。

3. 分离培养与鉴定　通过胃镜采取胃黏膜，立即接种于幽门螺杆菌选择培养基，在微需氧，湿润环境中培养 3~5 天，观察菌落和镜下形态，并做尿素酶、氧化酶、过氧化氢酶等几种主要的酶试验进行鉴定。

4. 血清学检查　采集血清，应用 ELISA 或胶体金法检查幽门螺杆菌或其产物的特异性抗体，抗体效价可作为急性感染诊断或制订治疗方案的依据。

5. 粪便抗原检测　采用多克隆抗体检测粪便中幽门螺杆菌抗原，此新兴方法有望替代血清学检测而成为常规筛选方法。

6. 分子生物学检测　用 PCR 或 16S rDNA 寡核苷酸探针法检测其 DNA，PCR 检测其耐药基因和毒力基因。

(四) 防治原则

目前尚无特异预防措施。药物治疗一般采用质子泵抑制剂或胶态铋制剂加两种抗菌药物的三联疗法，疗程为 2 周。敏感抗菌药物有阿莫西林、甲硝唑、替硝唑、克拉霉素、四环素、多西环素、呋喃唑酮等。

第四节　弯 曲 菌 属

弯曲菌属(*Campylobacter*)广泛分布于动物界，常定居于家禽和野鸟的肠道内，引起动物的多种疾病。对人致病的主要有空肠弯曲菌空肠亚种(*C. jejuni* subsp. *jejuni*)、结肠弯曲菌(*C. cali*)、胎儿弯曲菌(*C. fetus*)和唾液弯曲菌(*C. sputorum*)等 13 个菌种，主要引起腹泻及肠外感染等，在发达国家散发病例高于沙门菌引起的胃肠炎。由于水或牛奶被污染，还可造成暴发性胃肠炎。其中以空肠弯曲菌空肠亚种最为常见。

弯曲菌的菌体呈 S 形、逗点状、海鸥状或螺旋形，革兰染色阴性，一端或两端有无鞘的单鞭毛，运动活泼(图 13-7)。无荚膜，不形成芽胞。在陈旧培养物中，易变为球形，并失去动力。最适生长温度为 42℃，营养要求高，需要有血液或血清的营养培养基。在半固体培养基上呈迁徙生长现象。生化反应不活泼。根据 O 抗原不同，空肠弯曲菌空肠亚种可分为 42 个血清型，其中第 11、12、18 血清型最为常见。空肠弯曲菌抵抗力较弱。

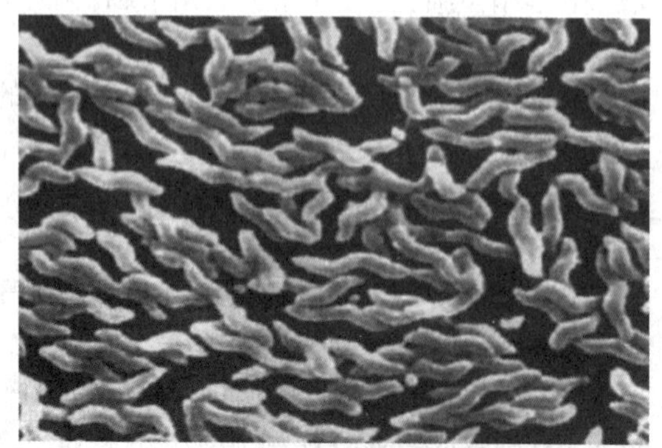

图 13-7　空肠弯曲菌电镜图

空肠弯曲菌空肠亚种的致病物质主要有黏附素、细胞毒性酶类和不耐热肠毒素，空肠弯曲菌空肠亚种是散发性细菌性胃肠炎最常见的病原菌之一。该菌常通过污染的水源、食品、牛奶被食入。在发展中国家,50% 以上的感染由污染的鸡肉引起。该菌对胃酸敏感,经口摄入至少 10^4 个细菌才有可能致病。该菌在小肠内繁殖,侵入肠上皮引起炎症。临床表现为痉挛性腹痛、腹泻、血便或果酱样便,量多,头痛、不适、发热。通常该病呈自限性,病程 5~8 天。

将新鲜粪便标本直接涂片后,进行革兰染色,镜下查找革兰阴性的弯曲菌,或用暗视野显微镜观察悬滴标本中螺旋式运动细菌,初步做出诊断。PCR 法可直接检查粪便中的弯曲菌。目前尚无特异性疫苗。预防主要是注意饮水和食品卫生,加强人、畜、禽类的粪便管理,切断传播途径。治疗可选用红霉素、氯霉素、氨基糖苷类抗生素。

本章小结

肠道感染细菌主要是引起胃肠道疾病或食物中毒的病原菌,以及一些正常寄居于肠道,引起肠道外感染的细菌。主要有大肠埃希菌、志贺菌、沙门菌、霍乱弧菌、副溶血性弧菌、幽门螺杆菌及空肠弯曲菌。大肠埃希菌主要引起肠外感染和肠道感染;志贺菌主要引起细菌性痢疾;沙门菌主要引起急性胃肠炎、肠热症及败血症等;霍乱弧菌主要引起烈性消化道传染病霍乱,霍乱是我国甲类法定传染病;副溶血性弧菌是我国大陆沿海地区食物中毒中最常见的一种病原菌;幽门螺杆菌感染与胃窦炎、十二指肠溃疡、胃溃疡、胃腺癌、胃黏膜相关淋巴组织淋巴瘤的发生密切相关;空肠弯曲菌是散发性细菌性胃肠炎最常见的病原菌之一。

案例讨论

病人,女性,36 岁。于 2 日前参加朋友聚餐,昨日感到不适,今晨起发热,腹痛,水样腹泻,至下午就诊时已腹泻 8 次。第 5 次腹泻时便量不多且便中有黏液及血;第 6、7 次时想排便但无粪便排出,第 8 次仅排出一点黏液和血。

案例讨论

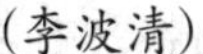
（李波清）

扫一扫，测一测

思考题

1. 引起腹泻的大肠埃希菌有哪些？比较其致病特点。
2. 简述志贺菌的主要致病物质及其作用机制。
3. 简述沙门菌的致病物质及其所致主要疾病。
4. 霍乱弧菌的主要致病物质有哪些？简述其作用机制。
5. 简述副溶血性弧菌的致病特点。
6. 简述幽门螺杆菌所致主要疾病。

第十四章 呼吸道感染的常见细菌

学习目标

1. 掌握：结核分枝杆菌的生物学性状、致病性、免疫性；结核分枝杆菌的微生物学检查及特异性预防方法。
2. 熟悉：白喉棒状杆菌致病性。
3. 了解：百日咳鲍特菌的生物学性状、致病特点。
4. 根据结核分枝杆菌的免疫特点来解释结核菌素试验的原理和结果。

第一节 结核分枝杆菌

分枝杆菌属（*Mycobacterium*）是一类细长略弯曲的杆菌，因有分枝生长的趋势而得名。本属细菌的细胞壁中含有大量脂质，主要是分枝菌酸，与其染色性、生长特性、致病性、抵抗力等密切相关。一般不易着色，若加温或延长染色时间可着色，一经染色后能抵抗强脱色剂盐酸酒精的脱色，故又名抗酸杆菌（acid-fast bacilli）。分枝杆菌种类较多，可分为结核分枝杆菌、非结核分枝杆菌和麻风分枝杆菌三类。对人致病的主要有结核分枝杆菌和麻风分枝杆菌。

结核分枝杆菌（*M. tuberculosis*）俗称结核杆菌，是引起结核病的病原菌。对人有致病性的结核杆菌有人型、牛型和非洲型。可侵犯身体各器官，但以肺结核最多见。结核病为重要的传染病。据世界卫生组织《2015 年全球结核病报告》，2014 年全球新发病例的总数达到了 960 万人，有 150 万人（其中 89 万名男性、48 万名女性和 14 万儿童）死于结核病，其中有 40 万人呈艾滋病病毒感染阳性，成为艾滋病病人死亡的首要病因。由于世界上有些地区因艾滋病、吸毒、免疫抑制剂、酗酒与贫困等原因，结核病的发病率又呈上升趋势。因此，结核病的防治工作任重而道远。

结核分枝杆菌的发现

德国科学家 Robert Koch 于 1881 年开始开展结核病的病原学研究。他首先研究了结核病死亡者的肺组织，没有找到病原菌，但把病人的肺组织磨碎擦在老鼠和兔子身上后，却使它们感染了结核病。Robert Koch 意识到结核菌很可能是透明的，要染色后才能观察到。于是他尝试不同染料进行染色，不断改进方法，反复研究，终于发现了染上红色染料、呈细分枝状的结核杆菌。凭此发现，Robert Koch 在 1905 年获得诺贝尔生理学或医学奖。

一、生物学特性

(一) 形态结构与染色

结核杆菌为细长略带弯曲的杆菌，长 1~4μm，宽约 0.4μm，常用抗酸染色法染色，结核杆菌被染成红色，为抗酸阳性菌，显微镜下可见结核杆菌条索状排列(图 14-1，见文后彩插)，在陈旧培养基或临床治疗后的标本材料中，结核杆菌可发生变异，出现菌体断裂或形成非抗酸性革兰阳性的短杆状，球形颗粒，称 Much 颗粒，此颗粒为细菌 L 型，在体内或组织培养中能返回抗酸性杆菌。该菌无芽胞和鞭毛，胞壁外有一层荚膜。

(二) 培养特性与生化反应

营养要求高，专性需氧，最适生长温度为 37℃，低于 30℃不生长，最适 pH 为 6.5~6.8。常用 Lowenstein-Jensen 固体培养基，内含蛋黄、甘油、马铃薯、无机盐和孔雀绿等。孔雀绿可抑制杂菌的生长，便于分离和长期培养。蛋黄含脂质生长因子，能刺激结核菌的生长。结核杆菌细胞壁的脂质含量高，影响营养物质的吸收，所以生长缓慢，在固体培养基上 2~4 周才可见菌落生长。典型的菌落为粗糙型呈颗粒、结节或菜花状，乳白色或米黄色，不透明。在液体培养基中由于细菌脂质含量高，具有疏水性，并有需氧的要求，故易形成皱褶的菌膜浮于液面。

(三) 抵抗力

结核杆菌细胞壁中含大量脂质，可以防止菌体水分的丢失，故对干燥有较强的抵抗力。黏附在尘埃上的细菌可保持传染性 8~10 天，在干燥的痰内可存活 6~8 个月，在 3% 盐酸、6% 硫酸和 4% 氢氧化钠中作用 15 分钟不受影响。因此常用酸、碱处理有杂菌污染的标本和消化标本中的黏稠物质，对 1：13 000 孔雀绿或 1：75 000 结晶紫有抵抗力，将此加入培养基中可抑制杂菌生长。

该菌对湿热敏感，在液体中加热 62~63℃ 15 分钟或煮沸即被杀死。对紫外线敏感，直接日光照射 2~3 小时可被杀死，可用于结核病人衣服、书籍等的消毒。对酒精敏感，在 75% 酒精中 2 分钟死亡。对链霉素、异烟肼、利福平、环丝氨酸、乙胺丁醇、卡那霉素、对氨基水杨酸等敏感，但是长期用药可出现耐药性。

(四) 变异性

结核杆菌可发生形态、菌落、毒力、免疫原性和耐药性等变异。1908 年 Calmette 与 Guérin 二人将有毒的牛型结核杆菌培养在含甘油、胆汁、马铃薯的培养基中经 13 年 230 次传代，获得减毒活菌菌株，即卡介苗(bacillus Calmette-Guérin，BCG)，用于预防结核病。

二、致病性

结核杆菌不产生内、外毒素及侵袭性酶类。其致病性与细菌在组织细胞内大量繁殖引起的炎症、菌体成分和代谢产物的毒性以及机体对菌体成分产生的免疫损伤有关。

(一) 致病物质

1. 脂质　脂质的含量与毒力有密切关系。脂质的毒性成分有：①磷脂：能促使单核细胞增生，引起结核结节形成干酪样坏死；②索状因子：为 6，6′- 双分枝菌酸和海藻糖结合的糖脂，此因子能使细菌在液体培养基中呈索状排列而得名，存在于有毒力的结核杆菌细胞壁中，它能损伤细胞线粒体膜，影响细胞呼吸，抑制白细胞游走和引起慢性肉芽肿；③蜡质 D：是一种肽糖脂和分枝菌酸的复合物，具有佐剂作用，能激发机体产生针对结核菌蛋白的细胞免疫应答，产生迟发型超敏反应；④硫酸脑苷脂：可使结核杆菌能在吞噬细胞内长期存活。

2. 蛋白质　结核杆菌有多种蛋白质成分，结核菌素是其中的主要成分，本身无毒，但和蜡质 D 结合后能诱发超敏反应，引起组织坏死和全身中毒症状，并在结核结节的形成中起一定的作用。

3. 荚膜　结核杆菌荚膜的具有保护作用：①抗吞噬作用：能抑制吞噬体与溶酶体融合，使侵入的病原菌逃逸溶酶体酶的杀伤与消化；②黏附作用：荚膜能与吞噬细胞表面的 C3b 受体结合，有助于结核杆菌的黏附、侵入；③荚膜可阻止药物及化学物质透入菌体内。

(二) 所致疾病

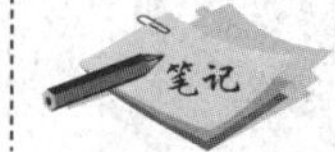

结核杆菌可通过呼吸道、消化道及损伤的皮肤黏膜等多种途径侵入易感机体，可引起多种组织器

官的感染，但经呼吸道感染的肺结核最为多见。最常见的传染源为体外排菌的空洞型肺结核病人，结核病主要包括：

1. 原发性肺结核　表现为原发病灶及胸内淋巴结肿大或单纯胸内淋巴结肿大。

2. 急性血行播散性肺结核　表现为两肺广泛均匀分布的，大小、密度一致的粟粒状阴影；亚急性或慢性病变者以上、中肺野为主，病灶可相互融合。

3. 继发性肺结核　表现多样，轻者可仅在肺尖部呈现斑点状、索条状阴影或锁骨下浸润、或边缘清晰的结核瘤，重者可呈大叶性浸润、空洞形成、支气管播散、大叶或小叶性干酪性肺炎。

4. 结核性胸膜炎　分为干性胸膜炎及渗出性胸膜炎，干性胸膜炎X线无明显阳性征象。渗出性胸膜炎可有小量胸腔积液，影像学表现为横膈阴影增厚、肋膈角变浅。若出现中等量或大量胸腔积液，可表现为外高内低分布均匀大片致密阴影。

5. 肺外结核病　结核菌感染导致的肺部病变通过血液或淋巴系统可播散到人体的各个脏器。发生肺外结核病。肺外结核以淋巴结核病最常见，其他还有结核性脑膜炎、结核性腹膜炎、肠结核、肾结核、生殖系统及骨关节结核等。

三、免疫性与超敏反应

结核杆菌可诱发机体产生由T淋巴细胞介导的两种免疫应答反应，即细胞免疫应答和迟发型超敏反应。

（一）免疫性

人类对结核杆菌感染率很高，但发病率不高，这表明人类机体对结核杆菌有一定免疫力。机体感染结核杆菌后，虽能产生多种抗体，但这些抗体无保护作用。抗结核免疫主要依靠细胞免疫。结核杆菌初次侵入呼吸道后，原肺泡中未活化的巨噬细胞抗菌活性弱，不能阻止被吞噬的结核杆菌生长，反可将结核杆菌带到别处。但巨噬细胞可呈递抗原，使周围T淋巴细胞致敏。致敏淋巴细胞可产生多种细胞因子，如IL-2、IL-6、IFN-γ等激活巨噬细胞，使吞噬作用加强引起呼吸爆发，导致活性氧中介物和氮中介物的产生而将病菌杀死，有些可直接杀伤靶细胞。

结核的免疫属于感染免疫（infection immunity），又称有菌免疫，即只有当结核杆菌或其组分存在时才有免疫力。当机体内结核杆菌或其组分全部消失后，抗结核免疫也随之消失。

（二）免疫与超敏反应

随着机体对结核杆菌产生免疫作用的同时，也有迟发型超敏反应的发生，二者均为T细胞介导的结果。从郭霍现象（Koch phenomenon）可以看到，将结核杆菌初次注入健康豚鼠皮下，10~14天后局部溃烂不愈，附近淋巴结肿大，细菌扩散至全身，表现为原发感染的特点。若用结核杆菌对以前曾感染过结核的豚鼠进行再感染，则于1~2天内局部迅速发生溃烂，易愈合；附近淋巴结不肿大，细菌亦很少扩散，表现为原发后感染的特点，再感染时溃疡浅、易愈合、不易扩散，表明机体已有一定免疫力，但再感染时溃疡发生快，说明产生免疫的同时有超敏反应的参与。

近年来研究表明，结核杆菌诱导机体产生免疫和迟发型超敏反应的物质不同。超敏反应主要由结核菌蛋白和蜡质D共同引起，而免疫则由结核杆菌核糖体RNA（rRNA）引起。因两种不同抗原成分激活不同的T细胞亚群释放不同的细胞因子所致。

（三）结核菌素试验

结核菌素试验是应用结核菌素来测定机体对结核杆菌是否有免疫力的一种皮肤试验。

1. 结核菌素试剂　结核菌素有两种：①旧结核菌素（old tuberculin，OT），系将结核杆菌接种于甘油肉汤培养基，经4~8周的培养，加热、浓缩、过滤而成，主要成分是结核杆菌蛋白；②纯蛋白衍生物（purified protein derivative，PPD）。目前多用后者进行结核菌素试验。

2. 试验方法和结果分析　常规试验方法一般取PPD 5单位注射前臂屈侧皮内，48~72小时后观察结果，阳性结果可见注射部位红肿硬结直径在0.5~1.5cm之间，这表明机体曾感染过结核菌或者卡介苗接种成功，对结核菌出现超敏反应并有免疫力，但是不表示正患结核病；强阳性结果可见硬结直径超过1.5cm以上，表明可能有活动性结核，需要进一步检查。阴性结果可见注射部位红肿硬结直径小于0.5cm，说明受试者可能未感染过结核分枝杆菌或未接种过卡介苗，但应考虑下述情况：①受试

者处于原发性感染的早期，T淋巴细胞尚未致敏；②或正患有严重的结核病或者其他严重的传染传染病，可以呈假阴性；③或者应用免疫抑制剂时，可暂时转为阴性。④某些老年人，结核菌素试验经常为阴性。

视频：结核菌素试验

3. 应用　①选择卡介苗接种对象和测定免疫效果，结核菌素试验阴性者应接种或补种卡介苗；②作为婴幼儿（尚未接种卡介苗者）结核病诊断的参考，小儿越小，诊断价值越大；③测定肿瘤病人等的细胞免疫功能；④对未接种卡介苗的人群做结核杆菌感染的流行病学调查。

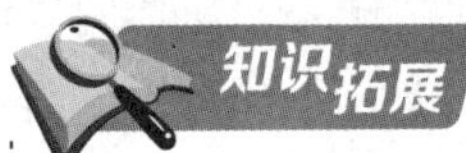

结核菌素试验的由来

Robert Koch于1890年研制成功结核菌素（OT），最初曾把这种结核菌的活性蛋白物质接种到人体，试图产生治疗作用，但没有获得成功。他把培养的结核菌接种在未曾感染过结核菌豚鼠的皮下，局部开始发生缓慢的（两周左右）结核病变，但症状却很严重，甚至死于结核病。相反，若给已经感染过结核菌的豚鼠接种结核菌，局部病变发生时间短（2~3天）而且明显。说明机体第一次感染结核菌后，对第二次感染有一定的抵抗力，这种反应称为郭霍现象。目前，世界各国仍然在儿童、青少年中采用OT试验，作为诊断结核菌感染的主要根据，并利用OT试验进行流行病学调查及评价卡介苗的接种效果。

四、微生物学检查

（一）标本采集

标本的选择根据感染部位，可取痰、支气管灌洗液、尿、粪便、脓汁、胸腔积液、腹水、脑脊液等。儿童常将痰咽下，可取洗胃液检查。如标本含菌量少，可先集菌以提高检测的阳性率。有杂菌的标本如痰、支气管灌洗液、尿、粪便等标本需经酸碱处理、浓缩集菌后进行检测。

（二）直接涂片镜检

标本可直接涂片或集菌后涂片，抗酸染色、镜检，若找到抗酸阳性菌，即可初步诊断。为提高镜检敏感性，也可用金胺染色，在荧光显微镜下结核杆菌呈金黄色荧光，可提高阳性率。

（三）分离培养

将处理后的标本接种于固体培养基上，器皿口需加橡皮塞，37℃培养，每周观察一次，2~4周形成肉眼可见的菌落。亦可将处理后的标本涂于无菌玻片上，干燥后置于含血清的液体培养基中，37℃培养1周，取出玻片染色镜检，可快速获得结果，并可进一步做生化、药敏等测定。

（四）快速诊断

1. 聚合酶链反应（PCR）　近年来已将PCR扩增技术应用于结核杆菌DNA鉴定，标本中只需含几个细菌即可获得阳性，且可以在标本采集后的12小时内得出结果。

2. IFN-γ释放试验（interferon gamma release assay，IGRA）　是结核杆菌感染体外免疫检测的新方法，采用酶联免疫吸附试验或者酶联免疫斑试验定量检测结核分枝杆菌特异抗原刺激外周血单核细胞产生IFN-γ的水平，用于潜伏性结核杆菌的感染和结核病的诊断。

五、防治原则

（一）预防

除进行卫生宣传教育，对结核病病人早期发现、隔离和积极治疗，防止结核病的传播外，主要是特异性预防，即接种卡介苗。目前，我国规定出生后即接种卡介苗，7岁时复种，在农村12岁时再复种1次。1岁以上需先做结核菌素试验，阴性者接种。卡介苗接种后2~3个月再作结核菌素试验，如仍为阴性说明接种失败，须再接种。接种后免疫力可维持3~5年。

（二）治疗

抗结核药物治疗，应着重以下原则：早期发现和早期治疗，联合用药，彻底治愈。第一线的药物有利福平、异烟肼、乙胺丁醇和链霉素。利福平和异烟肼合用可以减少耐药性的产生。

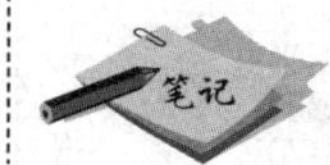

第二节 白喉棒状杆菌

白喉棒状杆菌(*C.diphtheriae*)属棒状杆菌属,本属细菌种类多,主要有白喉棒状杆菌和类白喉棒状杆菌。引起人类疾病的主要是白喉棒状杆菌,是白喉的病原菌。

一、生物学特性

(一) 形态与染色

菌体细长微弯,一端或两端膨大成棒状,排列不规则,常呈 L、V、Y 形或呈栅栏状。革兰染色阳性,用亚甲蓝或 Neisser 或 Albert 染色可见异染颗粒(图 14-2,见文后彩插),是本菌的形态特征之一。

(二) 培养特性

需氧或兼性厌氧,在凝固血清培养基上生长迅速,形成灰白色、圆形的菌落,异染颗粒明显,形态典型。根据白喉杆菌在 0.03%~0.04% 亚碲酸盐血琼脂上生长的菌落特征及分解淀粉与溶血能力,可将其分为重型、中间型和轻型三个类型,我国以轻型较为常见。

(三) 抵抗力

白喉棒状杆菌对湿热抵抗力不强,煮沸 1 分钟或加热 60℃ 10 分钟可致死,3% 甲酚皂溶液 10 分钟死亡。但对干燥、日光和寒冷的抵抗力较强。对青霉素、红霉素及常用广谱抗生素敏感,对磺胺类药不敏感。

二、致病性

(一) 致病物质

当 β- 棒状杆菌噬菌体侵袭非产毒的白喉棒状杆菌后,如果编码外毒素的基因与白喉棒状杆菌染色体进行整合,可使白喉棒状杆菌产生白喉毒素,白喉毒素是白喉棒状杆菌的主要致病物质,能抑制敏感细胞的蛋白质合成,破坏细胞正常生理功能,引起组织坏死。白喉毒素毒性强,由 A、B 两个亚单位组成,其中 A 为毒性亚单位,B 亚单位协助 A 亚单位进入易感细胞内,A 亚单位进入细胞质,通过干扰细胞内蛋白质的合成致细胞变性坏死,白喉毒素具有抗原性,可刺激机体产生抗毒素。

(二) 所致疾病

白喉多在秋冬季流行,人对白喉棒状杆菌普遍易感,但儿童最易感。白喉杆菌存在于病人和带菌者鼻咽腔中,随飞沫经呼吸道侵入机体,在鼻咽部黏膜上繁殖,产生毒素,引起局部炎症及全身中毒症状。由于细菌和毒素在局部作用使局部黏膜上皮细胞坏死、血管扩张、组织水肿、炎症细胞浸润,血管渗出液中含有纤维蛋白,将炎症细胞、黏膜坏死组织和细菌凝聚一起,形成灰白色膜状物,称为假膜(pseudomembrane)。此假膜与组织紧密粘连不易拭去,如强行剥离可引起出血。若假膜扩展到气管、支气管黏膜,由于黏膜上具有纤毛,假膜容易脱落而引起呼吸道阻塞,导致呼吸困难或窒息。这是白喉早期致死的主要原因。白喉棒状杆菌不侵入血流,其毒素被吸收进入血液,迅速与敏感组织如周围神经、心肌、肾上腺、肝、肾等结合,引起临床各种表现,如心肌炎、软腭麻痹、声嘶、肾上腺功能障碍等。约有 2/3 的病人心肌受损,多在发病后 2 周出现心肌中毒症状。

三、免疫性

白喉的免疫主要依靠抗毒素。人体血清中抗毒素含量超过 0.01U/ml 以上者,即有免疫力。故白喉病人病后或隐性感染及预防接种均可获得免疫力。新生儿通过胎盘可从母体得到抗毒素,出生后这种被动免疫逐渐消失,至 1 周岁时几乎全部易感,5 岁以内儿童约占白喉病人的 50%。近年来由于婴幼儿及学龄前儿童普遍进行预防接种,故儿童与少年发病率有所降低。

调查人群对白喉的免疫力可用锡克试验(schick test)进行测定。锡克试验的原理是毒素抗毒素中和试验。锡克试验除用以检查对白喉有无免疫力外,尚可用于检查白喉预防接种后机体是否产生免疫力。因观察时间长,现已很少采用。为了简便快速,目前有人采用白喉毒素致敏的红细胞做凝集试

验来测定血清中的抗毒素水平。

四、微生物学检查

(一) 直接涂片镜检

用棉拭子从病人病变部位假膜边缘取材，直接涂片，用亚甲蓝、革兰染色法或 Neisser 染色法染色，镜检有典型异染颗粒的白喉棒状杆菌，结合临床症状可做初步诊断。

(二) 分离培养

将标本接种于吕氏血清斜面上，培养至 18 小时即可见灰白色小菌落，再涂片染色镜检。必要时用生化反应和毒力试验进一步鉴定。快速诊断，可在吕氏血清斜面培养基培养 6~12 小时后，用培养物做涂片镜检，检出率比直接涂片高。

五、防治原则

白喉的特异性预防是控制白喉流行的关键，可用人工自动免疫法和人工被动免疫法。目前我国应用百白破（百日咳菌苗、白喉类毒素和破伤风类毒素）三联疫苗进行人工自动免疫。出生后 3 个月初接种，3~4 岁和 6~8 岁时各加强注射 1 次。对密切接触过白喉病人的易感儿童，应肌内注射白喉抗毒素 1000~2000U 进行紧急预防。

白喉病人应及时隔离和治疗。应尽早使用白喉抗毒素和抗生素治疗。抗毒素能中和游离的毒素，但不能中和已与易感细胞结合的毒素。常用抗生素为青霉素或红霉素。

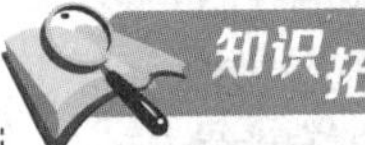

白喉的鉴别诊断

1. 咽白喉　需与以下疾病鉴别：①急性化脓性扁桃体炎：体温较高，咽痛明显，局部红肿，渗出物局限于扁桃体，黄色，易拭去，不出血；②非细菌性渗出性咽炎：常见由腺病毒或 Coxsackie A 病毒所致，有高热、咽痛、扁桃体发炎并有渗出物，抗生素治疗不见效，病程一周左右。

2. 喉白喉　与急性喉炎早期不易区分，喉炎培养无白喉杆菌生长，局部不形成假膜。

3. 鼻白喉　与一般性鼻炎鉴别，直接内镜不见假膜；与鼻腔异物鉴别，异物限于一侧，内镜检查可发现异物。

第三节　百日咳鲍特菌

百日咳鲍特菌（*B.pertussis*）简称百日咳杆菌，属鲍特菌属（*Bordetella*），本属细菌是一类革兰阴性小杆菌，包括百日咳鲍特菌、副百日咳鲍特菌和支气管炎杆菌。百日咳鲍特菌为主要致病菌，引起的百日咳是儿童常见的急性呼吸道传染病。

一、生物学特性

百日咳鲍特菌为革兰染色阴性，卵圆形短小杆菌，有毒力菌株有荚膜和菌毛，无鞭毛和芽胞。百日咳鲍特菌为需氧菌，最适生长温度为 37℃，营养要求较高，初次分离时需用含有甘油、马铃薯、血液的 B-G（Bordet - Gengou）培养基，培养 2~3 天后，形成细小、光滑、不透明、银灰色的珍珠状菌落，周围有不明显的狭窄溶血环。百日咳杆菌有耐热的菌体（O）抗原和不耐热的荚膜（K）抗原。

百日咳鲍特菌常发生光滑型至粗糙型变异。光滑型指菌落光滑，形态典型，有荚膜和菌毛，毒力强的菌株为第Ⅰ相；粗糙型是指菌落粗糙，失去荚膜和菌毛，无毒力为第Ⅳ相；而Ⅱ相和Ⅲ相为过渡相，一般在急性期分离的细菌为Ⅰ相，一般选用Ⅰ相菌株制备菌苗。

百日咳鲍特菌抵抗力弱，对干燥和一般消毒剂敏感，56℃ 30 分钟，日光照射 1 小时可致死亡，干燥尘埃中能存活 3 天。对多种抗生素如氨苄西林、氯霉素、红霉素敏感，但对青霉素不敏感。

二、致病性与免疫性

(一) 致病物质

百日咳鲍特菌与致病有关的物质有荚膜、菌毛、内毒素等多种生物活性物质。毒素包括：①百日咳毒素：为外毒素，经甲醛处理可成为类毒素，此毒素能引起纤毛上皮细胞的炎症和坏死；②腺苷酸环化酶毒素：能使巨噬细胞内的 cAMP 增加，抑制巨噬细胞功能，抑制白细胞的趋化、吞噬及杀伤功能；③血凝素：有凝集红细胞的能力，并与黏附上皮细胞有关。

(二) 所致疾病

百日咳鲍特菌主要通过飞沫经呼吸道传播。进入易感儿童机体后，以菌毛黏附在呼吸道上皮细胞上生长繁殖，产生毒素致细胞坏死。抑制上皮细胞纤毛的正常运动，使纤毛麻痹。影响黏稠分泌物的排出，刺激支气管黏膜感觉神经末梢，反射性地引起剧烈的连续性咳嗽。百日咳潜伏期约 7~14 天。病程分为三期：①卡他期：从发病开始至出现痉咳，约 1~2 周。此期症状类似感冒，传染性最强；②痉咳期：约 2~5 周。出现阵发性、痉挛性咳嗽，伴有特殊的高音调鸡鸣样吼声，呼吸道中大量黏稠分泌物不易排出；③恢复期：约 2~3 周。痉挛性咳嗽减轻，次数减少，鸡鸣样吼声消失。在整个病程中百日咳杆菌不侵入血流。由于病程较长，咳嗽症状为主，故名百日咳。若治疗不及时，少数病人可并发肺炎、中耳炎等。

百日咳并发症

1. 呼吸系统并发症 肺炎最为常见，多为继发感染所致。痉咳可减轻，患儿出现高热、气促、发绀及肺部啰音。其他还可出现肺不张、肺气肿和支气管扩张等。原有肺结核病人再患本病可促使结核病变活动。

2. 中枢神经系统并发症 百日咳脑病是本病最严重的并发症。发病率约 2%~3%。严重痉咳引起脑缺氧、水肿、血管痉挛或出血。表现为惊厥或反复抽搐、高热、昏迷。恢复后可留有偏瘫等神经系统后遗症。

3. 其他 如结膜下出血、脐疝、腹股沟和脱肛等。

(三) 免疫性

百日咳病后或预防接种后，机体可产生多种抗体，获得持久免疫力，很少再次感染，气管黏膜局部的 sIgA 能阻抑百日咳杆菌黏附于气管黏膜上皮细胞，其抗感染的作用尤为重要。

三、微生物学检查

发病初期以鼻咽拭子，痉咳期用咳碟法收集标本。百日咳鲍特菌的检查以分离鉴定为主。将鼻咽拭子接种于 B-G 培养基上。37℃培养 2~3 天后，根据菌落特点进行鉴定。通过 ELISA 试验检测病人血清中特异性 IgM，可对百日咳进行早期诊断。

四、防治原则

目前常用百白破（百日咳菌苗、白喉类毒素、破伤风类毒素）三联疫苗进行自动免疫。对出生 3~5 个月的婴儿进行基础免疫。在流行期，出生 1 个月的婴儿即可接受疫苗接种。对病人要早期发现、早隔离，隔离期为自发病起至第 7 周。治疗可用红霉素、氨苄西林等。

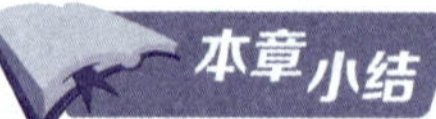

结核分枝杆菌是引起结核病的病原菌，经抗酸染色法可染成红色，又称抗酸杆菌。结核分枝杆菌生长周期长，对理化因素抵抗力强。结核分枝杆菌致病性与菌体成分有关。抗结核免疫属于

有菌免疫，细胞免疫应答与迟发超敏反应同时存在。BCG 是预防结核病的疫苗。

白喉棒状杆菌重要特征是菌体一端或两端有异染颗粒，具有鉴别细菌的意义。白喉棒状杆菌的致病物质是白喉毒素，因 β- 棒状杆菌噬菌体侵袭无毒的白喉棒状杆菌，发生溶原性转换导致，预防白喉的主要措施需接种百白破疫苗。

百日咳鲍特菌是百日咳的病原体，随飞沫经呼吸道传播，引起长期鸡鸣样咳嗽为主的呼吸道感染，可以用百白破疫苗进行预防接种。

张某，男，35 岁，因发热、胸痛、咳嗽、血痰 1 周入院。近 3 个月来有低热、午后体温增高、咳嗽，曾以抗感冒药、阿莫西林等治疗疗效欠佳。1 周来体温增高、咳嗽加剧、痰中带血。半年来有明显厌食、消瘦、夜间盗汗。体检：入院检查 T 38℃，P 88 次 / 分，R 28 次 / 分，营养稍差、消瘦、神志清楚。查体合并胸部检查：右下肺叩诊清音、左肺叩诊清音、听诊右下肺呼吸音减弱。胸部 X 线平片检查可见：双肺纹理增粗，右肺尖有片状阴影。取痰液作细菌培养和抗酸检查均为阴性，PPD 试验强阳性。再次取痰送检经浓缩集菌后涂片抗酸性细菌阳性。

案例讨论

（马春玲）

扫一扫，测一测

思考题

1. 何谓抗酸染色法？如何根据细菌形态染色特点诊断结核分枝杆菌感染？
2. 结核菌素试验结果为红肿硬结在 0.5~1.5cm，其临床意义是什么？
3. 白喉棒状杆菌的致病物质是什么？白喉有何临床特征？如何预防？
4. 百日咳是如何传播的？临床症状分几期？各期临床症状有何特点？

笔记

第十五章　其他病原菌

学习目标

1. 掌握:厌氧芽胞梭菌的感染条件、致病物质与致病机制、防治原则;无芽胞厌氧菌的感染条件;医院感染细菌的种类、致病条件和致病;动物源性细菌的种类;布鲁菌和巴通体的致病性。

2. 熟悉:医院感染细菌的防治;布鲁菌和巴通菌的传播途径和预防;炭疽杆菌和鼠疫杆菌的传播途径和致病性。

3. 了解:无芽胞厌氧菌的致病条件、所致疾病种类;炭疽杆菌和鼠疫杆菌的防治。

4. 具备对其他细菌感染的快速诊断能力,诊断后及时采取正确的措施进行治疗。

5. 根据所学知识,安抚病情发展快速的病人,使其配合治疗;向家属说明病情发展快的原因,得到理解和支持。

第一节　厌氧性细菌

厌氧性细菌(anaerobic bacteria)是一大群种类繁多、专性厌氧,必须在无氧环境中才能生长的细菌。厌氧性细菌广泛分布于自然界和人及动物的体内。厌氧性细菌分为有芽胞的厌氧芽胞梭菌和无芽胞厌氧菌。厌氧芽胞梭菌主要引起外源性创伤感染。无芽胞厌氧菌多存在于人体及动物体表和腔道,与需氧菌和兼性厌氧菌共同构成机体的正常菌群,可引起内源性感染。在正常菌群中厌氧菌通常占有绝对的优势。正常情况下,菌群保持相对平衡,如长期应用广谱抗生素、激素、免疫抑制剂等,可发生菌群失调,或机体抵抗力下降,从而致病。

厌氧芽胞梭菌属于厌氧芽胞梭菌属(*Clostridium*),简称梭菌属,革兰染色阳性,都能产生芽胞,因芽胞直径大多比菌体宽,使菌体膨大成梭形而得名。常引起感染的有破伤风梭菌、产气荚膜梭菌、肉毒梭菌等。

一、破伤风梭菌

破伤风梭菌(*C.tetani*)是引起破伤风的病原菌,大量存在于人和动物肠道中,形成芽胞污染土壤,经伤口感染而致病。

(一) 生物学性状

菌体细长,长 2~18μm,宽 0.5~1.7μm,周身鞭毛,芽胞呈圆形,位于菌体顶端,直径比菌体宽大,形成芽胞呈鼓槌状(图 15-1,见文后彩插),革兰阳性。专性厌氧,最适生长温度为 37℃,pH 7.0~7.5,营养要求不高,在普通琼脂平板上培养 24~48 小时后,形成不规则似羽毛状菌落,菌落中心紧密,周边疏松,易在培养基表面呈迁徙扩散。在血琼脂平板上有明显溶血环,呈薄膜样爬行物;在庖肉培养基肉培养

基中培养，肉汤混浊，微变黑，生成甲基硫醇及硫化氢，有腐败臭味。芽胞抵抗力强大。在土壤中可存活数十年，能耐煮沸40~50分钟。对青霉素敏感，磺胺类药物有抑菌作用。

（二）致病性

1. 感染条件　破伤风梭菌芽胞广泛分布于自然界中，可由伤口侵入人体，发芽繁殖而致病。伤口的厌氧环境是破伤风梭菌感染的重要条件。伤口有泥土或异物污染，窄而深的伤口（如刺伤）；大面积创伤、烧伤、坏死组织多；局部组织缺血或同时有需氧菌或兼性厌氧菌混合感染，有利于破伤风梭菌生长，而引起感染。

2. 致病物质　破伤风痉挛毒素（tetanospasmin）是主要致病物质，它属外毒素，本质为蛋白质，不耐热，可被肠道蛋白酶破坏，故口服毒素不致病；毒性非常强烈，仅次于肉毒毒素；是一种神经毒素，能与神经组织中的神经节苷脂结合，封闭了脊髓抑制性突触末端，阻止抑制冲动的传递介质释放，从而破坏上下神经元之间的正常抑制性冲动的传递，导致肌肉痉挛。破伤风痉挛毒素抗原性强，一般经甲醛处理后，制成类毒素，用于免疫。

3. 所致疾病　平时创伤感染以及分娩时脐带污染可引起破伤风，多见于战伤。破伤风梭菌没有侵袭力，只在污染的局部组织中生长繁殖，一般不入血流。但产生的破伤风痉挛毒素可经淋巴吸收，通过血流到达中枢神经脊髓前角和脑干。破伤风潜伏期，短的1~2天，长的达2个月，平均1~2周。临床表明潜伏期越短，病死率越高。发病早期有发热、出汗、激动、头痛、肌肉酸痛、心律不齐和血压波动等前驱症状。待出现明显的神经症状，先是牙关紧闭、张口困难；继而出现苦笑面容；发展到颈项强直、角弓反张等全身症状，严重者面部发绀，呼吸困难，可因窒息死亡。

（三）微生物学检查

破伤风的诊断主要根据病史和临床症状，一般不需要作微生物检查。

（四）防治原则

破伤风一旦发病，治疗困难，应以预防为主。有污染且易形成厌氧性微环境的伤口要清创、扩创和消毒。

1. 人工主动免疫　对易受伤的儿童、战士、建筑工人、兽医和检疫人员等接种破伤风类毒素，全程基础免疫。3~6个月儿童则注射百白破三联苗进行免疫。对可能感染的受伤者，应加强免疫一次破伤风类毒素。

2. 人工被动免疫　紧急预防：如遇严重污染的创伤应清创、扩创后消毒，若受伤前未经基础免疫者，除用类毒素加强免疫外，同时注射破伤风抗毒素（tetanus antitoxin，TAT）。

3. 特异治疗　确诊病人，应立即注射破伤风抗毒素，要早期足量，注射前须做皮肤试验，防止抗毒素血清过敏性休克的发生。国外已开始用人的破伤风丙种球蛋白进行治疗，既可避免过敏反应，还可提高疗效。

大剂量的青霉素或四环素能有效地抑制破伤风梭菌在局部病灶中繁殖，并且对混合感染的其他细菌也有作用，故亦可用于治疗。

对确诊为破伤风者可采取给予适当的镇静剂和肌肉解痉剂等，减轻病人的痛苦和防止病人呼吸肌痉挛窒息死亡，降低病死率。

二、产气荚膜梭菌

产气荚膜梭菌（*C.perfringens*）是气性坏疽的主要病原菌。气性坏疽是一种严重的创伤感染，以局部水肿、气肿、剧烈疼痛、肌肉坏死及全身中毒为特征。

（一）生物学性状

革兰阳性粗大梭菌，(3~5)μm×(1~1.5)μm。单独或成双排列，有时也可成短链排列。芽胞呈卵圆形，芽胞宽度小于菌体，位于中央或次极端（图15-2，见文后彩插）。在无糖培养基中才能生成芽胞。在脓汁、坏死组织或感染动物脏器的涂片上，可见有明显的荚膜。不严格厌氧。在血液琼脂平板上长成较大、灰白色、不透明、边缘呈锯齿状的菌落，多数菌株有双层溶血环。在庖肉培养基中肉渣不被消化，有时呈肉红色。在牛乳培养基中能分解乳糖产酸，使酪蛋白凝固，同时生成大量气体，将凝固的酪蛋白冲成海绵状碎块，甚至将封在培养基上的凡士林层向上推挤，把上边的盖子顶开，这种现象称

为“汹涌发酵”，是本菌的特点之一。能分解多种糖类，产酸产气，不发酵甘露糖，能液化明胶，产生硫化氢。

（二）致病性

1. 致病物质　致病条件与破伤风梭菌相似。产气荚膜梭菌既能产生强烈的外毒素，又有多种侵袭性酶，并有荚膜，因此具有强大的侵袭力。在各种毒素和酶中，以 α 毒素最为重要，α 毒素是一种卵磷脂酶，能破坏人和动物的多种细胞的细胞膜，引起溶血、组织坏死、血管内皮细胞损伤、使血管通透性增高，造成水肿。多种侵袭性酶可分解糖类和蛋白质等，产生气体，引起气肿。

2. 所致疾病　本菌能引起人类多种疾病，其中最重要的是气性坏疽。

(1) 气性坏疽：潜伏期较短，一般只有 8~48 小时。以局部剧痛、水肿、气肿、组织迅速坏死、分泌物恶臭，伴有全身毒血症为特征的急性感染。芽胞出芽大量繁殖，形成荚膜能抵抗吞噬，产生多种毒素及侵袭酶，损害肌肉组织。由于本菌分解组织中的糖类，产生大量气体充塞组织间隙，造成气肿，挤压软组织，阻碍血液循环，进一步促使肌肉坏死；分解组织中的蛋白质，产生 H_2S，使分泌物恶臭；同时毒素还可引起血管壁通透性增高，浆液渗出，形成扩散性水肿，以手触压肿胀组织可发生“捻发音”；气肿和水肿压迫神经，疼痛剧烈；蔓延迅速，最后形成大块组织坏死。细菌一般不侵入血流，局部细菌繁殖产生的各种毒素以及组织坏死产生的毒性物质被吸收入血，引起毒血症。

(2) 食物中毒：某些菌株能产生肠毒素，污染食物后，被食用可引起食物中毒。潜伏期短，约 8~22 小时，发生腹痛、腹泻、便血等症状，较少呕吐，一般不发热，1~2 日内可自愈。致病机制类似霍乱肠毒素。

(3) 坏死性肠炎：由 C 型产气荚膜梭菌引起，潜伏期不到 24 小时，发病急，有剧烈腹痛、腹泻、肠黏膜出血性坏死，粪便带血；可并发周围循环衰竭、肠梗阻、腹膜炎等，病死率达 40%。

（三）微生物学检查

气性坏疽发病急剧，后果严重，及早诊断甚为重要。需结合临床表现确诊。

1. 直接涂片镜检　从伤口深部取材涂片，革兰染色镜检，可见革兰阳性大杆菌，并有荚膜，常伴有其他杂菌，白细胞甚少，形态不规则。

2. 分离培养与鉴定　取坏死组织制成悬液，接种于血琼脂平板上或庖肉培养基中，厌氧培养，观察生长情况。进一步用生化反应鉴定。

3. 动物实验　取培养液 0.5~1ml 给小鼠或家兔静脉内注射，10 分钟后处死动物，置 37℃ 5~8 小时。如动物躯体膨胀，即行解剖，可见脏器和肌肉内有大量气泡，尤以肝脏最为明显，称“泡沫肝”。取内脏或心血涂片镜检或分离培养。

（四）防治原则

目前尚缺乏有将效的疫苗预防。预防的办法主要是清洁伤口，早期扩创，局部用过氧化氢溶液冲洗，以破坏厌氧环境。

气性坏疽除早期应用多价抗毒素外和抗生素外，应配合手术，切除没有生机的坏死组织，加上支持疗法如在高压氧舱治疗，效果更好。

三、肉毒梭菌

（一）生物学性状

肉毒梭菌（*C.botulinum*）为腐生菌，广泛分布于土壤和动物粪便中。革兰阳性粗大杆菌。单独或成双排列，有时可见短链状。有周身鞭毛。芽胞椭圆形，大于菌体，位于次极端，使菌体似网球拍状（图 15-3，见文后彩插），芽胞抵抗力强。严格厌氧，在普通琼脂培养基上形成不规则的菌落，血液琼脂平板上有 β 溶血。能消化肉渣，使之变黑，有恶臭味儿。分解葡萄糖、麦芽糖及果糖，产酸产气。液化明胶，产生 H_2S。

（二）致病性

1. 致病物质　肉毒梭菌产生的肉毒毒素是主要的致病物质，它是外毒素，是已知毒素中最强的一种，它比氰化钾毒性还强 1 万倍，其纯化物 1mg 能杀死 2 亿只小鼠，人的致死量约为 0.1μg。与典型的外毒素不同，并非由活的细菌释放，而是在细菌细胞内产生无毒的前体毒素，待细菌死亡自溶后游

离出来，经肠道中的胰蛋白酶或细菌产生的蛋白激酶作用后方具有毒性，且能抵抗胃酸和消化酶的破坏。它是一种嗜神经毒素，经肠道吸收后进入血液，作用于脑神经核、神经接头处以及自主神经末梢，阻止乙酰胆碱的释放，妨碍神经冲动的传导而引起肌肉松弛性麻痹。

2. 所致疾病

(1) 肉毒中毒：由于豆类、肉类、腊肠及罐头食品等被肉毒梭菌或芽胞污染，在厌氧条件下繁殖产生肉毒毒素，被食入后引起。主要表现为神经症状，如视力模糊不清、吞咽困难、全身无力、呼吸困难，严重者可因呼吸衰竭或心力衰竭而死亡。因毒素不直接刺激肠黏膜，故无明显的消化道症状。

(2) 婴儿肉毒病：由于婴儿肠道内缺乏能拮抗肉毒梭菌的正常菌群，食用被肉毒梭菌污染的食品后，芽胞在可定居于盲肠后出芽，繁殖产生毒素引起中毒。表现为眼睑下垂、吞咽困难、吮乳无力、便秘、全身肌张力减退。严重者因呼吸肌麻痹而造成婴儿死亡。主要见于一岁以下儿童。

(三) 微生物学检查

诊断的依据主要是检测毒素，标本为食品、病人粪便或血清，用已知抗肉毒血清在小白鼠体内做中和试验，或用反向间接血凝试验。

(四) 防治原则

预防的原则是加强食品卫生的管理，多价抗毒素血清可做紧急预防和治疗。

四、艰难梭菌

艰难梭菌(*C.difficile*)为人类肠道中正常菌群，长期服用某些抗生素引起菌群失调，本菌可乘机大量繁殖，引起假膜性结肠炎。治疗时应停用原来使用的抗生素，选用万古霉素或甲硝唑等。

五、无芽胞厌氧菌

无芽胞厌氧菌在人体正常菌群中，占有绝对优势，包括革兰阳性和革兰阴性的球菌和杆菌，在肠道菌群中，厌氧菌占 99.9%，大肠杆菌仅占 0.1%。在皮肤、口腔、上呼吸道、泌尿生殖道的正常菌群中，80%~90% 是厌氧菌。无芽胞厌氧菌作为机会致病菌可导致内源性感染。

无芽胞厌氧菌寄居部位改变、机体免疫力下降或菌群失调时，若局部还有坏死组织、血供障碍等形成厌氧微环境，则易引起内源性感染。多种原因如烧伤、放化疗等也易引起肠黏膜损伤、通透性增加、肠道局部免疫功能下降，从而导致肠道细菌易位引起肠道外组织器官的感染。

无芽胞厌氧菌遍及全身各部位，临床常见的有腹腔感染、女性生殖道与盆腔感染、口腔与牙齿感染、呼吸道感染、中枢神经系统感染、皮肤和软组织感染、心内膜炎、败血症等。

防治无芽胞厌氧菌感染的原则是注意清洗创面，去除坏死组织和异物，维持局部良好的血液循环，预防局部形成厌氧微环境；规范使用抗生素；提高免疫力等。治疗时正确选用抗生素。95% 以上革兰阴性厌氧菌对甲硝唑、亚胺培南、哌拉西林、替卡西林、克林霉素等敏感；革兰阳性厌氧菌对万古霉素敏感；新型喹诺酮类药对革兰阳性和革兰阴性厌氧菌都有较高的抗菌活性。要注意无芽胞厌氧菌的耐药性，治疗前应对分离菌进行抗生素敏感性测定，以指导临床正确地选用药物进行治疗。

第二节　医院感染细菌

随着医疗技术的发展，院内感染的因素增多，院内感染感染率和病死率居高不下，院内感染成为当今医院面临的一个重要的公共卫生问题。常引起院内感染的细菌除了大肠埃希菌，还有铜绿假单胞菌、鲍曼不动杆菌、肺炎克雷伯菌、肠球菌等。

一、铜绿假单胞菌

铜绿假单胞菌(*P. aeruginosa*)因为产生水溶性的绿色色素，感染伤口时形成蓝绿色脓液，俗称为绿脓杆菌，为革兰阴性、直或微弯的杆菌，有荚膜、鞭毛和菌毛。在自然界分布极广，存在于空气、土壤、

水、动植物体表、人体皮肤、黏膜和腔道等处，也存在于医院的环境中。本菌抵抗力强，56℃经 1 小时才被杀死。对多种抗生素和消毒剂具有耐受性。

铜绿假单胞菌主要致病物质是内毒素，此外尚有菌毛、胞外酶和外毒素等多种致病因子。是医院内感染的主要病原菌之一，为条件致病菌，当机体免疫力低下时，可引起继发感染或混合感染。多见于皮肤黏膜受损部位，如烧伤、烫伤等，还可引起呼吸道感染、中耳炎、尿道感染、脑膜炎、败血症等。也见于长期化疗或使用免疫抑制剂等免疫力低者。

微生物学检查时根据不同的感染部位采取相应的标本。主要是分离培养，根据形态染色、菌落特征，色素等进行鉴定。

该菌主要通过污染医疗器具及带菌医护人员引起医源性感染，因此，临床必须严格消毒和无菌操作。治疗可选用多黏菌素 B、庆大霉素等。

二、鲍曼不动杆菌

鲍曼不动杆菌（*Acinetobacter baumannii*）为革兰阴性杆菌，广泛存在于自然界，属于条件致病菌。该菌是医院感染的重要菌，主要引起呼吸道感染，也可引发泌尿系统感染、手术部位感染、脑膜炎和菌血症等。

肺部感染常有发热、咳嗽、胸痛、气急及血性痰等表现。肺部可有细湿啰音。肺部影像常呈支气管肺炎的特点，亦可为大叶性或片状浸润阴影，偶有肺脓肿及渗出性胸膜炎表现。泌尿生殖系统感染引起阴道炎、尿道炎、膀胱炎、肾盂肾炎等，亦可呈无症状菌尿症，但临床上无法与其他细菌所致感染区别，其诱因多为留置导尿、膀胱造瘘等。手术切口、烧伤及创伤的伤口，均易继发皮肤感染，或与其他细菌一起造成混合感染。偶可表现为蜂窝织炎。脑膜炎多发于颅脑手术后。有发热、头痛、呕吐、颈项强直、凯尔尼格征阳性等表现。菌血症是鲍曼不动杆菌感染中最严重的临床类型，病死率达 30% 以上。多继发于其他部位感染或静脉导管术后，少数原发于输液，包括输注抗生素、皮质类固醇、抗肿瘤药物等之后。有发热、全身中毒症状、皮肤瘀点或瘀斑以及肝脾大等，重者有感染性休克。少数可与其他细菌形成复合菌血症。

对常用抗生素的耐药率有逐年增加的趋势，对第三代和第四代头孢菌素的耐药率较高，对四种氨基糖苷类和环丙沙星的耐药率最高。我国目前的绝大多数菌株对亚胺培南、美罗培南、头孢派酮 / 舒巴坦和多黏菌素 B 保持敏感，但在呼吸道感染的治疗中效果较差。

三、肺炎克雷伯菌

肺炎克雷伯菌（*K. pneumonia*）为革兰阴性杆菌，常定植于人体上呼吸道和肠道，多见于免疫力低下、营养不良、慢性支气管或肺疾病、慢性酒精中毒及全身衰竭的病人等，若引起败血症，病死率较高。该菌是院内感染的主要致病菌，近期引起的医院感染率逐年增高。

引起急性肺炎，起病突然，主要症状为高热、寒战、咳嗽、咳痰、胸痛和呼吸困难，可有气急、心悸、发绀，约半数病人有畏寒症状，毒血症明显，可早期出现全身衰竭甚至休克。痰多，常黏稠脓性、带血，灰绿色或砖红色，可因血液和黏液混合而呈现砖红色或铁锈色，是本病的特征性表现，类似严重的肺炎链球菌肺炎。重症多有肺组织损伤。

易发生耐药性，对常用药物包括第三代头孢菌素和氨基糖苷类呈现出严重的多重耐药性。多重耐药菌株的不断增加常导致临床抗菌药物治疗的失败和病程迁延。

早期选用敏感抗生素是治愈的关键。首选氨基糖苷类抗生素如庆大霉素、卡那霉素、妥布霉素、阿米卡星，重症宜加用头孢菌素。哌拉西林、氧氟沙星、美洛西林与氨基苷类联用疗效亦佳。慢性病例有时需行肺叶切除。

四、肠球菌

为革兰阳性球菌，广泛分布于自然环境及人和动物消化道内。近来严重感染的发生率和病死率明显升高。肠球菌为院内感染的重要病原菌，对人致病的主要是粪肠球菌和屎肠球菌，可引起尿路感染，尿路感染为粪肠球菌中感染最常见的，院内尿路感染仅次于大肠埃希菌。一般表现为膀胱炎、肾

盂肾炎等。还可引起盆腔感染、皮肤软组织感染以及危及生命的腹腔感染、心内膜炎、脑膜炎和败血症等。由于肠球菌的固有耐药和获得性耐药，所致感染治疗困难，通过药敏试验选用抗生素治疗。

第三节　动物源性细菌

动物源性细菌是指以动物作为传染源，能引起人畜共患病的病原菌。家畜或野生动物通常是动物源性细菌的储存宿主，人类因通过接触病畜及其污染物等途径感染，主要发生在畜牧区或自然疫源地。引起人类感染的动物源性细菌主要有布鲁菌、鼠疫耶尔森菌、炭疽杆菌、巴通体等。

一、布鲁菌

使人致病的布鲁菌有羊布鲁菌（*B. melitensis*）、牛布鲁菌（*B. abortus*）、猪布鲁菌（*B. suis*）和犬布鲁菌（*B. canis*）。我国流行的主要是羊布鲁菌，其次为牛布鲁菌，布鲁菌感染常引起母畜流产，引起人感染主要表现为波浪热。

（一）生物学特性

呈球状或球杆状，尤以球杆状多见，经传代培养渐呈杆状。革兰染色阴性（图 15-4，见文后彩插），毒力菌株有微荚膜。专性需氧。初次分离培养时需 5%~10% CO_2。营养要求高，生长缓慢，在 37℃，pH 6.6~7.4 环境中生长最好。在血琼脂平板或肝浸液琼脂平板上培养长出透明、无色、光滑型小菌落，无溶血环。对外界环境抵抗力较强。在水中可生存 4 个月，在土壤、皮毛、病畜的脏器、分泌物、肉和乳制品中可生存数周至数月，对日光、热、常用消毒剂等均很敏感。对链霉素、氯霉素和四环素等均敏感。

（二）致病性与免疫性

1. 致病物质　内毒素是布鲁菌的主要致病物质；微荚膜与其所产生的透明质酸酶和过氧化氢酶有关，使其具有较强的侵袭力，可经完整皮肤黏膜侵入人体。

2. 所致疾病　布鲁菌感染家畜后可引起母畜的流产，随流产的胎畜和羊水排出大量的细菌，隐性感染动物也可经乳汁、粪、尿等长期排菌。当人类接触该分泌物或被其污染的畜产品后，经皮肤、黏膜、眼结膜、消化道、呼吸道等多种途径而感染。

布鲁菌侵入机体后，即被吞噬细胞吞噬，并成为胞内寄生菌。经淋巴管到达局部淋巴结，在其中生长繁殖形成感染灶，此期为潜伏期（1~6 周）。当布鲁菌在淋巴结中繁殖到一定数量后，突破淋巴结屏障侵入血流，引起菌血症，出现发热等症状。布鲁菌随血流侵入肝、脾、淋巴结及骨髓等处，形成新的感染灶，血液中的布鲁菌逐渐消失，体温也逐渐正常。细菌在新感染灶内繁殖到一定数量时，再次进入血流，反复出现菌血症，并致体温再次升高。故病人出现不规则的波浪热。感染布鲁菌后，部分感染者会累及生殖系统，如子宫、睾丸等。

3. 免疫性　布鲁菌感染后，机体可形成以细胞免疫为主的带菌免疫，对再感染有较强的免疫力。细胞免疫主要是巨噬细胞的杀菌作用，还可引起Ⅳ型超敏反应，故病程中免疫保护和病理损伤往往交织存在。血液中也有抗体产生，并发挥调理作用。

（三）微生物学检查

1. 取标本分离培养鉴定　急性期取血，慢性期取骨髓。将标本接种双相肝浸液培养基，多数阳性培养物在 4~7 天长出菌落。若 30 天时仍无细菌生长，则为阴性。依据菌落特点、涂片检查、H_2S 产生能力、染料抑菌试验、血清凝集试验等，确定是否为布鲁菌。

2. 血清学试验　可用试管凝集试验进行测定抗体，一般以 1∶160~1∶320 为阳性诊断标准；对慢性病人可进行补体结合试验，一般以 1∶10 为阳性诊断标准。

3. 皮肤试验　将布鲁菌素 0.1ml 注入受试者前臂掌侧皮内 24~48 小时观察结果，局部出现红肿浸润直径在 1~2cm 者为弱阳性，大于 2cm 者为阳性。

（四）防治原则

预防接种、控制和消灭畜布鲁菌病、切断传播途径等。对畜群和牧场、屠宰场工作人员以及兽医、

检疫人员等接种疫苗。急性期病人以抗生素治疗为主，四环素与链霉素或磺胺类药物联合治疗效果较好，需彻底治疗，防止转为慢性。慢性期病人除适当延长抗生素治疗外，还可用特异性菌苗进行脱敏治疗。

二、鼠疫耶尔森菌

鼠疫耶尔森菌（*Y.pestis*）俗称鼠疫杆菌，引起自然疫源性烈性传染病鼠疫，主要通过带菌鼠蚤叮咬传播给人。临床上表现为发热、毒血症和出血倾向等。

（一）生物学特性

革兰阴性球杆菌，在病灶标本中及初代培养时呈卵圆形，两端钝圆并浓染。在陈旧培养物或含 3% NaCl 的培养基上呈明显的多形性，可见到球形、杆形、丝状、哑铃状等。在动物体内及早期培养物中有荚膜。兼性厌氧。最适生长温度为27~30℃，最适 pH 为6.9~7.1。营养要求不高，在普通培养基上能生长。对理化因素抵抗力较弱。对一般消毒剂、杀菌剂的抵抗力不强。耐阳光 1~4 小时，在干燥咳痰和蚤粪中存活数周，在冻尸中能存活 4~5 个月。对链霉素、卡那霉素及四环素敏感。

（二）致病性与免疫性

鼠疫耶尔森菌主要寄生于鼠类和其他啮齿类动物体内，通过鼠蚤在野生啮齿类动物间传播。当大批病鼠死亡之后，失去宿主的鼠蚤转向人群，引起人类鼠疫。这种鼠—蚤—人间传播是鼠疫的主要传播方式。人近距离接触感染鼠，通过呼吸道亦可感染。人患鼠疫后，可通过人蚤或呼吸道（肺型）引起人群间鼠疫的流行。临床常见的类型有三种：

1. 腺鼠疫　主要为严重的急性淋巴结炎。一般为单侧，好发于腹股沟，其次在腋下及颈部。引起肿胀、水疱，继而发生坏死与脓疱。

2. 肺鼠疫　原发性鼠疫多由呼吸道感染，也可由腺鼠疫和败血型鼠疫继发而来。病人多寒战、高热、咳嗽、胸痛、咯血，痰中带有大量细菌。呼吸困难、中毒症状严重、全身衰竭。多于 2~4 天内死亡，病死率极高。

3. 败血症型鼠疫　多继发于腺鼠疫或肺鼠疫之后，此型最严重，病人体温升高可达 39~40℃，可发生血管内弥散性凝血或弥散性出血，致死后皮肤常呈黑紫色，故有“黑死病”之称。并可伴发支气管炎、脑膜炎等症状，多迅速恶化而死亡。鼠疫病后可获得持久免疫力，很少再次感染。主要是体液免疫。

（三）微生物学检查

检查必须严格执行甲类传染病的病原菌管理规则，应由专业人员在有严格防护措施的生物安全实验室进行。按不同病型采取淋巴结穿刺液、痰、血液等。穿刺液及痰直接涂片、革兰染色、镜检。穿刺液接种于血液琼脂平板（血液标本应先增菌再接种）培养，取可疑菌落涂片，染色镜检。必要时，做噬菌体裂解试验、血清学试验等进一步鉴定。

（四）防治原则

疫区灭鼠、灭蚤，发现鼠疫病人要进行隔离，并立即上报。加强海关检疫。在流行地区接种鼠疫活菌苗。用抗生素治疗必须早期足量。氨基糖苷类抗生素、四环素、磺胺类药物及链霉素均有效。

三、炭疽杆菌

炭疽杆菌（*B. anthracis*）是一群能产生芽胞的革兰阳性大杆菌，是人、畜炭疽病的病原体。

（一）生物学特性

革兰染色阳性，是致病菌中最大的细菌，长 3~5μm，宽 1~2μm。两端平切，常呈长链状排列，状如竹节（图 15-5，见文后彩插）。在机体内或含血清的培养基中形成荚膜，无鞭毛。在氧气充足条件下形成芽胞，呈椭圆形，位于菌体中央，其宽度小于菌体。需氧，营养要求不高。最适生长温度为 37℃，最适 pH 为 7.2~7.4。在普通平板上培养，长成灰白色、表面粗糙、不透明、无光泽、边缘不整齐似卷发状，大而扁平的菌落。芽胞对外界因素的抵抗力很强。在室温干燥环境中能存活 20 余年，在皮革中能存活数年。牧场一旦被芽胞污染，其传染性可保持 20~30 年。芽胞对化学消毒剂抵抗力很强。对青霉素、先锋霉素、链霉素、卡那霉素和多西环素高度敏感。

（二）致病性与免疫性

1. 致病物质　炭疽杆菌主要致病物质是荚膜和炭疽毒素。荚膜有抗吞噬作用，增强细菌侵袭力；炭疽毒素毒性很强，是致病和引起死亡的主要原因，它主要是损害微血管的内皮细胞，增强血管的通透性，使有效血容量不足，血液呈高黏滞状态，迅速发生 DIC 和休克，引起死亡。

2. 所致疾病　主要为草食动物（牛、羊、马等）炭疽病的病原菌，可经皮肤、呼吸道和消化道侵入机体引起人类炭疽病。临床类型有三种：

(1) 皮肤炭疽：最多见，经颜面、四肢等皮肤小伤口侵入机体，起初在局部形成小疖、水疱，继而成为脓疱，中心形成黑色坏死焦痂，故名炭疽。病人常伴有高热、寒战等全身症状，如不及时治疗可发展成败血症而死亡。

(2) 肺炭疽：由于吸入本菌芽胞所致，多发生于从事皮毛加工的工人。病人常表现为寒战、高热、呼吸困难、胸痛及全身中毒症状。病情危重，病死率高。

(3) 肠炭疽：由于食入未煮熟的病畜肉而感染。起病急骤，以全身中毒症状为主，伴有呕吐，粪便带血、腹胀、腹痛等。2~3 天内发展为毒血症而死亡。

3. 免疫性　病后可获得持久免疫力，再次感染者甚少。主要与机体产生特异性抗体和吞噬细胞作用的增强有关。

（三）微生物学检查

检查执行原则同鼠疫杆菌。根据炭疽的不同类型分别采取渗出液、脓液、痰、粪便及血液送检。炭疽动物尸体严禁剖检，必要时可割取耳朵或舌尖组织送检。将标本直接涂片、干燥、固定后，再用升汞固定以杀死芽胞。革兰染色、镜检。若发现有荚膜的典型竹节状革兰阳性粗大杆菌，结合临床状即可初步诊断。

将标本接种于培养基培养后，根据炭疽杆菌菌落特征，挑取可疑菌落进一步做青霉素串珠试验及动物试验等进行鉴定。在含有青霉素的琼脂平板上培养时，菌体肿大呈圆形，状如串珠。必要时可作炭疽杆菌噬菌体裂解试验进行鉴定。

（四）防治原则

加强病畜的管制。病畜应严格隔离或处死深埋，死畜严禁剥皮或煮食，必须焚毁或深埋于 2 米以下。对疫区家畜应进行预防接种，对流行区牧民、屠宰工人、皮毛加工厂工人等易感人群接种炭疽杆菌减毒活菌苗。青霉素是治疗炭疽的首选药物。

四、巴通体

引起人类感染的巴通体主要有汉塞巴通体，革兰阴性菌，主要通过接触猫、狗或被挠抓、咬破皮肤感染。大部分感染者是儿童或青少年。病原体从伤口进入，潜伏 14 天左右，局部皮肤出现脓疱，有发热、厌食、肌痛和脾大等。常合并结膜炎伴耳前淋巴结肿大，为“猫抓病”的重要特征之一。免疫功能低下者患杆菌性血管瘤 - 杆菌性紫癜，主要表现为皮肤损害和内脏小血管壁增生。预防主要办法对宠物定期检疫，治疗感染动物。被宠物咬伤或抓伤要消毒。感染后常用环丙沙星、红霉素和利福平等治疗。

本章小结

厌氧性细菌可分为两大类：厌氧芽胞梭菌和无芽胞厌氧菌。前者主要引起外源性创伤感染，后者可引起内源性感染。常引起感染的厌氧芽胞梭菌有破伤风梭菌、产气荚膜梭菌、肉毒梭菌等。无芽胞厌氧菌主要是条件致病菌。

院内感染细菌除了大肠埃希菌，还有铜绿假单胞菌、鲍曼不动杆菌、肺炎克雷伯菌、肠球菌等，大部分是条件致病菌，对多种抗生素具有耐药性。

动物源性细菌以动物作为传染源，是人畜共患病的病原菌，在牧区或自然疫源地经接触病畜或其排泄物而传播。动物源性细菌主要有布鲁菌、鼠疫杆菌和炭疽杆菌等。

案例讨论

某男，55 岁，农民。因张口困难，全身抽筋而急诊入院。一周前在地里劳动时，不慎被一生锈的铁钉刺破左足底。伤口立即由当地卫生员处理包扎，但至今未愈。入院前 24 小时开始觉得张口困难，逐渐加重，不能进食。颈项发硬，不能弯腰。5 小时前开始全身抽筋，发作历时几秒钟，间歇 20~30 分钟。

T 38℃，P 80 次 / 分。神志清楚，检查合作。心肺无特殊。牙关紧闭，痉笑，颈项强直。左足底有一个 2~3cm 深的伤口，轻度化脓感染。体检时阵发痉挛一次，呈角弓反张，历时约十秒。

（赵英会）

扫一扫，测一测

思考题

1. 破伤风梭菌在哪些条件下引起感染？破伤风靠哪种致病物质致病？破伤风临床表现有哪些？如何预防破伤风？
2. 产气荚膜梭菌引起哪些疾病？
3. 肉毒梭菌致病的物质是什么？致病的机制是什么？
4. 常见的院内感染细菌有哪些？什么情况下导致感染？怎样预防院内感染？
5. 易患布鲁菌病的人群有哪些？布鲁菌病的并发症有哪些？

第十六章 其他原核细胞型微生物

学习目标

1. 掌握：支原体、立克次体、衣原体、螺旋体和放线菌的概念及其所致疾病。
2. 熟悉：支原体、衣原体、钩端螺旋体及梅毒螺旋体和放线菌主要致病性和传播方式。
3. 了解：支原体、立克次体、衣原体、螺旋体和放线菌的防治原则。
4. 能够根据支原体的生物学特性来解释支原体肺炎临床特征。
5. 具备初步判断非淋菌性病原体的能力。

第一节　衣　原　体

衣原体（*Chlamydia*）是一类严格在真核细胞内寄生、有独特的发育周期，能通过细菌滤器的原核细胞型微生物。介于立克次体与病毒之间，与革兰阴性细菌有很多相似之处，其特性为：①大小约250~500nm，具有细胞壁，革兰阴性，呈圆形或椭圆形；②具有独特的发育周期，二分裂繁殖；③有DNA和RNA两种核酸；④含有核糖体和较复杂的酶类，严格细胞内寄生；⑤对多种抗生素、磺胺类药物敏感。衣原体广泛寄生于人、哺乳动物及禽类，仅少数致病，衣原体可分为衣原体和嗜衣原体2个属，对人致病的主要有沙眼衣原体、肺炎嗜衣原体及鹦鹉热嗜衣原体。

一、生物学性状

（一）形态与染色

衣原体在不同的发育周期，其形态、大小和染色性不同，可分为：①原体（elementary body，EB）呈圆形、卵圆形或梨形，直径约0.2~0.4μm，小而致密，是发育成熟的衣原体，具有强感染性，为细胞外形式，Giemsa染色呈紫色；②网状体（reticulate body，RB）也称为始体（initial body），呈圆形或卵圆形，直径0.5~1.0μm，大而疏松，是衣原体的繁殖型，无感染性，Giemsa染色呈蓝色。

原体吸附于宿主细胞后，经细胞的吞饮作用进入胞内，宿主细胞膜包绕于原体外形成空泡，原体在空泡内逐渐发育成为始体。网状体（始体）是其繁殖型，在空泡内以二分裂方式繁殖，形成子代原体，聚集成各种形态的包涵体。成熟的子代原体从破坏的宿主细胞中释出，再感染新的易感细胞，每个发育周期约为48~72小时（图16-1）。

（二）培养特性

大多数衣原体能在6~8天的鸡胚卵黄囊中繁殖，组织细胞培养如HeLa细胞、人羊膜细胞等中生长良好。某些衣原体可感染小白鼠，如腹腔接种鹦鹉热嗜衣原体，脑内接种性病淋巴肉芽肿衣原体。

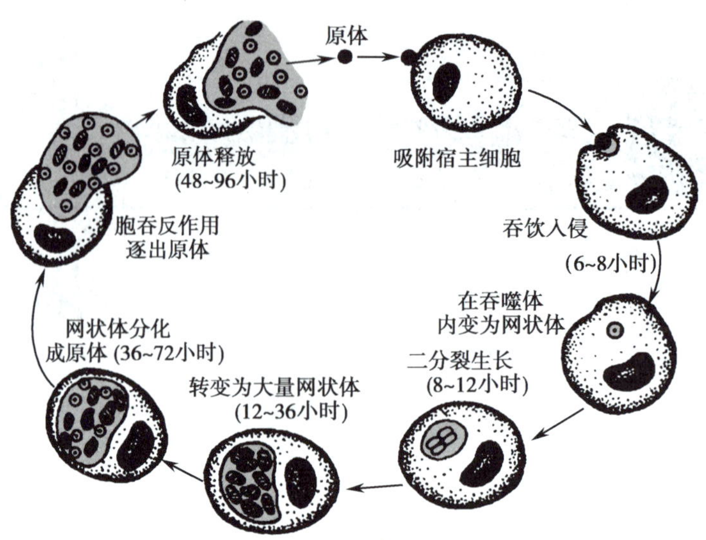

图 16-1 衣原体发育周期图

(三) 抗原构造

衣原体主要有三种抗原:①属特异性抗原,细胞壁中的脂多糖;②种特异性抗原,细胞壁外膜上的外膜蛋白;③型特异性抗原,不同亚种外膜的特异性成分。

(四) 抵抗力

耐冷不耐热,-60℃感染性可保持数年,液氮内可保存10年以上,但60℃ 5~10分钟即可使之灭活。75%乙醇1分钟、2%甲酚皂溶液5分钟、0.5%苯酚30分钟均能杀死衣原体。对紫外线敏感,对红霉素、多西环素、利福平等抗生素也较敏感。

图片:汤飞凡教授

知识拓展

"衣原体之父"汤飞凡

汤飞凡是新中国第一代微生物学专家,中国预防医学事业奠基人之一。他一生热爱祖国和人民,终身致力于医学微生物学研究。1955年,汤飞凡等用鸡胚卵黄囊接种法首次成功地分离出沙眼衣原体,是世界上发现重要病原体的第一个中国人,为预防和治疗沙眼做出了杰出贡献,被称为"衣原体之父"。

二、主要病原性衣原体

衣原体能产生不耐热的内毒素,该物质存在于衣原体的细胞壁中,这种毒素能被特异性抗体中和,并且各种衣原体表现不同的嗜组织性和致病性。

(一) 沙眼衣原体

沙眼衣原体(*C.trachomatis*)根据某些生物学特性及所致疾病不同分为沙眼生物型(biovar trachoma)、生殖生物型(biovar genital)和性病淋巴肉芽肿生物型(biovar lymphogranuloma venereum, LGV)。根据抗原不同又分为多个血清型。

1. 沙眼 由沙眼生物型引起。主要通过眼-眼或眼-手-眼的途径传播。当沙眼衣原体感染眼结膜上皮细胞后,增殖并在胞浆内形成包涵体。早期出现眼睑结膜急性或亚急性炎症,表现为流泪、有黏液脓性分泌物、结膜充血等症状。后期转为慢性,出现结膜瘢痕,导致眼睑内翻、倒睫、角膜血管翳,最终可导致失明。沙眼居致盲原因之首。

2. 包涵体结膜炎 包括婴儿及成人两种。婴儿经产道感染,引起急性化脓性结膜炎,不侵犯角膜,能自愈。成人感染经眼-手-眼的途径引起滤泡性结膜炎。病变类似沙眼,但不出现角膜血管翳,也

无结膜瘢痕形成。

3. 泌尿生殖道感染　由生殖生物型 D~K 血清型引起，经性接触传播。男性多表现为尿道炎，并可合并附睾炎、前列腺炎等。女性能引起尿道炎、宫颈炎、输卵管炎和盆腔炎等。

4. 性病淋巴肉芽肿　由 LGV 生物型引起。主要通过性接触传播，常侵犯男性的腹股沟淋巴结，引起化脓性淋巴结炎和慢性淋巴肉芽肿，而在女性常可侵犯会阴、肛门、直肠，导致会阴 - 肛门 - 直肠处狭窄或梗阻。

机体感染后产生的型特异性免疫不强，且维持时间短，常造成持续性感染、隐性感染和反复感染。也可出现性病淋巴肉芽肿等免疫病理损伤。

(二) 肺炎衣原体

肺炎衣原体（*C.pneumoniae*），主要致病物质为内毒素样物质，经飞沫或呼吸道分泌物传播，主要引起青少年急性呼吸道感染，如咽炎、鼻窦炎、支气管炎和肺炎等。也与肺外疾病有关，如心包炎、心肌炎、心内膜炎、红斑结节、甲状腺炎等。

抗肺炎衣原体感染以细胞免疫为主，病后可获得相对牢固的免疫力。

(三) 鹦鹉热衣原体

鹦鹉热衣原体（*C.psittaci*）可引起肺炎，也称鹦鹉热，野生鸟类及家禽自然感染，多为隐性持续性感染，甚至终身携带。人通过接触鸟粪或呼吸道分泌物而被感染，一般不在人与人之间传播。

三、微生物学检查

(一) 直接涂片镜检

沙眼或包涵体结膜炎可取结膜分泌物或结膜刮片，泌尿生殖道感染可取泌尿生殖道拭子或宫颈刮片，性病淋巴肉芽肿可抽取淋巴结脓液，呼吸道感染者取痰液或咽拭子，涂片后采用 Giemsa 或荧光抗体染色镜检，观察衣原体或包涵体。

(二) 分离培养

用感染组织的渗出液或刮取物，接种鸡胚卵黄囊或传代细胞分离衣原体，鹦鹉热嗜衣原体和性病淋巴肉芽肿衣原体感染标本可接种小鼠进行分离，再用免疫学方法鉴定不同的衣原体和血清型。

(三) 血清学试验

主要用于肺炎嗜衣原体、鹦鹉热嗜衣原体及性病淋巴肉芽肿衣原体的辅助诊断。常用补体结合试验，若取两份血清抗体效价升高 4 倍或以上者，有辅助诊断价值。也可用 ELISA、凝集试验检测。

(四) PCR 技术

可特异性诊断沙眼衣原体，敏感性高、特异性强，现已被广泛应用。

四、防治原则

注意个人卫生，不使用公共毛巾和脸盆，避免直接或间接接触传染，是预防沙眼的重要措施。泌尿生殖道衣原体感染的预防同其他性病一样。治疗一般用利福平、四环素、诺氟沙星、多西环素等药物。

第二节　支　原　体

支原体（*Mycoplasma*）是一类无细胞壁，呈多形性，可通过滤菌器，能在无生命培养基上生长繁殖的最小的原核细胞型微生物，因其生成时呈分支状，故称为支原体。自然界分布广泛，种类繁多，与人类感染相关的主要是肺炎支原体和溶脲脲原体等。

一、生物学性状

(一) 形态与结构

支原体体形微小，直径约 0.2~0.3μm，可通过滤菌器。因缺乏细胞壁，呈球形、杆状、丝状、分枝状

等多种形态（图 16-2）。二分裂繁殖为主，常用 Giemsa 染色成淡紫色。细胞膜中胆固醇含量较多，可保持细胞膜的完整性。某些支原体还有荚膜或微荚膜，与支原体的致病性有关。肺炎支原体、生殖支原体、穿透支原体等有一种特殊的顶端结构，能黏附在宿主上皮细胞表面，与支原体的定植和致病有关。支原体许多特性与 L 型细菌相似，需注意鉴别（表 16-1）。

表 16-1　支原体与 L 型细菌生物学特性的比较

生物学特性	支原体	L 型细菌
菌落形态	油煎蛋样，大小 0.1~0.3mm	油煎蛋样，大小 0.5~1.0mm
菌体形态	多种形态，直径 0.2~0.3μm	多种形态，直径 0.6~1.0μm
细胞壁缺失原因	菌种固有遗传	外界因素诱导表型变异
可否回复细胞壁	不能	去除诱导因素后，可回复细胞壁
细胞膜	1/3 为胆固醇	不含胆固醇
培养特性	需要胆固醇	需要高渗
青霉素	不敏感	不敏感；回复细胞壁后，则敏感

（二）培养特性

大多数兼性厌氧，营养要求比一般细菌高，还需加入 10%~20% 人或动物血清以提供支原体所必需的胆固醇，初次分离时需 5% CO_2 及 10% 的酵母浸膏生长较好。多数支原体最适 pH 7.8~8.0（溶脲脲原体 pH 6.0~6.5），最适温度为 36~37℃。培养 2~3 天后出现中间厚而隆起，边缘薄而扁平的“油煎蛋”样菌落（图 16-3）。此外，支原体还能在鸡胚绒毛尿囊膜或培养细胞中生长。

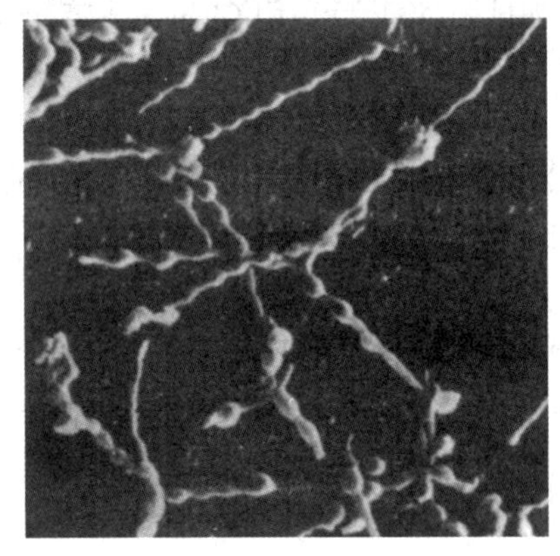

图 16-2　肺炎支原体形态
（扫描电镜 ×10 000）

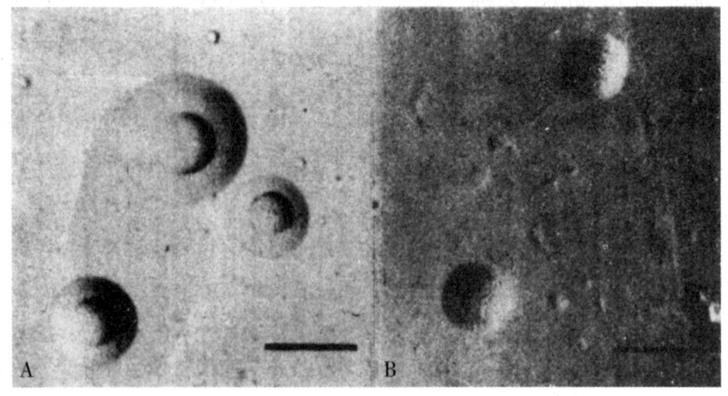

图 16-3　肺炎支原体的菌落
A. 传代“油煎蛋”样菌落；B. 原代菌落
（Chanick RM，et al.Proc Nat Acad Sci，USA，1932，48：41）

（三）生化反应

根据葡萄糖分解等试验进行鉴别（表 16-2）。

表 16-2　引起人类疾病的主要支原体的生物学特性

支原体	葡萄糖	精氨酸	尿素	还原四氮唑	吸附血细胞
肺炎支原体	+	−	−	+	+
人型支原体	−	+	−	−	−
生殖支原体	+	−	−	+	+
穿透支原体	+	+	−	+	+
溶脲脲原体	−	−	+	−	−/+

（四）抗原构造

支原体细胞膜上的抗原由蛋白质与糖脂组成，各种支原体都有型特异性表面抗原，很少有交叉，在支原体鉴定时有重要意义。

（五）抵抗力

不耐干燥、不耐热，50℃ 30 分钟可灭活，对酸及破坏胆固醇的物质，如两性霉素 B、皂素等敏感；但对碱、醋酸铊、结晶紫有抵抗力，可用于除去杂菌。对干扰蛋白质合成的抗生素敏感，对影响细胞壁合成的抗生素如青霉素不敏感。

二、主要病原性支原体

（一）肺炎支原体

肺炎支原体（*M. pneumoniae*）是人类支原体肺炎的病原体。肺炎支原体先通过其顶端结构黏附在宿主细胞表面，并伸出微管插入胞内吸取营养，并释放核酸酶、过氧化氢等代谢产物引起细胞溶解、肿胀与坏死。支原体肺炎的病理改变以间质性肺炎为主，有时并发支气管肺炎，称为原发性非典型性肺炎。主要经飞沫传播，潜伏期 2~3 周，发病率以 5~15 岁的少年儿童最高。多发生在夏末初秋季节，临床症状较轻，如头痛、咽痛、发热、咳嗽等一般的呼吸道症状，但也有个别死亡报道。

诱发机体产生的抗体也可能参与了上述病理损伤。呼吸道分泌的 sIgA 对再感染有一定防御作用，但不够牢固。

（二）溶脲脲原体

溶脲脲原体（*U. urealyticum*）因生长需要尿素而得名，能分解尿素产生氨，使培养基 pH 上升，导致细胞自身死亡。

溶脲脲原体可引起泌尿生殖道感染，并被认为是非淋球菌性尿道炎中仅次于衣原体的重要病原体。孕妇可通过胎盘导致胎儿早产、死亡，或分娩时引起新生儿呼吸道感染。此外，溶脲脲原体有黏附精子作用，影响精子动力，可引起不孕症。

（三）其他支原体

1. 人型支原体（*M. hominis*） 寄居于泌尿生殖道，主要通过性接触传播，引起宫颈炎、输卵管炎、盆腔炎、附睾炎、尿道炎、肾盂肾炎等。

2. 生殖支原体（*M. genitalium*） 基本形态为烧瓶状，主要通过性接触传播，与非淋菌性尿道炎、盆腔炎、阴道炎、前列腺炎等疾病有关。

3. 穿透支原体（*M. penetrans*） 形态为杆状或长烧瓶状，可借助其顶端结构黏附于人的红细胞、单核细胞、$CD4^{+}T$ 细胞、尿道上皮细胞，并穿入细胞内繁殖，导致宿主细胞受损或死亡。穿透支原体感染可能是艾滋病的一个辅助致病因素。

三、微生物学检查

（一）分离培养

肺炎支原体取病人的痰或咽拭子，接种于含血清或酵母浸膏的琼脂培养基。用青霉素、醋酸铊抑制杂菌的生长，多次传代后可变为典型的“油煎蛋”样菌落，并能吸附多种动物红细胞和气管上皮细胞等，且此类吸附可被特异性抗体所抑制。溶脲脲原体可取病人中段尿、宫颈分泌物、前列腺液等接种于加尿素和酚红的含血清支原体肉汤进行分离，能分解尿素产氨，使培养基变红。固体培养，可用低倍镜观察微小“油煎蛋”样菌落。

（二）血清学试验

生长抑制试验（growth inhibition test，GIT）和代谢抑制试验（metabolic inhibition test，MIT）二者均有较高的敏感性和特异性。GIT 是将含有特异性抗体的滤纸片贴在接种有支原体的琼脂平板表面，若纸片周围出现抑菌环为 GIT 阳性。MIT 是将支原体接种在含特异性抗体、酚红、葡萄糖的液体培养基中，若抗体与支原体相对应，则支原体的生长代谢受到抑制，不能分解葡萄糖产酸、pH 不降低、酚红不改变颜色为 MIT 阳性。

另外，病人的血清可与人 O 型红细胞在 4℃时产生非特异性凝集，称为“冷凝集试验”，此法简便，有助于诊断。

（三）PCR 技术

可用 PCR 技术检测病人痰标本中肺炎支原体 DNA、从病人的泌尿生殖道标本中检测溶脲脲原体的尿素酶基因。此法快速、敏感、特异性强。

四、防治原则

预防泌尿生殖道支原体的感染，应加强宣传教育，注意性卫生，切断传播途径。支原体对青霉素、头孢菌素类抗生素不敏感，治疗宜选择红霉素、四环素、多西环素等高度敏感的抗生素。支原体疫苗仍在研制中。

第三节　立 克 次 体

立克次体（*Rickettsia*）是一类严格细胞内寄生、以节肢动物为传播媒介、革兰阴性原核细胞型微生物。为纪念研究斑疹伤寒而献身的美国医生 Howard Taylor Ricketts，将其命名为立克次体。立克次体介于细菌和病毒之间，具有以下共同特点：①有细胞壁，呈多形态性；②含有 RNA 和 DNA 两种核酸，专性活细胞内寄生，二分裂繁殖；③节肢动物可作为传播媒介或储存宿主；④多为人兽共患病的病原体；⑤对多种抗生素敏感。

对人类致病的立克次体主要有立克次体属、东方体属、无形体属、埃立克体属和新立克体属 5 个属。我国发现的主要有普氏立克次体、莫氏立克次体、恙虫病东方体、嗜吞噬细胞无形体及查菲埃立克体等，可引起流行性斑疹伤寒、地方性斑疹伤寒、恙虫病、人粒细胞无形体病和人单核细胞埃立克体病的病原体。

一、生物学性状

（一）形态与染色

立克次体呈多形态性，以短杆状为主（图 16-4），长 0.8~2.0μm，宽 0.25~0.6μm，革兰染色阴性，着色较淡，Giemsa 染色呈紫色或蓝色，Gimenza 法染成红色。不同立克次体在细胞内的位置不同，可供初步鉴别，如普氏立克次体多在胞质内散在，恙虫病立克次体多在胞质的近核处成堆排列。

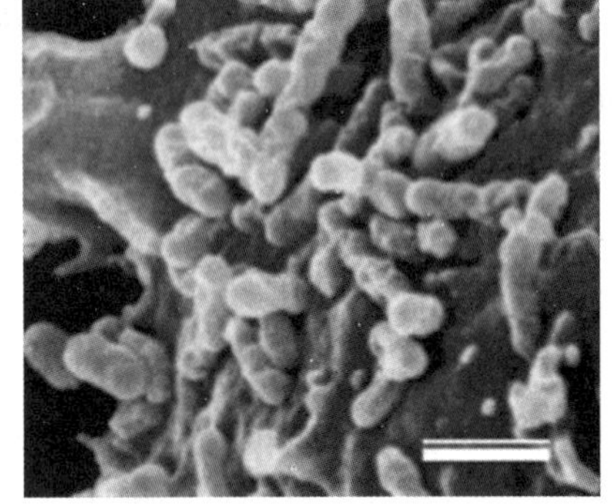

图 16-4　斑疹伤寒立克次体
（扫描电镜，bar =1μm）

（二）培养特性

立克次体只能在活的宿主细胞内生长，常用的培养方法有动物接种、鸡胚卵黄囊接种和细胞培养，最适生长温度为 32~35℃。

（三）抗原构造

立克次体抗原主要有群特异性抗原和型特异性抗原两种，前者与细胞壁中的脂多糖成分有关，耐热；后者与外膜蛋白有关，不耐热。斑疹伤寒等立克次体具有与变形杆菌某些 X 株的菌体抗原（O）共同的耐热多糖类抗原，因而临床上常用其代替相应的立克次体抗原进行非特异性凝集反应，作为人或动物血清中相关抗体的检查。这种交叉凝集试验称为外斐反应（Weil-Felix reaction）。

（四）抵抗力

对低温、干燥的抵抗力强，在节肢动物粪便中传染性可保持半年以上。对氯霉素、四环素等抗菌药物敏感，但磺胺类药物能刺激其生长繁殖。

二、主要病原性立克次体

笔记

立克次体的致病物质已证实的有两种，一种为内毒素，由脂多糖组成，具有与肠道杆菌内毒素相似的多种生物学活性。另一种为磷脂酶 A,可分解脂膜而溶解细胞,导致宿主细胞中毒。立克次体经皮肤、呼吸道、消化道等途径侵入机体后,与局部淋巴组织或小血管内皮细胞表面的受体结合,然后被吞入宿主细胞,大量繁殖后导致细胞破裂,释放出立克次体,二次入血后形成立克次体血症,同时内毒素等毒性物质进入血流,导致一系列临床症状。

(一) 普氏立克次体

普氏立克次体(*R. prowazekii*)是流行性斑疹伤寒(虱型斑疹伤寒)的病原体。该病多流行于冬春季,病人是唯一传染源,主要传播媒介为人虱。传播方式为虱 - 人 - 虱。人虱叮咬病人后,立克次体进入虱肠管上皮细胞内繁殖。当虱再去叮咬健康人时,立克次体随人虱的粪便排泄在其皮肤上,并经皮肤破损处侵入人体。

人感染立克次体后,经 2 周左右的潜伏期后急性发作,主要表现为高热、皮疹,伴有神经系统、心血管系统或其他脏器损害的症状。

病后免疫力持久,而且对斑疹伤寒群内其他立克次体感染有交叉免疫。

(二) 斑疹伤寒立克次体

斑疹伤寒立克次体(*R. typhi*)或称莫氏立克次体(*R.mooseri*)是地方性斑疹伤寒(鼠型斑疹伤寒)的病原体。地方性斑疹伤寒的临床特征同流行性斑疹伤寒相似,只是症状较轻,病程较短。少累及中枢神经系统和内脏。

莫氏立克次体的传播方式与普氏立克次体有所不同,以鼠虱或鼠蚤为媒介在鼠中传播,鼠蚤吸鼠血后,立克次体进入其消化道并在肠上皮细胞内繁殖。并随粪便排出。鼠蚤在感染鼠死亡后,可转而叮吮人血,使人感染。如此时人体寄生有人虱,可通过人虱继发地在人群中传播。

病后可获得牢固的免疫力,与普氏立克次体有交叉免疫。

(三) 恙虫病东方体

恙虫病东方体(*Orientia tsutsugamushi*)是恙虫病的病原体。恙虫病是一种自然疫源性疾病,主要在啮齿动物之间流行。啮齿动物内能长期保存病原体且多无症状,是本病的主要传染源。

恙虫病立克次体寄居于恙螨,并可经卵传代。人若被恙螨叮咬则可感染致病。叮咬部位出现溃疡,周围红晕,上盖黑色痂皮(焦痂),还可有皮疹,神经系统、心血管系统以及肝、脾、肺等脏器损害症状。病后对同型同株有持久免疫力。

(四) 嗜吞噬细胞无形体

嗜吞噬细胞无形体(*Anaplasma phagocytophilum*)是人粒细胞无形体病的病原体,呈球形、卵圆形等多形性,寄生于中性粒细胞的胞质空泡内,繁殖后形成桑葚状包涵体,储存宿主是哺乳动物,蜱是主要传播媒介,病原体感染中性粒细胞,经淋巴和血液扩散,诱导机体产生免疫应答,引起各种继发感染和免疫损伤,出现持续高热、全身不适、乏力、头痛、肌肉酸痛以及恶心、呕吐、厌食、腹泻等,可伴有心、肝、肾等多脏器功能损害。

(五) 查菲埃立克体

查菲埃立克体(*Ehrlichia Chaffeensis*)是人单核细胞埃立克体病的病原体,形态结构与嗜吞噬细胞无形体相似,感染细胞为单核吞噬细胞,在吞噬小泡内增殖,形成桑葚状包涵体。多种哺乳动物为其储存宿主和传染源,硬蜱为主要传播媒介,病人多由蜱叮咬后 1~2 周发病,出现高热、全身不适、乏力、头痛、肌肉酸痛,大部分伴恶心、呕吐、腹泻等,少数伴咳嗽、咽痛及呼吸窘迫综合征等,重症病人可伴心、肾等多脏器功能损伤,导致内脏出血和继发感染死亡。

贝纳柯克斯体和汉赛巴通体

贝纳柯克斯体是 Q 热(query fever)的病原体,Q 热指原因不明的发热,1937 年 Burnet 等证明其病原体是一种立克次体,命名为贝纳柯克斯体。

汉赛巴通体是猫抓病(cat scratch disease,CSD)的主要病原体,通过猫、狗等动物传播,引起帕里诺眼淋巴腺综合征,免疫低下者还可引起杆菌性血管瘤 - 杆菌性紫癜。

三、微生物学检查

(一) 标本采集

主要采集病人血液作为标本,分离的标本应在发病的急性期应用抗生素之前采集,血清学试验需在急性期和恢复期分别采集血清,以观察抗体滴度是否增长。流行病学调查时可采集野生小动物和家畜的器官以及节肢动物等。

(二) 直接染色镜检

标本切片和皮肤病变活检标本可经免疫荧光染色或常规染色后直接镜检。

(三) 分离培养与鉴定

可将标本(血液、组织悬液等)接种于易感动物(雄性豚鼠、小鼠)腹腔进行分离,若体温超过 40℃或阴囊有红肿则说明可能有立克次体感染。取接种部位腹壁刮片或睾丸鞘膜、肝、脾等涂片染色镜检,最后用免疫学试验进行鉴定。

(四) 血清学试验

外斐反应抗体效价高于 1∶160 或恢复期抗体效价比急性期增高 4 倍或以上,在排除变形杆菌感染后,有诊断意义。也可用补体结合试验、间接凝集试验、免疫荧光试验和 ELISA 等方法检测血清抗体。

四、防治原则

预防措施以灭虱、灭蚤、灭鼠、灭螨及消除家畜感染为主,还要注意个人卫生及防止节肢动物叮咬,特异性预防主要是接种灭活或减毒活疫苗。治疗可用氯霉素和四环素等抗生素。

第四节 螺 旋 体

螺旋体(*Spirochete*)是一类细长、弯曲、柔软,呈螺旋状且运动活泼的原核细胞型微生物。其基本结构与细菌相似,同时具有细胞壁、原始核、二分裂繁殖和对抗生素敏感等类似于细菌的特性,故属于广义的细菌范畴。

螺旋体广泛存在于自然界和动物体内,种类繁多,对人致病的主要有 3 个属:①钩端螺旋体属(*Leptospira*):螺旋细密、规则,一端或两端弯曲呈钩状;②密螺旋体属(*Treponema*):螺旋细密、规则,两端尖直;③疏螺旋体属(*Borrelia*):螺旋稀疏,不规则,呈波浪状。

一、钩端螺旋体

钩端螺旋体简称为钩体,包括问号钩端螺旋体和双曲钩端螺旋体等。致病的钩体主要是问号钩端螺旋体,该螺旋体引起人和动物的钩端螺旋体病(简称钩体病),为人畜共患传染病,呈世界性分布,东南亚地区尤为严重,我国绝大多数地区有不同程度的流行。

(一) 生物学性状

1. 形态染色　钩端螺旋体长为 6~20μm,宽 0.1~0.2μm,一端或两端弯曲成钩状,使菌体呈 C、S 或 8 字状,常用 Fontana 镀银染色法染色,钩端螺旋体被染成棕褐色(图 16-5)。

2. 培养特性　营养要求高,常用 korthof 培养基进行培养。培养基中含 10% 兔血清、蛋白胨、磷酸盐缓冲液。兔血清既能促进螺旋体生长,又能中和其代谢过程中产生的毒性物质。需氧或微需氧,适宜生长温度条件为 28~30℃,pH 7.2~7.6。生长速度缓慢,一般经 1~2 周培养后,在培养液中出现半透明云雾状生长现象。

3. 抗原构造与分类　钩端螺旋体主要有属特异性抗原、群特异性抗原及型特异性抗原。属特异性抗原为糖蛋白或脂蛋白,可用于钩体病的血清学诊断及钩端螺旋体属的分类。群特异性抗原为类脂多糖复合物,型特异性抗原为钩体表面的多糖与蛋白的复合物,据此可将钩端螺旋体属进行血清群和血清型分类。目前发现的钩端螺旋体至少有 25 个血清群,273 个血清型,我国存在 19 个血清群,

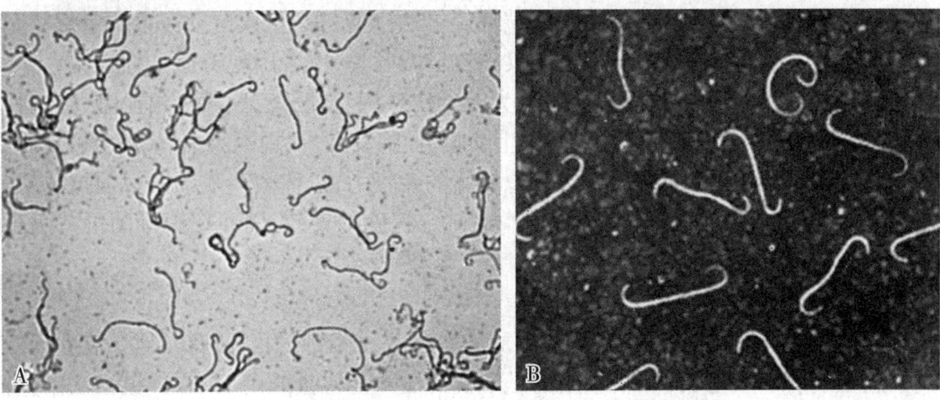

图 16-5 感染动物尿液（A）及培养基中（B）的钩端螺旋体

A. 镀银染色（光学显微镜，×1000）；B. 悬滴标本（暗视野显微镜，×2000）

161 个血清型。

4. 抵抗力 钩端螺旋体对理化因素的抵抗力较其他致病性螺旋体强，在中性的湿土或水中可存活数周至数月。对干燥、热、日光直射的抵抗力弱，56℃ 10 分钟即被杀灭。对青霉素、多西环素等敏感。

（二）致病性与免疫性

1. 致病物质 至今未发现钩端螺旋体能产生任何典型的外毒素，目前倾向于内毒素是其主要致病物质。近年来发现黏附素和溶血素也可能在其致病过程中发挥重要作用。

(1) 内毒素：重症钩端螺旋体病和实验感染动物可出现与革兰阴性菌内毒素反应相似的发热等临床症状和病理改变，提示内毒素是其主要致病物质。钩端螺旋体内毒素中脂质 A 结构与细菌内毒素的有所差异，相对毒性较弱。

(2) 黏附素：致病性钩端螺旋体能以其一端或两端黏附于宿主细胞上（图 16-6），以期对细胞产生毒害作用。

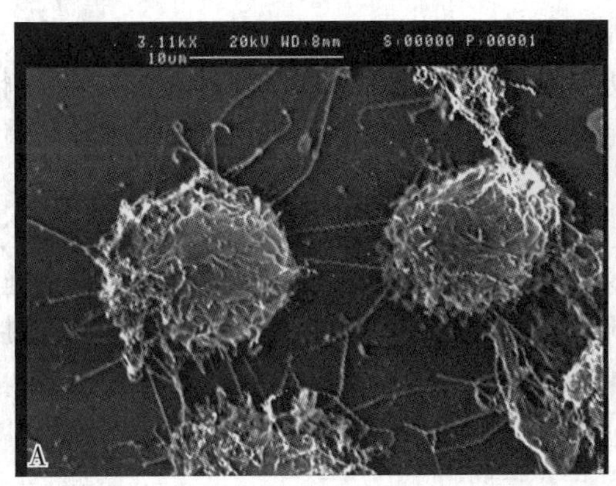

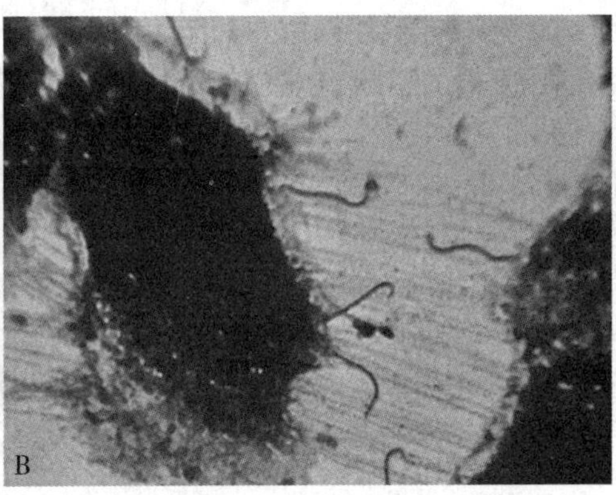

图 16-6 黏附巨噬细胞（A）和 Vero 细胞（B）的钩端螺旋体

A. 扫描电镜（×2000）；B. 镀银染色后光学显微镜（×1000）

(3) 溶血素：溶血素因破坏红细胞膜导致溶血，注入小羊体内可出现出血、贫血、肝大、黄疸和血尿等症状和体征。

2. 所致疾病 钩端螺旋体病在野生动物和家畜中广泛流行，鼠和猪是主要的传染源和储存宿主。携带或感染钩端螺旋体的动物从尿中排出钩体，污染水源和土壤等周围环境。人接触疫水或土壤而感染，钩端螺旋体亦可通过胎盘感染胎儿。

钩端螺旋体能穿透破损甚至完整的皮肤、黏膜侵入人体，在局部迅速繁殖，然后经血流或淋巴进入血液循环引起钩端螺旋体血症，出现中毒症状，如发热、乏力、头痛、肌痛、眼结膜充血、浅表淋巴结肿大等典型钩端螺旋体病表现。随后，钩端螺旋体随血液侵入肝、脾、肺、心、淋巴结及中枢神经系统

等组织器官，引起器官和组织的损害。由于钩端螺旋体的菌型、毒力、数量及宿主的免疫状态不同，病程发展和症状的轻重差异甚大。轻者似感冒，仅出现轻微发热，重者出现黄疸、出血、休克、DIC，甚至死亡。临床上根据损伤的脏器不同将钩体病分为流感伤寒型、胃肠炎型、黄疸出血型、肺出血型、脑膜脑炎型、肾功能衰竭型等。部分病人退热后，发生脑膜炎、脑动脉炎、视网膜炎、失明、瘫痪等并发症。

宿主隐性感染或病后，可获得对同型钩端螺旋体的免疫力，以体液免疫为主。但抗体对肾脏内的钩端螺旋体的作用较小，钩端螺旋体在肾组织中有一定程度的繁殖，因而尿中排菌可持续长达数月，甚至数年。

（三）微生物学检查

1. 检查病原体　发病7~10天内取血液，两周后取尿液，有脑膜刺激征者取脑脊液进行检查。

(1) 直接镜检：将标本离心集菌后，常用的是暗视野显微镜检查或用Fontana镀银法染色镜检。亦可用直接免疫荧光或免疫酶染色法进行检查。

(2) 分离培养与鉴定：将标本接种于Korthof培养基中，28~30℃培养2~4周，如有钩端螺旋体生长，培养基呈轻度混浊，取培养液用暗视野显微镜检查有无钩端螺旋体存在。若培养物中有钩端螺旋体，再用血清学方法鉴定群和型。

(3) 动物试验：将标本接种于幼龄豚鼠或金地鼠腹腔内，一周后取血液、腹腔液用暗视野显微镜检查及分离培养，查出钩端螺旋体后再用血清学方法鉴定。动物发病死亡尸检，可见皮下、肺部等有出血斑，肝、脾等脏器中可查见大量钩体。动物试验是分离钩端螺旋体的敏感方法，适用于检查有杂菌污染的标本。

(4) 分子生物学方法：用PCR技术或DNA探针检测标本中钩端螺旋体DNA片段，较培养法快速、敏感。

2. 血清学检测　在发病初和发病后第3~4周各采集一次病人血清进行血清学检查。

(1) 显微镜凝集试验：简称显凝试验。方法是用钩端螺旋体标准株或当地流行株的活体作型特异性抗原，分别与不同稀释倍数的病人血清混合，在37℃条件下孵育1小时，若血清中存在同型抗体，可见钩端螺旋体凝集成蜘蛛状或不规则的团块状。若单份血清中抗体效价在1：400以上或双份血清抗体效价增长4倍以上有诊断意义。

(2) 酶联免疫吸附试验(ELISA)：可检测病人血清中钩端螺旋体的抗体。

(3) 间接凝集试验：将钩端螺旋体特异性抗原吸附在聚苯乙烯胶乳或其他载体微球上，检测血清标本中有无相应的抗体。若血清中存在相应抗体，则出现凝集现象。此法可用于钩端螺旋体病的快速诊断。

（四）防治原则

消灭传染源，切断传播途径，增强机体抗钩体感染的免疫力是预防钩端螺旋体病的主要措施。做好防鼠灭鼠工作，加强对携带钩端螺旋体家畜的管理，保护水源，避免或减少与污染的水和土壤接触。对易感人群接种钩端螺旋体疫苗。我国研制的钩端螺旋体外膜疫苗保护率达75%。

治疗钩端螺旋体病首选青霉素，青霉素过敏者可用庆大霉素、多西环素。

二、梅毒螺旋体

梅毒螺旋体(*Treponema pallidum*，TP)又称为苍白密螺旋体，是引起人类重要的性传播疾病——梅毒的病原体。

（一）生物学性状

1. 形态与染色　梅毒螺旋体长6~15μm，宽0.1~0.2μm，有8~14个致密而规则的螺旋，两端尖直，运动活泼。用普通染料不易着色，用Fontana镀银染色法染成棕褐色。在暗视野显微镜下可观察到螺旋体形态和运动方式(图16-7)。

2. 培养特性　梅毒螺旋体人工培养至今尚未成功。近年研究证明，有些梅毒螺旋体株能在家兔睾丸或眼前房内缓慢生长，但培养条件高，难以推广。

3. 抗原性　梅毒螺旋体主要有表面特异性抗原，能刺激机体产生特异性抗体，对机体有保护作用，此抗体可与雅司螺旋体发生交叉反应。梅毒螺旋体侵入机体破坏组织后，组织中磷脂黏附于螺旋

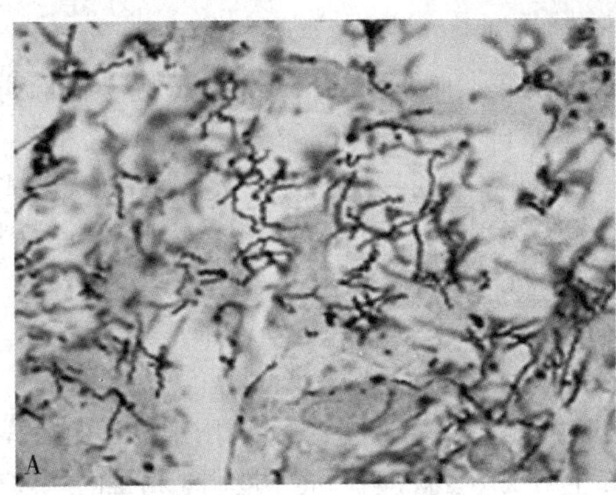

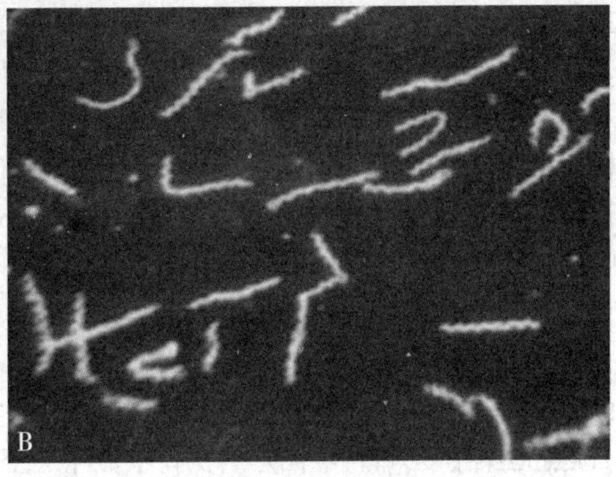

图 16-7　兔睾丸组织（A）及细胞培养基中（B）的梅毒螺旋体

A. 镀银染色（光学显微镜，×1000）；B. 悬滴标本（暗视野显微镜，×2000）

体表面形成复合抗原，刺激机体产生抗磷脂的自身抗体，此抗体称为反应素，对机体无保护作用，但可与生物组织中脂质发生反应，用于梅毒的血清学诊断。

4. 抵抗力　梅毒螺旋体抵抗力极弱，对干燥、热、冷等敏感。离开宿主机体后，干燥环境下 1~2 小时死亡。加热 50℃ 5 分钟死亡。在血液中 4℃放置 3 天可死亡，故血库冷藏 3 天以上的血液无传染梅毒的可能。对化学消毒剂敏感，10~20g/L 苯酚内数分钟内死亡。对砷剂、青霉素、四环素、红霉素等敏感。

（二）致病性与免疫性

1. 致病物质　目前尚未证实梅毒螺旋体具有内毒素和外毒素，但有较强的侵袭力，其致病因素可能与其荚膜样物质和透明质酸酶等有关。

（1）荚膜样物质：主要为存在于梅毒螺旋体表面的酸性黏多糖及外膜蛋白。酸性黏多糖具有抗吞噬作用，可阻止抗体等大分子物质穿透，保护菌体；外膜蛋白可抵抗吞噬细胞的吞噬作用。

（2）透明质酸酶：可分解组织、细胞基质内和血管基底膜的透明质酸，利于梅毒螺旋体的扩散。

2. 所致疾病　梅毒螺旋体在自然情况下只感染人，故人是梅毒的唯一传染源。根据感染方式不同，分先天性梅毒和获得性梅毒两种，先天性梅毒由母体通过胎盘或产道传染给胎儿，获得性梅毒主要通过性接触传染。获得性梅毒分为三期。

（1）一期梅毒：梅毒螺旋体侵入 2~3 周左右，病人接触部位出现无痛性硬性下疳，然后溃疡，其溃疡渗出物和分泌液中含有大量梅毒螺旋体，传染性极强。大约经过一个月，下疳自然愈合。进入血液的梅毒螺旋体潜伏体内，经 2~3 个月的无症状潜伏期后进入第二期。

（2）二期梅毒：全身皮肤黏膜出现梅毒疹，全身淋巴结肿大，亦可累及骨关节、眼及其他器官。在梅毒疹和淋巴结中，有大量梅毒螺旋体，如不治疗，一般在 1~3 个月后症状消退，但常发生复发性二期梅毒。

（3）三期梅毒：一般在梅毒螺旋体感染宿主机体 2 年后，病人全身皮肤黏膜出现溃疡性坏死病灶，螺旋体侵犯器官和组织，严重者在 10~15 年后，出现动脉瘤、脊髓痨或全身麻痹等。肝、脾及骨骼常被累及。此期病灶中不易找到梅毒螺旋体，故传染性小，但病程长，破坏性大，可危及生命。

先天性梅毒是孕妇体内的螺旋体通过胎盘或产道传给胎儿，引起胎儿全身感染，导致流产、早产或死胎，出生的梅毒婴儿逐步表现为锯齿形牙、间质性角膜炎、马鞍形鼻、神经性耳聋等特殊症状。

3. 免疫性　机体抗梅毒螺旋体感染的免疫为传染性免疫，体液免疫和细胞免疫均发挥作用，以细胞免疫为主。人感染梅毒螺旋体后，首先是中性粒细胞，继而是巨噬细胞进行吞噬杀灭，随后产生特异性免疫。但多数病人的免疫力不能完全清除体内的梅毒螺旋体，因而出现潜伏状态，可发展为二期和三期梅毒。

（三）微生物学检查

1. 检查病原体　取梅毒硬性下疳的渗出物、梅毒疹渗出物或局部淋巴结的抽取液，直接在暗视野显微镜下检查或染色镜检，如发现密螺旋体有助于诊断。亦可用荧光免疫标记技术或 ELISA 法检查。

2. 血清学试验

(1) 非特异性试验:用正常牛心的心脂质为抗原,测定病人血清中的反应素。适用于梅毒病人的初筛。快速血浆反应素环状卡片试验和不加热血清反应素试验进行初筛,第一期梅毒阳性率约70%,二期梅毒阳性率可达到100%,三期梅毒阳性率较低。由于上述所用抗原是非特异性抗原,某些疾病如结核、麻风、系统性红斑狼疮,类风湿关节炎等亦可测出相应抗体而出现假阳性反应,因此,判断结果时应结合临床资料,综合分析,以排除假阳性。

(2) 特异性试验:用 Nichols 株梅毒螺旋体或重组蛋白为抗原,测定病人血清中特异性抗体。常用方法有:

1) 荧光密螺旋体抗体吸收试验(FTA-ABS):此实验特异性与敏感性较高,可用于梅毒的特异性诊断。其缺点是操作复杂,且经治疗后仍持续数年甚至终生出现阳性反应,因而不能用于梅毒的疗效观察。

2) 梅毒螺旋体血凝试验(TPHA):为间接血凝试验,此方法特异性和敏感性均较高,可用于特异性诊断。

(3) 梅毒螺旋体制动(TPI)试验:用感染兔睾丸的活梅毒螺旋体与病人血清及补体混合,35℃孵育16小时,在暗视野显微镜下观察失去活力的螺旋体百分数。该试验用以检测血清标本中是否存在抑制梅毒螺旋体活动的特异性。

3. 其他检测方法 用 PCR 技术可快速检测梅毒螺旋体基因片段。用免疫印迹法可检测梅毒螺旋体膜蛋白抗原的相应抗体。

(四) 防治原则

加强性教育和严格社会管理是预防的根本措施。对病人要早确诊,早治疗且要彻底治疗。治疗首选药物为青霉素,剂量和疗程要足,要定期检查病人血清中的抗体。治疗3个月~1年后,检测病人反应素转阴者为治愈。

梅毒螺旋体疫苗的研究

黏附素是病原体黏附于组织表面,并最终导致组织病变的重要致病物质。用细菌黏附素的重组蛋白疫苗能阻止病原体的吸附和传播。目前,一些能结合宿主细胞外基质的梅毒螺旋体外膜蛋白已被发现(如结合纤连蛋白的TP0155和TP0483,结合到层黏连蛋白的TP0751),并证实其具有免疫保护作用,现已成为研究梅毒螺旋体疫苗的首选材料。

三、莱姆病螺旋体

莱姆病螺旋体(伯氏疏螺旋体)于1982年由 Borgdorfer 首次从硬蜱体内分离出,并证实为莱姆病的病原体。1977年在美国康涅狄格州莱姆镇首次发现莱姆病。

(一) 生物学性状

1. 形态染色 莱姆病螺旋体长10~40μm,宽0.2~0.3μm,螺旋稀疏不规则,两端稍尖。在暗视野显微镜下观察可见其扭曲、翻转,运动活泼。Giemsa 染色为淡紫色,镀银染色呈棕褐色。

2. 培养特性 营养要求较高,常用 Barbour Stoenner-kelly 培养基培养,培养基含有氨基酸、牛血清蛋白、长链饱和与不饱和脂肪酸及加热灭活的兔血清等丰富的营养物质。最适生长温度32~34℃,pH 7.5,微需氧,5%~10% CO_2 可促进生长。生长速度慢,一般2~3周生长出小菌落。

3. 抗原构造与分类 目前,从蜱、动物和病人体内分离到的伯氏疏螺旋体已达1000余株。根据不同菌株 DNA-DNA 的同源性及16S rRNA 基因序列分析分为10个基因种。

(二) 致病性与免疫性

1. 致病性 莱姆病螺旋体通过蜱传播引起莱姆病。硬蜱为主要传播媒介,储存宿主主要有鼠类和小型哺乳动物。人被感染莱姆病螺旋体的蜱叮咬后,螺旋体由蜱的唾液、肠反流物等侵入皮肤,并在局部繁殖。经过3~30天的潜伏期,在叮咬的部位出现一个或数个慢性游走性红斑(ECM),开始时为红色丘疹或斑疹,随后出现皮损,皮损外缘有鲜红边界,中央呈退行性变,似一红环,也有的皮损内

形成几圈新的环状红圈，形似靶状。皮损逐渐扩大，一般经 2~3 周自行消退。螺旋体也可通过血液或淋巴扩散到全身许多器官。早期症状表现为发热、头痛、乏力、肌肉及关节疼痛等。未经治疗的病人约 80% 可发展为晚期，晚期主要表现为慢性关节炎、心内膜炎、神经系统与皮肤异常等。

2. 免疫性　人感染莱姆病螺旋体后，可产生抗体，该抗体具有调理吞噬及激活补体而杀灭螺旋体的作用，同时还能激活巨噬细胞产生 IL-1、IL-6 和 TNF-α 等炎性细胞因子和炎症介质，有助于机体免疫防御作用，但亦可造成组织损伤。

(三) 微生物学检查

主要通过血清学试验和分子生物学技术检测其特异性抗体和 DNA 来诊断。

1. 血清学试验　在发病后数周，取病人血清用 ELISA 和免疫荧光法检测莱姆病螺旋体的特异性抗体。由于莱姆病螺旋体与苍白螺旋体等有共同抗原，莱姆病的病原体多样化，不同螺旋体株携带的靶抗原存在差异及其变异，ELISA 检测结果需用免疫印迹法加以证实，并结合临床资料判定。

2. 分子生物学检测　PCR 技术检查莱姆病螺旋体的 DNA 片段，此方法快速，特异性及敏感性高。

(四) 防治原则

以预防为主，加强对疫区人员的防护，避免硬蜱叮咬。人用重组蛋白疫苗正在临床试验中。早期莱姆病可口服四环素、阿莫西林、多西环素及红霉素等。晚期莱姆病一般使用青霉素联合头孢曲松等静脉滴注。

四、回归热螺旋体与奋森螺旋体

(一) 回归热螺旋体

回归热是一种以周期性反复发作为特征的急性传染病。以节肢动物为传播媒介，亦可经污染的手接触眼、鼻黏膜而感染。根据传播媒介不同可分为两类。一类是虱传回归热，或称流行性回归热，由回归热疏螺旋体（*B. recurrentis*）引起，另一类为蜱传回归热，亦称地方性回归热。我国流行的主要是虱传型回归热。菌体呈波浪形，有 3~10 个不规则的疏螺旋，运动活泼。回归热螺旋体侵入人体后，经过 1 周左右潜伏期，螺旋体在血中大量繁殖，病人出现高热、头痛、肝脾肿大，持续 3~4 天后热退。由于螺旋体外膜蛋白抗原极易发生变异，可逃避前次感染所产生的特异性抗体的攻击，故间隔 1 周左右，又出现高热，如此反复发作多次。病后机体免疫力不持久。微生物学检查是在发热期间采集病人血液，直接涂片后用 Giemsa 或 Wright 染色，在光学显微镜下观察到疏螺旋体即可诊断。

(二) 奋森螺旋体

奋森螺旋体（*B.vincentii*）的形态与回归热螺旋体相似，运动活泼。专性厌氧，常与梭形杆菌寄居在人体口腔牙龈部。一般不致病，当机体免疫力显著下降时，这两种微生物大量繁殖，协同引起奋森咽峡炎、牙龈炎、口腔坏疽等。

采取病人局部标本作微生物学检查，直接涂片后进行革兰染色镜检，可观察到革兰阴性螺旋体和革兰阴性梭杆菌共存。

第五节　放　线　菌

放线菌（*Actinomycetes*）是一类丝状呈分枝生长的原核细胞型微生物。广泛分布于土壤、空气和水中，种类繁多，大多数对人不致病，是抗生素的主要产生菌。对人致病的主要有放线菌属和诺卡菌属。

一、放线菌属

放线菌属为革兰阳性、无芽胞、无荚膜、无鞭毛的非抗酸性丝状菌。培养基中生长缓慢，厌氧或微需氧。正常寄居在人和动物口腔、上呼吸道、胃肠道和泌尿生殖道等处，为人体的正常菌群，在机体抵抗力减弱、口腔卫生不良、拔牙或外伤时可引起内源性感染，导致组织的化脓性炎症，排出脓液有硫磺样颗粒是其特征。若无继发感染，大多呈慢性无痛性过程，并常伴有多发性瘘管形成，称为放线菌病。放线菌属中对人致病性较强的是衣氏放线菌，最常见的感染部位为面颈部。另外，放线菌属与龋齿和

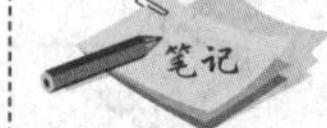

牙周炎有关。

放线菌病病人血清中可检测到多种特异性抗体，但这些抗体无免疫保护作用。机体对放线菌的免疫主要靠细胞免疫。

微生物学检查主要是检查脓汁和痰液中有无硫磺样颗粒。先通过肉眼观察，如发现可疑颗粒，可将其制成压片革兰染色后镜检，检查是否有呈放射状排列的菊花状菌丝。必要时取标本做厌氧培养进行鉴定。

注意保持口腔卫生，及时发现并早期治疗牙周炎和牙周病是预防本病的主要措施。对已形成的脓肿和瘘管，应及时进行外科清创处理，首选药物为青霉素，其次也可选用克林霉素、红霉素和林可霉素治疗。

二、诺卡菌属

诺卡菌属是一群需氧性放线菌，多为腐生菌，广泛分布于土壤，对人致病的主要有星形诺卡菌、巴西诺卡菌和豚鼠诺卡菌。其中星形诺卡菌在我国最常见，致病力最强。所致疾病称为诺卡菌病。

诺卡菌感染主要为外源性感染。星形诺卡菌主要经呼吸道或创口侵入引起化脓性感染，特别是免疫力低下的病人，如 AIDS 病人、肿瘤病人和长期使用免疫抑制剂的病人。此菌常侵入肺部，主要引起肺部的化脓性炎症与坏死。诺卡菌易通过血行播散，约 1/3 病人引起脑膜炎与脑脓肿。在皮肤创伤，可形成结节、脓肿、慢性瘘管。在病变组织和脓汁中可见黄、红、黑等色素颗粒，即诺卡菌菌落。

微生物学检查主要是在脓汁、痰等标本中查找黄色或黑色颗粒状的诺卡菌菌落。将标本制成涂片或压片，经革兰或抗酸染色后镜检。必要时取标本做需氧培养进行鉴定。

局部治疗以手术清创为主，切除坏死组织。各种感染应用抗生素或磺胺类药物治疗。有时还可加用环丝氨酸，治疗时间通常不少于 6 周。

本章小结

衣原体是一类严格在真核细胞内寄生、有独特的发育周期，能通过细菌滤器的原核细胞型微生物。常见的病原性衣原体有沙眼衣原体、肺炎嗜衣原体及鹦鹉热嗜衣原体等。

支原体是一类无细胞壁、呈多形性、可通过滤菌器、能在无生命培养基上生长繁殖的最小的原核细胞型微生物。对干扰蛋白质合成的抗生素敏感，因许多特性与 L 型细菌相似，故临床上需注意鉴别。常见的有肺炎支原体和溶脲脲原体等。

立克次体是一类严格细胞内寄生、以节肢动物为传播媒介、革兰阴性原核细胞型微生物。是流行性斑疹伤寒、地方性斑疹伤寒、恙虫病、人粒细胞无形体病和人单核细胞埃立克体病的病原体。

螺旋体是一类细长、弯曲、柔软，呈螺旋状，运动活泼的原核细胞型微生物。基本结构及生物学性状与细菌相似。分为钩端螺旋体属（*Leptospira*）、密螺旋体属（*Treponema*）、疏螺旋体属（*Borrelia*）。侵袭力强，对人致病的主要有钩端螺旋体、梅毒螺旋体等。

放线菌属于原核细胞型微生物。对人致病的放线菌可分为厌氧性的放线菌属和需氧性的诺卡菌属，其中星形诺卡菌最常见，致病力最强。

案例讨论

某男，44 岁，农民。因发热、剧烈头痛 4 天入院。病人 4 天前开始感觉发热，伴乏力、全身肌肉酸痛。查体：体温 39.6℃，脉搏 120 次 / 分，眼结膜充血，颈部、上臂内侧有直径 2~3mm 圆形斑丘疹，压之褪色，肺部少许干啰音，肝肋下 1.5cm，左肾区有轻度叩击痛。实验室检查：血常规：白细胞 12.0×10^9/L，中性粒细胞 80%，蛋白尿（+），肥达反应 O：1∶40、H：1∶80，钩端螺旋体的显微镜凝集试验：1∶400。

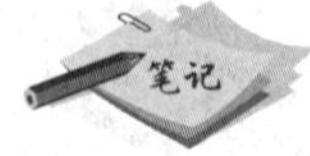

（杨朝晔）

扫一扫，测一测

思考题

1. 简述支原体、外斐反应、衣原体的概念。
2. 试比较支原体与L型细菌的有何主要异同点？
3. 简述衣原体的发育周期。
4. 梅毒螺旋体的主要传播途径有哪些？
5. 梅毒的临床表现分为哪几个时期？

第十七章 医学真菌学

学习目标

1. 掌握:常见的皮肤感染真菌、皮下组织感染真菌和深部感染真菌的种类及其所致疾病。
2. 熟悉:真菌的形态结构特点;真菌致病的类型。
3. 了解:真菌的培养特性及抵抗力。
4. 具备初步辨别酵母型菌落及丝状菌落的能力。
5. 具备初步镜下识别真菌的能力。

真菌(fungus)是一种真核细胞型微生物,细胞结构比较完整,具有典型的细胞核及完整的细胞壁,无根、茎、叶,不含叶绿素,在生物学分类上属于真菌界真菌门。真菌种类繁多,在自然界分布广泛,至今发现的真菌有十余万种,绝大多数对人类有益无害,广泛运用于酿酒、制酱、生产抗生素、发酵饲料、农田增肥等。对人类致病的仅有300余种,包括致病真菌、条件致病真菌、产毒真菌及致癌真菌,主要有浅部感染真菌和深部感染真菌。近年来,由于抗生素的滥用和激素、抗癌药物、免疫抑制剂的应用,临床上真菌感染率明显上升,已引起极大关注。

第一节 真菌概述

一、形态结构

真菌与细菌在大小、结构和化学组成方面有很大差别,真菌比细菌大几倍至几十倍,用光学显微镜放大100~500倍就可看清。真菌有一层坚韧的细胞壁,主要含有糖苷类、糖蛋白、蛋白质、几丁质微原纤维,但缺乏肽聚糖,故作用于肽聚糖的青霉素和头孢菌素类抗生素对其无杀伤作用。

真菌按形态、结构可分为单细胞和多细胞两大类。单细胞真菌外形与细菌很相似,但真菌较大,呈圆形或椭圆形,以出芽方式繁殖,常见于酵母菌和类酵母菌,对人致病的有新生隐球菌和白假丝酵母菌(白色念珠菌)。多细胞真菌由菌丝(hypha)和孢子(spore)两个基本结构组成。菌丝生长分枝、交织成团,这类真菌又称为丝状菌(mycelium),或霉菌(mold),如皮肤癣真菌。不同的多细胞真菌的菌丝和孢子形态上存在差异,可作为多细胞真菌鉴别的重要标志。还有些真菌比较特殊,可因环境条件(如营养、温度、气体等)的改变,而在单细胞和多细胞之间进行互变,称为二相性真菌,如球孢子菌、组织胞浆菌、芽生菌、孢子丝菌等。

(一) 菌丝(hypha)

真菌的孢子以出芽方式繁殖,在环境适宜的条件下,孢子长出芽管,逐渐延长呈丝状,称菌丝。菌丝又可长出许多分枝,交织成团称菌丝体(mycelium)。菌丝的形态多种多样,不同种类的真菌可

有不同形态的菌丝，如螺旋状、球拍状、结节状、梳状、鹿角状等，故菌丝形态有助于真菌初步鉴别（图 17-1）。

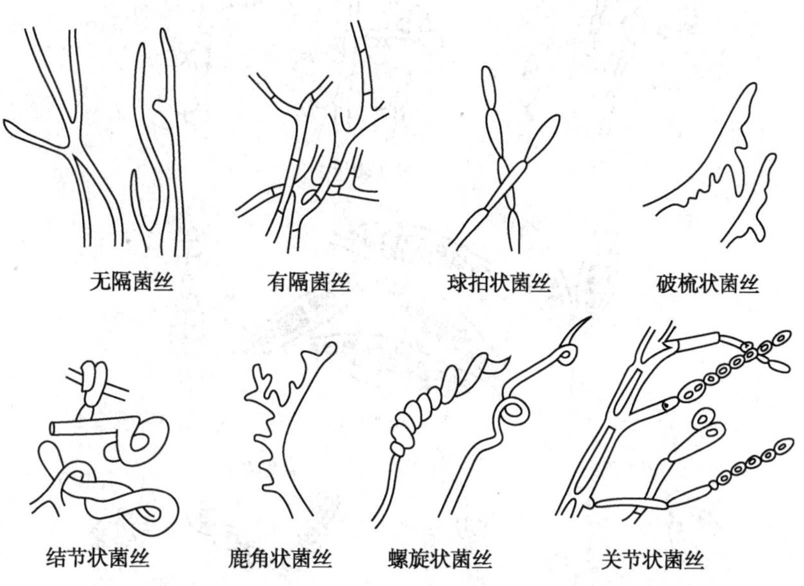

图 17-1　真菌的各种菌丝形态示意图

菌丝按功能可分为：①营养菌丝：部分菌丝向下生长，深入组织或培养基中，吸取营养，以供生长；②气生菌丝：部分菌丝向空间生长，露出于组织或培养基表面，其中能产生不同形状、大小和颜色孢子的气生菌丝，称为生殖菌丝。

菌丝按结构可分为：①无隔菌丝（nonseptate hypha）：整条菌丝就是一个细胞，含有多个细胞核，没有横隔将其分段；②有隔菌丝（septate hypha）：有的菌丝在内部一定间距会形成横隔（隔膜），将菌丝分成一连串的细胞。有隔菌丝的隔膜中有小孔，细胞质可以流通，有些真菌的菌丝隔膜孔更大，甚至可以允许细胞核通过。大部分真菌的菌丝都属于有隔菌丝。

（二）孢子（spore）

真菌孢子不同于细菌芽胞，它是真菌的繁殖结构。在环境适宜的条件下孢子可以发芽伸出芽管，发育成菌丝。真菌孢子的抵抗力较弱，加热 60~70℃，短时间即死亡。

真菌孢子分为有性孢子和无性孢子两种。有性孢子是由同一菌体或不同菌体上的两个细胞融合形成。无性孢子是由菌丝上的细胞分化或出芽生成，并不发生细胞融合。自然界中大部分的真菌既能形成有性孢子，又能形成无性孢子，但病原性真菌大多形成无性孢子。

无性孢子根据形态可分为三种（图 17-2）：

1. 分生孢子（conidium）　由生殖菌丝末端细胞分裂或收缩形成，也可在菌丝的侧面出芽形成。根据分生孢子的形态、结构及细胞数量又可分为小分生孢子和大分生孢子两种：①小分生孢子（microconidium）体积较小，是单细胞结构，有球形、梨形、卵圆形、短棍形等。真菌都能产生小分生孢子，其诊断价值不大。②大分生孢子（macroconidium）体积较大，是多细胞结构，常呈梭状、棍棒状或梨状。其大小、细胞数与颜色是真菌鉴定的重要依据。

2. 叶状孢子（thallospore）　由菌丝内细胞直接形成。又可分为：①芽生孢子（blastospore）：由菌丝细胞出芽生成，常见于念珠菌和隐球菌，一般芽生孢子长到一定的大小即脱离母体，如不脱离母体则形成假菌丝；②厚膜孢子（chlamydospore）：是真菌在不利环境下，菌丝内细胞质浓缩、胞壁增厚而形成，抵抗力增强，当环境适宜时，厚膜孢子又可重新出芽繁殖；③关节孢子（arthrospore）：常出现于陈旧培养物中的真菌，菌丝细胞壁增厚，分化成链状排列的长方形节段。

3. 孢子囊孢子（sporangiospore）　由菌丝末端膨大成孢子囊，内含许多孢子，孢子成熟则破囊而出，如毛霉菌、根霉菌等。

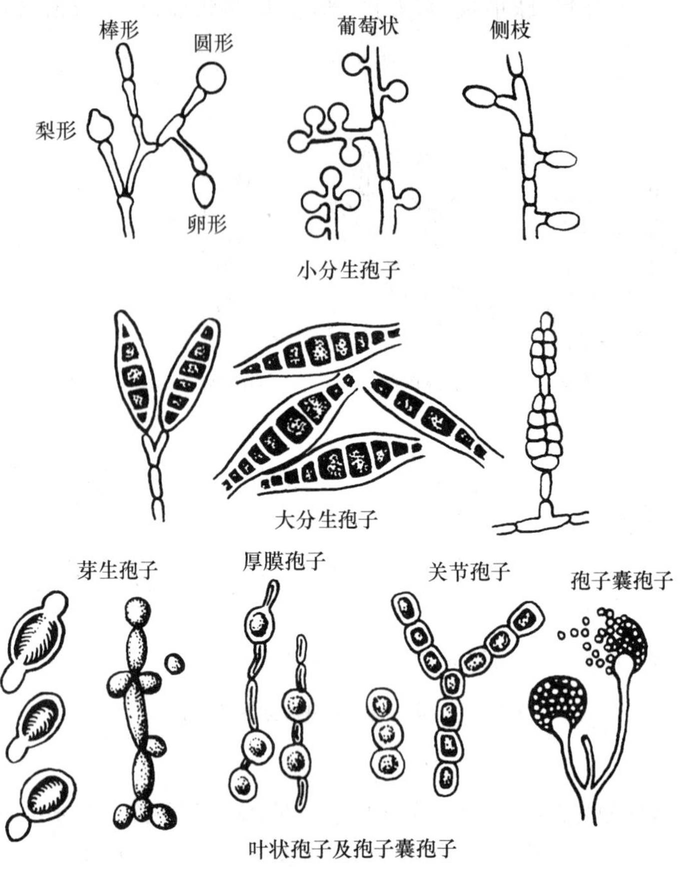

图 17-2 真菌的各种孢子形态示意图

二、培养特性

真菌营养要求不高，在一般的细菌培养基上能生长。临床检查常用沙保(Sabouraud)培养基培养，主要含蛋白胨、葡萄糖和琼脂。培养真菌最适 pH 4.0~6.0，最适温度 22~28℃，但深部感染真菌一般在37℃生长最好。培养真菌还需要有较高的湿度和氧气。多数真菌在沙保培养基上生长缓慢，常需 1~4 周才能形成典型菌落，但腐生性真菌生长迅速。一般分离真菌时常在沙保培养基中加入放线菌酮和氯霉素，可以抑制污染性真菌和细菌的生长，以利于目的真菌生长及观察。有些真菌宜用不含抗生素的血琼脂平板培养，生长后再移种沙保培养基，如白假丝酵母菌、新型隐球菌、组织胞浆菌等。

真菌菌落有两种类型：

(一) 酵母型菌落

酵母型菌落是单细胞真菌的菌落形式，形态与一般细菌菌落相似，菌落光滑、湿润、柔软、边缘整齐，如隐球菌。有些单细胞真菌在出芽繁殖后，芽管延长不与母细胞脱离，由菌落向下生长，伸入培养基，形成假菌丝，这种菌落称为类酵母菌落，如白假丝酵母菌。

(二) 丝状菌落

丝状菌落是多细胞真菌的菌落形式，由许多疏松的菌丝体组成。丝状菌落呈棉絮状、绒球状、粉末状或石膏粉样，菌落正背两面可显出各种不同的颜色。丝状菌落的形态、结构与颜色可作为真菌鉴定依据。

三、变异与抵抗力

真菌容易发生变异，在培养基上人工传代或培养时间过久，可出现形态结构、菌落性状、色素及毒力等变异。

真菌对干燥、阳光、紫外线及一般化学消毒剂有较强抵抗力，紫外线对丝状真菌与念珠菌在距离

1m 处照射需 30 分钟才能杀死。但真菌不耐热，60℃ 1 小时可杀死菌丝和孢子。真菌对 2.5% 碘酊、10% 甲醛等比较敏感，一般可用甲醛熏蒸被真菌污染的房间。对常用的抗生素不敏感，灰黄霉素、制霉菌素、两性霉素 B、克霉唑等对某些真菌有抑制作用。

第二节　真菌的致病性与免疫性

一、致病性

不同真菌致病形式不同，引起的疾病包括：

（一）致病性真菌感染

主要是一些外源性真菌感染，可引起皮肤、皮下和全身性真菌感染。有些真菌（如皮肤癣菌）具有嗜角质性，能产生角蛋白酶水解角蛋白，侵犯皮肤、指甲及须发等组织，大量繁殖后，通过机械刺激和代谢产物的作用，引起局部炎症反应和病变。深部感染真菌可侵犯皮下、内脏及脑膜等处，真菌遭吞噬细胞吞噬后能在细胞内繁殖，引起组织慢性肉芽肿性炎症及组织坏死溃疡。

（二）条件致病性真菌感染

主要是由一些内源性真菌感染，如白假丝酵母菌、曲霉菌、毛霉菌。这些真菌的致病性不强，在机体抵免疫力降低及菌群失调时才可致病。通常发生在长期应用广谱抗生素、皮质激素、免疫抑制剂或经放射治疗、应用导管及术后的病人中。

（三）真菌超敏反应性疾病

有些真菌（如交链孢霉、着色真菌、曲霉、青霉等）本身不致病，但被某些人吸入、食入或皮肤接触后，可引起各种类型的超敏反应，如哮喘、荨麻疹、变应性鼻炎、接触性皮炎等。

（四）真菌性中毒

有些真菌在食物上生长，经人、畜食入后可引起慢性或急性中毒，称为真菌中毒症（mycotoxicosis）。引起中毒的可以是真菌本身有毒，也可以是真菌生长后产生的毒素。真菌毒素已发现 100 多种，可侵害肝、肾、脑、中枢神经系统及造血组织。如桔青霉素可损害肾小管、肾小球，发生急性或慢性肾病；黄绿青霉素可引起中枢神经损害，包括神经组织变性、出血或功能障碍等；某些镰刀菌素主要引起造血系统损害，发生造血细胞坏死或造血功能障碍，引起白细胞减少症等。

（五）真菌毒素诱发肿瘤

近年来不断有人证实真菌毒素与肿瘤发生有关。黄曲霉素可引起肝脏变性、细胞坏死及肝硬化，并致肝癌，以原发性肝癌为最多见。在肝癌高发区花生、玉米、油粮作物中，黄曲霉污染率很高。黄曲霉毒素可诱生肝肿瘤，青霉菌产生的灰黄霉素可诱发小鼠甲状腺和肝肿瘤，展青霉素可引起局部肉瘤等。

二、免疫性

（一）非特异性免疫

真菌感染的发生与机体的非特异性免疫状态有关。健康完整的皮肤黏膜对真菌感染具有一定屏障保护作用；皮肤腺体分泌的饱和及不饱和脂肪酸有杀真菌作用；血液中转铁蛋白扩散至皮肤角质层，具有抑制真菌生长作用。当机体创伤或放置导管等使皮肤黏膜破损后，真菌易入侵而致病。儿童头皮脂肪酸的分泌量较少，易发生头癣，成人掌跖部缺乏皮脂腺，又因手、足汗较多，易引起手足癣。

（二）特异性免疫

细胞免疫是机体真菌感染治愈的关键。T 细胞分泌的淋巴因子可加速表皮角化和皮屑形成，随皮屑脱落，将真菌排除；以 T 细胞为主导的迟发型变态反应引起免疫病理损伤能局限和消灭真菌，以终止感染。体液免疫对部分真菌感染有一定保护作用。

第三节 常见致病真菌

真菌按其感染的部位和临床表现，可分为皮肤癣真菌、皮下组织感染真菌和深部感染真菌三类。

一、皮肤癣真菌

皮肤癣菌（dermatophytes）是临床上常见的浅部感染真菌，为多细胞真菌，主要侵犯皮肤、毛发、指甲等角蛋白组织，引起手足癣、体癣、甲癣、头癣等，以手足癣最为多见。皮肤癣菌可分为表皮癣菌属、毛癣菌属和小孢子癣菌属 3 个属，约 45 种，其中对人致病的有 20 多个菌种。

皮肤癣菌主要由孢子散播传染，常由于接触患癣的人或动物（狗、猫、牛、马等）及染菌物品而感染。在临床上同一种癣症可由数种不同癣菌引起，而同一种癣菌因侵害部位不同，又可引起不同的癣症。

（一）表皮癣菌属

表皮癣菌属有两个种，对人致病的只有絮状表皮癣菌。侵犯皮肤和指（趾）甲，引起体癣、股癣、手癣、足癣、甲癣等。癣症病灶取标本镜下可见分枝断裂的有隔菌丝。

（二）毛癣菌属

毛癣菌属有 20 余种，对人致病的有 13 种，临床上常见有红色毛癣菌、紫色毛癣菌、须毛癣菌、断发毛癣菌等。侵犯皮肤、毛发、指（趾）甲，引起头癣、体癣、手癣、甲癣等。癣症病灶取标本镜下可见有隔菌丝和关节孢子。

（三）小孢子癣菌属

有小孢子癣菌属有 15 个种，对人致病的有 8 种，临床上常见的有铁锈色小孢子菌、石膏样小孢子菌等。侵犯皮肤和毛发，引起头白癣、头癣、体白癣、体癣等。病变的皮屑中镜下可见分枝断裂的菌丝，感染毛发上可见孢子在毛干外排成厚鞘（毛外型感染）或毛干内排列成串（毛内型感染）。

三种菌属的菌丝的构造与形态，大分生孢子的形态和小分生孢子的有无及排列形式等存在差异，可作为鉴别种属的重要依据（图 17-3）。

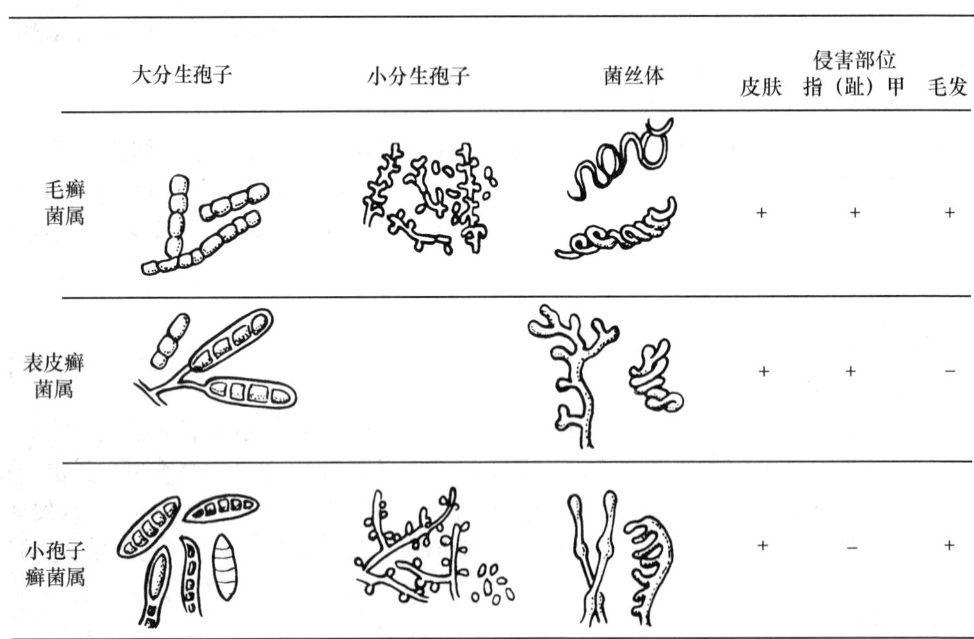

图 17-3 皮肤癣菌的菌丝、孢子形态及侵犯部位

农村感染主要是许兰毛癣菌、断发毛癣菌等；城市感染主要是堇色毛癣菌、铁锈色癣菌等。手足癣、体癣、股癣及甲癣的病原菌以红色毛癣菌最常见，其次为石膏样小孢子菌、絮状表皮癣菌等。足癣

抓破时，癣菌成分入血，可传至其他部位(如上肢)，引起变态反应，在皮肤上呈现丘疹水疱。在病损处找不到癣菌，称癣菌疹，是一种变态反应疾病。

二、皮下组织感染真菌

引起皮下组织感染的真菌主要有着色真菌与孢子丝菌。

(一) 着色真菌

着色真菌是一些在分类上接近，引起的临床症状也相似的真菌的总称。广泛存在于土壤、腐木、农作物的秆叶中。着色真菌可见 3 种类型分生孢子：①树枝型，菌丝末端有分生孢子柄，柄端分叉长出孢子；②剑顶型，围绕菌丝末端或菌丝横隔处长有一圈分生孢子；③花瓶型，在菌丝分隔处长出花瓶状的分生孢子柄，在瓶口长出成丛的小分生孢子。感染的皮屑经 10% KOH 加热处理后镜检，可见单个或成群的厚壁孢子。

着色真菌经破损皮肤而感染，引起病损皮肤变黑，故称为着色真菌病(chromomycosis)。多发生于四肢皮肤，潜伏期约 1 个月，有些可长至 1 年，病程可达几十年。早期皮损处为小丘疹，有鳞屑，小丘疹可增大形成结节或斑块，结节可融合成疣状或菜花状。随着病情发展，病灶会结疤愈合，但皮损会反复发生，新病灶又会在四周产生，周而复始，瘢痕广泛，影响淋巴回流，可引起象皮肿，甚至致畸。免疫功能低下时，亦可侵犯中枢神经系统，或经血行扩散。

(二) 孢子丝菌

孢子丝菌中最常见的致病菌是申克孢子丝菌，广泛分布于土壤、植物、木材中，为腐生性真菌。申克孢子丝菌是一种双相性真菌，在营养丰富的环境中形成酵母型菌落，而在自然环境中或在沙保培养基上形成丝状菌落。

申克孢子丝菌可经微小创口侵入皮肤，经过 1~4 周后创口局部出现炎症性小结节，逐渐扩大形成炎症性斑块或增生性糜烂。然后沿淋巴管分布，引起亚急性或慢性肉芽肿，使淋巴管形成数个至数十个串珠状的链状硬结，称为孢子丝菌性下疳。也可经呼吸道或口侵入体内，沿血行扩散至其他器官引起深部感染。

三、深部感染真菌

深部感染真菌是能侵犯人体深部组织和内脏以及引起全身感染的真菌。此类真菌引起的疾病统称为深部真菌病。深部感染真菌可分为两大类：①条件致病性真菌，为人体的正常菌群，易感染免疫功能低下、菌群失调等特殊状态病人，近年来因广谱抗生素、激素及免疫抑制剂大量应用，本类真菌引起的感染有所增多，临床上恶性肿瘤、糖尿病、血液病、严重营养不良、大面积烧伤及器官移植等也常继发条件致病性真菌感染，如假丝酵母菌、曲霉菌、卡氏肺孢菌等；②致病性真菌，大多为外源性感染，致病性强，可引起慢性肉芽肿样炎症、溃疡及坏死等病变。其中以新型隐球菌最为常见。

(一) 白假丝酵母菌

白假丝酵母菌也称白色念珠菌(*Candida albicans*)，广泛存在于自然界，亦作为正常菌群存在于正常人口腔、上呼吸道、肠道及阴道。一般在正常机体中数量少，不引起疾病，当机体免疫功能降低或菌群失调，白假丝酵母菌大量繁殖并侵犯机体多个部位，引起各种假丝酵母菌病。

1. 生物学性状　白假丝酵母菌呈圆形或卵圆形，很像酵母菌，比葡萄球菌大 5~6 倍，革兰染色阳性。在病灶材料中常见该菌细胞出芽生成假菌丝，假菌丝长短不一，并不分枝。假菌丝收缩断裂又成为芽生孢子(图 17-4)。

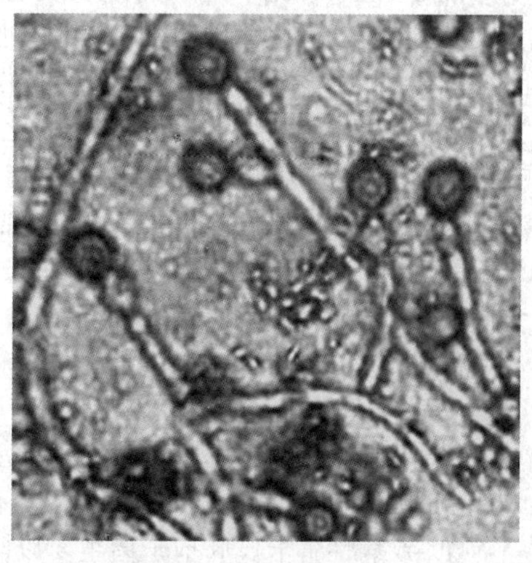

图 17-4　白假丝酵母菌

白假丝酵母菌在普通琼脂、血琼脂或沙保琼脂上均生长良好，需氧，37℃或室温孵育 1~3 日后，生成灰白色或奶油色的乳酪样菌落，涂片镜检，可看到表层为卵圆形芽生细胞，底层有较多假菌丝。假菌丝常带有球状成堆的芽生

孢子。

2. 致病性　白假丝酵母菌可侵犯人体许多部位，引起各种念珠菌病。机体抵抗力降低或出现菌群失调是白假丝酵母菌感染的主要原因。

(1) 皮肤念珠菌病：好发于皮肤皱褶处，如腋窝、腹股沟、乳房下、肛门及甲沟处。病灶皮肤潮红、潮湿、发亮，有时盖上一层白色或呈破裂状物，病变周围有小水疱。

(2) 黏膜念珠菌病：以鹅口疮、口角炎、阴道炎最多见，在黏膜表面盖有凝乳大小不等的白色薄膜，剥除后，留下潮红基底，并产生裂隙及浅表溃疡。

(3) 内脏及中枢神经念珠菌病：可由黏膜皮肤等处病菌播散引起，有肺炎、肠胃炎、心内膜炎、脑膜炎、脑炎等，偶尔也可发生败血症。

3. 微生物学检查　采取检材直接涂片镜检，可见革兰阳性、着色不均的成群的圆形或卵圆形芽生孢子或有假菌丝。接种沙保若培养基可长出类酵母型菌落。芽管形成试验阳性，厚膜孢子形成试验中可见假菌丝顶端有单个厚膜孢子。

4. 防治原则　念珠菌病预防主要是个人清洁，合理使用抗生素、激素，增强机体免疫功能。治疗浅表感染可局部应用甲紫、制霉菌素、两性霉素 B 等，全身性感染可静脉滴注两性霉素 B、大蒜素，口服 5- 氟胞嘧啶、克霉唑等。

(二) 新型隐球菌

新型隐球菌(*Cryptococcus neoformans*)又称溶组织酵母菌，是土壤、鸽类、牛乳、水果等的腐生菌，也可存在人体体表、肠道及口腔中。一般为外源性感染，多发生于免疫功能低下者，引起肺和脑的急性、亚急性或慢性感染。

1. 生物学性状　新型隐球菌在组织液或培养物中呈较大球形，直径可达 5~20μm，菌体周围有一层宽厚荚膜，折光性强。一般染料不易着色，常采用墨汁负染色后镜检，在黑色背景下可见圆形或卵圆形透亮荚膜包裹着菌细胞(图 17-5)。菌细胞以出芽方式繁殖，不生成假菌丝。

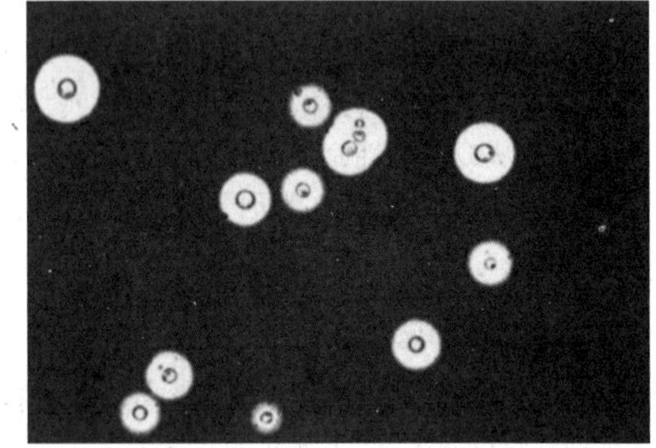

图 17-5　新型隐球菌(墨汁负染法)

在沙保琼脂及血琼脂培养基上，于 25~37℃生长良好。培养几天后生成酵母型菌落，初为乳白色小菌落，1 周后增大转淡黄或棕黄、表面黏稠、混浊，状似胶汁。本菌能分解尿素，以此与白假丝酵母菌鉴别。

2. 致病性　荚膜多糖为重要的致病物质。新型隐球菌大多由呼吸道侵入人体，亦可由破损皮肤及肠道侵入。在肺部引起感染，一般预后良好。当机体免疫功能下降时可由肺经血向全身各个脏器组织播散，主要侵犯中枢神经系统，发生脑膜炎、脑炎、脑肉芽肿等，预后不良。此外也可侵入骨骼、肌肉、淋巴结、皮肤黏膜引起慢性炎症和脓肿。

3. 微生物学检查　脑脊液墨汁负染后镜下检查可见黑色背景下有圆形孢子，周围有透光的厚荚膜，宽度与菌体直径相当，孢子与荚膜之间的界限和荚膜的外缘都非常整齐，清楚。在沙保若培养基上 2~5 天可形成棕黄色黏液样菌落。脑内或腹腔注射小白鼠可导致死亡。用血清学方法检出隐球菌荚膜多糖抗原，对该病诊断可提供重要帮助。

4. 防治原则　预防新型隐球菌感染，除应增强机体免疫力外，避免创口感染土壤及鸟粪等。治疗药物可用碘化钾或碘化钠、大蒜素、两性霉素 B、酮康唑、伊曲康唑，亦可两性霉素 B 与 5- 氟胞嘧啶联合应用。

(三) 卡氏肺孢子菌

卡氏肺孢子菌(*Pneumocystis carinii*，PC)或称肺囊菌，广泛分布于自然界、哺乳动物及健康人体内。为单细胞型，有孢囊和滋养体两种形态，孢囊为感染型，滋养体为繁殖型，呈二分裂法繁殖。

1. 致病性　卡氏肺孢子菌主要以空气传播。在健康人体内，多为无症状的隐性感染或亚临床感染；宿主免疫力下降时，可导致间质性浆细胞肺炎，又称肺孢子菌性肺炎(pneumocystis pneumonia，

PCP),此肺炎临床表现可分为两种类型:

(1) 流行型:多发生于早产儿及营养不良的虚弱婴儿,年龄在 2~6 个月之间,通常患儿突然高热、拒食、干咳、呼吸和脉搏增快,严重时出现呼吸困难和发绀。X 线胸片检查可见双肺弥漫性浸润灶。病死率达 50%。

(2) 散发型:发病多与艾滋病、恶性肿瘤、器官移植术后、长期饥饿、严重营养不良及免疫缺陷等有关,大量的免疫抑制剂、抗肿瘤药物的应用以及放射线照射等易诱发本病。临床表现往往不典型,有的病人可出现腹泻或上呼吸道感染等症状,多数病人起病急骤,高热,偶可闻及少量散在干、湿性啰音。X 线显示两肺弥漫性阴影或斑点状阴影。原发病加重,体征与症状的严重程度往往不符。少数病人可有淋巴结、肝脾大,病程短促,可于发病后 4~8 天内死亡。

2. 防治原则　病人应卧床休息,给予吸氧、改善通气,注意水和电解质平衡;治疗药物可用复方磺胺甲噁唑、三甲曲沙、喷他脒、克林霉素与伯氨喹、氨苯砜、皮质类固醇激素等。

本章小结

真菌在自然界分布广泛,种类繁多。绝大多数真菌对人类无害,有些真菌与人或动物的疾病有关。真菌分为单细胞型真菌和多细胞型真菌。真菌营养要求不高,在沙保培养基即能生长良好。真菌生长缓慢,典型菌落有酵母型菌落、类酵母型菌落和丝状菌落。对干燥、紫外线及一般消毒剂均有较强的耐受。对常用抗生素不敏感,可用两性霉素 B、5- 氟胞嘧啶、伊曲康唑、制霉菌素等治疗真菌感染。真菌的致病类型主要包括真菌性感染、条件致病性真菌感染、变态反应性真菌病、真菌毒素中毒症、真菌毒素所致肿瘤。临床常见致病真菌包括皮肤癣菌、皮下组织感染真菌和深部感染真菌。

(徐文鑫)

扫一扫,测一测

思考题

1. 真菌的形态结构有哪些主要特点?
2. 真菌致病的类型有哪些?
3. 白假丝酵母菌可引起哪些疾病,如何用药治疗?
4. 简述新型隐球菌的致病性及防治原则。

第三篇 病 毒 学

第十八章 病毒的基本性状

学习目标

1. 掌握:病毒的结构及其功能。
2. 熟悉:病毒的大小、化学组成;病毒的异常增殖和干扰现象。
3. 了解:病毒的复制周期;理化因素对病毒的影响;病毒的分类。
4. 根据病毒的干扰现象来解释机体若同时使用两种或两种以上的病毒疫苗影响疫苗接种效果的原因。

病毒(virus)是一类非细胞型微生物,主要特征有:①体积微小:可通过细菌滤器,需借助电子显微镜观察;②结构简单:无完整的细胞结构,只含有一种核酸,即DNA或RNA;③专性寄生:因缺乏产生能量的酶系统,必须在易感的活细胞内寄生;④以复制的方式增殖;⑤对抗生素不敏感,但对干扰素敏感。

病毒与人类疾病的关系密切,在微生物引起的疾病中,由病毒引起的约占75%。主要的病毒性疾病有肝炎、流行性感冒、腹泻、艾滋病等。病毒性疾病不仅传染性强、流行广,且有效药物少,临床治疗比较困难。除传染病外,某些病毒感染还与肿瘤、自身免疫性疾病和先天性畸形等密切相关,因此病毒与许多临床学科的关系也越来越密切,已成为临床多学科关注的热点。

第一节 病毒的形态与结构

一、病毒的形态和大小

完整成熟的病毒颗粒称为病毒体(virion),具有感染性,是病毒在细胞外的典型结构形式。病毒体的测量单位为纳米(nanometer,nm)。各种病毒大小相差很大,最大的约为300nm,如痘病毒;中等大小的病毒约80~150nm,如流行性感冒病毒;最小的约为20~30nm,如脊髓灰质炎病毒。一般病毒介于20~250nm,其中绝大多数病毒都在150nm左右。

病毒的形态多种多样,多数病毒呈球形或近似球形,少数呈杆状、丝状、弹状、砖形和蝌蚪状。病毒体形态与大小比较见图18-1。

二、病毒的结构和化学组成

病毒的基本结构是由核心和衣壳构成的核衣壳。有些病毒的核衣壳外有包膜和刺突。无包膜的病毒体称裸病毒,有包膜的病毒称为包膜病毒(图18-2)。

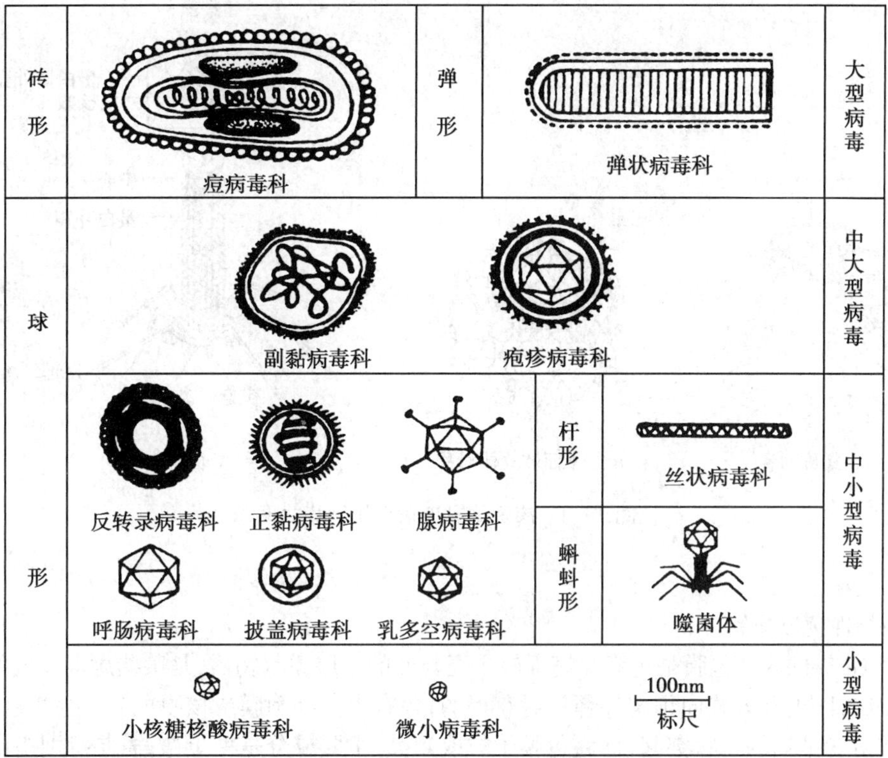

图 18-1　病毒体形态与大小比较

(一) 病毒的结构

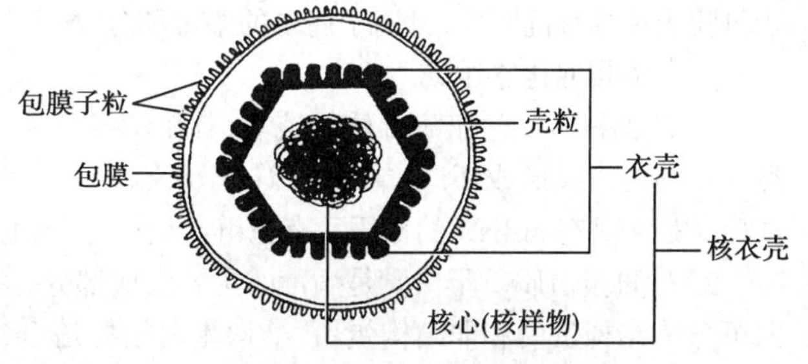

图 18-2　病毒体结构模式图

1. 核心(core)　是病毒的中心结构,主要成分为核酸,即DNA或RNA,构成病毒的基因组,其主要功能有:①病毒复制:病毒以基因组为模板,经过转录、翻译过程合成病毒的前体形式,如病毒核酸多聚酶、结构蛋白等,然后装配成子代病毒体。②决定病毒的特性:病毒核酸链上的基因密码储存着病毒的全部遗传信息,由它复制的子代病毒保留亲代病毒的一切特性,如形态结构、抗原性、致病性等。③具有感染性:有些病毒经化学方法除去病毒衣壳后所获得的核酸,仍具有感染性,进入宿主细胞并能复制增殖,则称为感染性核酸。感染性核酸因不受宿主细胞受体限制,故感染宿主范围更广。

2. 衣壳(capsid)　是包绕在病毒核酸外的一层蛋白质。衣壳具有抗原性,是病毒体的主要抗原成分,由一定数量的亚单位壳粒聚合而成。壳粒的排列方式呈对称性,不同的病毒体,衣壳所含的壳粒数目和对称方式不同,可作为病毒鉴别和分类的依据之一。

根据衣壳的壳粒数量及排列方式不同,病毒衣壳有三种类型(图 18-3):①螺旋对称型:病毒核酸呈盘旋状,壳粒沿核酸走向形成螺旋对称排列,见于正黏病毒、副黏病毒、弹状病毒等。②二十面体立体对称型:病毒核酸浓集成球形或近似球形,其衣壳的壳粒呈立体对称排列,构成有20个等边三角形的面,12个顶角、30个棱边构成的立体结构,称其为二十面体立体对称型。大多数病毒体顶端的壳粒由5个同样的壳粒包围,称为五邻体,在三角形面上的壳粒,周围都有6个同样的壳粒,称为六邻体。见于大多数球形病毒,如腺病毒和脊髓灰质炎病毒等。③复合对称型:病毒体结构较复杂,既有螺旋对称又有二十面立体对称形式。仅见于痘类病毒和噬菌体等。

衣壳的主要生物学功能有:①保护病毒核酸,避免受核酸酶和其他理化因素的破坏;②参与感染过程,衣壳蛋白与易感细胞表面受体特异性结合,介导病毒核酸进入宿主细胞;③具有抗原性,可诱导

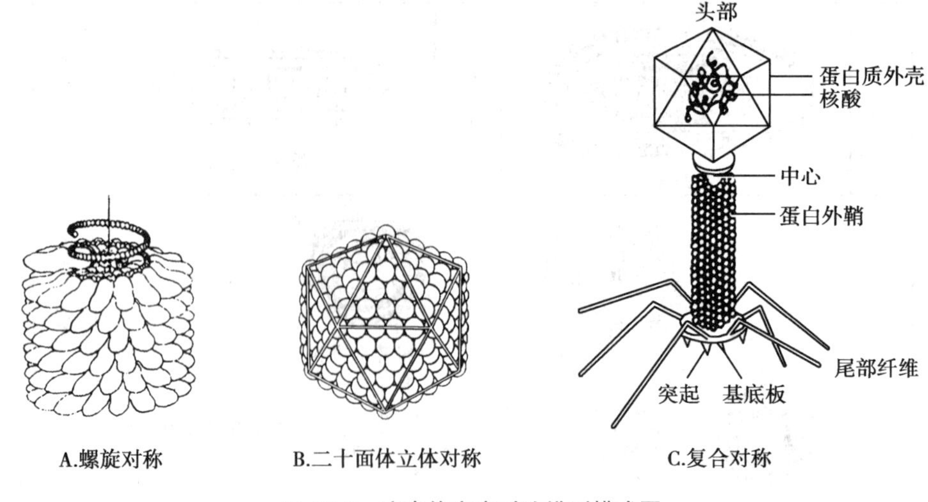

图 18-3 病毒体衣壳对称排列模式图

机体产生特异性免疫应答。

3. 包膜（envelope） 包膜是包绕在病毒核衣壳外面的双层膜状物质，是某些病毒在成熟的过程中穿过宿主细胞，以出芽方式向细胞外释放时获得的，含有宿主细胞膜或核膜成分，包膜表面常有不同形状的呈放射状排列的钉状突起，称为包膜子粒或刺突，主要成分是糖蛋白，需要特别指出的是包膜上刺突是由病毒基因编码的而非宿主细胞的膜成分，如流感病毒的血凝素和神经氨酸酶。

包膜的主要功能有：①保护核衣壳，维护包膜病毒结构的完整性；②包膜中的糖蛋白可以与宿主细胞膜上的受体结合，有助于病毒的吸附和融合，同时脂蛋白也是引起发热、中毒症状的原因之一；③包膜蛋白具有抗原性，可用于病毒的鉴定和分型。

（二）病毒的化学组成

1. 病毒核酸 位于病毒体的核心，其化学成分为 DNA 或 RNA，以此分成 DNA 和 RNA 病毒两大类。核酸可为线形或环形，单链或双链。DNA 病毒大多为双链，RNA 病毒大多为单链。单链 RNA 根据核酸是否具有 mRNA 的作用又有正链与负链之分，有的病毒核酸分节段。

2. 病毒蛋白质 蛋白质是病毒的主要组成部分，由病毒基因组编码，具有病毒的特异性。病毒蛋白可分为结构蛋白和非结构蛋白，结构蛋白指的是组成病毒体的蛋白成分，主要分布于衣壳、包膜和基质中，具有良好的抗原性；包膜蛋白多突出于病毒体外，即刺突糖蛋白。病毒的非结构蛋白是指病毒基因组编码的蛋白多肽，它不一定存在于病毒体内，也可存在于感染细胞中，如蛋白水解酶、DNA 聚合酶、逆转录酶、胸腺嘧啶核苷酸酶和抑制宿主细胞生物合成的蛋白等，已广泛用作抗病毒药物的作用靶点。

3. 脂类和蛋白 脂质主要存在于病毒包膜中，以胆固醇和磷脂为主，来自宿主细胞。有些病毒含少量糖类，主要以糖蛋白的形式存在，也是包膜的表面成分之一。

第二节 病毒的增殖

病毒缺乏增殖所需的酶系统，只能在易感的活细胞内进行增殖。病毒增殖的方式是以病毒基因组为模板，在 DNA 聚合酶或 RNA 聚合酶作用下，利用宿主细胞提供的原料、能源、场所等，经过复杂的生化合成过程，复制出病毒的基因组，再经转录、翻译过程，合成大量的病毒结构蛋白，再经过装配，最终释放出子代病毒。这种以病毒核酸分子为模板进行复制的方式称为自我复制。

一、病毒的复制周期

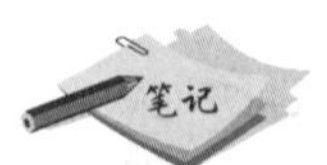

从病毒进入宿主细胞开始，经过基因组复制，到最后释放出子代病毒，称为一个复制周期，包括吸

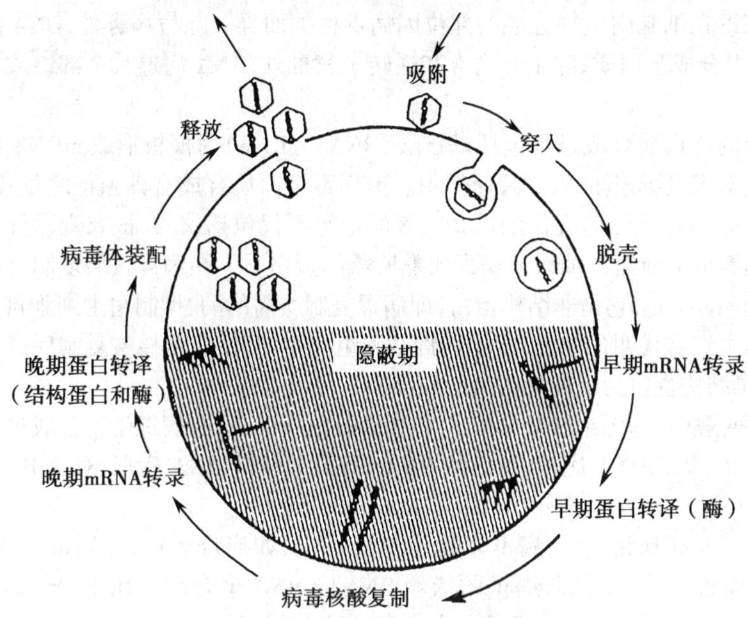

图 18-4　病毒复制周期模式图

附(adsorption)、穿入(penetration)、脱壳(uncoating)、生物合成(biosynthesis)、组装与释放(assembly and release)5个阶段。

(一) 吸附

病毒吸附于宿主细胞表面是感染的第一步。吸附主要是通过病毒使表面的蛋白与易感细胞表面特异性受体相结合。不同细胞表面有不同受体,它决定了病毒的不同嗜组织性和感染宿主的范围,如无包膜脊髓灰质炎病毒衣壳蛋白能与人及灵长类动物表面脂蛋白受体结合,而腺病毒衣壳触须样纤维能与细胞表面特异性蛋白相结合。有包膜病毒多通过表面糖蛋白结构与细胞受体结合,如流感病毒血凝素蛋白与细胞表面的唾液酸结合;EB病毒则能与B细胞CD21结合。若细胞无病毒可吸附的受体,一般不发生感染。因此可利用消除细胞表面的病毒受体,或利用与受体类似的物质阻止病毒与受体的结合,以开发抗病毒药物。

病毒的吸附分为两个阶段:①非特异性吸附:病毒与宿主细胞的静电结合,该过程与Na^+、Mg^{2+}、Ca^{2+}等阳离子浓度有关,是可逆的;②特异性吸附:宿主细胞表面受体与病毒包膜或衣壳表面的配体特异性结合,是不可逆的。

(二) 穿入

病毒吸附在宿主细胞膜后,主要是通过胞饮、融合、转位作用等方式进入细胞。①胞饮:即病毒与宿主细胞结合后内凹进入细胞,细胞膜内陷形成类似吞噬泡的结构,病毒整体地进入细胞质内。无包膜病毒多以胞饮形式进入易感动物细胞内。②融合:是指病毒包膜与宿主细胞密切接触,在融合蛋白的催化下,病毒包膜与宿主细胞膜融合,将病毒的核衣壳释放进细胞质内。包膜病毒,如正黏病毒、副黏病毒、疱疹病毒都以融合的形式穿入细胞。③转位作用,指有些无包膜病毒吸附于宿主细胞膜后,其衣壳蛋白的某些多肽成分发生改变,使病毒直接穿过细胞膜进入细胞称为转位。如噬菌体吸附于细菌后,可能由细菌表面的酶类作用,导致噬菌体头部的核酸通过尾髓直接进入胞质内。

(三) 脱壳

病毒体必须脱去蛋白质衣壳后,核酸才能发挥作用。多数病毒穿入细胞后,在细胞溶酶体的作用下衣壳蛋白水解,释放出基因组核酸。

(四) 生物合成

病毒基因组一旦从衣壳中释放,就进入病毒复制的生物合成阶段,即病毒基因利用宿主细胞提供的低分子物质和能量合成子代的病毒核酸、结构蛋白和非结构蛋白。在此阶段从宿主细胞内检测不出病毒颗粒,故称隐蔽期。各种病毒隐蔽期长短不一,如脊髓灰质炎病毒3~4小时,正黏病毒7~8小时,

腺病毒 16~18 小时。病毒在细胞内生物合成的部位因病毒种类而异。除痘病毒外，DNA 病毒在细胞核内合成 DNA，在胞浆内合成蛋白质；除正黏病毒和逆转录病毒外，RNA 病毒其全部组成成分均在细胞质内合成。

病毒在宿主细胞内的蛋白质合成过程包括以核酸（DNA 或 RNA）为模板形成 mRNA 的转录作用和以特异 mRNA 分子为模板形成蛋白质的翻译作用。但病毒蛋白质合成有其独特之处：①一切合成蛋白质的原料氨基酸都是由宿主细胞提供的。②病毒的增殖不仅包括核酸、核衣壳、蛋白质的合成，而且还包括催化合成病毒成分所需的酶以及病毒成熟所需的蛋白质。在病毒核酸复制之前合成的蛋白质叫做早期蛋白（early protein），它是非结构蛋白，即病毒复制所需的酶、抑制宿主细胞自身核酸与蛋白质合成的酶和抑制宿主细胞代谢的酶类；根据病毒基因组指令，开始病毒核酸复制后进行病毒基因的转录、翻译以合成病毒结构蛋白为晚期蛋白（late protein）。

在生物合成阶段，根据病毒基因组转录 mRNA 和翻译蛋白质的不同，病毒生物合成过程可归纳为 6 大类型：双链 DNA 病毒、单链 DNA 病毒、单正链 RNA 病毒、单负链 RNA 病毒、双链 RNA 病毒和逆转录病毒。

1. 双链 DNA 病毒　人和动物 DNA 病毒多数是双链 DNA，如疱疹病毒、腺病毒。双链 DNA 病毒首先以病毒 DNA 为模板，在宿主细胞提供的依赖 DNA 的 RNA 聚合酶作用下，转录出早期蛋白 mRNA，在胞质核糖体翻译成早期蛋白，主要是合成病毒子代 DNA 所需的 DNA 多聚酶和脱氧胸腺嘧啶激酶。然后在此酶的作用下，以亲代 DNA 为模板，复制大量子代病毒的核酸，再以子代 DNA 分子为模板转录出晚期 mRNA，继而在胞质核糖体上翻译出大量晚期蛋白，即子代病毒的衣壳蛋白和包膜表面的结构蛋白等。

图片：双链 DNA 病毒复制模式图

如果没有蛋白酶作用，或者由于蛋白酶抑制剂的作用灭活了蛋白酶，不能形成衣壳蛋白，则病毒无法完成组装。双链 DNA 通过半保留复制形式，大量生成与亲代结构完全相同的子代 DNA。

2. 单链 DNA 病毒　以亲代 DNA 为模板，在 DNA 聚合酶作用下，产生互补链，并与亲代 DNA 链形成双链 DNA 作为复制中间体，然后解链，由新合成的互补链为模板复制出子代 ssDNA，转录 mRNA 和翻译合成病毒蛋白质。

图片：单正链 RNA 病毒复制模式图

3. 单正链 RNA 病毒　单正链 RNA 病毒本身具有 mRNA 的功能，可直接附于宿主细胞核糖体上转译早期蛋白，即依赖 RNA 的 RNA 聚合酶，并在此酶作用下，以病毒 RNA 为模板复制出与亲代正链 RNA 互补的负链 RNA，其与亲代正链 RNA 形成双链 RNA，即复制中间体。其中正链 RNA 起 mRNA 作用，翻译晚期蛋白（病毒衣壳蛋白和其他结构蛋白），负链 RNA 起模板作用，转录与负链 RNA 互补的子代病毒 RNA。

4. 单负链 RNA 病毒　大多数有包膜的 RNA 病毒多属于单负链 RNA 病毒。这种病毒含有依赖 RNA 的 RNA 聚合酶，在此酶作用下，首先转录出互补正链 RNA，形成 RNA 复制中间体，再以其中的正链 RNA 为模板，转录出与其互补的子代负链 RNA，同时翻译出病毒结构蛋白和酶。

5. 双链 RNA 病毒　在依赖 RNA 的 RNA 聚合酶作用下转录 mRNA，翻译出蛋白。再以双链 RNA 病毒的负链 RNA 复制出正链 RNA，再由后者复制出新负链 RNA，即子代病毒 RNA 全部为新合成 RNA。

6. 逆转录病毒　人类免疫缺陷病毒和人类嗜 T 淋巴细胞白血病病毒属于逆转录病毒。此类病毒带有逆转录酶（依赖 RNA 的 DNA 聚合酶），其基因组独特，是由两条相同的正链 RNA 构成，为单正链双体 RNA，均不具有 mRNA 功能。此病毒在逆转录酶作用下，以病毒 RNA 为模板合成互补负链 DNA，形成 RNA：DNA 中间体。中间体中的 RNA 由 RNA 酶 H 降解，其中的 DNA 则作为模板，在 DNA 聚合酶作用下复制另一条 DNA 链，组成双链 DNA。该双链 DNA 以前病毒的形式整合于宿主细胞 DNA 中。当病毒复制时需先从细胞 DNA 上解离下来，在宿主细胞提供的依赖 DNA 的 RNA 聚合酶作用下转录出病毒 RNA，再按 RNA 病毒的复制方式进行复制。

（五）组装与释放

子代病毒核酸复制后与病毒的晚期蛋白（结构蛋白）在受染宿主细胞的一定部位组合成子代病毒的过程称为组装。大多数 DNA 病毒在细胞核内组装，RNA 病毒则在胞质内组装。子代病毒组装后，可通过如下方式从细胞中释放。

1. 破胞释放　无包膜病毒在宿主细胞内增殖后致使细胞破裂，一次性将子代病毒全部释放到胞外。如脊髓灰质炎病毒。

2. 出芽释放　包膜病毒在宿主细胞内复制时，宿主细胞膜上会出现病毒基因编码的抗原物质，其所在部位是核衣壳出芽的位置。在子代病毒装配成核衣壳移向细胞膜边缘出芽时，包上核膜或细胞膜而获得子代病毒的包膜。故包膜的蛋白是病毒基因编码合成的，而包膜的基质来源于宿主细胞。病毒出芽释放，细胞一般不死亡，仍可分裂繁殖。

3. 其他方式　有些病毒可通过细胞间桥或细胞融合在细胞间传播，如巨细胞病毒。有些致癌病毒的核酸可与宿主细胞核酸整合在一起，随宿主细胞的分裂出现在子代细胞中，这种细胞常出现一些新的抗原。

病毒复制周期长短与病毒种类有关，如小 RNA 病毒一般为 6~8 小时，正黏病毒为 15~30 小时。每个细胞产生病毒的数量也因病毒和宿主细胞不同而异，多数可产生 10 万个病毒。

二、病毒的异常增殖与干扰现象

（一）病毒的异常增殖

病毒在细胞内复制时，可因病毒本身基因组发生改变或感染细胞的环境不利其复制，不能在细胞内完成增殖的全过程或复制出有感染性的病毒体，出现异常增殖的现象。

1. 顿挫感染　病毒进入宿主细胞，若细胞缺乏病毒复制所需的酶、能量及必要的成分，不能复制出有感染性的病毒颗粒，称为顿挫感染（abortive infection）。这种不能为病毒增殖提供必要条件的细胞称为非容纳细胞，非容纳细胞对另一种病毒可能为容纳细胞。病毒在非容纳细胞内呈顿挫感染，而在另一些细胞则可增殖。例如人腺病毒感染人肾细胞能正常复制，但感染猴肾细胞则形成顿挫感染。猴肾细胞对人腺病毒而言，被称为非容纳细胞，但对脊髓灰质炎病毒则是容纳细胞。

2. 缺陷病毒　病毒基因组不完整或某一基因位点改变，不能正常增殖，复制不出完整的有感染性的病毒颗粒，称为缺陷病毒（defective virus）。

当缺陷病毒同另一病毒共同培养时，若后者能为前者提供所缺乏的物质，就能弥补缺陷病毒的不足，完成病毒增殖，产生完整的病毒颗粒，这种具有辅助作用的病毒称为辅助病毒。例如腺病毒伴随病毒，因缺少某一部分基因不能在任何细胞内增殖，只有与腺病毒共同感染时才能增殖。丁型肝炎病毒也属于缺陷病毒，必须在乙型肝炎病毒辅助下才能进行复制。

（二）干扰现象

两种病毒同时或先后感染同一宿主细胞时，可发生一种病毒抑制另一种病毒增殖的现象，称为病毒的干扰现象（interference）。干扰现象可发生在不同病毒之间，也可发生在同种、同型、甚至同株病毒间。常常是先进入的干扰后进入的，灭活的干扰活的，缺陷病毒干扰完整病毒。发生干扰的主要机制是：①病毒诱导宿主细胞产生干扰素，抑制另一种病毒的增殖；②一种病毒破坏宿主细胞的表面受体，阻止另一种病毒的吸附或穿入，或两种病毒竞争同一作用底物；③改变宿主细胞代谢途径，影响另一个病毒的复制。

病毒之间的干扰现象能阻止发病，也可使感染终止。如减毒活疫苗诱生干扰素，能阻止毒力较强的病毒感染；毒力较弱的呼吸道病毒感染后，机体在一定时间内对呼吸道病毒不易感。机体同时使用两种或以上的病毒疫苗时，病毒的干扰现象可影响疫苗的接种效果，故需注意合理使用疫苗。

第三节　理化因素对病毒的影响

病毒受理化因素作用而失去感染性，称为病毒的灭活。灭活的病毒仍能保留其他特性，如抗原性、红细胞吸附、血凝和细胞融合等。

一、物理因素对病毒的影响

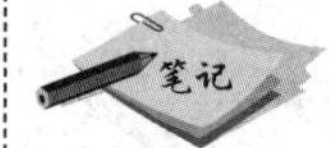

1. 温度　大多数病毒耐冷不耐热，在 0℃以下特别是干冰温度（-70℃）和液氮温度（-196℃）下

可长期保持其感染性。大多数病毒于56℃ 30分钟或100℃几秒钟即被灭活，但有的病毒如乙型肝炎病毒需100℃ 10分钟以上才能灭活。高温对病毒有灭活作用，主要使病毒的衣壳蛋白和包膜病毒的糖蛋白刺突变性，阻止了病毒吸附宿主细胞，同时高温也能破坏病毒复制所需的酶。反复冻融可使病毒感染性下降甚至灭活。

2. 酸碱度 大多数病毒在pH 5~9的范围内比较稳定，而在pH 5.0以下或pH 9.0以上迅速灭活。但不同病毒对pH的耐受程度有很大不同，pH 3.0~5.0时肠道病毒稳定，而鼻病毒很快被灭活。

3. 射线和紫外线 X线、γ射线、紫外线等均可使病毒灭活。射线引起核苷酸链发生致死性断裂；紫外线照射可使核苷酸链形成胸腺嘧啶二聚体，抑制病毒核酸的复制，导致病毒失活。但有些病毒经紫外线灭活后，再经可见光照射可激活酶，使病毒很快复活，故不宜用紫外线来制备灭活病毒疫苗。

二、化学因素对病毒的影响

病毒对化学因素的抵抗力一般较细菌强，可能是由于病毒缺乏酶类的原因。

1. 脂溶剂 包膜病毒因包膜富含脂类，对乙醚、三氯甲烷、去氧胆酸盐等脂溶剂敏感。因此，包膜病毒进入人体消化道后，即被胆汁破坏。在脂溶剂中，乙醚对病毒包膜破坏作用最大，所以常用乙醚灭活试验鉴别包膜病毒和无包膜病毒。

2. 酚类 酚及其衍生物为蛋白变性剂，可作为病毒的消毒剂。

3. 氧化剂、卤素及其化合物 病毒对H_2O_2、漂白粉、高锰酸钾、碘和碘化物及其他卤素化学物质很敏感，可用作病毒灭活剂。70%乙醇能使大多数病毒灭活，但对乙型肝炎病毒无效。次氯酸盐、过氧乙酸等对肝炎病毒有较好的消毒作用。

4. 抗生素和中草药 现有的抗生素对病毒无抑制作用。近年来研究发现有些中草药，如板蓝根、大青叶、大黄、黄芪和七叶一枝花等对某些病毒有一定的抑制作用。

第四节 病毒的分类

病毒的分类方法有很多种，常见的分类依据有：①核酸类型和结构（DNA或RNA、单链或双链、分子量、基因数和全基因组信息）；②病毒体的形状和大小；③衣壳对称性和壳粒数目；④有无包膜；⑤对理化因素的敏感性；⑥抗原性；⑦生物学特性（繁殖方式、宿主范围、传播途径和致病性）（表18-1，表18-2）。

表18-1 DNA病毒科分类及常见重要病毒

病毒科名	分类的主要特点	主要成员
痘病毒科	dsDNA，有包膜	天花病毒，痘苗病毒，传染性软疣病毒
疱疹病毒科	dsDNA，有包膜	单纯疱疹病毒Ⅰ/Ⅱ型，水痘带状疱疹病毒，EB病毒，巨细胞病毒，人疱疹病毒6、7、8型
腺病毒科	dsDNA，无包膜	腺病毒
嗜肝病毒科	dsDNA，复制过程有逆转录	乙型肝炎病毒
乳多空病毒科	dsDNA，环状，有包膜	乳头瘤病毒
小DNA病毒科	+ssDNA，无包膜	细小B19病毒、腺病毒伴随病毒

表18-2 RNA病毒科分类及常见重要病毒

病毒科名	分类的主要特点	主要成员
正黏病毒科	–ssRNA，分节，有包膜	流感病毒A、B、C、D型
副黏病毒科	–ssRNA，不分节，有包膜	副流感病毒，麻疹病毒，腮腺炎病毒，呼吸道合胞病毒
逆转录病毒科	两条相同的+ssRNA，不分节，有包膜	HIV，HTLV
小RNA病毒科	+ssRNA，不分节，无包膜	ECHOV

续表

病毒科名	分类的主要特点	主要成员
冠状病毒科	+ssRNA，不分节，有包膜	冠状病毒
沙粒病毒科	-ssRNA，分节，有包膜	拉沙热病毒
弹状病毒科	-ssRNA，不分节，有包膜	狂犬病病毒
纤丝病毒科	-ssRNA，不分节，有包膜	埃博拉病毒、马堡病毒

自然界中还存在一类比病毒还小，结构更简单的微生物，称为亚病毒（subvirus），包括类病毒、卫星病毒和朊粒，是一些非寻常病毒的致病因子。

1. 类病毒（viroid） 为植物病毒，是 1971 年美国 Diener 等长期研究马铃薯纺锤形块茎后报道命名的，迄今已发现有 12 种植物病由类病毒引起。类病毒仅有 250~400 个核苷酸组成，为单链杆状 RNA，有二级结构，无包膜和衣壳，不含蛋白质。在细胞核内增殖，利用宿主细胞的 RNA 酶Ⅱ进行复制。对核酸酶敏感，对热和有机溶剂有抵抗力。致病机制可能是由于 RNA 分子直接干扰宿主细胞的核酸代谢。

2. 卫星病毒（satellite virus） 是在研究类病毒过程中发现的又一种与植物病害有关的致病因子。卫星病毒可分为两大类，一类可编码自身的衣壳蛋白，另一类为卫星病毒 RNA 分子，又称拟病毒，需利用辅助病毒的蛋白衣壳。其特点为由 500~2000 个核苷酸构成的单链 RNA，与缺陷病毒不同，表现为与辅助病毒基因组间无同源性，复制时可干扰辅助病毒的增殖。

3. 朊粒（prion） 是一种宿主细胞基因编码的、不含核酸、具有自我复制和传染性的结构异常的朊蛋白，简称朊粒。目前认为，朊粒是人类和动物传染性海绵状脑病的病原体，可引起羊瘙痒症、疯牛病、人类的库鲁病和克 - 雅病等。

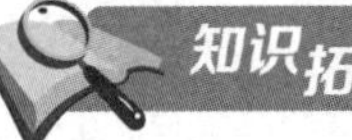

microRNA 在病毒感染性疾病诊断及治疗中的应用

microRNA 是一种高度保守的长约 21~23 个核苷酸的非编码单链 RNA 分子，广泛存在于各种原核和真核生物中。对于 microRNA 在病毒感染机体后的机制研究提示，多种 microRNA 在免疫系统中具有相关作用，作为一种新的分子标识用于疾病诊断已经在感染性疾病中有深入研究。

在肝细胞癌中，有些 microRNA 升高，从而导致癌症相关途径如细胞周期、转录和翻译的下调；而有些 microRNA 下降，从而导致抗肿瘤免疫应答的上调。因此，microRNA 是 HBV 及 HCV 感染和肝病进程之间重要的介质，是一种治疗的潜在分子靶标，如用反义寡核苷酸下调 micro RNA-122 可抑制 HCV 的复制；而 micro RNA-155、micro RNA-326 具有抵抗 HIV 感染的效应、调控病毒复制，有望成为治疗靶位。随着对病毒感染后 microRNA 的免疫调控相关机制研究的进一步深入，有助于增加对机体免疫系统功能的全面了解，并使与各类 microRNA 相关的靶向治疗成为可能。

本章小结

病毒体积微小，结构简单，仅含一种类型核酸，严格细胞内寄生，对抗生素不敏感，但对干扰素敏感。病毒以复制方式增殖，经过吸附、穿入、脱壳、生物合成、组装与释放五个阶段，复制出病毒基因组，转录合成病毒结构蛋白，最后经组装释放出子代病毒。但在某些情况下，病毒会出现异常增殖，形成缺陷病毒、顿挫感染等。两种病毒同时或先后感染同一宿主细胞时可能出现干扰现象。病毒对理化因素敏感，高温、偏碱或偏酸环境、射线、脂溶剂、消毒剂、酚类、氧化剂、卤素及其化合物、中草药等作用下可灭活病毒。

自然界中还存在一类比病毒还小，结构更简单的微生物，包括类病毒、卫星病毒和朊粒，是一些非寻常病毒的致病因子。

（包丽丽）

扫一扫，测一测

思考题

1. 病毒的主要特征有哪些？
2. 简述病毒的结构、化学组成和功能。
3. 简述病毒的复制周期。
4. 病毒增殖过程中可能存在的异常增殖现象有哪些？

第十九章　病毒的感染与抗病毒免疫

学习目标

1. 掌握病毒的垂直传播和持续性感染、干扰素的抗病毒作用。
2. 熟悉病毒感染的类型、病毒的致病机制、机体的抗病毒免疫过程。
3. 了解常见病毒的传播方式。
4. 能够运用病毒感染与传播的知识开展卫生宣教，帮助人群对病毒性疾病进行预防。

病毒侵入机体并在易感细胞内复制增殖，与机体发生相互作用的过程称为病毒感染。病毒感染的结果取决于宿主、病毒和其他影响免疫应答的因素，宿主因素包括基因背景、免疫状态、年龄以及个体的一般健康状况，病毒因素包括病毒株、病毒剂量、感染途径等与病毒毒力相关的因素。

第一节　病毒的感染

一、病毒的传播方式

病毒的传播方式有水平传播和垂直传播两种。多数病毒以一种途径进入宿主机体，但也可见多途径感染的病毒，如HIV等。

(一) 水平传播

病毒在人群个体之间的传播称为水平传播，为大多数病毒的传播方式。常见的传播途径包括黏膜表面的传播、皮肤传播和医源性传播。

1. 黏膜表面的传播　多种病毒可经呼吸道、消化道、泌尿生殖道等黏膜表面侵入机体。例如流行性感冒病毒侵入呼吸道后，在纤毛柱状上皮细胞内增殖，并沿细胞扩散引起呼吸道疾病。甲肝病毒通过粪 - 口途径侵入机体，首先在肠黏膜上皮细胞内增殖，然后经血流到达肝脏并增殖引起肝脏病变。还有些病毒可通过密切接触和性接触传播，例如HPV6、HPV11可经泌尿生殖道的黏膜感染引起性传播疾病。

2. 通过皮肤传播　有些病毒可由于昆虫叮咬、动物咬伤、注射或外伤等皮肤破损而导致病毒感染。如蚊虫叮咬可传播流行性乙型脑炎病毒，狂犬咬伤可传播狂犬病病毒等。

3. 医源性传播　有些病毒也可经注射、输血、拔牙、手术、器官移植等医疗行为引起传播，如乙型肝炎病毒、丙型肝炎病毒、人类免疫缺陷病毒等。

(二) 垂直传播

垂直传播是指病毒由宿主的亲代传给子代的传播方式，主要通过胎盘或产道传播，也可见其他方式，如产后哺乳或密切接触传播、病毒基因经生殖细胞遗传等。垂直传播是病毒感染的特点之一，很

多病毒都可通过垂直传播方式由母体传染给胎儿。目前发现可通过垂直传播的病毒，以乙型肝炎病毒、风疹病毒、巨细胞病毒以及人类免疫缺陷病毒多见，可引起流产、死胎、早产及先天畸形等。被感染的子代也可能没有任何症状而成为病毒携带者，如乙型肝炎病毒感染。

常见病毒的感染途径与方式见表19-1。

表19-1 常见病毒的感染途径与方式

传播方式	主要传播途径	传播媒介	病毒种类
水平传播	呼吸道	空气、飞沫、气溶胶、痰、唾液	流感病毒、副流感病毒、冠状病毒、鼻病毒、麻疹病毒、风疹病毒、腮腺炎病毒等
	消化道	污染的食物或水	脊髓灰质炎病毒、轮状病毒、甲型肝炎病毒、戊型肝炎病毒、其他肠道病毒等
	输血、注射	注射、输血、血液制品、器官移植	人类免疫缺陷病毒、乙型肝炎病毒、丙型肝炎病毒、巨细胞病毒等
	眼、泌尿生殖道	直接接触或间接接触、性交	人类免疫缺陷病毒、单纯疱疹病毒Ⅰ型、单纯疱疹病毒Ⅱ型、肠道病毒70型、腺病毒、人乳头瘤病毒
	破损皮肤或昆虫叮咬	蚊虫叮咬、狂犬或鼠类咬伤	脑炎病毒、狂犬病病毒、出血热病毒等
垂直传播	胎盘、产道	孕期、分娩、哺乳	乙型肝炎病毒、人类免疫缺陷病毒、巨细胞病毒、风疹病毒等

病毒在机体内呈现各种不同程度的播散，有些病毒只在入侵部位局部播散，称局部感染；另一些病毒可在入侵部位增殖后经血流或神经系统向全身或远离入侵部位的器官播散，称为全身感染。病毒入血称为病毒血症。

二、病毒感染的类型

病毒侵入机体后，因病毒种类、毒力和机体免疫力的不同，可表现出不同的感染类型。根据有无临床症状分为显性感染和隐性感染；按病毒在机体内的感染过程和滞留时间可分为急性感染和持续性感染。

（一）隐性感染

病毒侵入机体未引起典型临床症状的感染称为隐性感染（inapparent infection），又称亚临床感染。这可能是因病毒毒力弱或机体防御能力较强，使病毒不能大量增殖，细胞组织损伤轻微；也可能因病毒不能最后侵犯到靶细胞，故不呈现或极少呈现临床症状。隐性感染者虽不出现临床症状，但仍可使机体获得特异性免疫力。有些隐性感染者一直不产生免疫力，不能清除抗原，成为病毒携带者，本身虽无症状但病毒在体内增殖并向外排毒，成为重要的传染源。

（二）显性感染

病毒在宿主细胞内大量增殖，引起细胞破坏和组织损伤，机体出现明显症状，即显性感染（apparent infection）。显性感染可以是局部感染，如腮腺炎、单纯疱疹，也可以是全身感染，如麻疹。显性感染根据潜伏期长短、发病缓急、病程长短可分为急性感染和持续性感染。

1. 急性感染　病毒侵入机体后，在细胞内增殖，经数日或数周的潜伏期后发病。在潜伏期末病毒增殖到一定数量，导致靶细胞损伤或死亡，出现组织细胞的损伤和功能障碍，表现临床症状。但如宿主可以迅速调动免疫机制清除病毒，除少数死亡病例外，宿主一般能在短时间内进入恢复期，故也称为病原消灭型感染。其特点就是潜伏期短、发病急、病程仅数日至数周，恢复后机体内不再存在病毒，同时也会获得适应性免疫。例如流行性感冒、乙型脑炎、急性病毒性肝炎等。

2. 持续性感染　病毒可在机体内持续存在数月至数年，甚至数十年。可出现症状，也可不出现症状但长期带病毒，成为重要传染源。形成持续性病毒感染的原因有：①机体免疫力弱，无力完全清除病毒；②病毒存在于受保护部位，可逃避宿主的免疫作用；③某些病毒的抗原性过弱，难以诱导机体产

生有效的免疫应答清除病毒；④有些病毒在感染过程中产生缺损性干扰颗粒，干扰病毒复制，从而改变了病毒感染过程，形成持续性感染；⑤某些病毒基因整合在宿主细胞基因组中，长期与宿主细胞共存。根据病毒持续感染的发生机制不同可分为慢性感染、潜伏感染、慢发病毒感染等。

(1) 慢性感染：显性或隐性感染后，病毒未完全清除，长期存在于血液或组织中，并不断排出体外，可经输血、注射等传播。病人可出现轻微或无临床症状，但常反复发作，迁延不愈，病程可达数月至数年，如 HBV 引起的慢性肝炎和巨细胞病毒感染引起的传染性单核细胞增多症等。

(2) 潜伏感染：显性或隐性感染后，病毒基因潜伏于组织或细胞中，不产生感染性病毒体，也不出现临床症状，但某些条件下病毒可被激活而增殖，感染复发而出现症状。一般在急性发作期可以检测出病毒，潜伏期检测不到病毒。凡使机体免疫力下降的因素均可激活潜伏的病毒而使感染复发。例如单纯疱疹病毒感染后，潜伏于三叉神经节，此时机体既无临床症状也无病毒排出。受到机体免疫力低下、劳累、环境、内分泌和辐射等因素影响，潜伏的病毒被激活，沿感觉神经到达皮肤和黏膜，引起口唇单纯疱疹。带状疱疹是因儿童期感染了水痘病毒，病愈后病毒潜伏于脊髓后根神经节或脑神经节，可在数十年之后复发，表现为带状疱疹，病愈后病毒又回到潜伏部位。

(3) 慢发病毒感染：为慢性发展的进行性加重的病毒感染，其特点是：①潜伏期长，达数月、数年甚至数十年之久；②一旦出现症状，呈慢性进行性加重，虽然较少见但后果严重。如 HIV 引起的艾滋病、麻疹病毒引起的亚急性硬化性全脑炎（subacute sclerosing panencephalitis，SSPE）等。近年发现，一些疾病如多发性硬化病、动脉硬化症和糖尿病等也可能与慢发病毒感染有关。

三、病毒的致病机制

病毒的致病机制包括两方面：病毒对宿主细胞的直接损伤和病毒感染引起的免疫病理损伤。

（一）病毒对宿主细胞的直接致病作用

1. 杀细胞效应　即病毒在感染细胞内增殖并引起细胞溶解死亡的作用。主要见于无包膜、杀伤性强的病毒，如脊髓灰质炎病毒、腺病毒等。其机制是：①病毒在增殖过程中，核酸编码产生的早期蛋白抑制宿主细胞的核酸复制和蛋白质合成，使细胞新陈代谢功能紊乱，造成细胞病变与死亡；②病毒感染可致细胞溶酶体破坏，释放出溶酶体酶而致细胞自溶；③病毒蛋白的毒性作用，如腺病毒蛋白可使细胞团缩、死亡；④病毒增殖过程中损伤内质网、线粒体、核糖体等。

在体外培养的细胞中接种杀细胞病毒，经一定时间后，在显微镜下可以观察到细胞变圆、坏死，从瓶壁脱落现象，称为细胞病变作用（cytopathic effect，CPE）。

病毒的杀细胞效应若发生在重要的器官，如中枢神经系统，可能会引起严重的后果，甚至威胁生命或造成严重的后遗症。

2. 稳定状态感染　某些病毒在感染细胞内增殖而不引起细胞立即溶解死亡，称为稳定状态感染。多见于有包膜的病毒，如流感病毒、疱疹病毒等。这类病毒感染细胞后不阻碍细胞代谢，因而不会使细胞立即溶解死亡。病毒复制后，子代病毒以出芽方式从感染细胞中逐个释放出来，再感染邻近宿主细胞。但病毒可引起宿主细胞膜的改变，表现有：①细胞膜出现新抗原：由病毒基因编码的抗原可以出现在细胞膜表面，这种新抗原是引起免疫病理损伤的基础之一，如受染的呼吸道上皮细胞表面出现流感病毒基因编码的血凝素；还有因感染病毒而引起细胞表面抗原决定簇的变化，暴露了隐蔽的抗原决定簇。②细胞融合：有些病毒在感染细胞内增殖，由于病毒酶或宿主细胞内溶酶体的作用，使细胞膜互相融合，形成多核巨细胞，如麻疹病毒的感染等，多核巨细胞的寿命不长，检测多核巨细胞有助于病毒的鉴定。由于感染细胞可与未感染细胞融合，致使病毒从感染细胞进入邻近的正常细胞造成病毒扩散。

3. 包涵体形成　在有些病毒感染的细胞内，用普通光学显微镜可观察到胞浆或胞核内出现嗜酸性或嗜碱性的圆形、椭圆形不规则斑块状结构称为包涵体。有的位于胞质内，有的位于胞核中，有的两者都有。病毒包涵体对诊断某些病毒感染具有重要意义。如从可疑狂犬病病人的脑组织切片或涂片中发现细胞内有嗜酸性包涵体，也称内基小体，可诊断为狂犬病。

4. 细胞凋亡　细胞凋亡是一种由基因控制的程序性细胞死亡。有些病毒感染细胞后，由感染病毒本身或病毒编码蛋白间接地作为诱导因子，激发信号转导，启动凋亡基因，导致细胞凋亡。如正

黏病毒、副黏病毒、小RNA病毒、人乳头瘤病毒和人类免疫缺陷病毒等在感染细胞后，均可引起细胞凋亡。

5. 整合感染与细胞转化 某些DNA病毒或逆转录病毒在感染过程中，将全部或部分DNA结合至宿主细胞染色体中，称为整合感染。整合于细胞染色体中的病毒基因组不复制子代病毒体，但随宿主细胞的分裂病毒基因组也随之传给子代细胞。整合使细胞DNA序列发生变化，导致遗传性状改变，细胞增殖加速，失去细胞间接触抑制，引起细胞转化，甚至细胞癌变。

（二）病毒感染的免疫病理损伤

病毒侵入机体后，病毒感染细胞表面除表达病毒抗原外，还会出现自身抗原，诱导机体产生免疫应答，除了引起免疫保护作用外，还可引起免疫病理反应，造成机体损伤。此外有些病毒可直接侵犯免疫细胞或免疫器官，破坏其免疫功能。

1. 体液免疫损伤 许多病毒如乙肝病毒、汉坦病毒、流感病毒等能诱发细胞表面出现病毒基因组编码的新抗原，当特异性抗体与这些抗原结合后，在补体的参与下，引起Ⅱ型超敏反应，破坏宿主细胞；有些病毒抗原与相应抗体结合形成免疫复合物，长期存在于机体的血流中，当这种复合物沉积在某些器官的毛细血管基底膜时可激活补体，引起Ⅲ型超敏发应，造成组织损伤。慢性病毒性肝炎病人常出现关节疼痛，与免疫复合物沉积在关节滑膜引起关节炎有关。

2. 细胞免疫损伤 特异性细胞免疫是宿主清除胞内病毒的重要机制。特异性细胞毒性T细胞对靶细胞膜上的病毒抗原特异性识别后引起杀伤效应，可终止细胞内病毒的复制，对感染的恢复起关键作用，但同时也损伤了宿主细胞，造成功能紊乱。特异性Th细胞通过释放多种淋巴因子引起组织损伤和炎症反应。

3. 免疫抑制作用 某些病毒感染使一些T细胞被删除，从而抑制宿主的免疫应答，如麻疹病毒、风疹病毒、巨细胞病毒、EB病毒等感染时发生免疫抑制。这些病毒感染所致的免疫抑制，可激活体内潜伏的病毒或促进某些肿瘤的生长，亦可成为病毒持续感染的原因之一。

病毒性疾病除与病毒的直接作用和所引起的免疫病理损伤有关外，也与病毒的免疫逃逸能力有关。

四、病毒感染与肿瘤的关系

大量的研究资料表明，病毒感染与肿瘤的发生有着密切的关系。病毒与肿瘤的关系分为两种：一种是已经能够肯定某些肿瘤是由病毒感染所致；另一种是关系比较密切但是未获肯定。例如人乳头瘤病毒引起的人疣（乳头瘤）、人类嗜T细胞病毒所致的人T细胞白血病等属于第一种情况；HBV、HCV与原发性肝癌的关系、EB病毒与鼻咽癌及淋巴瘤的关系，HSV-2与宫颈癌的关系等均属于第二种情况，确定这些病毒感染与肿瘤的关系还需要更多的证据。

第二节 抗病毒免疫

机体的抗病毒免疫包括固有免疫和适应性免疫。

一、固有免疫

机体抗病毒的固有免疫是针对病毒感染的第一道防线，包括皮肤黏膜的屏障作用，吞噬细胞、NK细胞的吞噬与杀伤作用及干扰素的作用等。其中干扰素、巨噬细胞和NK细胞起起主要作用。

1. 屏障作用 皮肤黏膜是抗病毒感染的第一道防线，完整的皮肤黏膜与呼吸道上皮细胞的纤毛、皮肤皮脂腺分泌的脂肪酸、汗腺分泌的乳酸及黏膜上皮分泌的黏多糖等均可阻止或杀灭病毒。发育完整的血脑屏障和胎盘屏障可阻止大多数病毒侵入中枢神经系统和感染胎儿。

2. 巨噬细胞与NK细胞 巨噬细胞是阻止病毒感染和促进病毒感染恢复的主要吞噬细胞。巨噬细胞通过吞噬消化作用杀伤病毒，活化的巨噬细胞还可产生多种细胞因子发挥免疫效应。NK细胞可直接或经ADCC效应杀伤病毒感染细胞，是抗病毒感染中主要的固有免疫杀伤细胞。活化的NK细胞

还可通过释放 TNF-α 或 IFN-γ 等细胞因子发挥抗病毒作用。

3. 干扰素(interferon,IFN)　IFN 是病毒或其他 IFN 诱生剂诱导人或动物细胞产生的一种糖蛋白,具有抗病毒、抗肿瘤和免疫调节等多种生物学活性。

(1) IFN 的种类及性质:由人类细胞产生的 IFN 分为 α、β、γ 三种。IFN-α 主要由人白细胞产生;IFN-β 主要由人成纤维细胞产生;IFN-α、IFN-β 统称为Ⅰ型干扰素,抗病毒作用较免疫调节作用强。IFN-γ 由 T 细胞产生,又称为Ⅱ型干扰素,也称免疫干扰素,是重要的细胞因子,其免疫调节作用较抗病毒作用强。编码Ⅰ型干扰素的基因位于人类第 9 号染色体,编码Ⅱ型干扰素的基因位于第 12 号染色体上。

干扰素分子量小,对热稳定,4℃可保存较长时间,-20℃可长期保存其活性。56℃可被灭活,可被蛋白酶破坏。干扰素具有抗原性,在使用干扰素治疗期间,机体可以针对其产生干扰素抗体,可能会影响干扰素的生物学活性。

(2) IFN 抗病毒的作用机制及特点:IFN 具有广谱抗病毒作用,通过诱导细胞合成抗病毒蛋白而发挥抑制病毒的作用。抗病毒蛋白包括蛋白激酶、2′,5′-腺嘌呤核苷合成酶(2′,5′-A 合成酶)以及磷酸二酯酶,这些酶可切割病毒 mRNA,抑制病毒蛋白的合成,抑制病毒的复制,也可影响病毒的组装与释放。此外干扰素还能激活 NK 细胞和巨噬细胞,增强其对病毒感染细胞的杀伤作用。

视频:干扰素抗病毒作用机制

干扰素抗病毒作用的特点:①广谱性:IFN 对大多数病毒有抑制作用;②种属特异性:一种动物产生的 IFN 只能作用于同种动物细胞,诱导产生抗病毒蛋白,发挥抗病毒作用;③间接性:IFN 不直接灭活病毒,而是通过细胞间接发挥抗病毒作用;④发挥作用早,持续时间短:IFN 在病毒感染机体数小时后即发挥作用,持续 1~3 周;⑤选择作用:IFN 诱导产生的抗病毒蛋白只作用于病毒,对宿主细胞的蛋白合成无影响。

(3) 干扰素的生物学活性:①抗病毒作用:既能中断病毒感染细胞中的病毒复制,又能抑制病毒扩散;②免疫调节作用:能增强巨噬细胞、NK 细胞、CTL 细胞等活性,促进吞噬细胞的吞噬与抗原加工提呈作用,增强淋巴细胞对靶细胞的杀伤力等;③抗肿瘤作用:IFN-γ 能调节癌基因的表达,抑制肿瘤细胞的分裂增殖,发挥抗肿瘤效应。

通过干扰素和巨噬细胞、NK 细胞等的作用,机体在病毒感染早期即可抑制病毒复制,杀伤感染细胞进而清除病毒。当入侵病毒未能被非特异性免疫所遏制,随着病毒的继续增殖,机体的特异性免疫被启动。

机体的遗传因素也决定了种属和个体对病毒感染的差异,有些动物病毒不感染人类;也有些人类病毒因动物细胞膜上无相应受体而不会引起动物感染。

二、适应性免疫

病毒是一种良好抗原,具有较强的免疫原性,能诱导机体产生适应性免疫应答,包括体液免疫应答与细胞免疫应答,前者主要作用于胞外的病毒,后者主要对胞内病毒发挥作用。

1. 体液免疫的抗病毒作用　病毒感染后,机体产生多种特异性抗体,如中和抗体、血凝抑制抗体、补体结合抗体等,在抗病毒免疫中起特异性保护作用。

(1) 中和抗体:主要是指针对病毒表面抗原产生的抗体,可使病毒失去感染能力,对细胞外游离的病毒起主要作用。中和抗体主要包括 IgG、sIgA、IgM 三类,IgG 抗体是主要的抗病毒中和抗体。其作用机制:①抗体与病毒表面的抗原结合,阻止病毒吸附和穿入易感细胞,保护细胞免受病毒感染,并可有效地防止病毒通过血流播散;②抗体与相应病毒抗原结合可通过调理作用促进吞噬细胞对病毒的吞噬;③抗体与抗原结合后形成免疫复合物,可激活补体,导致病毒感染细胞裂解;④抗体与抗原结合后可通过抗体依赖性细胞介导的细胞毒作用(ADCC 作用)裂解与破坏病毒感染细胞。sIgA 抗体存在黏膜分泌液中,在局部免疫中起主要作用,可阻止病毒侵入局部黏膜。

(2) 血凝抑制抗体:表面含有血凝素的病毒感染后,可刺激机体产生抑制血凝现象的抗体,主要是 IgM 和 IgG。例如乙型脑炎病毒、流感病毒等的血凝抑制抗体能中和病毒的感染性,具有保护作用。

(3) 补体结合抗体:此类抗体由病毒内部抗原或病毒表面非中和抗原诱发,不能中和病毒的感染性,但可通过调理作用增强巨噬细胞的吞噬作用。检测补体结合抗体可协助诊断某些病毒感染性

笔记

疾病。

2. 细胞免疫的抗病毒作用 感染细胞内病毒的清除主要依赖于细胞免疫，参与抗病毒细胞免疫的主要效应细胞有 CTL 和 Th1 细胞。CTL 可通过其抗原受体识别病毒感染的靶细胞，释放穿孔素和颗粒酶，通过细胞裂解与凋亡两种机制直接杀伤靶细胞。活化 Th1 可分泌多种细胞因子，如 IFN-γ、IL-2、IL-12、TNF 等，激活 NK 细胞、巨噬细胞和 CTL，诱发炎症反应，促进 CTL 的增殖分化而发挥抗病毒作用。

总之，机体抗病毒免疫是由固有免疫和适应性免疫共同构成的，但不同的病毒感染所获得免疫力持续时间不同。一般认为引起全身感染并有明显病毒血症者可获得持久甚至终身免疫，如麻疹病毒、流行性乙型脑炎病毒。而不侵入血流，抗原易变异的病毒感染后获得短暂免疫力，如流感病毒。

病毒的免疫逃逸

1909 年 Paul Ehrlich 首次提出免疫系统具有识别和杀灭肿瘤的功能。20 世纪 70 年代 Berent 正式提出免疫监视理论，认为机体的免疫系统能识别并杀伤癌细胞。到 2002 年 Schreiber 等提出了免疫编辑理论，并认为免疫系统在发挥免疫监视功能的同时肿瘤细胞可以通过修饰自身表面抗原并改变肿瘤微环境来逃避机体的免疫识别与攻击，从而逃避免疫监视。到目前所知有些病毒可能通过逃避免疫防御、防止免疫激活或阻止免疫应答逃脱免疫应答；有些病毒可以通过编码抑制免疫应答的蛋白质实现免疫逃逸；有些病毒形成合胞体让病毒在细胞间传播逃避抗体的作用。

本章小结

病毒可经呼吸道、消化道、血液等途径在人群中水平传播，也可通过胎盘或产道垂直传播。病毒感染的类型以隐性感染为主，但一般情况下显性感染才能被发现。显性感染又包括急性感染和持续性感染，持续性感染又根据发生机制不同，分为慢性感染、潜伏感染和慢发病毒感染。

病毒的致病机制主要有两方面：病毒可通过杀细胞效应、稳定状态感染、包涵体形成、细胞凋亡、整合感染等方式直接损伤宿主细胞；同时病毒感染可引起体液免疫损伤、细胞免疫损伤、抑制机体免疫功能而对造成机体间接损伤。对于机体而言，可通过屏障结构、吞噬细胞的作用、干扰素等非特异性免疫抑制病毒；同时也可通过体液免疫和细胞免疫清除病毒。

（高艳萍）

扫一扫，测一测

思考题

1. 病毒的主要传播方式有哪些？
2. 病毒感染的类型有哪些？
3. 病毒感染的致病机制有哪些特点？
4. 机体抗病毒感染的机制有哪些？

第二十章 常见病毒

学习目标

1. 掌握：流感病毒的形态结构，分型和变异；脊髓灰质炎病毒的致病性和特异性预防；HIV 的生物学特性、致病性及预防原则；乙型肝炎病毒的生物学特性和致病性，HBV 抗原抗体检测及其临床意义。

2. 熟悉：呼吸道病毒的致病性和防治原则；肠道病毒的分类和共同特征；轮状病毒、狂犬病病毒的形态结构、致病性及防治；甲、丙、丁、戊型肝炎病毒的致病性，各型肝炎病毒感染的防治原则；乙脑病毒和汉坦病毒的致病性和防治原则。

3. 了解：疱疹病毒的种类和共同特点，各种疱疹病毒的致病性和防治原则；虫媒病毒的共同特点，狂犬病病毒的生物学特性、致病性及防治。

4. 能通过流感病毒的生物学性状理解甲型流感病毒易造成世界大流行的原因，能通过各种病毒的传播途径理解其防控原则，能够解释乙型肝炎抗原抗体检测结果。

第一节　呼吸道病毒

呼吸道病毒是以呼吸道为主要侵入门户，引起呼吸道局部感染或其他组织器官病变的病毒。主要包括流行性感冒病毒、麻疹病毒、腮腺炎病毒、冠状病毒、呼吸道合胞病毒、风疹病毒、腺病毒等。90% 以上急性呼吸道感染由病毒引起。呼吸道病毒感染具有传播速度快、传染性强、所致疾病潜伏期短、可反复感染等特点。

一、流行性感冒病毒

流行性感冒病毒(influenza virus)简称流感病毒，属正黏病毒科，是人和动物流行性感冒(简称流感)的病原体，包括甲(A)、乙(B)、丙(C)、丁(D)四型。甲型流感病毒曾数次引起世界性大流行，除感染人外，还可引起禽、马、猪等多种动物感染；乙型流感病毒仅感染人类，可引起地区性流行；丙型流感病毒主要侵犯婴幼儿，常以散发形式出现；丁型流感病毒主要感染牛、猪等动物。

(一) 生物学性状

1. 形态与结构　病毒多呈球形或椭圆形，直径约 80~120nm，从病人体内初次分离出的流感病毒常呈丝状，病毒体由核衣壳和包膜构成(图 20-1)。

(1) 核衣壳：位于病毒体核心，呈螺旋对称，由分节段的单负链 RNA、核蛋白及 RNA 多聚酶组成。A、B 型流感病毒 RNA 分 8 个节段，C、D 型流感病毒 RNA 分 7 个节段。核蛋白(nucleoprotein，NP)是主要的结构蛋白，抗原性稳定，很少发生变异，NP 与包膜中的基质蛋白共同组成流感病毒的型特异性抗原。

(2) 包膜:流感病毒包膜分两层,内层为基质蛋白(matrix protein,MP),抗原性较稳定,与病毒的包装、出芽及形态有关;外层为脂质双层。病毒包膜上镶嵌有两种糖蛋白刺突:一种为血凝素(hemagglutinin,HA),呈柱状,具有凝血活性,可介导病毒与宿主细胞的特异性吸附;另一种为神经氨酸酶(neuraminidase,NA),呈蘑菇状,可水解感染细胞膜上的神经氨酸,促进成熟病毒体的释放。HA 和 NA 抗原性极不稳定,易发生变异,是划分流感病毒亚型的重要依据。

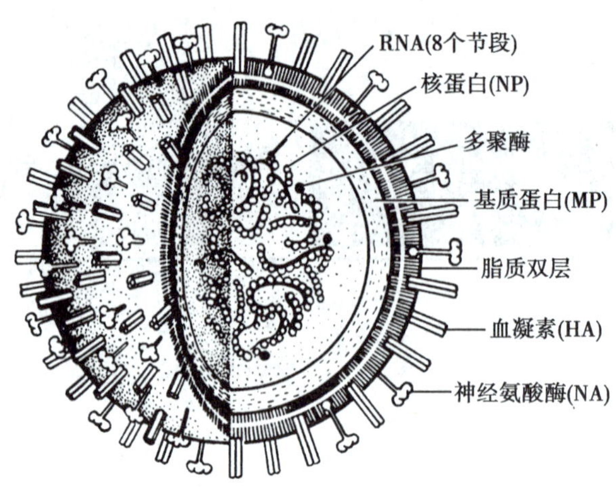

图 20-1 甲型流感病毒结构模式图

2. 分型与变异

(1) 分型:根据 NP 和 MP 抗原性不同可将流感病毒分为 A、B、C、D 四型。根据表面 HA、NA 抗原性的不同又可将甲型流感病毒分为若干亚型(H1~H18,N1~N11);乙型、丙型流感病毒尚未发现亚型。

(2) 变异:流感病毒 HA、NA 易发生变异,两者变异可同时出现,也可单独发生,抗原变异有两种形式:①抗原性漂移(antigenic drift):通常由基因点突变造成,编码的抗原变异幅度小,属量变,即亚型内变异,约每 2~5 年出现一次,常引起中、小规模流感流行;②抗原性转变(antigenic shift):基因变异幅度大,编码的抗原发生重大变化,属质变,常导致新亚型的出现。由于人群对新亚型缺乏免疫力,每次新亚型出现即伴随着一次较大规模的流感流行(表 20-1)。

表 20-1 甲型流感病毒抗原变异及流感大流行情况

流行年代	亚型名称	抗原结构	代表病毒株 *
1930—1946	原甲型(A0)	H0N1	A/PR/8/34(H0N1)
1946—1957	亚甲型(A1)	H1N1	A/FM/1/47(H1N1)
1957—1968	亚洲甲型(A2)	H2N2	A/Singapore/1/57(H2N2)
1968—1977	香港甲型	H3N2	A/HongKong/1/68(H3N2)
1977—	亚甲型与香港甲型	H1N1、H3N2	A/USSR/90/77(H1N1)
1997—	新甲型	H5N1、H1N1	A/California/7/2009(H1N1)

注:* 代表病毒株命名法:型别 / 分离地点 / 毒株序号 / 分离年代(亚型)

禽流感病毒(avian influenza virus,AIV)属甲型流感病毒,能感染野生禽类与家禽。根据致病性强弱可将禽流感病毒分为高致病性、低致病性和非致病性三种。禽流感病毒与人流感病毒的受体有差异,不易感染人,但重配形成的新病毒可在人间传播。感染人的禽流感病毒亚型主要有 H5N1、H5N2、H7N3、H7N7、H9N2 等,2013 年在我国上海、江苏、安徽、浙江等地相继出现人感染 H7N9 禽流感病例。其中 H5N1、H7N9 亚型毒株属于高致病性禽流感病毒。

流感病毒抗原转换的机制

流感病毒抗原转换的机制,目前认为可能性较大的有:①基因重配学说:认为引起流感大流行的病毒株是人和动物流感病毒通过基因重配而来。如对 1957 年出现的 H2N2 亚型进行基因分析,发现其血凝素、神经氨酸酶和 PB1 基因节段来自禽类的流感病毒,其余 5 个基因节段来自人的 H1N1 亚型毒株,表明该 H2N2 亚型毒株是由禽流感病毒与当时人群中流行的 H1N1 毒株通过基因重配产生的;②动物源学说:近年来推测,1918 年引起世界性流感大流行的流感病毒是由鸭 H1N1 亚型毒株直接传入人群引起的;③重复循环或重新介入学说:认为甲型流感病毒亚型是有限的,在人群中流行过的亚型毒株消失一段时间后可重新介入人群并造成流感流行,1977 年在人群中流行的 H1N1 亚型毒株与 20 世纪 50 年代流行的 H1N1 毒株在抗原性和基因特性上极为相似。

3. 培养特性 流感病毒可在鸡胚羊膜腔和尿囊腔中增殖，初次分离常接种于鸡胚羊膜腔，传代适应后可移种于尿囊腔。细胞培养一般选用原代猴肾细胞或狗肾传代细胞。此病毒在鸡胚和细胞中增殖均不引起明显的细胞病变，常用红细胞凝集试验或红细胞吸附试验判断病毒感染与增殖情况。易感动物为雪貂、小鼠等。

4. 抵抗力 流感病毒不耐热，56℃ 30 分钟被灭活，0~4℃可存活数周，-70℃或冷冻真空干燥可长期保存。对干燥、日光、紫外线、乙醚、甲醛及酸等敏感。

（二）致病性与免疫性

1. 致病性 流感的传染源主要是病人和隐性感染者，感染的动物亦可传染人，主要经飞沫、气溶胶等通过呼吸道传播，传染性极强。病毒仅在局部增殖，一般不进入血液。病毒侵入呼吸道上皮细胞内增殖可导致细胞变性、坏死、脱落，黏膜水肿、充血、腺体分泌增加。潜伏期 1~4 天，起病急，感染者出现鼻塞、流涕、咽痛、咳嗽等呼吸道症状，并有畏寒、发热、头疼、肌肉关节酸痛、乏力等全身表现，有时伴有呕吐、腹痛、腹泻等消化道症状。无并发症者 1 周左右即可恢复，但抵抗力弱的老人、婴幼儿及慢性病病人易继发细菌感染，使病程延长，严重者可危及生命。

近年来许多国家发生了禽流感大流行。人类禽流感的传染源主要为病人和携带禽流感病毒的家禽，可通过接触病禽传播。人类禽流感急性起病，多表现为重症病毒性肺炎，并迅速发展为急性肺损伤、急性呼吸窘迫综合征(acute respiratory distress syndrome，ARDS)。发热、气促、咳嗽是三大主要症状，咽痛、腹泻或呕吐、肌肉酸痛、意识障碍等为次要症状。严重时可并发肺出血、多脏器功能衰竭、休克等，可继发细菌感染、败血症，病死率高。

2. 免疫性 病后可获得对同型病毒的免疫力，一般维持 1~2 年。呼吸道黏膜局部产生的特异性 sIgA 有阻断病毒感染的作用。血清抗 HA 抗体为中和抗体，能阻断病毒吸附，防止病毒侵入细胞；抗 NA 抗体可抑制病毒从细胞释放，阻止病毒在细胞间扩散，但不能中和病毒的感染性。特异性细胞免疫参与体内病毒的清除与疾病的恢复。

（三）微生物学检查

流感流行期间，根据典型症状即可作出临床诊断。实验室检查主要用于鉴别诊断和分型、监测新变异株的出现、预测流行趋势等。

1. 病毒的分离和鉴定 取急性期病人咽漱液或鼻咽拭子，经抗生素处理后接种鸡胚，用血凝及血凝抑制试验等鉴定病毒。细胞培养也可用于分离病毒，用红细胞吸附试验或荧光抗体法判断病毒感染和增殖情况。

2. 血清学诊断 取病人急性期(5 天内)和恢复期(病后 2~4 周)双份血清作血凝抑制试验，若恢复期血清抗体效价较急性期增高 4 倍及以上，具有诊断价值。此外，补体结合试验、中和试验及 ELISA 等亦可用于辅助诊断。

3. 快速诊断 用免疫荧光法、ELISA 等方法检测呼吸道分泌物、呼吸道脱落上皮细胞中的病毒抗原，可于数小时内出检测结果。此外，核酸杂交、PCR 或序列分析等方法检测病毒核酸亦可用于快速诊断。

（四）防治原则

加强锻炼。流感流行期间，应避免人群聚集，必要时戴口罩。公共场所可用乳酸熏蒸进行空气消毒。接种疫苗是预防流感最有效的方法，但疫苗毒株必须与当前流行毒株抗原型别相同。禽流感的主要预防措施是避免与病禽接触及提高机体免疫力。

流感治疗以对症治疗和预防继发性细菌感染为主。奥司他韦、盐酸金刚烷胺及其衍生物等可抑制病毒，干扰素及中草药板蓝根、大青叶亦有一定疗效。

二、麻疹病毒

麻疹病毒(measles virus)属副黏病毒科，是麻疹的病原体。麻疹是儿童常见的急性呼吸道传染病，传染性强，以皮疹、发热及呼吸道症状为特征。

（一）生物学性状

病毒体呈球形，核酸为不分节段的单负链 RNA，核衣壳呈螺旋对称型，有包膜，包膜表面有血凝素(HA)和溶血素(haemolysin，HL)两种糖蛋白刺突。HA 参与病毒的吸附，HL 具有溶血及促进细胞融合

形成多核巨细胞的作用。病毒能在多种原代和传代细胞中增殖，引起细胞融合形成多核巨细胞，胞质、胞核内可见嗜酸性包涵体。麻疹病毒只有一个血清型。麻疹病毒抵抗力弱，对热、紫外线及常用的消毒剂敏感。

（二）致病性与免疫性

1. 致病性 传染源为麻疹病人（自潜伏期至出疹期均有传染性），经飞沫或污染的玩具、用具等传播。病毒侵入机体后，先在呼吸道上皮细胞内增殖，然后进入血流，形成第一次病毒血症。病毒随血流侵入全身淋巴组织和单核吞噬细胞系统，在细胞内增殖后再次入血，形成第二次病毒血症，引起全身病变。麻疹传染性极强，易感者接触后几乎全部发病。经约10~14天的潜伏期后，病人开始出现发热、畏光、眼结膜充血、咳嗽、流涕等临床症状；发热2天后口颊黏膜出现中心灰白色、外绕红晕的Koplik斑（柯氏斑），是麻疹早期的典型体征；此后1~2天全身皮肤相继出现红色斑丘疹，先颈部，然后躯干，最后四肢。皮疹出全后，若无并发症，体温逐渐下降，可自然痊愈。抵抗力低下者，易并发细菌感染，引起中耳炎、支气管炎、肺炎及脑炎等，严重者可导致病人死亡。约0.6/10万~2.2/10万麻疹病人在痊愈2~17年（平均7年）后可出现亚急性硬化性全脑炎（subacute sclerosing panencephalitis，SSPE），病人大脑功能渐进性衰退，一般在1~2年内死亡。

2. 免疫性 麻疹病愈后可获得持久免疫力。血清中抗HA抗体和抗HL抗体均有中和病毒的作用，抗HL抗体还可阻止病毒在细胞间扩散。细胞免疫是清除细胞内病毒的主要因素。6个月内的婴儿体内有从母体获得的IgG型抗体，故不易感染。

（三）微生物学检查

典型病例根据临床表现即可诊断。病毒分离可采集发病早期咽拭子、咽洗液、血液，经抗生素处理后，接种于原代人胚肾细胞、人羊膜细胞或传代细胞培养。检测麻疹病毒抗原或用核酸杂交、PCR等方法检测病毒核酸可快速诊断麻疹病毒感染。血清学检查可取病人急性期和恢复期双份血清检测抗体，抗体滴度升高4倍及以上有诊断意义。

（四）防治原则

预防麻疹的主要措施是隔离病人及进行人工免疫。我国已将接种麻疹减毒活疫苗列入计划免疫，初次接种在8月龄，7岁时加强免疫1次，接种后抗体转阳率90%以上，免疫力可维持10~15年。接触麻疹病人的易感儿童，在接触后5天内注射丙种球蛋白进行被动免疫，可防止发病或减轻症状。

三、腮腺炎病毒

腮腺炎病毒（mumps virus）是流行性腮腺炎的病原体。病毒呈球形，直径100~200nm，基因组为不分节段的单负链RNA，核衣壳呈螺旋对称型，包膜上有血凝素-神经氨酸酶刺突（HN）及融合因子刺突（F）。该病毒可在鸡胚羊膜腔中增殖，在鸡胚细胞、猴肾细胞等细胞培养中增殖可引起细胞融合。腮腺炎病毒仅有一个血清型。抵抗力较弱，对热、紫外线及脂溶剂等敏感。

人是腮腺炎病毒唯一储存宿主，病毒主要经飞沫传播，易感者为学龄期儿童，好发于冬春季节。病毒首先侵入呼吸道上皮细胞和局部淋巴结内增殖，随后入血引起病毒血症，随血流扩散到腮腺和其他器官，如睾丸、卵巢、胰腺、肾脏和中枢神经系统等。潜伏期约1~3周，病人主要表现为一侧或双侧腮腺肿大、疼痛，伴发热、肌肉疼痛、乏力等，病程1~2周。青春期感染者，男性易并发睾丸炎，女性易并发卵巢炎。少数（约0.1%）病人可并发无菌性脑膜炎，腮腺炎病毒感染也是导致儿童获得性耳聋的常见原因。

典型病例根据临床表现即可诊断，不典型病例需做病毒分离和血清学鉴定。

及时隔离腮腺炎病人，防止传播。接种疫苗是有效的预防措施，目前多用麻疹-腮腺炎-风疹三联疫苗（MMR），免疫效果良好。

四、冠状病毒

冠状病毒（coronavirus）属于冠状病毒科（Coronaviridae）冠状病毒属（*Coronavirus*）。冠状病毒属包括人冠状病毒、禽传染性支气管炎冠状病毒、鼠肝炎病毒等。目前从人体分离的冠状病毒主要有呼吸道冠状病毒229E和OC43、SARS冠状病毒（SARS-CoV）、MERS冠状病毒（MERS-CoV）等。

冠状病毒呈多形性，直径80~160nm，基因组为单正链RNA，核衣壳为螺旋对称型，包膜上有间隔

较宽的突起,使整个病毒形如日冕或花冠,故命名为冠状病毒(图 20-2)。冠状病毒对理化因素的抵抗力较弱。对常用消毒剂、紫外线及热均敏感,56℃ 30 分钟或 37℃数小时可使病毒丧失感染性。

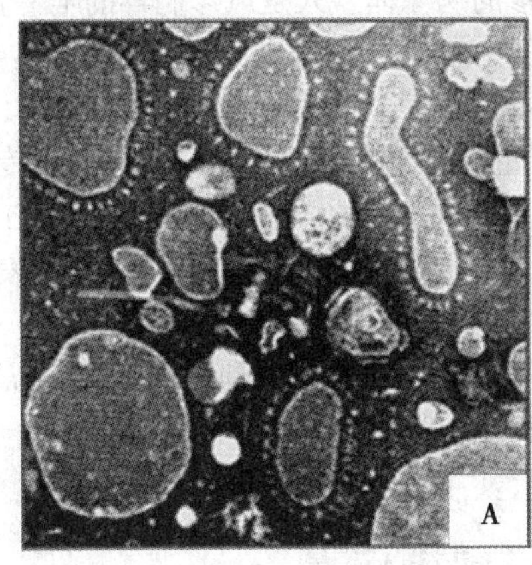

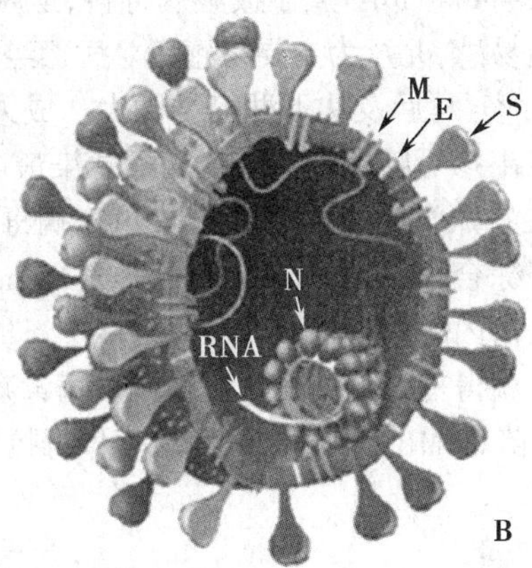

图 20-2　冠状病毒的形态与结构
A. 病毒形态:负染,×80 000,透射电镜;B. 病毒结构示意图

SARS 冠状病毒是严重急性呼吸综合征(severe acute respiratory syndrome,SARS)的病原体。SARS 的传染源主要是病人,以近距离飞沫传播为主,亦可经粪口途径传播。主要在冬春季流行。SARS 起病急,潜伏期 1~12 天,大多数病人首发症状为发热,伴乏力、头痛、关节痛,继而出现咳嗽、胸闷伴憋气等肺部感染症状,有的病人伴有腹泻。严重者可出现呼吸困难、低氧血症、休克、DIC 等,病死率极高。结合临床症状及实验室检查进行诊断。SARS 相关样品处理、病毒培养和动物实验需在生物安全三级(BSL-3)实验室进行。SARS 的预防主要是隔离病人和严格消毒,目前尚无有效的疫苗,亦未发现有肯定疗效的治疗药物,治疗主要是采取综合性支持疗法和对症治疗。

中东呼吸综合征冠状病毒(Middle East respiratory syndrome coronavirus,MERS-CoV)是引起中东呼吸综合征(Middle East respiratory syndrome,MERS)的病原体。因 2012 年首先在中东地区发现而命名。目前,其确切的宿主和传播途径尚不清楚。MERS 可表现为重症、轻症和无症状感染。通常表现为重症肺炎等呼吸道感染,起病急骤,以发热、咳嗽、畏寒、肌肉酸痛等为首发症状,进一步发展为肺炎、急性呼吸窘迫综合征,合并肾功能或多脏器功能衰竭等,甚至导致机体死亡。目前,主要通过实时定量逆转录 PCR 检测病毒核酸进行辅助诊断。无特效治疗措施,对症为主要治疗方法。

五、呼吸道合胞病毒

呼吸道合胞病毒(respiratory syncytial virus,RSV)是引起婴幼儿严重呼吸道感染的重要病原体。因其在细胞培养中能形成特殊的细胞融合病变而得名。

RSV 主要经飞沫传播,通过手和污染物亦可经眼、鼻黏膜传播,冬季流行,人群普遍易感。RSV 常引起婴幼儿细支气管炎和细支气管肺炎,感染局限于呼吸道,只引起轻微的呼吸道上皮细胞损伤,不产生病毒血症,但坏死组织和黏液、纤维蛋白等结集在一起,易造成支气管阻塞,死亡率较高。在较大儿童和成人则主要引起上呼吸道感染。另外,RSV 也是医院内感染的重要病原体。RSV 感染后,免疫力不强,不能阻止再感染。至今尚无安全有效的预防疫苗和特异性的治疗药物。

呼吸道合胞病毒的致病机制

呼吸道合胞病毒引起细支气管炎和细支气管肺炎的机制主要是免疫病理损伤,呼吸道合胞病毒感染可导致 IL-4 分泌增加,而 IL-4 可刺激 IgE 的合成;感染呼吸道合胞病毒的婴幼儿上呼吸道分泌物中可检测到游离的 IgE 及结合在细胞上的 IgE,且组胺、白三烯都增高。此外,病毒在呼吸道黏膜上皮细胞内复制亦可直接造成机体损伤。

六、风疹病毒

风疹病毒(rubella virus)属于披膜病毒科,是风疹的病原体。人是风疹病毒的唯一自然宿主,人群对风疹病毒普遍易感,儿童为主要易感者。病毒经呼吸道传播,引起风疹。儿童感染主要表现为发热、轻微的麻疹样出疹、耳后及枕下淋巴结肿大。成人感染风疹病毒症状较重,除出疹外,常伴有关节疼痛、血小板减少、出疹后脑炎等。风疹病毒感染最严重的危害是孕妇受染后通过垂直传播引起胎儿先天畸形。孕妇在妊娠早期(20周内)感染风疹病毒,病毒可通过胎盘感染胎儿,导致流产或死胎,亦可引起先天性风疹综合征(congenital rubella syndrome,CRS)。先天性风疹综合征患儿可表现先天性心脏病、先天性耳聋、白内障、智力低下等畸形。

风疹病后可获得持久免疫力。接种风疹病毒减毒活疫苗是有效的预防措施,目前常用麻疹-腮腺炎-风疹三联疫苗(MMR),接种对象为风疹病毒抗体阴性的育龄妇女及学龄前儿童。

第二节 肠道感染病毒

肠道感染病毒是一类主要通过消化道传播的病毒,包括人类肠道病毒和急性胃肠炎病毒。

人类肠道病毒(enterovirus)属于小RNA病毒科(Picornaviridae)肠道病毒属,主要包括:①脊髓灰质炎病毒(poliovirus)1~3型;②柯萨奇病毒(coxsackievirus)A组1~22和24型,B组1~6型;③人肠道致细胞病变孤儿病毒(简称埃可病毒,enteric cytopathogenic human orphan virus,ECHO)1~9、11~27、29~33型;④新型肠道病毒(new enterovirus):是1969年后陆续分离到的肠道病毒,包括68~71血清型。肠道病毒的共同特征:①病毒呈球形,直径20~30nm;②基因组为单股正链RNA,衣壳呈20面体立体对称,无包膜;③在易感细胞中增殖,迅速引起细胞病变;④耐乙醚、耐酸,对热、紫外线、干燥敏感;⑤经消化道传播,隐性感染多见;⑥病毒在肠道中增殖,但通常不引起胃肠道症状,可引起多种肠道以外的感染性疾病,如脊髓灰质炎、无菌性脑膜炎、心肌炎以及急性出血性结膜炎等,临床表现多样化。

急性胃肠炎病毒主要包括呼肠病毒科的轮状病毒、杯状病毒科的诺如病毒、肠道腺病毒等。

一、脊髓灰质炎病毒

脊髓灰质炎病毒是脊髓灰质炎的病原体。脊髓灰质炎是一种急性传染病,病毒主要侵犯脊髓前角运动神经细胞,导致肢体迟缓性麻痹,多见于儿童,故又称小儿麻痹症。

(一) 生物学性状

病毒呈球形,直径为27~30nm(图20-3)。核心含有单股正链RNA,衣壳为20面体立体对称,无包膜。结构蛋白VP1、VP2、VP3分布于病毒衣壳表面,是病毒与宿主细胞表面受体结合的部位,亦是中和抗体的结合点;VP4存在于病毒内部,紧靠病毒RNA。

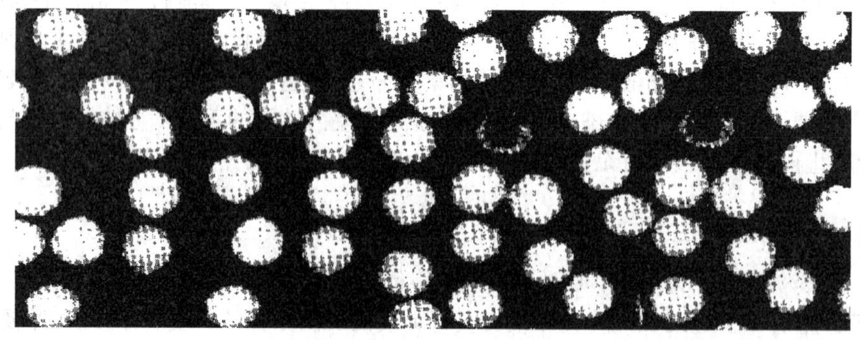

图20-3 脊髓灰质炎病毒

脊髓灰质炎病毒能在灵长类动物细胞中增殖,常用猴肾、人胚肾或人羊膜细胞等进行细胞培养,病毒在细胞质内迅速增殖,24小时即出现典型的细胞病变。

根据中和试验可将脊髓灰质炎病毒分为Ⅰ、Ⅱ、Ⅲ型，三型病毒之间无交叉免疫反应。

脊髓灰质炎病毒对理化因素抵抗力强。在污水和粪便中可存活数月，不易被胃酸、蛋白酶和胆汁灭活，对干燥、热、紫外线和氧化剂敏感，56℃ 30分钟可被灭活，过氧化氢溶液、漂白粉等也可迅速将其灭活。

（二）致病性与免疫性

1. 致病性　传染源为病人和无症状病毒携带者，主要通过粪-口途径传播，夏秋季是主要流行季节，6个月~5岁儿童为主要易感者。

病毒经呼吸道、口咽和肠道黏膜侵入机体，先在局部黏膜、扁桃体、咽部淋巴组织及肠道集合淋巴结中增殖，90%以上感染者，病毒仅限于肠道，不进入血流，不出现症状或只出现轻微发热、咽痛、腹部不适等，表现为隐性感染或轻症感染；少数人感染后，局部增殖的病毒侵入血流，形成第一次病毒血症，表现为发热、头痛、恶心等全身症状；当病毒随血流播散至全身淋巴组织进一步增殖后，再次侵入血流形成第二次病毒血症，全身症状加重；此时若机体免疫力差，则病毒蔓延至中枢神经系统和脑膜，轻者表现为暂时性肢体麻痹，重者表现为永久性弛缓性肢体麻痹，其中以下肢麻痹多见，极个别病人发展为延髓麻痹，导致呼吸、循环衰竭而死亡。

2. 免疫性　感染后可产生牢固的型特异性免疫。黏膜局部的sIgA能阻止病毒在咽喉部、肠道内的吸附；血清中和抗体可阻止病毒向神经系统扩散；母体血清中的IgG型抗体可经胎盘传给胎儿，故出生后6个月以内的婴儿较少发病。

（三）微生物学检查法

1. 病毒分离与鉴定　取粪便标本，经抗生素处理后接种人胚肾或猴肾细胞，37℃培养7~10天，若出现细胞病变，再用中和试验定型。

2. 血清学试验　采集病人急性期和恢复期双份血清做中和试验，若恢复期血清抗体效价增高4倍或4倍以上有诊断意义。

3. 快速诊断　用核酸杂交、PCR、序列分析等方法检测病毒核酸，快速、敏感、特异。

（四）防治原则

接种疫苗是预防脊髓灰质炎病毒感染的有效方法。疫苗有两种，即灭活脊髓灰质炎疫苗（inactivated polio vaccine，IPV，又称Salk疫苗）和口服脊髓灰质炎减毒活疫苗（live oral polio vaccine，OPV，又称Sabin疫苗）。目前，IPV和OPV都是三价混合疫苗，免疫后可获得抗三个血清型脊髓灰质炎病毒的保护性抗体。

二、柯萨奇病毒与埃可病毒

柯萨奇病毒与埃可病毒的生物学性状、传播途径及致病机制与脊髓灰质炎病毒相似。柯萨奇病毒分为A、B两组，A组包括23个血清型，B组包括6个血清型，埃可病毒有31个血清型。病毒以隐性感染为主，可侵犯胃肠道、呼吸道、皮肤、肌肉、心脏和中枢神经系统等不同靶器官，故临床表现多样，可引起无菌性脑炎、疱疹性咽炎、麻痹、胸痛、心肌炎、心包炎、婴幼儿腹泻、手足口病和肝炎等。其显著的致病特点是病毒在肠道中增殖却很少引起肠道疾病；不同的肠道病毒可引起相同的临床综合征，同一种病毒也可引起几种不同的临床疾病（表20-2）。

表20-2　柯萨奇病毒与埃可病毒所致主要疾病

疾病	柯萨奇病毒A组	柯萨奇病毒B组	埃可病毒
麻痹症	7,9	2~5	2,4,6,9,11
无菌性脑膜炎	2,4,7,9,10	1~6	1~11,13~23,25,27,28,30,31
无菌性脑炎		1~5	2,6,9,19
疱疹性咽峡炎	2~6,8,10		
手足口病	5,10,16		
皮疹	4,5,6,9,16	5	2,4,6,9,11,16,18

续表

疾病	柯萨奇病毒A组	柯萨奇病毒B组	埃可病毒
流行性胸痛	9	1~5	1,6,9
心肌炎、心包炎	4,16	1~5	1,6,9,19
普通感冒	21,24	4,5	4,9,11,20,25
肺炎	9,16	4,5	
急性结膜炎	24		
婴儿全身感染性疾病		1~5	3,4,6,9,17,19

柯萨奇病毒感染后可获得对同型病毒的持久免疫力。

因柯萨奇病毒与埃可病毒所致临床症状多样化，仅根据临床表现不能对病因作出准确诊断，确诊必须依赖微生物学检查。一般先用细胞培养分离到病毒后，再用中和试验进行鉴定和分型；也可用免疫荧光法检测病毒抗原或RT-PCR技术检测病毒核酸等进行快速诊断。

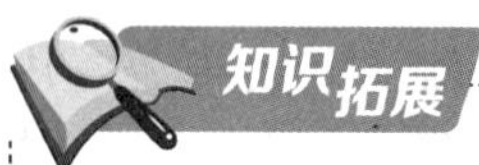

手 足 口 病

2008年3月在安徽阜阳地区出现多名儿童感染手足口病，随后在北京、重庆、广东等地均发现疫情，近年来流行呈上升趋势。引发手足口病的肠道病毒有20多种，以柯萨奇病毒A16型(Cox A16)和肠道病毒71型(EV 71)最为常见，主要通过食物、口鼻飞沫及接触传播，多见于5岁以下儿童，以发热，手、足、口腔等部位出现皮疹、溃疡为主，个别病人出现心肌炎、肺水肿、无菌性脑膜脑炎等严重并发症。预防应做到：①注意饮食卫生，避免病从口入；②避免与患儿接触，幼托机构发现病人，要采取隔离措施；③平时应加强体质锻炼；④调理脾胃，及早治疗食积。

目前对柯萨奇病毒与埃可病毒尚无特效防治方法，加强粪便、水源和饮食管理尤为重要。

三、轮状病毒与诺如病毒

(一) 轮状病毒

轮状病毒(rotavirus)属于呼肠病毒科(Reoviridae)的轮状病毒属，是引起婴幼儿非细菌性急性胃肠炎最重要的病原体。

1. 生物学性状　病毒颗粒呈球形，直径60~80nm，有双层衣壳，无包膜。壳粒从内向外呈放射状排列，犹如车轮的辐条结构，故名。病毒基因组为双股RNA，由11个基因片段组成，分别编码结构蛋白和非结构蛋白。非结构蛋白为病毒酶或调节蛋白，在病毒复制中起主要作用。只有具有双层衣壳结构的完整病毒颗粒才具有感染性。

轮状病毒对理化因素抵抗力强，在粪便中可存活数天至数周；耐乙醚、耐酸碱，能在pH 3.5~10的环境中存活。室温下相对稳定，55℃ 30分钟可被灭活。

2. 致病性与免疫性　轮状病毒分为A~G 7个组，其中A~C组轮状病毒能引起人和动物腹泻，D~G组只引起动物腹泻。

A组轮状病毒是引起6个月~2岁婴幼儿急性腹泻最常见的病原体，占病毒性腹泻的80%以上，秋冬流行，是导致婴幼儿死亡的主要原因之一。传染源是病人和无症状病毒携带者，主要经粪-口途径传播，也可经呼吸道侵入机体。病毒在小肠黏膜绒毛细胞内增殖，造成微绒毛萎缩、变短、脱落、细胞溶解死亡，肠道吸收功能受损；病毒可刺激腺窝细胞增生、分泌，引起严重腹泻。常伴有发热、呕吐、腹痛等症状。大多数病人为自限性，轻者3~5天完全恢复，重者可因脱水、酸中毒而导致死亡。

B组轮状病毒引起成人腹泻，可产生暴发流行，1982—1983年，在我国东北、西北矿区青壮年工人中引发了大规模霍乱样腹泻流行，病人达数十万人。

C组病毒对人的致病性类似A组，但发病率低。

机体感染轮状病毒后很快产生IgM、IgG、IgA抗体，对同型病毒感染有保护作用，其中以肠道局部

sIgA 最为重要。由于 6 个月到 2 岁的婴幼儿免疫系统发育尚不完善，sIgA 含量低，所以病愈后还可重复感染。

3. 微生物学检查法　用电镜或免疫电镜检测病人粪便中的病毒颗粒，特异性诊断率达 90% 以上。用 ELISA 或免疫荧光技术等方法检测粪便中病毒抗原，具有较高的敏感性和特异性。用聚丙烯酰胺凝胶电泳分析病毒基因片段或 RT-PCR 法检测病毒核酸，在临床诊断和流行病学调查中有重要意义。

4. 防治原则　预防措施主要是控制传染源，切断传播途径，严格消毒污染的物品，饭前便后洗手等。治疗主要是及时输液，补充血容量，纠正电解质平衡，防止严重脱水和酸中毒，以减少死亡率。

（二）诺如病毒

诺如病毒（Norovirus，NV）是 1972 年在美国 Norwalk 地区流行的急性胃肠炎病人粪便中发现的，故名。病毒颗粒呈球形，直径 27~38nm，基因组为单正链 RNA，衣壳呈二十面体立体对称，无包膜。病毒的基因和抗原性呈高度多样性。感染人的诺如病毒至今尚不能人工培养。病毒对热、乙醚、酸比较稳定。

诺如病毒是世界上引起非细菌性胃肠炎暴发流行最重要的病原体，秋冬季高发，病人、隐性感染者、健康带毒者为传染源，主要经粪 - 口途径传播，也可通过呼吸道传播，污染的水源、食物，尤其是海产品是引起流行的重要原因。感染主要引起小肠绒毛轻度萎缩和黏膜上皮细胞的破坏。潜伏 24 小时后突然发病，表现为恶心、呕吐、腹痛和水样腹泻，呈自限性，预后较好。

免疫电镜可用于从粪便中浓缩和鉴定病毒；ELISA 试验可检测标本中病毒抗原或血清中特异性抗体；也可用核酸杂交技术和 RT-PCR 方法检测病毒核酸进行诊断。

目前尚无特异性疫苗和有效的抗病毒疗法。

四、新型肠道病毒

新型肠道病毒（new enterovirus）是指 1969 年以来新分离并鉴定的肠道病毒，目前包括 68、69、70 和 71 型。这些病毒与其他肠道病毒有相似的形态结构和理化特性，但抗原性有明显的不同。主要经粪 - 口途径传播，引起人类肺炎（68 型）、急性出血性结膜炎（俗称"红眼病"，70 型）、无菌性脑炎（70 型和 71 型）、无菌性脑膜炎（70 型和 71 型）、手足口病（71 型）等。

第三节　人类免疫缺陷病毒

人类免疫缺陷病毒（human immunodeficiency virus，HIV）属于逆转录病毒科的慢病毒属，是获得性免疫缺陷综合征（acquired immunodeficiency syndrome，AIDS，简称艾滋病）的病原体。HIV 分为 HIV-1 和 HIV-2 两型。两型病毒的核苷酸序列相差超过 40%。HIV-1 是引起全球艾滋病流行的病原体；HIV-2 主要局限于西部非洲，且毒力较弱，引起的艾滋病特点是病程长，症状轻。目前 AIDS 已成为全球重大的公共卫生问题之一。

一、生物学特性

（一）形态结构

病毒体呈球形，直径 100~120nm。核衣壳呈圆锥状，内含两条相同的单正链 RNA 基因组、包裹 RNA 基因组的核蛋白（p7）、逆转录酶、整合酶、蛋白酶和 RNA 酶 H，衣壳由 p24 结构蛋白组成。病毒外层为脂蛋白包膜，镶嵌有 gp120 和 gp41 两种特异的糖蛋白，前者构成包膜表面的刺突，后者为跨膜糖蛋白（图 20-4）。

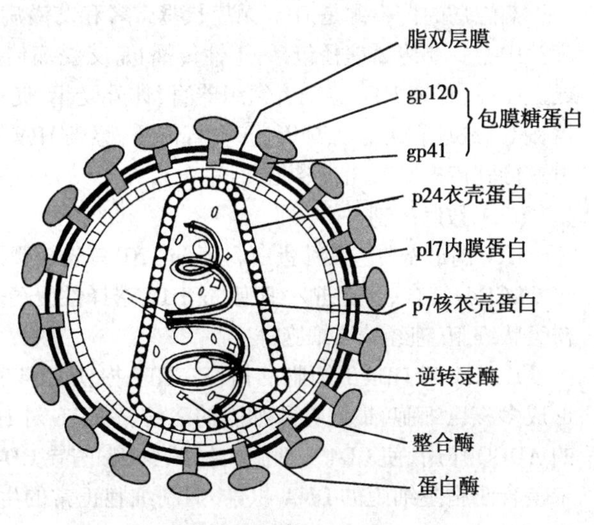

图 20-4　HIV 结构模式图

(二) 基因组及编码蛋白

HIV 的基因组全长约为 9.2kb,含有 *gag*、*pol* 和 *env* 3 个结构基因以及 *tat*、*rev*、*nef*、*vif*、*vpr* 和 *vpu* 6 个调节基因;两端有长末端重复序列(long terminal repeat,LTR)。*gag* 基因编码内膜蛋白(p17)和衣壳蛋白(p24)。*env* 基因编码糖蛋白 gp120 和 gp41。*pol* 基因编码复制所需要的酶,如逆转录酶、蛋白水解酶、整合酶等(图 20-5)。

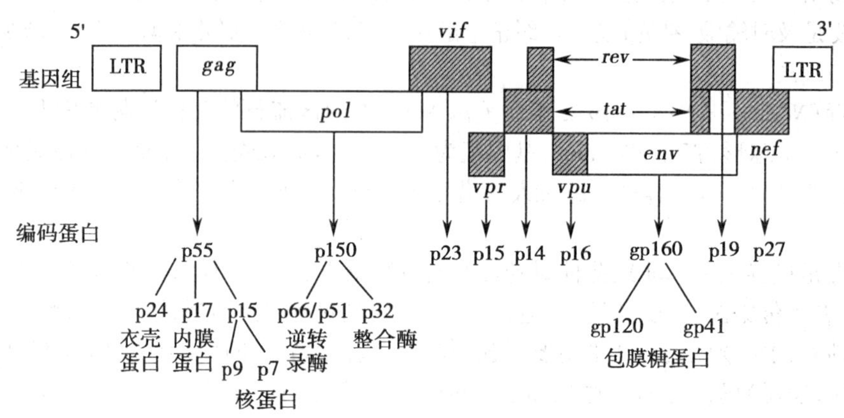

图 20-5 HIV 基因结构及编码病毒蛋白

(三) 培养特性

HIV 感染的宿主范围和细胞范围较窄,仅感染表面有 CD4 分子的细胞,故实验室常用新鲜分离的正常人 T 细胞或病人自身分离的 T 细胞培养病毒。黑猩猩和恒河猴可作为 HIV 感染的动物模型。

(四) 病毒的变异

HIV 具有高度变异性,多集中于 *env* 基因和 *nef* 基因。*env* 基因变异导致其编码的包膜糖蛋白 gp120 抗原变异,有利于病毒逃避免疫清除,也给 HIV 疫苗研制带来困难。

(五) 抵抗力

HIV 对理化因素的抵抗力较弱,56℃ 30 分钟可被灭活。0.1% 漂白粉、70% 乙醇、0.3% H_2O_2 或 0.5% 甲酚皂溶液等对病毒均有灭活作用。冻干血液制品加热 68℃ 72 小时可确保彻底灭活 HIV。在室温(20~22℃)病毒活性可保持 15 天。

二、致病性与免疫性

(一) 传染源与传播途径

艾滋病的传染源是 HIV 无症状携带者和艾滋病病人。病毒主要存在于血液、精液、阴道分泌物及乳汁中。主要传播途径包括:①性传播:是艾滋病传播的主要途径;②血液传播:输入含有 HIV 的血液或血制品,移植 HIV 感染者组织器官,体外受精,使用 HIV 污染的注射器、针头、医疗器具(内镜、手术器械等)或理发美容工具等;③垂直传播:感染 HIV 的女性在孕期、分娩或哺乳时可将病毒经胎盘、产道或母乳传播给胎儿或婴儿。

(二) 致病机制

HIV 病毒需要包膜糖蛋白刺突(gp120)首先与靶细胞表面的主要受体(CD4 分子)及辅助受体(CCR5 与 CXCR4)结合,才能进入细胞,故 HIV 选择性侵袭表达 CD4 分子的 $CD4^+T$ 淋巴细胞、单核吞噬细胞、树突状细胞、神经胶质细胞等。

1. HIV 对 $CD4^+T$ 细胞的损伤 HIV 损伤 $CD4^+T$ 细胞的机制主要有:①HIV 与 $CD4^+T$ 细胞融合,形成多核巨细胞,最后导致细胞的溶解;②CTL 对 HIV 感染的 $CD4^+T$ 细胞直接杀伤及 HIV 抗体介导的 ADCC 作用,使 $CD4^+T$ 细胞大量减少;③诱导 $CD4^+T$ 细胞凋亡;④HIV 复制时逆转录出大量 DNA,未整合于宿主细胞的 DNA 积累,抑制细胞正常的生物合成;⑤HIV 可作为超抗原激活大量 $CD4^+T$ 细胞,亦是细胞死亡和免疫缺损的重要原因。

2. HIV 对其他细胞的损伤 ①HIV 感染后，导致多克隆 B 细胞活化，出现高丙种球蛋白血症，循环血中免疫复合物及自身抗体含量增高；②单核细胞被 HIV 感染后，病毒不但能在细胞内存活，而且能转运至机体的其他器官（如肺、脑等）；③淋巴结的微循环是 HIV 感染的建立与播散的理想场所，HIV 感染后，淋巴结的组织结构开始衰退，使病毒大量释放于外周血中而产生典型的病毒血症；④HIV 感染脑组织中的神经胶质细胞和巨噬细胞，可引起 HIV 脑病、脊髓病变、周围神经炎和严重的 AIDS 痴呆综合征等。

（三）临床表现

HIV 感染后，往往经历很长（3~5 年或更长）的潜伏期才发病，临床上将 HIV 的感染过程分为四个时期。

1. 急性感染期 HIV 感染人体后开始大量复制，引起病毒血症。病人出现发热、皮疹、淋巴结肿大、乏力、出汗、咽炎等类似感冒的症状，一般在 2~3 周后症状自然消失，转入无症状感染期。

2. 无症状感染期 此期可长达 6 个月至 10 年。感染者可以无临床症状，或症状轻微，有无痛性淋巴结肿大。外周血中 HIV 数量很低。

3. 艾滋病相关综合征（AIDS- related complex，ARC） 随着病毒大量增殖，免疫系统的损伤进行性加重，病人出现低热、盗汗、全身倦怠、体重下降、慢性腹泻、全身持续性淋巴结肿大等症状。

4. 典型艾滋病期 感染者出现严重免疫缺陷，发生各种致死性机会感染、恶性肿瘤和中枢神经系统损害。常见的机会感染包括：①真菌感染：白假丝酵母菌病、肺孢子菌肺炎、新型隐球菌病、组织胞浆菌病等；②细菌感染：主要有分枝杆菌、李斯特菌等引起的感染；③病毒感染：常见的有疱疹病毒等引起的感染。常见的 AIDS 相关恶性肿瘤有 kaposi 肉瘤、恶性淋巴瘤等。死亡多发生于临床症状出现后的 2 年之内。

（四）免疫性

机体感染 HIV 后可产生体液免疫应答和细胞免疫应答，但不能清除病毒，这与病毒免疫逃逸作用有关。HIV 免疫逃逸机制有：① HIV 损伤 $CD4^+T$ 细胞，使整个免疫系统的功能低下甚至丧失；②病毒基因整合于宿主细胞染色体中，细胞不表达或少表达病毒结构蛋白，使宿主长期呈“无抗原”状态；③病毒包膜糖蛋白一些区段的高变性，导致不断出现新抗原使免疫系统无法及时识别；④ HIV 诱导各种免疫细胞凋亡。

三、微生物学检查

HIV 检测主要用于 AIDS 诊断，指导药物治疗，筛查或确认 HIV 感染者，以阻断 HIV 的传播途径。

1. 抗体检测 首先用 ELISA 方法进行 HIV 抗体筛查，如果 HIV 抗体阳性，则需进行确认试验。确认试验常采用免疫印迹试验（western blot，WB）检测血清中 HIV 衣壳蛋白（p24）抗体和糖蛋白（gp41、gp120/160）抗体等。

2. 抗原检测 ELISA 法检测 HIV p24 抗原可用于早期诊断。HIV 感染早期即可检测到该抗原，HIV 抗体出现后，p24 抗原常转为阴性，但在感染后期，可再现 p24 抗原。

3. 核酸检测 目前常采用定量 RT-PCR 方法测定血浆中 HIV RNA 的拷贝数（病毒载量），用于监测疾病进展和评价抗病毒治疗效果。

4. 病毒分离 正常人外周血单核细胞与病人单核细胞混合培养 7~14 天后，检测培养液中逆转录酶活性或 p24 抗原。一般不用于临床常规诊断。

四、防治原则

预防 HIV 感染的措施主要包括：①开展全民预防控制 AIDS 的宣传教育；②严厉打击卖淫、嫖娼、贩毒、吸毒行为，提倡安全性生活；③建立 HIV 感染的监测系统，及时掌握疫情；④对献血者、献器官者和献精液者必须进行严格的 HIV 抗体检测；⑤HIV 抗体阳性的女性应避免怀孕或哺乳；⑥禁止共用注射器、注射针、牙刷及剃须刀等。迄今为止，尚无理想的疫苗。

目前批准用于临床治疗 HIV 感染的药物主要有 4 类：①逆转录酶抑制剂：包括核苷类逆转录酶抑制剂和非核苷类逆转录酶抑制剂；②蛋白酶抑制剂；③整合酶抑制剂；④病毒入胞抑制剂。为防止耐

药性的产生，提高疗效，目前采用多药联用的鸡尾酒疗法，常联合应用1种蛋白酶抑制剂和2种逆转录酶抑制剂。

第四节 肝 炎 病 毒

肝炎病毒（hepatitis virus）是引起病毒性肝炎的病原体。病毒性肝炎是危害人类健康最严重的疾病之一。常见的人类肝炎病毒有甲、乙、丙、丁、戊等5型。这些病毒分别属于不同的病毒科，其生物学特性、传播途径等都有着明显的差异。甲型、戊型肝炎病毒由消化道传播，可引起急性肝炎。乙型、丙型和丁型肝炎病毒主要经血液、血制品、体液等非胃肠道途径传播，既可导致急性肝炎，也可发展为慢性肝炎，并与肝硬化及肝癌相关。此外，巨细胞病毒、EB病毒、黄热病毒等也可引起肝炎，但并非以肝细胞作为侵犯的唯一靶细胞，所以不列入肝炎病毒范畴。

一、经消化道感染的常见肝炎病毒

（一）甲型肝炎病毒

甲型肝炎病毒（hepatitis A virus，HAV）归类为小RNA病毒科嗜肝病毒属，是引起甲型肝炎的病原体。

1. 生物学性状 HAV病毒体呈球形，直径27~32nm，病毒基因组为单股正链RNA，核衣壳为20面体立体对称结构，无包膜(图20-6)。HAV抗原性稳定，仅发现一个血清型。

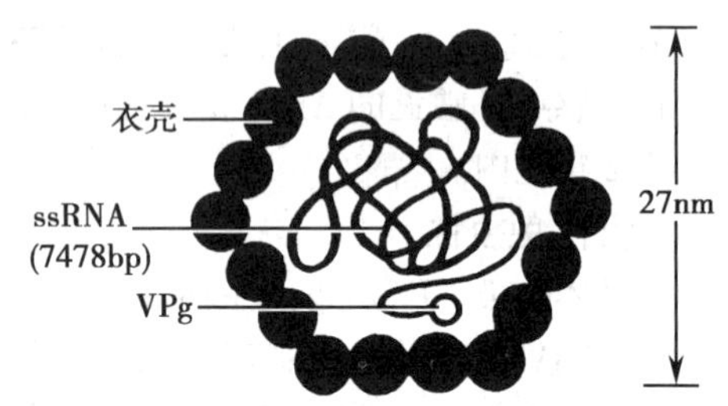

图20-6 甲型肝炎病毒结构示意图

HAV在自然界存活能力强，在粪便和污水中可存活数月，在25℃干燥条件下至少存活1个月。HAV比一般肠道病毒更耐热，60℃ 1小时不能将其灭活。对乙醚、酸及有机溶剂均有抵抗力。100℃煮沸5分钟可灭活，紫外线照射1小时、2%过氧乙酸4小时、1∶4000甲醛72小时等可消除其传染性。

2. 致病性与免疫性 甲型肝炎的传染源为病人和隐性感染者，主要经粪-口途径传播，传染性强。HAV随感染者粪便排出体外，通过污染水源、食物、海产品（如毛蚶）、食具等传播而造成散发流行或暴发流行。在潜伏期末即有大量病毒从感染者粪便排出，发病2周后，随着抗-HAV IgA及抗-HAV IgM、IgG的产生，粪便中不再排出病毒。由于HAV更耐热、耐氯化物的消毒作用，可在污染的废水、海水及食物中存活数月或更久，故容易通过水、食物等引发感染。1988年上海曾发生因食用HAV污染的毛蚶而暴发甲型肝炎流行，病人多达30万人，危害十分严重。

HAV经口侵入机体，首先在口咽部及唾液腺中增殖，然后到达肠黏膜及其局部淋巴结内大量增殖，进而入血引起病毒血症，最终侵犯靶器官肝脏。HAV引起肝细胞损伤的机制尚不完全清楚，目前认为，除了病毒直接作用外，机体的免疫病理反应也是一个重要因素。

HAV主要感染儿童和青少年。人类感染HAV后，大多数表现为隐性感染或亚临床型感染，仅少数人发生急性甲型肝炎，不转为慢性。

显性或隐性感染后，机体均可产生持久的免疫力。HAV-IgM在感染早期就可出现，发病后1周达高峰，维持两个月左右逐渐下降。HAV-IgG在恢复期出现，可在体内维持多年，对HAV的再感染有免疫力。

3. 微生物学检查 诊断甲型肝炎一般不作病原体的分离培养。血清学检查主要是应用ELISA、放射免疫测定（RIA）等方法检测病人血清中HAV-IgM，几乎所有的甲型肝炎病人在出现症状时（病后2~12周）抗HAV-IgM均为阳性，病后3个月抗HAV-IgM明显下降，一般HAV-IgM持续2~4个月。血清HAV-IgG检测主要用于流行病学调查。病原学检查可采集粪便标本，用ELISA法检测病毒抗原、RT-PCR法检测HAV RNA、免疫电镜法检测病毒颗粒等。

4. 防治原则 甲型肝炎的预防应以加强卫生宣传教育、加强粪便管理、保护水源、搞好食品卫生

为主要措施。目前,我国研制成功的减毒甲肝活疫苗 H2 株经试用证明效果良好。食入可疑 HAV 污染的水和食物,或接触过急性甲型肝炎病人后 1~2 周内,肌内注射丙种球蛋白进行被动免疫,有明显的预防效果。

(二) 戊型肝炎病毒

戊型肝炎病毒(hepatitis E virus,HEV)曾被称为消化道传播的非甲非乙型肝炎病毒,1989 年正式命名为 HEV,是引起戊型肝炎的病原体。

HEV 呈球形,直径 27~34nm,基因组为单股正链 RNA,无包膜。HEV 的细胞培养尚未完全成功,易感动物为黑猩猩、食蟹猴、恒河猴、非洲绿猴等灵长类动物。在碱性环境中稳定,对高盐、氯化铯、三氯甲烷等敏感。在液氮中可长期保持其感染性。

戊型肝炎的传染源为病人和亚临床感染者,主要通过粪 - 口途径传播。潜伏期为 2~9 周,平均 40 天。成人感染后有明显的临床症状,儿童感染多为亚临床型,临床多表现为急性感染,不发展为慢性肝炎。孕妇感染 HEV 病情重,尤其以怀孕 6~9 个月最为严重,常发生流产或死胎,孕妇病死率可达 10%~20%。

HEV 感染后,机体可产生相应的抗体,但持续时间短。因此,HEV 可发生再次感染。

用 ELISA 等方法检测病人血清 HEV-IgM,阳性为 HEV 近期感染。病原学诊断可用免疫电镜技术检测病人粪便中 HEV 颗粒,也可用 RT-PCR 法检测病人粪便中的 HEV RNA。

对戊型肝炎的预防主要是加强粪便管理,保护水源,注意个人和环境卫生等。已经有 HEV 疫苗临床应用中。

二、非胃肠道感染的主要肝炎病毒

(一) 乙型肝炎病毒

乙型肝炎病毒(hepatitis B virus,HBV)属于嗜肝 DNA 病毒科正嗜肝 DNA 病毒属,是乙型肝炎的病原体。乙型肝炎为一种世界性疾病,分布于各年龄组。HBV 感染后可表现在急性肝炎、慢性肝炎、重症肝炎或无症状病毒携带者,部分可演变为肝硬化或原发性肝细胞癌。乙型肝炎的危害性比甲型肝炎大,是我国重点防治的严重传染病之一。

1. 生物学性状

(1) 形态与结构:用电镜可在乙型肝炎病人的血清中观察到三种不同形态的颗粒(图 20-7)。①大球形颗粒:是 Dane 于 1970 年首先在 HBV 感染者的血清中发现的,故又称 Dane 颗粒。大球形颗粒即 HBV 病毒体,直径 42nm,具有双层衣壳结构。外衣壳相当于一般病毒的包膜。外衣壳内部为一直径 27nm 的内核,呈 20 面体立体对称,相当于一般病毒的核衣壳,其表面为内衣壳。内核中心为双股环

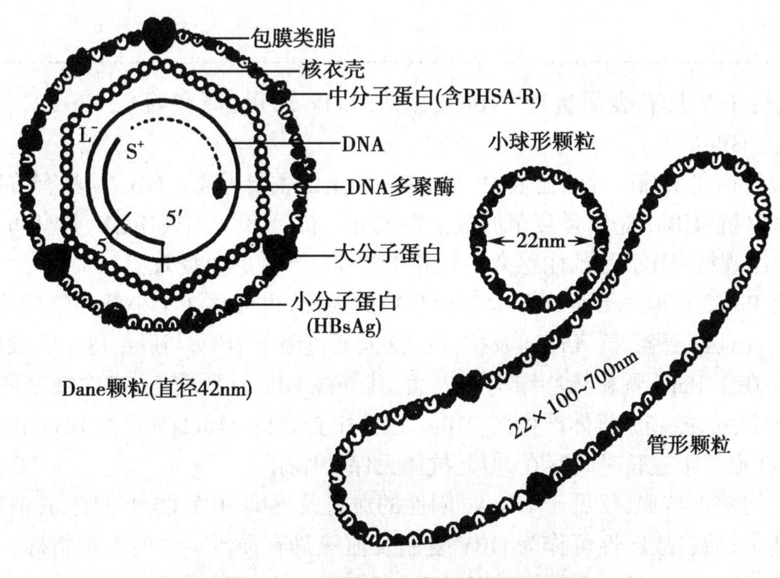

图 20-7 乙型肝炎病毒形态结构示意图

状未闭合的 DNA 和 DNA 聚合酶;②小球形颗粒:直径 22nm,为一中空型颗粒,是病毒装配过程中过剩的衣壳蛋白,不含 DNA 和 DNA 聚合酶,不具有传染性,为 HBV 感染者血清中最常见的颗粒;③管形颗粒:直径为 22nm,长 100~700nm 不等,成分与小球形颗粒相同,是一串聚合起来的小球形颗粒。

(2) 基因结构:HBV DNA 的结构非常特殊,为双股不完全环状 DNA,即 DNA 有一段为单股。病毒 DNA 的长链为负链(L-),较短的链为正链(S+)。

HBV 基因组较小,长链仅含约 3200 个核苷酸,有 4 个开放读码框(open reading frame,ORF),分别称为 S、C、P 和 X 区(图 20-8)。①S 区中有 S 基因、前 S1(Pre S1)基因和前 S2(Pre S2)基因,编码 HBV 的外衣壳蛋白(HBsAg、PreS1Ag 及 PreS2Ag);②C 区中有 C 基因和前 C(Pre C)基因,编码 HBcAg 及 HBeAg;③P 区最长,编码 DNA 聚合酶;④X 区编码的蛋白称 HBxAg,可反式激活宿主细胞内某些原癌基因和病毒基因,可能与肝癌的发生与发展有关。

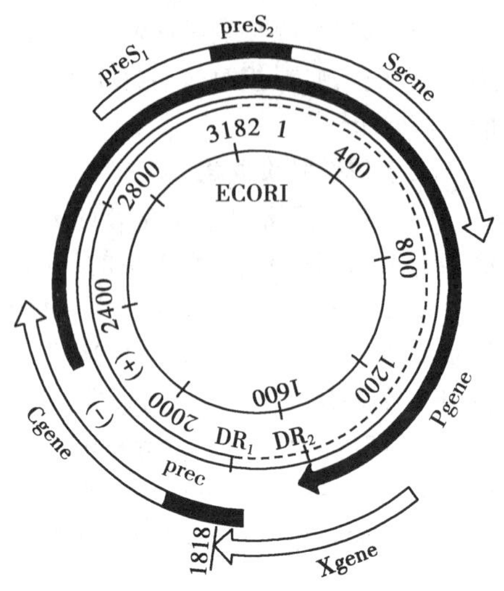

图 20-8 乙型肝炎病毒基因结构示意图

知识拓展

HBV 的复制方式

HBV 的复制方式:① HBV 进入肝细胞后,脱去衣壳,病毒的 DNA 进入肝细胞核内;②在 DNA 聚合酶的催化下,以负链 DNA 为模板,延长修补正链 DNA 裂隙区,使形成完整的环状双链 DNA;③双链 DNA 继而形成超螺旋环状 DNA,在细胞 RNA 聚合酶的作用下,以负链 DNA 为模板,转录形成长度分别为 0.8kb、2.1kb、2.4kb 和 3.5kb 的 RNA,2.1kb RNA 作为 mRNA 转译出外衣壳蛋白,3.5kb RNA 除转译出内衣壳蛋白外,还作为 HBV DNA 复制的模板,故亦称其为前基因组;④病毒的前基因组、蛋白引物及 DNA 聚合酶共同进入组装好的病毒内衣壳中;⑤在逆转录酶作用下,以前基因组 RNA 为模板,逆转录出全长的 HBV DNA 负链,在负链 DNA 合成过程中,前基因组被 RNA 酶降解而消失;⑥病毒以新合成的负链 DNA 为模板,复制互补的正链 DNA;⑦复制中的正链 DNA(长短不等)与完整的负链 DNA 结合并包装于内衣壳中,再包上外衣壳成为病毒体,从细胞质释放至细胞外。

由于 HBV 复制有逆转录过程,故病毒的 DNA 可整合于肝细胞的染色体中,此外,S 基因可以以 2.1kb RNA 为 mRNA 转译出 HBsAg,故在部分 HBV 感染者中虽无病毒复制,但可长期产生 HBsAg。

(3) 抗原组成:HBV 具有表面抗原(HBsAg)、前 S1(PreS1)抗原和前 S2(PreS2)抗原、核心抗原(HBcAg)和 e 抗原(HBeAg)。

1) HBsAg:大量存在于感染者的血液中,是 HBV 感染的主要标志。HBsAg 具有抗原性,可刺激机体产生保护性抗体(抗 -HBs),是制备疫苗的最主要成分。抗 -HBs 为中和抗体,具有防御 HBV 感染的作用,病人血清中出现抗 -HBs,是既往感染恢复或注射疫苗产生的免疫效应。

PreS1 抗原及 PreS2 抗原主要存在于大球形颗粒的表面,也可存在于小球形颗粒及管型颗粒的表面,其免疫原性比 HBsAg 更强;抗 -PreS1 及抗 -PreS2 能通过阻断 HBV 与肝细胞结合发挥抗病毒作用。

2) HBcAg:存在于 Dane 颗粒核心结构的表面,其外被 HBsAg 所覆盖,在血液循环中不易被检测到。HBcAg 免疫原性强,能刺激机体产生抗 -HBc。血清中查到抗 -HBcIgM 提示 HBV 正处于复制状态,抗 HBc 的 IgG 可在血清中较长时间存在,但此抗体无保护作用。

3) HBeAg:为可溶性抗原,仅见于 HBsAg 阳性的血清及感染 HBV 的肝细胞,其消长与 Dane 颗粒及 DNA 多聚酶基本一致,故阳性可作为 HBV 复制及血液具有强传染性的一个指标。HBeAg 可刺激机体产生抗体(抗 -HBe),抗 -HBe 对清除 HBV 有一定作用。抗 -HBe 出现是预后良好的征象。

(4) 细胞培养及动物模型：目前采用的细胞培养系统是 DNA 转染系统，即将病毒的 DNA 导入肝癌等细胞后，病毒核酸与细胞 DNA 整合，在细胞中表达 HBsAg 及 HBcAg，并分泌 HBeAg，有些细胞株还可持续地产生 Dane 颗粒。

黑猩猩是 HBV 最敏感的动物，但来源困难。用嗜肝 DNA 病毒的其他成员，如鸭乙型肝炎病毒、土拨鼠肝炎病毒等感染其相应的天然宿主，建立乙型肝炎动物模型，常用于研究致病机制、致癌特点及防治措施等。

(5) 抵抗力：HBV 对外界环境抵抗力较强。对低温、干燥、紫外线均有抵抗力，也不被 70% 乙醇灭活。压力蒸汽灭菌法、100℃煮沸 10 分钟或干热 160℃ 1 小时等方法可将其灭活。0.5% 过氧乙酸、5% 次氯酸钠、3% 漂白粉和环氧乙烷等可灭活 HBV，消除其传染性。

2. 致病性与免疫性

(1) 传染源：HBV 主要的传染源为乙型肝炎病人和无症状的 HBV 携带者。乙型肝炎潜伏期 30~160 天(60~90 天多见)。潜伏期、急性期、慢性活动期病人血清都有传染性。

(2) 传播途径

1) 血液、血制品传播：人对 HBV 敏感，极少量(少至 10^{-6}~10^{-9}/ml HBeAg 阳性血清)病毒污染的血液进入人体即可引起感染。输血、输液、注射、手术、针刺等可造成医源性传播；使用公用剃刀、牙刷，皮肤黏膜微小损伤等均可引起传播。

2) 母婴传播：若母亲为乙型肝炎病人或 HBV 携带者，在孕期可通过胎盘将病毒传给胎儿；分娩时病毒经产道进入新生儿创口可使其感染；哺乳是 HBV 的传播途径之一。乙型肝炎有明显的家庭聚集倾向，尤其是母亲携带 HBV 的家庭。

3) 性接触及密切接触传播：HBV 感染者的唾液、阴道分泌物、精液、乳汁等均含有病毒，因此 HBV 可通过性接触或日常生活密切接触传播。

(3) 致病机制：一般认为，HBV 对肝细胞无直接损害作用，病毒感染引起的免疫病理反应是引起肝细胞损伤的主要原因。HBV 导致肝细胞损伤的机制主要包括：

1) 细胞介导的免疫病理损害：HBV 侵入肝细胞内增殖可使感染细胞膜表面表达 HBsAg、HBeAg、HBcAg。被激活的 T 细胞攻击带有病毒抗原的肝细胞，在清除病毒的同时，也造成肝细胞的损伤。细胞免疫应答的强弱与临床过程的轻重和转归有密切关系。当病毒感染波及的肝细胞数量不多，免疫应答处于正常范围时，特异 CTL 可摧毁病毒感染细胞，释放至细胞外的 HBV 则可被中和抗体清除，临床表现为急性肝炎，并较快恢复而痊愈；若受病毒感染的肝细胞较多，机体表现强烈细胞免疫应答，则迅速引起大量肝细胞坏死，可表现为重症肝炎；机体免疫功能低下时，CTL 作用减弱，病毒在感染细胞内复制，受到功能低下的 CTL 的部分杀伤作用，病毒可不断释放，但又无有效的抗体中和病毒，病毒则持续存在并再感染其他肝细胞，造成慢性肝炎。

2) 免疫复合物引起的病理损害：HBsAg、HBeAg 与其抗体形成的免疫复合物，可沉积于肾小球血管基底膜或关节滑液囊上，通过Ⅲ型超敏反应机制引起损伤，故乙型肝炎病人除了有肝细胞损害外，还可有肾小球肾炎、关节炎、皮疹等肝外损害。免疫复合物大量沉积于肝内，可使肝毛细血管栓塞，并可使 TNF 增多，导致急性重型肝炎。

3) 自身免疫反应引起的病理损害：HBV 感染肝细胞后，细胞膜除有病毒特异性抗原外，还会引起细胞表面自身抗原发生改变，暴露出肝特异性脂蛋白抗原(liver specific protein，LSP)。LSP 可作为自身抗原诱导机体产生针对肝细胞成分的自身免疫应答，造成肝细胞损害。

4) 免疫应答低下或免疫耐受：HBV 感染后，可导致机体免疫应答能力低下，干扰素产生不足，靶细胞的 HLA-Ⅰ类抗原表达低下，CTL 作用减弱，不能有效地清除病毒。此外，幼龄感染 HBV 后，因免疫系统尚未发育成熟，可对病毒形成免疫耐受，病毒可长期存在于体内。

5) 病毒发生变异：HBV DNA 可发生变异。S 基因、PreC 基因及 C 基因的变异，可使 HBV 逃避机体原已形成的体液与细胞免疫，在感染慢性化过程中起重要作用。

(4) HBV 与原发性肝癌：HBV 感染与原发性肝癌具有密切的关系，其依据是：①乙型肝炎病人的原发性肝癌发生率高于正常人群，HBsAg 携带者发生肝癌的危险性较无 HBV 感染者高 217 倍；②原发性肝癌病人血清 HBV 检出率明显高于正常人群；③原发性肝癌病人的肝细胞核内整合有 HBV-

DNA；④初生时即感染土拨鼠肝炎病毒的土拨鼠，饲养3年后100%发生肝癌，未感染的土拨鼠无一只发生肝癌。

(5) 免疫性：HBV所激发的免疫应答，一方面表现为免疫保护作用，如特异性CTL对病毒的清除作用，抗-HBs、抗-PreS1及抗-PreS2对病毒的中和作用等，另一方面可造成免疫损伤。免疫损伤和免疫保护作用是一个过程的两个方面，它们相互依存又相互制约引起多样化的临床经过和转归。

3. 微生物学检查 HBV感染的实验室诊断主要是检测HBV的抗原抗体系统和病毒核酸。

(1) HBV抗原抗体系统的检测：目前主要用血清学方法检测HBsAg、抗-HBs、HBeAg、抗-HBe、抗-HBc，俗称“两对半”。HBV抗原、抗体的血清学标志与临床关系较为复杂，必须对几项指标同时分析，方能有助于临床判断。HBV抗原抗体系统检测的结果分析见图20-9和表20-3。

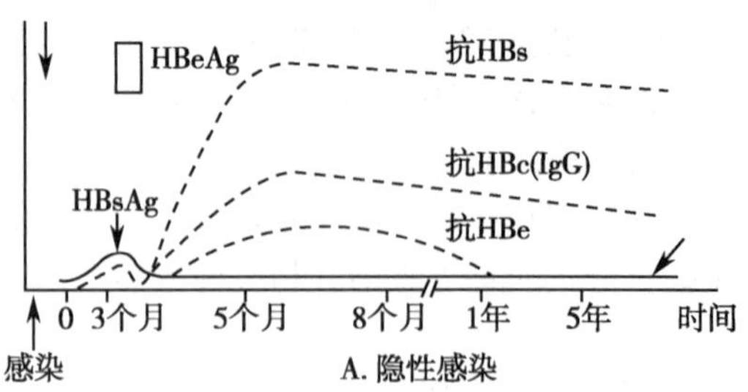

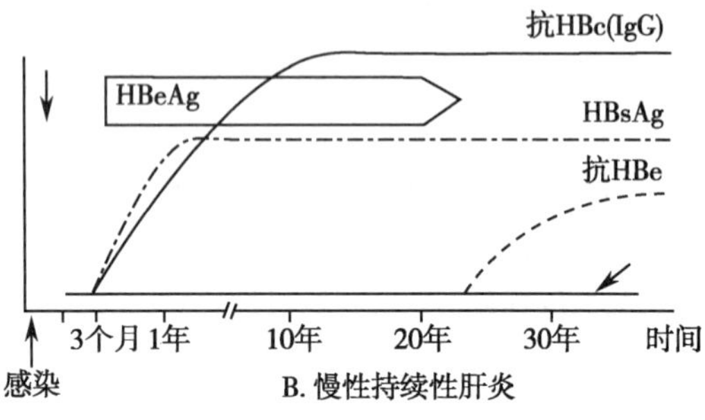

图20-9 乙型肝炎的临床经过与免疫反应关系示意图

表20-3 HBV抗原、抗体检测结果的临床分析

HBsAg	HBeAg	抗-HBs	抗-HBe	抗-HBc	结果分析
+	−	−	−	−	HBV感染或无症状携带者
+	+	−	−	−	急性或慢性乙型肝炎，或无症状携带者
+	+	−	−	+	急性或慢性乙型肝炎(传染性强，俗称“大三阳”)
+	−	−	+	+	急性感染趋向恢复(俗称“小三阳”)
−	−	+	+	+	既往感染恢复期
−	−	+	+	−	既往感染恢复期
−	−	−	−	+	既往感染
−	−	+	−	−	既往感染或接种过疫苗

1) HBsAg：是HBV感染的特异性标志，也是机体感染HBV后最早出现的血清学指标。HBsAg阳性见于HBV携带者、急性乙型肝炎的潜伏期或急性期、慢性乙型肝炎、与HBV有关的肝硬化及原发性肝癌的病人。无症状HBV携带者可长期HBsAg阳性。急性乙型肝炎恢复后，一般在1~4个月内HBsAg消失，若持续6个月以上则认为已向慢性肝炎转化。但是，如果S基因突变或低水平表达，可使常规方法难以检出HBsAg，故HBsAg阴性也不能完全排除HBV感染。

2) 抗-HBs：是一种保护性抗体，表示机体对HBV具有免疫力，见于乙型肝炎恢复期、既往HBV感染者或接种HBV疫苗后。

3) 抗-HBc：抗-HBc阳性表示病毒在体内复制，病人血液具有很强的传染性。抗-HBc的IgM在感染的早期出现，其下降速度与病情有关，下降快表示预后良好，若一年内不能降至正常水平或高低反复，提示可能已经转为慢性乙型肝炎。抗-HBc的IgG出现较晚，但在体内维持时间长，是感染过HBV的标志。

4) HBeAg：HBeAg与HBV DNA聚合酶的消长基本一致。HBeAg阳性表示病毒在体内复制及血液具有传染性。急性乙型肝炎病人HBeAg阳性呈暂时性；若HBeAg持续阳性表示可能转为慢性乙型肝炎；转为阴性者，表示病毒在体内停止复制。

5) 抗-HBe：抗-HBe阳性表示病毒在体内复制减弱，传染性降低，机体已获得一定的免疫力。但由于HBV PreC区突变株的出现，对抗-HBe阳性的病人也应检测其血中的病毒DNA，以正确判断预后。

HBV抗原抗体系统的检测可用于乙型肝炎的实验室诊断以及判断预后、筛选献血员、选择疫苗接

种对象、判断疫苗接种效果及流行病学调查等。

(2) HBV DNA 检测：用核酸杂交或 PCR 检测 HBV DNA，可作为疾病诊断及药物疗效的评价指标。

4. 防治原则

(1) 一般预防：严格筛选献血员，以降低输血后乙型肝炎的发生率。病人的血液、分泌物及排泄物、用具、食具以及手术器械、牙科器械、注射器、针头等要进行严格灭菌。提倡使用一次性注射器。

(2) 人工主动免疫：接种乙型肝炎疫苗是预防乙型肝炎最有效的方法。我国已将乙肝疫苗接种列入计划免疫，新生儿在出生时、1 个月、6 个月接种疫苗，抗 -HBs 阳性率达 90% 以上。

(3) 人工被动免疫：含高效价抗 -HBs 的人血清免疫球蛋白可用于乙肝的紧急预防。接触 HBV 后 8 天内注射抗 -HBs 的人血清免疫球蛋 0.08mg/kg，2 个月后重复注射一次。

目前，治疗乙型肝炎仍无特效药物。广谱抗病毒药物和具有调节免疫功能的药物同时使用，可达到较好的治疗效果。

(二) 丙型肝炎病毒

丙型肝炎病毒(hepatitis C virus，HCV)是引起丙型肝炎的病原体，归属于黄病毒科(Flaviviridae)丙型肝炎病毒属。

1. 生物学性状　HCV 呈球形，直径 40~60nm，有包膜。HCV 的基因组为单股正链线状 RNA，长度约为 9.5kb，只有一个 ORF，分为 9 个基因区。依据基因序列的差异，可将 HCV 分为 Ⅰ、Ⅱ、Ⅲ、Ⅳ、Ⅴ、Ⅵ型。Ⅰ型多在欧美各国流行；亚洲地区则以Ⅱ型为主，Ⅲ型为辅；Ⅴ、Ⅵ型主要在东南亚泰国等。目前认为Ⅱ型 HCV 复制产生的病毒量多，治疗较困难。HCV 可在黑猩猩体内连续传代，并引起慢性肝炎。HCV 对三氯甲烷、甲醛、乙醚等有机溶剂敏感。

2. 致病性与免疫性　丙型肝炎的传染源是病人和病毒携带者，传播途径与 HBV 相似，主要通过输血传播，故有输血后肝炎之称。其潜伏期平均约 7 周，多数丙型肝炎病人可不出现症状或症状轻微，发现时已呈慢性过程。慢性肝炎的表现轻重不等，约 20% 可发展为肝硬化。

丙型肝炎病人康复后，仅有微弱免疫力。在免疫力低下的人群中，可同时感染 HBV 和 HCV，常导致疾病加重。

3. 微生物学检查　采用 ELISA 检测 HCV 抗体可初步诊断病人、筛选献血员及进行流行病学调查。用套式 RT-PCR 可检出病人血清中极微量的 HCV RNA。HCV RNA 阳性，说明病毒在体内复制，HCV RNA 阴转，说明病毒被清除。检测 HCV RNA 常用于丙型肝炎的早期诊断和预后判断，也可用于筛查献血员。

4. 防治原则　因 HCV 主要经血液传播，故加强对血制品的管理、严格筛选献血员是预防丙型肝炎的主要措施。我国已将检测抗 -HCV 作为筛选献血员的规定项目。HCV 免疫原性不强，且容易变异，研制有效疫苗有一定的难度。

(三) 丁型肝炎病毒

丁型肝炎病毒(hepatitis D virus，HDV)是 1977 年在慢性乙型肝炎病人的肝细胞核内发现的一种新的肝炎病毒，当时称之为 δ 因子，现已正式命名为丁型肝炎病毒。完整成熟的 HDV 呈球形，直径 35~37nm。核心结构由单股负链环状 RNA 及与之结合的 HDV 抗原(HDAg)组成，HDV RNA 长度仅为 1.7kb，是已知动物病毒中最小的基因组；核心结构外包以 HBsAg，HBsAg 由同时感染宿主细胞的 HBV 提供。HDV RNA 与 HBV DNA 无同源性。HDV 为缺陷病毒，不能独立复制，必须在 HBV 或其他嗜肝 DNA 病毒辅助下才能复制。黑猩猩、土拨鼠和北京鸭对 HDV 敏感，可作为研究 HDV 的动物模型。

HDV 的传染源是丁型肝炎病人和 HDV 携带者，主要通过输血或使用血制品传播，也可通过密切接触或母婴垂直传播。HDV 感染方式有两种：①协同感染(coinfection)，即从未感染过 HBV 的正常人同时感染 HBV 和 HDV；②重叠感染(superinfection)，即已受 HBV 感染的乙型肝炎病人或无症状 HBV 病毒携带者再发生 HDV 感染。HDV 和 HBV 的协同感染和重叠感染都可导致感染症状加重，病情恶化，故在发现重症肝炎时，应注意是否有 HDV 和 HBV 协同感染或重叠感染。HDAg 可刺激机体产生特异性抗体，但这些抗体不能清除病毒。

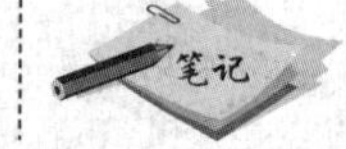

ELISA 或 RIA 检测病人血清中的 HDAg，可用于 HDV 感染的早期诊断。用 ELISA 或 RIA 方法可

检测血清中 HDV 抗体，检出抗 -HD IgM 型抗体有早期诊断价值，抗 -HD IgG 抗体持续高效价，可作为慢性 HDV 感染的指标。

目前尚无特异性预防丁型肝炎的方法。由于 HDV 传播途径与 HBV 相同，且需在 HBV 等病毒的辅助下才能复制，故其防治原则与乙型肝炎基本相同。对 HDV 感染尚无特效的疗法。

肝炎相关病毒

20 世纪 90 年代以来，不断有发现新型肝炎病毒的报道，其中较为瞩目的是庚型肝炎病毒和 TT 型肝炎病毒。

庚型肝炎病毒（hepatitis G virus，HGV）为单股正链 RNA 病毒，属黄病毒科。HGV 主要经输血和静脉注射血制品等非肠道途径传播，也存在母 - 婴传播和医源性传播。常与 HBV 或 HCV 合并感染。HGV 单独感染时，肝细胞损伤较轻，无明显症状，与 HCV 合并感染后，有时 HCV 感染消失，HGV 感染仍持续存在。致病机制还需进一步研究。HGV 的微生物学检查包括检测病人体内抗 HGV 抗体和病毒 RNA。加强血制品管理是主要的预防措施，干扰素治疗有一定的效果，但停药后病毒可重复出现。

TT 型肝炎病毒是 1997 年从一例日本输血后非甲 ~ 庚型肝炎病人血清中分离出的一种新的 DNA 病毒，根据该病人名字缩写（T.T）而称为 TT 型肝炎病毒（TTV）。TTV 呈球形，直径 30~50nm，无包膜，核酸为单股负链环状 DNA。TTV 主要通过输血或血制品传播，其致病机制尚不明确。TTV 微生物学检查主要是检测血液中 TTV DNA。

第五节　其 他 病 毒

一、疱疹病毒

疱疹病毒（herpes virus）是一群中等大小、有包膜的双股 DNA 病毒，现已发现 100 多种，分为 α、β、γ 三个亚科。疱疹病毒感染的宿主范围广泛，包括人类和其他脊椎动物，引起人类感染的疱疹病毒称为人疱疹病毒（human herpes viruses，HHV）。人疱疹病毒有 8 种（表 20-4）。

表 20-4　引起人类感染的疱疹病毒

病毒种类	所致疾病
单纯疱疹病毒 1 型	龈口炎、唇疱疹、角膜结膜炎、脑炎等
单纯疱疹病毒 2 型	新生儿疱疹、生殖器疱疹
水痘 - 带状疱疹病毒	水痘、带状疱疹
EB 病毒	传染性单核细胞增多症、Burkitt 淋巴瘤、鼻咽癌等
巨细胞病毒	先天性感染、单核细胞增多症、肝炎、间质性肺炎等
人疱疹病毒 6 型	婴儿急疹
人疱疹病毒 7 型	未定论
人疱疹病毒 8 型	Kaposi 肉瘤

疱疹病毒的共同特点：①病毒颗粒呈球形，直径为 150~200nm，基因组为线状双链 DNA，衣壳为二十面体立体对称，核衣壳外有一层被膜，最外层是包膜；②除 EB 病毒、HHV-6 和 HHV-7 外，均可在二倍体细胞中增殖，核内形成嗜酸性包涵体；③病毒可通过细胞间桥扩散，感染细胞可与邻近未感染细胞融合形成多核巨细胞；④病毒感染宿主可引起先天性感染、显性感染、潜伏感染、整合感染等多种感染类型。

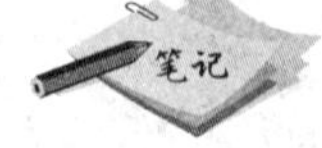

(一) 单纯疱疹病毒

1. 生物学性状 单纯疱疹病毒(herpes simplex virus,HSV)是疱疹病毒的典型代表。可在多种细胞中生长,感染细胞后很快使受染细胞出现CPE,表现为细胞肿胀、变圆、相互融合形成多核巨细胞,核内可形成嗜酸性包涵体。HSV感染动物范围广泛,常用实验动物为小鼠、豚鼠、家兔等。接种鸡胚绒毛尿囊膜上形成增殖性白色斑块。

HSV有两个血清型,即HSV-1和HSV-2,两型病毒核苷酸序列有50%同源性,型间有共同抗原,也有特异性抗原。

2. 致病性与免疫性 人类感染HSV非常普遍,成人感染率达80%~90%。病人和病毒携带者为传染源,主要通过直接密切接触和性接触传播,HSV经口腔、呼吸道及生殖道黏膜和破损皮肤等多种途径侵入机体。

(1) 原发感染:HSV-1原发感染常发生于6个月~2岁的婴幼儿,以腰以上部位感染为主,常见的有龈口炎,此外还可引起唇疱疹、疱疹性角膜炎、疱疹性脑炎等。HSV-2原发感染多见于14岁以上人群,主要引起生殖器疱疹,常伴有发热、淋巴结炎。

(2) 潜伏感染和复发:机体HSV原发感染后,随着特异性免疫的产生,将大部分病毒清除,少数病毒可长期潜伏于神经细胞内。HSV-1常潜伏于三叉神经节或颈上神经节,HSV-2常潜伏于骶神经节。在潜伏期的HSV不复制。当机体发热、受寒、情绪紧张或使用某些激素等,潜伏的病毒可被激活,沿神经轴索下行至感觉神经末梢所支配的上皮细胞内继续增殖,引起疱疹的复发。

(3) 新生儿及先天性感染:HSV可通过胎盘感染胎儿,引起流产或胎儿畸形。分娩时婴儿通过有疱疹病损的产道也可感染,引起新生儿疱疹,严重时可累及内脏,死亡率高达50%以上。

HSV原发感染后可刺激机体产生特异性细胞免疫和体液免疫,但不能清除潜伏感染的病毒,也不能阻止复发。

3. 防治原则 目前尚无预防HSV感染的特异性预防措施。避免接触、注意安全性生活,以减少HSV的传播,若孕妇产道有HSV-2感染,可进行剖宫产或给新生儿注射特异性的丙种球蛋白作为紧急预防。阿昔洛韦(ACV)、丙氧鸟苷(GCA)等已用于治疗生殖器疱疹、唇疱疹、疱疹性脑炎、新生儿疱疹,疱疹性角膜炎等。

(二) 水痘-带状疱疹病毒

水痘-带状疱疹病毒(varicella-zoster virus,VZV)在儿童初次感染可引起水痘,而潜伏在体内的病毒被激活后则引起带状疱疹。传染源主要是水痘病人和带状疱疹病人,主要通过飞沫或直接接触传播。

VZV原发感染主要表现为水痘。病毒经呼吸道侵入机体,经2~3周潜伏期后,全身皮肤出现丘疹、水疱疹并可发展为脓疱疹,皮疹分布主要是向心性。儿童水痘病情一般较轻。成人水痘病情较重,可并发间质性肺炎。孕妇患水痘临床症状较重,并可引起胎儿感染。

水痘病愈后,病毒潜伏在脊髓后根神经节或脑神经的感觉神经节中,当机体受到某些刺激,如发热、受寒以及使用免疫抑制剂等导致细胞免疫功能低下时,潜伏病毒被激活,沿感觉神经轴索下行到其所支配的皮肤细胞内增殖,引起疱疹复发。由于疱疹沿着感觉神经所支配的皮肤分布,串联成带状,故称为带状疱疹。带状疱疹一般发生于身体一侧,多见于胸、腹和头颈部,1~4周内局部痛觉非常敏感,有剧痛。

感染后机体产生持久的免疫力,但不能清除长期潜伏于神经节中的病毒,故不能阻止病毒的激活及发生带状疱疹。

水痘-带状疱疹病毒减毒活疫苗对预防VZV感染和传播有良好的效果,紧急预防可采用含特异性抗体的人免疫球蛋白。阿昔洛韦、阿糖腺苷和大剂量干扰素治疗可限制病情发展及缓解局部症状。

(三) EB病毒

EB病毒(Epstein-Barr virus,EBV)是Epstein和Barr于1964年首次从非洲儿童恶性淋巴瘤细胞株中分离出一种新型的疱疹病毒。

EBV在人群中的感染广泛,我国3~5岁儿童EBV的抗体阳性率达90%以上。幼儿感染后多数无明显症状,青春期发生原发感染者,约有50%出现传染性单核细胞增多症。传染源是病人和病毒携带

者，EBV 主要通过唾液传播，也可经性接触或输血传染。病毒先在口咽部上皮细胞内增殖，然后感染 B 淋巴细胞，大量进入血液循环而造成全身性感染。EBV 可长期潜伏在人体淋巴组织中，当机体免疫功能低下时，潜伏的病毒活化形成复发感染。

由 EBV 感染引起或与 EBV 感染有关的疾病主要有：①传染性单核细胞增多症：是一种急性淋巴组织增生性疾病，多见于青春期初次感染大量 EBV 者。临床表现多样，典型症状为发热、咽炎、颈淋巴结肿大、脾肿大、肝功能异常以及外周血单核细胞增多，并出现异型淋巴细胞，偶尔累及中枢神经系统；②非洲儿童恶性淋巴瘤：又称 Burkitt 淋巴瘤，是一种低分化的 B 淋巴细胞瘤，多见于 6~7 岁儿童，常发生在非洲与赤道相邻地区，呈地方性流行，好发部位为颜面、腭部；③鼻咽癌：EBV 感染与鼻咽癌的发生密切相关，主要依据是：鼻咽癌活检组织中有 EBV 基因组存在并表达相应的病毒抗原；病人血清中有高效价 EBV 的相应抗体，鼻咽癌经治疗病情好转后，抗体效价也逐渐下降。

EBV 抗体的检测包括：①EBV 特异性抗体的检测，有助于 EBV 感染的诊断。用免疫酶染色法或免疫荧光法检测血清中 EA 抗体、VCA 抗体，对鼻咽癌有辅助诊断的意义；②异嗜性抗体检测：主要用于传染性单核细胞增多症的辅助诊断，病人发病早期血清可出现一种能非特异性与绵羊红细胞发生凝集的 IgM 型抗体，抗体滴度大于 1∶80 有诊断意义。

预防 EBV 感染的疫苗在研制中。无理想的抗病毒药物，阿昔洛韦和丙氧鸟苷有一定疗效。

（四）巨细胞病毒

人巨细胞病毒（human cytomegalovirus，HCMV）是人巨细胞包涵体病的病原体，由于其感染的细胞肿大，并具有巨大的核内包涵体，故而命名。

1. 生物学性状　HCMV 的形态结构与 HSV 相似，该病毒只能感染人，只在人成纤维细胞中增殖。病毒在细胞培养中增殖缓慢，复制周期长，初次分离培养需 4~6 周才出现细胞病变，表现为细胞肿胀变圆、核变大并在核内出现周围绕有一轮“晕”的大型嗜酸性包涵体，宛如“猫头鹰眼”状。

2. 致病性与免疫性　HCMV 在人群中感染非常广泛，成人的抗体阳性率达 60%~90%。HCMV 传染源为病人和隐性感染者，可通过人 - 人密切接触、性接触、胎盘、产道、哺乳、输血或器官移植等多种途径传播。感染类型主要有：①先天性感染：孕妇 3 个月内感染 HCMV，病毒可通过胎盘侵袭胎儿引起宫内感染，引起死胎、流产、巨细胞包涵体病等，巨细胞包涵体病患儿表现为黄疸、肝脾肿大、血小板减少性紫癜及溶血性贫血和不同程度的神经系统损害、耳聋和脉络视网膜炎等；②围生期感染：产妇感染 HCMV，分娩时新生儿经产道可被感染，HCMV 通过哺乳感染婴儿，多数患儿呈隐性感染或症状轻微，少数可表现为轻度呼吸障碍、肝功能损伤；③接触或输血感染：通过密切接触、性接触、输血等途径感染 HCMV，通常为隐性感染，也可引起单核细胞增多症、肝炎、间质性肺炎、视网膜炎及脑炎等；④细胞转化和致癌潜能：近年来发现某些肿瘤，如宫颈癌、结肠癌、前列腺癌、Kaposi 肉瘤病人体内 HCMV DNA 检出率高，HCMV 抗体滴度也高于正常人，提示 HCMV 与其他疱疹病毒一样，具有潜在致癌的可能性。

HCMV 感染后可刺激机体产生细胞免疫和体液免疫应答。细胞免疫对抑制 HCMV 感染的发生和发展起重要作用；特异性抗体可限制 HCMV 的复制，但不能抵抗潜伏病毒的活化以及其他不同毒株的感染。

目前尚无有效疫苗，丙氧鸟苷等可用于治疗 HCMV 感染。

（五）其他疱疹病毒

人疱疹病毒 6 型（human herpes virus 6，HHV-6）是引起婴儿急疹或称婴儿玫瑰疹的病原体。人疱疹病毒 7 型（human herpes virus 7，HHV-7）其原发感染与疾病的关系尚待证实。人疱疹病毒 8 型（human herpes virus 8，HHV-8），也称为 Kaposi 肉瘤相关疱疹病毒（Kaposi's sarcoma-associated herpes virus，KSHV），是从 AIDS 病人的 Kaposi 肉瘤组织标本中发现的一种病毒。

二、虫媒病毒和出血热病毒

（一）虫媒病毒

虫媒病毒（arbovirus）是一大类通过吸血节肢动物（蚊、蜱等）叮咬易感的脊椎动物而传播的病毒。虫媒病毒分布广，种类多，对人畜致病的有 130 余种。我国流行的虫媒病毒主要有流行性乙型脑炎病

毒和登革病毒，森林脑炎病毒仅在东北和西北林区偶有发生。虫媒病毒的共同特点是：①病毒体呈球形，直径 40~70nm，核酸为单股正链 RNA，核衣壳呈二十面体立体对称，有包膜，包膜上镶嵌有血凝素刺突；②节肢动物既是病毒的传播媒介，又是储存宿主，所致疾病有明显的季节性和地方性；③宿主范围较广，可引起多种脊椎动物感染；④病毒致病力强，所致疾病潜伏期短、起病急、病情重。

1. 流行性乙型脑炎病毒　流行性乙型脑炎病毒(epidemic type B encephalitis virus)简称乙脑病毒，为黄病毒科黄病毒属成员，是流行性乙型脑炎(乙脑)的病原体。1935 年日本学者首先从脑炎死亡病人的脑组织中分离到该病毒，故亦称日本脑炎病毒(Japanese encephalitis virus，JEV)。

乙脑病毒的传染源主要是携带病毒的家畜、家禽，新生的幼猪是最重要的中间宿主和传染源。动物感染乙脑病毒后，一般没有明显的症状及体征，但出现病毒血症，可成为传染源。人感染病毒后仅出现短暂的病毒血症，且血中病毒滴度不高，所以病人不是主要的传染源。

乙脑病毒的主要传播媒介是三带喙库蚊。蚊吸血后，病毒首先在其肠上皮细胞内增殖，然后进入血液并移行至唾液腺，带病毒的蚊通过叮咬易感动物而形成蚊→动物→蚊的不断循环，其间带毒蚊子若叮咬人则可引起人体感染。蚊可携带病毒越冬并可经卵传代，故蚊不仅是传播媒介，也是重要的储存宿主。乙脑的流行有明显的季节性，以夏、秋季节为主，流行高峰期在 6~9 月份，与蚊子的密度高峰期一致。

人群对乙脑病毒普遍易感，但绝大多数感染者表现为隐性感染及顿挫感染，显性感染者多为 10 岁以下的儿童。病毒经带毒蚊子叮咬进入人体后，先在皮下毛细血管内皮细胞和淋巴结内增殖，并释放少量病毒进入血流，形成第一次病毒血症，此时无症状或症状极其轻微。随后，病毒随血流播散至肝、脾等处，在单核吞噬细胞内继续大量增殖后，再次进入血流，形成第二次病毒血症，引起发热、寒战、头痛及全身不适等症状。绝大多数感染者病情不再继续发展，即成为顿挫感染，数日后可自愈。少数免疫力低下者，病毒可穿过血脑屏障进入中枢系统，在脑组织神经细胞中增殖，引起脑实质和脑膜炎症，表现为高热、头痛、呕吐、抽搐、颈项强直等中枢神经系统症状，严重者出现昏迷、中枢性呼吸衰竭或脑疝，病死率可高达 10%~30%。约 5%~20% 的病人可留下痴呆、失语、瘫痪、智力减退等后遗症。

乙脑病毒抗原性稳定，病后或隐性感染后产生稳定而持久的免疫力。其保护性免疫主要依赖中和抗体，但细胞免疫和完整的血脑屏障也有重要作用。

预防乙脑的措施主要是疫苗接种、防蚊灭蚊和动物管理。对易感人群，特别是 6 个月 ~10 岁儿童接种乙脑疫苗，是预防乙脑流行的重要环节。因幼猪是乙脑病毒的主要中间宿主和传染源，在流行季节前给幼猪接种疫苗，可降低人群乙脑的发病率。目前对乙脑尚无特效治疗方法。

2. 登革病毒　登革病毒(dengue virus)是登革热和登革出血热 / 登革休克综合征的病原体。

人和灵长类动物是登革病毒的主要储存宿主，主要由白纹伊蚊和埃及伊蚊传播。在丛林地区，猩猩、猴类等动物感染后不出现明显的症状，但有病毒血症，通过蚊子叮咬可使病毒在动物间循环。人若进入疫源地，可被带病毒的蚊子叮咬而感染。在人类居住地区，病人和隐性感染者是主要传染源。感染者在发病前 24 小时到发病后 5 天内出现病毒血症，血液中含有大量病毒。在此期间，可通过蚊虫叮咬在人群之间传播。

登革病毒进入人体后，首先在毛细血管内皮细胞和单核细胞中增殖，然后经血流播散，引起登革热或登革出血热 / 登革休克综合征。登革热病情较轻，表现为发热、头痛、肌肉和关节疼痛、淋巴结肿大及皮疹等临床特征，为自限性疾病，少数病人疼痛剧烈，故俗称断骨热。登革出血热 / 登革休克综合征是登革病毒感染的严重类型，初期有登革热的症状体征，病情发展迅速，出现皮肤紫癜和瘀斑、消化道等腔道出血、休克，死亡率高。

目前登革病毒疫苗尚未研制成功，对登革热也无特效治疗方法，防蚊、灭蚊是预防登革热的主要手段。

(二) 出血热病毒

出血热(hemorrhagic fever)是一大类以出血和发热为主要症状和体征的疾病。引起出血热的病毒种类较多，我国已发现的有汉坦病毒和新疆出血热病毒等。

汉坦病毒(hantaan virus)属于布尼亚病毒科汉坦病毒属，有 20 多个型别。汉坦病毒颗粒多数呈

球形或卵圆形，平均直径约120nm，有包膜。核酸为单股负链RNA，有长、中、短三个片段。黑线姬鼠、长爪沙鼠、大鼠、小鼠等为易感动物。对酸和脂溶剂敏感，56~60℃ 1小时、一般化学消毒剂能灭活病毒。

我国汉坦病毒的宿主动物和传染源主要是黑线姬鼠和褐家鼠。病毒随宿主动物的唾液、尿、粪便排出体外而污染环境，人或动物通过呼吸道、消化道或直接接触等途径感染。人群对汉坦病毒普遍易感。汉坦病毒主要引起肾综合征出血热（hemorrhagic fever with renal syndrome，HFRS）和汉坦病毒肺综合征（hantavirus pulmonary syndrome，HPS）。

肾综合征出血热的流行有明显的地区性和季节性，与鼠类分布和活动有关。发病机制较复杂，病毒可直接损伤全身毛细血管和小血管，使血管通透性增高、微循环障碍。此外，病毒抗原与抗体形成的免疫复合物，沉积在小血管壁和肾小球基底膜等处，激活补体，导致血管、肾脏的免疫病理损伤，并引起出血。肾综合征出血热的潜伏期一般为2周左右，起病急，发展快，典型的临床表现为发热、出血和肾脏损害，典型的临床经过分为发热期、低血压休克期、少尿期、多尿期和恢复期。汉坦病毒肺综合征表现为肺浸润和肺间质水肿，迅速发展为呼吸窘迫、衰竭。

接种汉坦病毒灭活全病毒疫苗，对预防HFRS有较好效果。一般性预防采取灭鼠、防鼠、消毒和个人防护等措施。对肾综合征出血病人采用综合治疗措施，包括卧床休息、调节水与电解质平衡、应用抗病毒药物等。

三、狂犬病病毒

狂犬病病毒（rabies virus）是狂犬病的病原体，属于弹状病毒科的狂犬病病毒属（*Lyssavirus*），是一种嗜神经病毒。主要在野生动物（狼、狐狸等）和家养宠物（犬、猫等）中传播，人可因带病毒动物咬伤或抓伤而感染。

（一）生物学性状

病毒呈子弹状，大小约(65~75)nm×(130~300)nm。病毒核酸为单股负链RNA。衣壳由核蛋白(nucleoprotein，N蛋白)、磷蛋白P（即基质蛋白M1）和聚合酶L蛋白组成，呈螺旋对称型。有包膜，M2构成包膜的基质成分，包膜上有糖蛋白刺突(glycoprotein，G蛋白)，刺突与病毒的感染性和毒力有关（图20-10）。G蛋白是病毒的表面成分，具有嗜神经细胞的特性，可刺激机体产生中和抗体，是疫苗研究的重要成分。

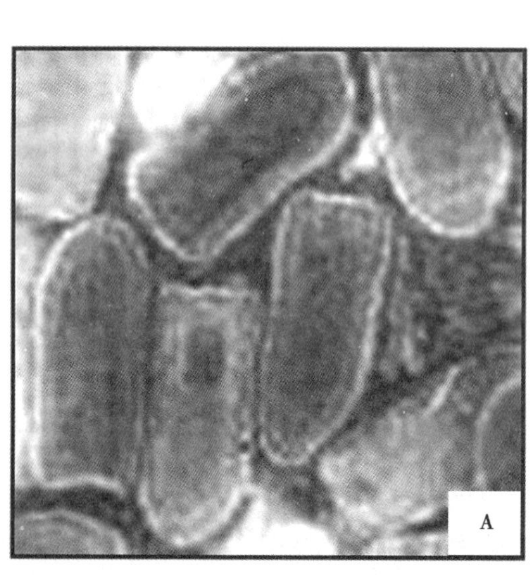

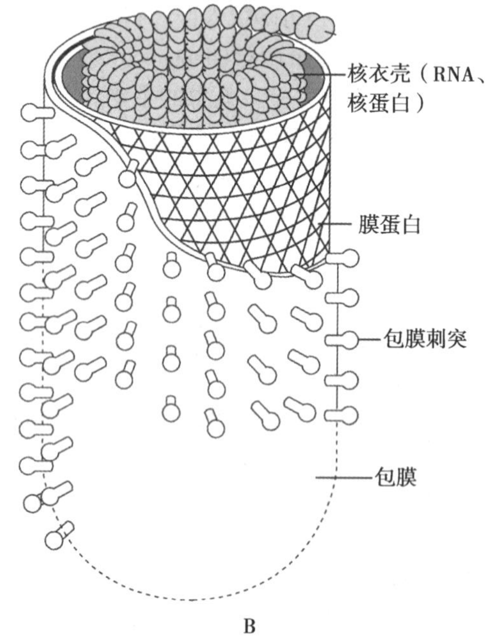

图20-10　狂犬病病毒的形态与结构

从自然感染动物体内分离获得的病毒称为野毒株或街毒株，其致病潜伏期长、毒力强。将野毒株在家兔脑内连续传50代后，病毒对家兔致病的潜伏期从2~4周缩短至固定为4~5日，称为固定毒株，固定毒株对人及犬的致病力减弱或不引起动物发病，可用以制备疫苗。狂犬病病毒有嗜神经细胞性，在易感动物中枢神经细胞（主要是大脑海马回的锥形细胞）中增殖，可在胞浆内形成嗜酸性、圆形或椭圆形包涵体，称内基小体（negri body），在狂犬病的诊断上很有价值。

狂犬病病毒抵抗力不强，对蛋解酶、紫外线和X线敏感，易被强酸、强碱、甲醛灭活，加热60℃、5分钟可被灭活。室温下病毒传染性可保持1~2周，在-70℃或冷冻干燥条件下能存活数年。

（二）致病性

狂犬病病毒感染的动物范围较广，所有温血动物对此病毒均敏感。宿主动物80%为野犬，其他还有狼、狐狸、臭鼬、浣熊、蝙蝠、猫、牛、马、猪等。野生动物带病毒率高于家养动物。

人的感染多由狂犬或其他带毒动物咬伤所致。狂犬和带毒动物的唾液中含有狂犬病病毒，人被其咬伤后，病毒通过伤口进入人体内。进入人体内的病毒先在咬伤部位周围的横纹肌细胞中增殖；然后沿神经末梢上行至中枢神经细胞继续增殖，病毒在神经细胞内大量增殖损伤脑干和小脑等中枢神经系统；最后，病毒又经传出神经播散至全身，大量分布于唾液腺、舌、毛囊、皮脂腺、角膜、心脏、肾上腺等处。潜伏期一般1~3个月，但亦有短至1周或长达数年者，其长短取决于被咬伤部位距离中枢神经系统的远近及伤口内感染的病毒量、毒力等因素。发病早期有发热、乏力、流涎等；经约2~4天后表现神经兴奋性增高的症状，出现躁动不安、恐光、恐水、恐声、咽喉肌肉痉挛等症状，甚至在饮水、见到水或闻水声时即引起咽喉肌痉挛，故有恐水症（hydrophobia）之称；3~5天后转入麻痹期，出现昏迷、呼吸衰竭、循环衰竭而死亡。病死率几乎达100%。

（三）微生物学检查

1. 隔离观察动物　人被犬或其他动物咬伤后，需将动物隔离观察7~10天，若动物不发病，一般可以认为该动物未患狂犬病或咬人时唾液中尚无狂犬病病毒；若观察期间动物发病，即将其处死，取海马回部位脑组织切片，寻找内基小体，或用免疫荧光法查病毒抗原。将患病动物颌下腺悬液接种小白鼠脑内，观察小白鼠发病情况，再做脑组织病毒包涵体检查或抗原检测，可以提高检出率。

2. 狂犬病病人的诊断　死亡病人，检测脑组织切片或印片中的内基小体，可用于确诊。

（四）防治原则

捕杀野犬、加强家犬管理、注射疫苗是预防狂犬病的主要措施，同时避免家养动物与野生动物接触。发现人被犬或其他动物咬伤应采取以下措施：①处理伤口：立即用3%~5%的肥皂水、0.1%苯扎溴铵或清水反复冲洗伤口，再用75%乙醇或碘酊涂擦；②人工被动免疫：于伤口周围及底部浸润注射高效价狂犬病病毒抗血清，也可采取肌内注射；③人工主动免疫：及时接种狂犬病疫苗可以预防发病，我国现使用地鼠肾原代细胞或二倍体细胞培养制备的狂犬病病毒灭活疫苗，于动物咬伤后第1、3、7、14、28天各肌注1ml，免疫效果好，副作用少。此外，对有可能接触狂犬病病毒的人员（兽医、动物管理员及野外工作者等），应进行狂犬病疫苗的预防接种。

本章小结

流感病毒是引起流感的病原体，病毒包膜上的HA和NA易发生抗原漂移和抗原转变，引起病毒变异而造成流感流行。麻疹病毒是麻疹和SSPE的病原体，腮腺炎病毒可引起流行性腮腺炎，麻疹和腮腺炎的特异性预防常用MMR。婴幼儿支气管炎最常见的病原体是呼吸道合胞病毒。孕早期感染风疹病毒可造成垂直传播，引起风疹综合征。

肠道病毒包括脊髓灰质炎病毒、柯萨奇病毒、埃可病毒、新型肠道病毒等，均为无包膜的RNA病毒，主要经粪-口途径传播。脊髓灰质炎病毒引起脊髓灰质炎，柯萨奇病毒、埃可病毒、新型肠道病毒的生物学性状与脊髓灰质炎病毒类似，侵犯多种组织器官，引起多种临床综合征。病毒性胃肠炎的病原体主要有轮状病毒、诺如病毒等，经粪-口途径传播。

HIV是AIDS的病原体。AIDS的传染源为HIV无症状携带者和艾滋病病人，主要传播途径

为血源传播、性传播、母婴垂直传播。HIV 感染机体后，常经历较长的潜伏期，临床上将感染过程分为急性期、无症状感染期、艾滋病相关综合征和艾滋病期。广泛开展社会宣传教育、禁毒、确保血液及血液制品的安全，建立 HIV 感染的监测系统，对高危人群进行 HIV 检测及加强监控等综合性措施仍然是预防艾滋病最有效的办法。

肝炎病毒是引起病毒性肝炎的常见病原体。肝炎病毒主要包括甲、乙、丙、丁、戊型肝炎病毒。甲型、戊型肝炎病毒经消化道传播，可引起急性肝炎。乙型、丙型和丁型肝炎病毒的主要传播途径为血源传播、性传播、母婴垂直传播，乙型、丙型肝炎病毒除导致急性肝炎外，还可发展为慢性肝炎，并与肝硬化及肝癌相关。丁型肝炎病毒为一种缺陷病毒，须在乙型肝炎病毒辅助下才能复制。肝炎病毒引起的免疫病理反应是导致肝细胞损伤的主要原因。甲型肝炎和乙型肝炎可通过接种疫苗进行预防，预防乙型肝炎的方法可预防丁型肝炎。

人疱疹病毒有 8 种。HSV-1 主要引起腰以上部位感染；HSV-2 主要引起生殖器疱疹，HSV-1 潜伏在三叉神经节或颈上神经节，HSV-2 常潜伏骶神经节中，当潜伏的病毒被激活，引起疱疹的复发感染。VZV 初次感染可引起水痘，VZV 常见的潜伏部位是脊髓后根神经节或脑神经的感觉神经节，如果潜伏的 VZV 被激活，引起带状疱疹。EB 病毒感染可引起传染性单核细胞增多症，此外还与非洲儿童恶性淋巴瘤、鼻咽癌发病密切相关。人巨细胞病毒是巨细胞包涵体病的病原体，可引起先天性感染、围生期感染、接触或输血感染、细胞转化，具有致癌潜能。

虫媒病毒是以吸血节肢动物叮咬易感的脊椎动物而传播的病毒，我国流行的主要有流行性乙型脑炎病毒和登革病毒。出血热病毒种类较多，汉坦病毒引起肾综合征出血热和汉坦病毒肺综合征。乙脑和肾综合征出血热可用疫苗接种进行预防。

狂犬病病毒是狂犬病的病原体，主要通过带病毒的动物咬伤或抓伤感染。人被犬或其他动物咬伤后应采取的措施包括立即处理伤口、注射高效价狂犬病病毒抗血清、接种狂犬病疫苗。

案例讨论 1

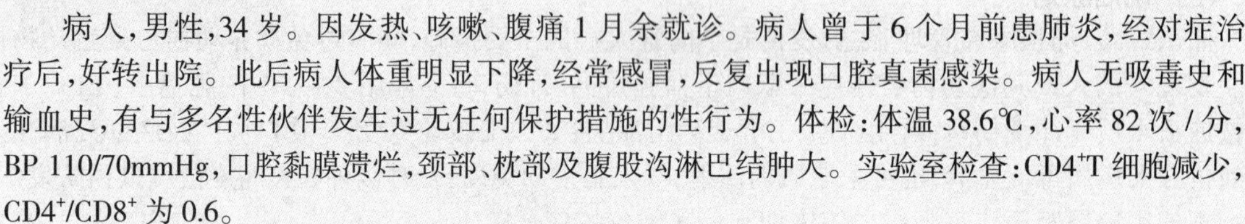
病人，男性，34 岁。因发热、咳嗽、腹痛 1 月余就诊。病人曾于 6 个月前患肺炎，经对症治疗后，好转出院。此后病人体重明显下降，经常感冒，反复出现口腔真菌感染。病人无吸毒史和输血史，有与多名性伙伴发生过无任何保护措施的性行为。体检：体温 38.6℃，心率 82 次 / 分，BP 110/70mmHg，口腔黏膜溃烂，颈部、枕部及腹股沟淋巴结肿大。实验室检查：$CD4^+$T 细胞减少，$CD4^+/CD8^+$ 为 0.6。

案例讨论 2

案例讨论 2

病人，女性，39 岁。因发热 6 天，身目黄染 5 天就诊。病人 6 天前无明显诱因出现间断发热，体温在 38.5℃左右，食欲缺乏、乏力、恶心、呕吐。上腹部彩超：肝大，胆囊水肿，脾大。实验室检查：转氨酶升高，肝功能异常，乙肝病毒 DNA 载量 3.04×10^3（正常参考范围 $<1\times10^2$），HBsAg(+)、HBeAg(+)、抗 -HBc IgM(+)、抗 -HBe(-)、抗 -HBs(-)、抗 -HAV(-)、抗 -HCV(-)。

（张雄鹰）

扫一扫，测一测

思考题

1. 甲型流感病毒为什么容易引起世界性大流行？如何预防和控制流感？

2. 肠道病毒有哪些共同特点？

3. 简述 HIV 的传染源、传播途径及致病机制。

4. 哪些肝炎病毒可通过血液传播？通过乙肝的传染源及传播途径简述如何进行乙肝的预防。

5. 被犬类咬伤后，如何预防狂犬病的发生？

第四篇　人体寄生虫学

第二十一章　人体寄生虫学概述

学习目标

1. 掌握:寄生虫、宿主、生活史等相关概念及寄生虫对宿主的损害。
2. 熟悉:寄生虫病流行的环节、影响因素、特点、防治原则。
3. 了解:寄生虫感染的免疫和我国寄生虫病的防治现状。
4. 能够通过本章的学习,对人体寄生虫学有初步的认识。

第一节　人体寄生虫学的基本概念

一、寄生关系

在漫长的生物进化过程中,生物与生物之间形成了各种错综复杂的关系,其中,凡是两种生物共同生活的现象,称为共生(symbiosis)。根据两种生物之间的利害关系,可将共生分为互利共生、共栖和寄生三种类型。

1. 互利共生(mutualism)　两种生物共同生活,双方互相依靠,彼此受益,称为互利共生。例如牛、马胃内纤毛虫能分解植物纤维素,而获得营养,同时有助于牛、马对植物纤维的消化,并且纤毛虫的迅速繁殖和死亡分解,可为牛、马提供营养。

2. 共栖(commensalism)　两种生物共同生活,其中一方受益,另一方既不受益,也不受害,称为共栖,又称偏利共生。如存在于人体肠道内的结肠内阿米巴,以肠内容物为食,但不侵入肠黏膜。

3. 寄生(parasitism)　两种生物共同生活,其中一方受益,另一方受害,受害者为受益者提供营养物质和居住场所,称为寄生。受益者称为寄生物,受害者称为宿主。寄生物为多细胞无脊椎动物或单细胞原生动物者称为寄生虫(parasite)。如寄生于人体的蛔虫、血吸虫、疟原虫等是寄生虫,人是宿主。

二、寄生虫与宿主的类别

(一) 寄生虫的类别

寄生于人体的寄生虫有200余种,较常见者有数十种。按其与宿主的关系,可分为以下几种类型。

1. 专性寄生虫(obligatory parasite)　生长、发育和繁殖过程中至少有一个时期营寄生生活的寄生虫,如血吸虫。

2. 兼性寄生虫(facultative parasite)　既可在外界环境营自生生活,又能在宿主体内营寄生生活的寄生虫,如粪类圆线虫。

3. 体内寄生虫(endoparasite)　寄生于体内器官、组织或细胞内的寄生虫，如蛔虫、肺吸虫、疟原虫。

4. 体外寄生虫(ectoparasite)　寄生于宿主体表或吸血时接触宿主体表的寄生虫。如蚊、白蛉、蚤、虱、蜱等。

5. 机会性致病寄生虫(opportunistic parasite)　通常处于隐性感染状态，当宿主免疫功能受损时出现大量增殖并致病，如弓形虫和隐孢子虫。

按照动物分类系统，寄生虫归属于动物界的线形动物门、扁形动物门、棘头动物门、肉足鞭毛门、顶复门、纤毛门、节肢动物门等7个门的十余个纲。在人体寄生虫学中，医学蠕虫隶属于线形动物门、扁形动物门、棘头动物门，医学原虫隶属于肉足鞭毛门、顶复门、纤毛门，医学节肢动物隶属于节肢动物门。

(二) 宿主的类别

寄生虫在发育过程中需要一种或一种以上的宿主。按照寄生虫不同发育阶段对宿主的需求，可将其分为以下类别。

1. 终宿主(definitive host)　寄生虫成虫或有性生殖阶段所寄生的宿主。

2. 中间宿主(intermediate host)　寄生虫幼虫或无性生殖阶段所寄生的宿主。有些寄生虫需两个中间宿主，按其寄生顺序依次称为第一和第二中间宿主。如华支睾吸虫第一中间宿主为某些淡水螺类，第二中间宿主为某些淡水鱼类。

3. 保虫宿主(reservoir host)　有些寄生虫既可寄生于人体也可寄生于其他脊椎动物，后者在一定条件下将其体内的寄生虫传播给人，这些脊椎动物称之为保虫宿主。例如华支睾吸虫成虫可寄生于人和猫，猫是其终宿主又是保虫宿主。

4. 转续宿主(paratenic host)　某些蠕虫的幼虫侵入非适宜宿主后不能发育至成虫，长期维持幼虫状态，当该幼虫有机会进入其适宜宿主体内时，则可发育为成虫，此种非适宜宿主称为转续宿主。例如感染曼氏迭宫绦虫幼虫裂头蚴的蛙被非适宜宿主蛇、鸟等食入，裂头蚴在其体内存活而不发育，而猫、犬等食入含裂头蚴的蛇、鸟肉后，裂头蚴则可继续发育为成虫。

三、寄生虫的生活史与寄生虫感染

寄生虫完成一代生长、发育和繁殖的全过程称为寄生虫的生活史(1ife cycle)。按是否需要中间宿主，可将生活史分为直接型和间接型两类，前者如蛔虫、钩虫，只需经人体寄生；后者如血吸虫，除人体或其他终宿主外，还经中间宿主钉螺体内发育增殖。通常将具有直接型生活史的蠕虫称为土源性蠕虫；将具有间接型生活史的蠕虫称为生物源性蠕虫。有些寄生虫生活史中仅有无性生殖(asexual reproduction)，如阴道毛滴虫等；有些仅有有性生殖(sexual reproduction)，如钩虫、丝虫等；有些寄生虫需有性、无性两种生殖方式才能完成一代的发育，称为世代交替(alternative generation)，如疟原虫、吸虫等。

寄生虫的生活史比较复杂，有不同的发育阶段，其中具有感染人体能力的发育阶段称为感染阶段(infective stage)，如溶组织内阿米巴的四核包囊被人吞食后可致宿主感染。寄生虫侵入人体并能在人体内继续存活、发育或繁殖的现象称为寄生虫感染(parasitic infection)。人体感染寄生虫后，出现明显的临床症状或体征，这种寄生虫感染称寄生虫病(parasitosis)。人体感染寄生虫后不出现明显的临床症状和体征，但能传播病原体，成为寄生虫病的重要传染源，这些感染者称带虫者(carrier)。

第二节　寄生虫与宿主的相互关系

一、寄生虫对宿主的损害

(一) 夺取营养

寄生虫生长发育繁殖所需的营养物质来源于宿主。如小肠内的蛔虫以宿主半消化的食糜为养料，从而导致宿主营养不良。

（二）机械性损伤

在腔道内、组织内或细胞内寄生、移行的寄生虫和移行的幼虫可导致腔道阻塞、组织细胞损伤等。如囊尾蚴和棘球蚴压迫组织，蛔虫阻塞胆管，钩虫的钩齿或板齿致肠黏膜损伤，疟原虫导致红细胞的破坏等。

（三）毒性作用和免疫损伤

寄生虫的分泌物、排泄物及死亡虫体的分解产物，可造成寄生部位组织的增生、坏死等损害，甚至导致癌变。如溶组织内阿米巴滋养体分泌溶组织酶致肠黏膜形成溃疡。寄生虫作为抗原还能诱导宿主产生免疫病理反应，如日本血吸虫卵可溶性抗原引起的虫卵肉芽肿，形成肝、肠病变；棘球蚴囊液漏出引起宿主发生过敏性休克等。

二、寄生虫感染的免疫

寄生虫侵入宿主可引起一系列的防御反应，机体通过免疫应答抑制、杀伤或消灭感染的寄生虫。

（一）固有性免疫

固有性免疫即宿主对病原体具有的先天不易感性，如鼠疟原虫不能感染人；人类对牛囊尾蚴具有先天的不易感性。此外有宿主的皮肤、黏膜和胎盘的屏障作用等。

（二）适应性免疫

适应性免疫即由寄生虫抗原刺激宿主免疫系统所产生的针对该类抗原的免疫反应。有消除性免疫和非消除性免疫两类。

1. 消除性免疫　人体感染某种寄生虫后所产生的免疫既可清除体内寄生虫又能完全抵抗再感染，如皮肤利什曼病病人痊愈之后对同种病原具有完全免疫力，这是寄生虫感染中很罕见的一种免疫状态。

2. 非消除性免疫　人体感染某种寄生虫后所产生的免疫并未完全消除体内寄生虫，而仅表现在一定程度上能抵抗再感染。一旦虫体被完全清除后，这种免疫力将在短期消失。多数寄生虫感染属于此种类型。如疟疾病人发作停止后，体内仍有低密度原虫，此时人体对同种疟原虫再感染具有一定抵抗力，这种免疫状态称带虫免疫（premunition）。在某些蠕虫如血吸虫感染，所产生的免疫力对体内活的成虫无明显杀伤效应，但可杀伤再次侵袭的童虫，这种免疫状态称为伴随免疫（concomitant immunity）。

3. 免疫逃避　寄生虫逃避宿主免疫力攻击的现象称为免疫逃避，其机制主要涉及以下几方面：

(1) 抗原变异（antigenic variation）：寄生虫通过改变自身的抗原成分逃避免疫系统的攻击。例如某些血液内寄生原虫经常改变表膜抗原表型，逃避免疫攻击。

(2) 分子模拟（molecular mimicry）：有些寄生虫（如血吸虫）能将宿主的蛋白质结合到虫体表面伪装自身，从而阻碍了免疫系统对异源性抗原的识别。

(3) 免疫抑制（immunosuppression）：某些寄生虫可通过释放可溶性抗原，与宿主抗体结合形成免疫复合物，可激活 Ts 细胞，抑制抗体产生，降低巨噬细胞吞噬功能，抑制细胞介导的免疫应答。血吸虫还能破坏结合于体表的抗体，将 IgG 水解成多肽片段，抑制其对虫体的杀伤。

(4) 寄生部位的隔离（local isolation）：对于细胞内寄生原虫，血清中的抗体难以发挥作用，如红细胞内的疟原虫；有些寄生虫的囊壁结构使其与免疫成分隔离，如猪囊尾蚴、弓形虫包囊等。

4. 免疫病理　有些寄生虫感染的免疫病理损害已构成危害人体的主要病理过程。免疫病理反应分为以下四种类型：

(1) Ⅰ型超敏反应：寄生虫抗原（变应原）诱导的 IgE 抗体结合于肥大细胞和嗜碱性粒细胞，当抗原再次进入机体并与 IgE 结合时，上述细胞脱颗粒，释放组胺、5- 羟色胺等生物活性物质，引起血管通透性增加。如蠕虫感染后的荨麻疹，尘螨性哮喘、细粒棘球蚴囊液所致的休克等。

(2) Ⅱ型超敏反应：寄生虫特异性抗体或自身抗体直接结合感染的宿主细胞或免疫复合物附着于正常细胞，激活补体导致细胞的溶解或组织的损伤，如某些疟疾病人的贫血。

(3) Ⅲ型超敏反应：寄生虫循环抗原与抗体结合形成免疫复合物沉积于毛细血管壁，激活补体。补体裂解碎片引起中性粒细胞的浸润，释放出溶解酶导致炎症。如疟疾病人的肾病。

(4) Ⅳ型超敏反应：感染宿主再次受到抗原刺激后，Th 细胞亚群增殖并释放淋巴因子，病理变化为以淋巴细胞和单核细胞浸润为主的炎症，如血吸虫卵肉芽肿。

第三节 寄生虫病的流行与防治

一、流行的基本环节

寄生虫病的流行包括传染源、传播途径、易感人群三个基本环节。

(一) 传染源

指有寄生虫感染,并且其体内的寄生虫在生活史的某一发育阶段可以直接或间接进入另一宿主体内继续发育的人和动物,包括病人、带虫者和保虫宿主。如阴道毛滴虫感染者体内的滋养体通过性交可直接进入另一宿主体内继续发育;感染了华支睾吸虫的人或猫排出的虫卵经在淡水螺和淡水鱼体内发育后,可进入另一宿主体内继续发育。

(二) 传播途径

指寄生虫从传染源排出,在外界或动物体内生存或发育为感染阶段后进入新宿主的全过程。常见的传播途径有:

1. 经水传播 某些寄生虫的感染阶段(虫卵、幼虫或包囊等)污染了水源,人可因饮水或接触疫水而感染。如饮用被溶组织内阿米巴包囊污染的水可感染溶组织内阿米巴,接触含血吸虫尾蚴的水可感染血吸虫。

2. 经食物传播 食入感染期寄生虫污染的食物,或生食、半生食含有感染期寄生虫的动物肉而感染相应的寄生虫。如食入鞭虫感染期虫卵污染的食物可感染鞭虫,生食或半生食含华支睾吸虫囊蚴的淡水鱼可感染华支睾吸虫。此类寄生虫病属于食源性寄生虫病(food-borne parasitic disease)。

3. 经土壤传播 主要指土源性蠕虫的虫卵在土壤中发育为感染期虫卵或感染期幼虫,人因接触土壤而感染。如蛔虫卵在土壤中发育为感染期卵,经污染的手、食物或饮水而感染;钩虫卵在土壤中发育为感染期幼虫,经皮肤接触而感染。

4. 经空气传播 有些寄生虫的感染期卵可借助空气传播。如蛲虫卵可飘浮在空气中,随呼吸进入人体而感染。

5. 经节肢动物传播 某些寄生虫必须在节肢动物体内才能发育到感染阶段,如蚊传播丝虫病;有些寄生虫,如蛔虫感染期卵可经蝇、蟑螂的机械性携带而传播。此类疾病属于虫媒病(vector-borne disease)。

6. 经人际接触传播 有的寄生虫可通过人际的直接或间接接触而传播。如阴道毛滴虫可通过性生活而传播,也可通过接触阴道毛滴虫污染的洗浴用具而感染。

感染阶段的寄生虫进入人体的途径称为感染途径,常见的感染途径有:①经口感染,如鞭虫;②经皮肤感染,如钩虫丝状蚴可直接经皮肤侵入人体,疟原虫子孢子可经蚊叮咬侵入人体;③经胎盘感染,或称垂直感染,当母体妊娠时感染某些寄生虫,可经胎盘将病原体传递给胎儿,如弓形虫等;④经呼吸道感染,如蛲虫卵可随飞扬的灰尘被吸入致感染;⑤经输血感染,如疟疾病人作为供血源可致受血者罹患输血疟疾;⑥自体感染,如猪囊尾蚴、微小膜壳绦虫等蠕虫。

(三) 易感人群

指对某种寄生虫缺乏免疫力或免疫力低下而处于易感状态的人群。一般而言,人体对寄生虫普遍易感。寄生虫感染后一般均可产生适应性免疫,但多呈带虫免疫状态,当寄生虫自体内消失后,免疫力也随之下降。例如疟疾非流行区的人口进入疟区后,由于缺乏特异性免疫力而成为易感者。易感性还与年龄有关,如儿童、老年人易感性强。免疫功能受损,如艾滋病病人易感染某些机会性致病寄生虫。

二、流行因素

(一) 自然因素

包括地理、环境、温度、湿度、雨量、光照等气候因素。疏松、含氧充分的土壤有利于蛔虫卵和鞭虫

卵内幼虫的发育以及钩虫幼虫的活动，自然因素亦可影响寄生虫中间宿主或传播媒介的生态。

（二）生物因素

中间宿主或节肢动物的存在是某些寄生虫病流行的必需条件。我国丝虫病与疟疾的流行同相应蚊媒的地理分布是一致的；无钉螺孳生的长江以北地区就没有日本血吸虫病的流行。

（三）社会因素

政治、经济、文化、教育、生产活动和生活习惯直接影响寄生虫病的流行。社会环境因素则可随人类的活动而改变，并影响着自然环境和生物种类，从而影响寄生虫病的流行。落后的经济和文化教育必然伴有落后的生产、生活方式和不文明的行为习惯，而许多严重危害人类健康的寄生虫病的流行都与人类自身的无知与守旧有关。

三、流行特点

寄生虫病可在人与人、人与动物、动物与动物之间传播。我国的传染病防治法已把黑热病、疟疾、阿米巴病列为乙类传染病，血吸虫病、丝虫病、细粒棘球蚴病为丙类传染病。寄生虫病的流行特点一般具有3个方面：

（一）地方性

寄生虫病的分布有明显的地方性（endemicity）特点。干寒地带少有钩虫病；有钉螺存在的地区才有日本血吸虫病；我国某些地方有食生肉的习惯，因此有猪带绦虫或牛带绦虫病的流行；在牧区，犬肠内的细粒棘球绦虫卵污染食物和牧草，人畜食入后可患棘球蚴病。

（二）季节性

气候的季节性变化与许多寄生虫感染有关，如肠道寄生虫病在温暖、潮湿的季节感染率高，疟疾感染发生在按蚊大量孳生的季节。掌握寄生虫感染季节性变化规律，目的在于传播期的防护和在传播休止期加强防治（制）措施。

（三）自然疫源性

许多寄生虫可寄生人体和其他脊椎动物体内，这类在脊椎动物和人之间自然传播的寄生虫病称为人兽共患寄生虫病（parasitic zoonoses），如血吸虫病、肝吸虫病、肺吸虫病、旋毛虫病、弓形虫病等。人兽共患寄生虫病具有明显的自然疫源性，即在原始森林或荒漠地区，这类病可在脊椎动物之间相互传播，当人进入该地区后，可通过一定的途径传播给人。

四、寄生虫病的防治

（一）寄生虫病的防治原则

寄生虫病的防治须针对寄生虫的生活史、感染方式、传播规律及流行特征，采取综合措施。

1. 控制传染源　积极治疗现症病人和带虫者，查治和处理保虫宿主，并加强寄生虫病监测。

2. 切断传播途径　控制中间宿主，对于土源性蠕虫及食源性寄生虫，尤其注意管好粪便和饮食卫生；对于虫媒病则须大力控制媒介节肢动物。

3. 保护易感人群　积极开展卫生宣教，改进生产方式和生活条件，摈弃不良的生活陋习，加强集体和个人防护。

（二）我国寄生虫病的防治现状

我国在防治五大寄生虫病（疟疾、血吸虫病、丝虫病、黑热病、钩虫病）中取得了举世瞩目的成就。20世纪50年代基本消灭黑热病，2006年全国实现了阻断丝虫病传播的目标。疟疾病例自20世纪80年代以后逐年下降，正向2020年在中国实现消除疟疾的目标迈进。血吸虫病在新中国成立前后流行于长江流域及其以南12个省（区），危害十分严重，目前血吸虫病的流行已得到基本控制。钩虫平均感染率从全国寄生虫病调查1988—1992年的17.66%下降为2001—2004年的6.12%。

但寄生虫病仍然是危害人民健康和阻碍流行区经济发展的严重问题。传播疟疾的蚊媒依然广泛存在，加上人口的广泛流动和恶性疟抗药性的增加，其流行的威胁依然不容忽视；血吸虫病的流行区地形复杂、螺区分散，多种动物宿主的存在和人畜的频繁流动易引起疫情复燃；黑热病每年仍有新发病例；由于传病蚊媒未能控制，丝虫病威胁仍然存在。

食源性寄生虫病、土源性寄生虫病、机会性致病寄生虫病和棘球蚴病的防治是我们目前面临的主要任务。食源性寄生虫病如华支睾吸虫病、并殖吸虫病、细粒棘球蚴病、带绦虫病、猪囊虫病和土源性寄生虫病如钩虫病、蛔虫病等均被规划为重点防治的疾病；一些机会性致病寄生虫病如弓形虫病、隐孢子虫病等也因艾滋病的流行逐步受到了重视；棘球蚴病在我国西部地区流行仍较严重。另外，随着国际交往的日益频繁，一些国外流行的寄生虫病，如罗阿丝虫病、曼氏血吸虫病、埃及血吸虫病、锥虫病等在我国也有报告。应该认识到，寄生虫病防治工作仍是一项长期艰巨的任务。只有进一步加快经济发展，加快农村城市化建设进程，将寄生虫病的防治纳入社会发展的规划，才是控制乃至消灭我国人体寄生虫病的希望所在。

防控食源性寄生虫病

尽管2004年卫生部已发出公告，严防食生鲜水产品导致的食源性寄生虫病，但人们长期以来养成的生食、半生食鱼、虾等水产品的饮食习惯仍在继续。在一些地区的餐馆，把生鲜水产品作为地方特色菜肴和招牌来招揽生意与客源。2006年夏，北京曾发生了因进食“凉拌福寿螺肉”而感染广州管圆线虫事件。在云南、福建、浙江、广东等地也多次发生了广州管圆线虫群体感染事件，敲响了防控食源性寄生虫病的警钟。

本章小结

寄生虫是指营寄生生活的多细胞的无脊椎动物和单细胞的原生动物。寄生虫可分为专性寄生虫、兼性寄生虫、体内寄生虫、体外寄生虫和机会性致病寄生虫。宿主可分为终宿主、中间宿主、保虫宿主和转续宿主。生活史是寄生虫完成一代生长、发育和繁殖的整个过程，可分为直接型生活史和间接型生活史。寄生虫对宿主的作用主要表现为掠夺营养、机械性损伤、毒性与免疫损伤。寄生虫病流行的环节包括传染源、传播途径和易感人群，受自然因素、生物因素和社会因素的影响，具有地方性、季节性和自然疫源性的特点，其防治原则为控制传染源、切断传播途径和保护易感人群的综合措施。

（李士根）

扫一扫，测一测

思考题

1. 寄生虫和宿主各有哪些类别？分别是何含义？
2. 寄生虫生活史有哪两种类型？ 区分依据是什么？举例说明。
3. 寄生虫对宿主的损害有哪几个方面？各举例说明。
4. 寄生虫病的流行环节和防治原则是什么？

第二十二章 线　虫

学习目标

1. 掌握:线虫成虫和虫卵的基本形态特征;线虫的基本发育过程及类型;常见线虫疾病的致病;重要线虫的寄生部位、感染途径与方式。
2. 熟悉:各种线虫病的主要临床表现、诊断方法和防治原则。
3. 了解:各种线虫病的流行和分布特征。
4. 具备对常见线虫病进行初步诊断及健康教育的能力。

线虫属于医学蠕虫学的研究范畴。蠕虫(helminth)是一类软体、借肌肉收缩而蠕动的多细胞无脊椎动物,自然界分布广泛,寄生于人体并能引起疾病的蠕虫称为医学蠕虫。由蠕虫感染所导致的疾病称为蠕虫病。

线虫(nematode)属于线形动物门,种类繁多、分布广泛,多数营自生生活,少数营寄生生活。寄生人体的常见线虫有蛔虫、蛲虫、钩虫、鞭虫、旋毛虫等。

线虫成虫呈线形或圆柱形,两侧对称,体表光滑不分节。多为雌雄异体,雌虫大于雄虫,雄虫尾端多向腹面卷曲或膨大呈伞状。线虫有较完整的消化系统。雌性生殖系统多为双管型,雄性生殖系统为单管型(图 22-1)。

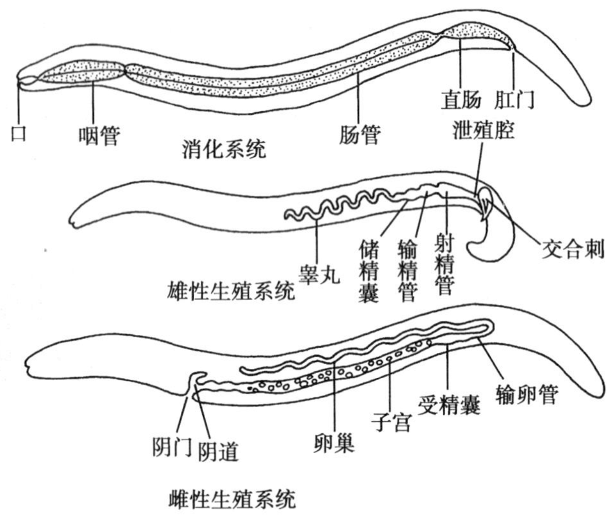

图 22-1　线虫消化系统和生殖系统结构模式图

线虫卵形态各不相同,多为椭圆形,呈淡黄色、棕色或无色,无卵盖,卵壳薄厚不等,内含卵细胞或幼虫。

线虫生活史过程经过卵、幼虫、成虫三个发育阶段。生活史分为直接发育型和间接发育型两种类型,大多数线虫生活史属于前者,如蛔虫、蛲虫、钩虫、鞭虫等;少数线虫生活史属于后者,如旋毛虫。

第一节　似蚓蛔线虫

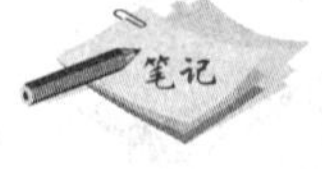

似蚓蛔线虫(*Ascaris lumbricoides*)简称蛔虫,是人体最常见的寄生虫之一。成虫寄生于小肠,引起蛔虫病(ascariasis)。

一、形态

(一) 成虫

虫体呈长圆柱形，形似蚯蚓，头尾两端略细，体表光滑有纤细的环纹，两侧有明显的侧线，口孔周围有“品”字形排列的唇瓣。雌虫长 20~35cm，生殖系统为双管型，阴门位于虫体前、中 1/3 交界处的腹面。雄虫长 15~31cm，尾端向腹面卷曲；生殖系统为单管型，有一对象牙状的交合刺。

2201

图片：蛔虫成虫

(二) 虫卵

有受精卵和未受精卵两种。受精蛔虫卵呈宽椭圆形，大小为(45~75)μm×(35~50)μm；卵壳厚而无色，其外常有一层凹凸不平、排列均匀的蛋白质膜，被胆汁染成棕黄色；卵内含 1 个大而圆的卵细胞，卵细胞与卵壳两端常见新月形空隙。未受精蛔虫卵呈长椭圆形，棕黄色，大小为(88~94)μm×(39~44)μm；卵壳与蛋白质膜均较薄，蛋白质膜排列不均匀；卵内含大小不等的屈光颗粒。受精卵及未受精卵的蛋白质膜均可脱落，成为无色透明的脱蛋白质膜卵。

2202

组图：蛔虫虫卵

二、生活史

成虫寄生于人体小肠，雌、雄虫交配后，雌虫产卵，每条雌虫每日排卵约 24 万个，卵随宿主粪便排出体外。受精卵在荫蔽、潮湿、氧气充足及适宜温度(21~30℃)的土壤中，约经 2 周，卵内的卵细胞发育为幼虫，再经 1 周，卵内幼虫蜕皮 1 次，发育为感染期卵。

感染期卵被人误食后，卵内幼虫在小肠内孵出，侵入小肠黏膜下的小静脉或小淋巴管，随血液经右心再到肺，穿破肺泡毛细血管进入肺泡。幼虫在肺泡内进行两次蜕皮，再沿支气管、气管移行至咽，被宿主吞咽后到达小肠，再次蜕皮后经数周发育为成虫(图 22-2)。自感染期卵进入人体到雌虫产卵

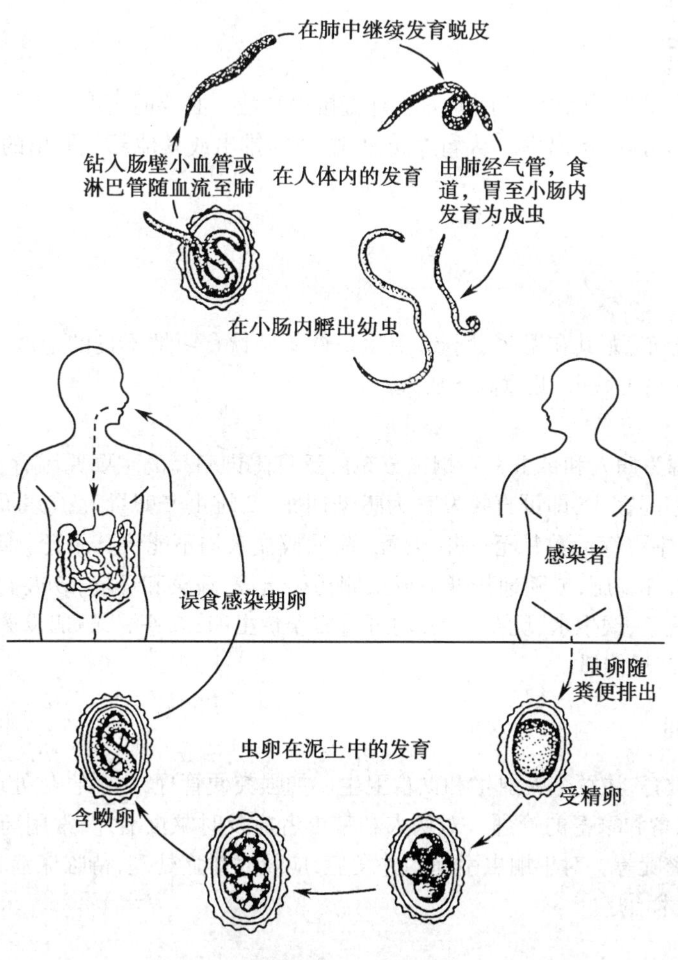

图 22-2　蛔虫生活史

约需 60~75 天。成虫在人体内存活约 1 年,寄生数目一般为一条至数十条。

三、致病

蛔虫的幼虫和成虫对人体均有致病作用,但成虫是主要致病阶段。成虫引起的并发症危害性最严重。

(一) 幼虫致病

幼虫在体内移行过程中由于机械刺激和代谢产物的作用,引起机体不同程度的损伤以及局部或全身的超敏反应,以肺部受损最为严重,可引起蛔蚴性肺炎、支气管哮喘、嗜酸性粒细胞增多症。病人主要表现为体温升高、咳嗽、哮喘、痰中带血、呼吸困难、荨麻疹及血中嗜酸性粒细胞升高等。多数病人发病 4~14 天可自愈。

(二) 成虫致病

1. 夺取营养　成虫寄生于小肠直接掠夺宿主的营养,损伤肠黏膜,导致肠黏膜炎性病变。病人表现为腹部不适、阵发性脐周疼痛、恶心、呕吐、食欲减退、腹泻或便秘等症状。儿童重度感染可出现营养不良,甚至发育障碍。

2. 超敏反应　虫体的分泌物、代谢产物及死亡虫体的分解产物均可诱发 I 型超敏反应,病人可出现荨麻疹、哮喘、失眠、烦躁、磨牙、血管神经性水肿、皮肤瘙痒等。严重感染者可发生抽搐、惊厥、昏迷等神经系统症状。

3. 机械性损伤　成虫有窜扰、钻孔习性。当宿主体温升高、食入刺激性食物或不适当的驱虫治疗时,常使虫体乱窜钻孔,进入胆总管、胰腺管、阑尾等处,引起胆道蛔虫症、蛔虫性胰腺炎、蛔虫性阑尾炎等并发症,也可因肠道病变致肠穿孔。感染虫数较多时,虫体可扭结成团堵塞肠管而引起蛔虫性肠梗阻。

四、实验诊断

在粪便中检出虫卵即可确诊,常用的方法有直接涂片法。必要时可改用沉淀法、改良加藤厚涂片法、饱和盐水浮聚法以提高检出率。从病人粪便、呕吐物排出或其他部位取出的虫体,可根据其形态特征进行鉴定。

五、流行

(一) 分布

蛔虫呈世界性分布,尤其在温暖、潮湿、卫生条件差及饮食习惯不良的地区,人群感染较为普遍。蛔虫感染率一般农村高于城市,儿童高于成人。

(二) 流行因素

蛔虫病的传染源为病人和带虫者。蛔虫分布广泛且感染率高的主要原因有:①生活史简单,虫卵在外界环境中不需中间宿主,即可直接发育为感染期卵;②雌虫产卵量大;③虫卵对外界因素的抵抗力强,在适宜的土壤中可存活数月至一年,食醋、酱油或盐水均不能将其杀死;④粪便管理不当,使用未经无害化处理的人粪施肥,或随地排便造成虫卵污染土壤、蔬菜和环境;⑤人们卫生习惯不良,如生吃未洗净的瓜果和蔬菜、饮生水、玩泥土等,均可造成误食虫卵;⑥苍蝇、蟑螂及禽、畜的机械性携带虫卵,可造成蛔虫卵的广泛传播。

六、防治原则

加强卫生宣传教育,注意个人卫生和饮食卫生。加强粪便管理,用无害化处理的粪便施肥。消灭苍蝇和蟑螂,加强家禽和家畜的管理。对病人和带虫者应及时驱虫治疗,常用药物有阿苯达唑、甲苯达唑、左旋咪唑、噻嘧啶等。对于蛔虫引起的并发症,应及时对症处理,待临床症状缓解后再进行驱虫治疗,必要时进行手术治疗。

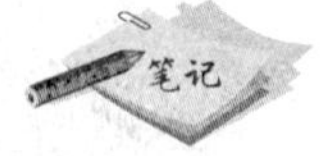

第二节　蠕形住肠线虫

蠕形住肠线虫(*Enterobius vermicularis*)又称蛲虫。成虫主要寄生于人体肠道的回盲部,引起蛲虫病(enterobiasis)。

一、形态

(一) 成虫

虫体细小,呈乳白色。头端角皮膨大形成头翼。咽管末端膨大呈球形,称咽管球。雌虫大小为(8~13)mm×(0.3~0.5)mm;虫体中部膨大,尾端长而尖细,略呈纺锤形;生殖器官为双管型,阴门位于虫体前、中1/3交界处的腹面;肛门位于虫体中、后1/3交界处的腹面。雄虫大小(2~5)mm×(0.1~0.2)mm,尾端向腹面卷曲,生殖器官为单管型,泄殖腔开口于虫体尾端,有1根交合刺。

组图:蛲虫成虫及虫卵

(二) 虫卵

呈不对称椭圆形,一侧较平,一侧稍凸,无色透明,大小为(50~60)μm×(20~30)μm,卵壳厚,内含1个胚蚴。

二、生活史

成虫主要寄生于人体的回盲部,雌、雄虫交配后,雄虫死亡,雌虫随肠内容物移行至直肠。当人睡眠后,肛门括约肌松弛,部分雌虫移行至肛门外周围皮肤上产卵,产卵后多干枯死亡,少数可逆行返回肠腔,偶可移行进入女性阴道、子宫、输卵管、尿道等处异位寄生。黏附于肛门周围皮肤上的虫卵,约经6小时发育,卵内胚蚴发育为幼虫,并蜕皮1次后发育为感染期卵。虫卵被人误食后,在小肠内孵出幼虫,并沿小肠下行途中蜕皮2次,移行至回盲部后再蜕皮1次发育为成虫。自感染期卵进入人体至发育为成虫约需2~6周,雌虫寿命约2~4周,一般不超过2个月。

三、致病

雌虫在肛周爬行、产卵时可刺激肛门及会阴部皮肤,引起皮肤瘙痒,为主要症状。病人常有烦躁不安、失眠、食欲减退、消瘦、夜惊、夜间磨牙等症状。成虫寄生于肠道可损伤肠黏膜,出现慢性炎症及消化功能紊乱。成虫异位寄生于阑尾、女性泌尿生殖系统可引起相应部位炎症。

四、实验诊断

清晨排便前在病人肛门周围皮肤上检查到虫卵即可确诊,常用方法有透明胶纸法和棉签拭子法。在粪便中或患儿入睡1~3小时后在肛门周围检获成虫也可确诊。

五、流行

蛲虫呈世界性分布,感染率一般是城市高于农村,儿童高于成人,集居生活的儿童高于散居儿童。

蛲虫病的传染源为病人和带虫者。蛲虫的感染方式有:①自体外重复感染,即"肛门-手-口"直接感染,为该虫感染的主要方式,当用手搔抓肛周皮肤时,手指被虫卵污染,此时若用手拿取食物或吮吸手指时,可造成自身反复感染;②间接感染,虫卵可通过污染的玩具、用具及衣被等物品造成感染;③吸入感染,虫卵可漂浮在尘埃中,经吸入导致感染;④逆行感染,有报道认为,在肛周的虫卵可孵出幼虫,逆行入肠内发育为成虫并产卵。

六、防治原则

加强卫生宣传教育,注意个人卫生和环境卫生。做到饭前便后洗手,勤剪指甲,勤洗澡,不吸吮手指,儿童睡眠不穿开裆裤,定期烫洗被褥和清洗消毒玩具,保持地面清洁等。儿童应定期普查普治,常用治疗药物有阿苯达唑、甲苯达唑、噻嘧啶等。用3%噻嘧啶软膏、蛲虫膏或2%氧化氨基汞软膏涂于

笔记

肛周，有止痒杀虫防止再感染的作用。

第三节 十二指肠钩口线虫和美洲板口线虫

寄生于人体的钩虫(hookworm)主要有十二指肠钩口线虫(*Ancylostoma duodenale*)和美洲板口线虫(*Necator americanus*)，分别简称为十二指肠钩虫和美洲钩虫。钩虫成虫寄生于人体小肠，引起钩虫病(hookworm disease)，是我国严重危害人体健康的寄生虫病之一。

一、形态

(一) 成虫

2204

组图：钩虫

两种钩虫外形相似，虫体细小略弯曲，长 1cm 左右。虫体前端向背面仰屈，顶端有口囊，其内腹侧缘附有钩齿或板齿。1 对头腺位于虫体前端两侧，开口于口囊两侧，能分泌抗凝素及乙酰胆碱酯酶，可阻止宿主肠壁伤口的血液凝固及降低宿主肠壁蠕动，有利于虫体的附着和吸血。雌虫较大，尾端呈圆锥状，生殖系统为双管型。雄虫较小，尾端角皮膨大成膜质交合伞，有 2 根交合刺，生殖系统为单管型。两种钩虫成虫的形态鉴别见表 22-1。

表 22-1 寄生于人体两种钩虫成虫的鉴别要点

鉴别要点	十二指肠钩虫	美洲钩虫
体形	头端与尾端均向腹面弯曲呈“(”形	头端与尾端分别向背面和腹面弯曲呈“∫”形
口囊腹齿	腹侧前缘有 2 对钩齿	腹侧前缘有 1 对半月形板齿
交合伞形状	撑开时略呈圆形	撑开时略呈扁圆形
背辐肋分支	远端分 2 支，每支再分 3 小支	基部分 2 支，每支再分 2 小支
交合刺	两刺呈长鬃状，末端分开	一刺末端呈钩状，包于另一刺的凹槽中
尾刺	有	无
阴门	体腹侧中部略后	体腹侧中部略前

(二) 虫卵

2205

组图：钩虫虫卵

两种钩虫卵极相似，不易区别。虫卵呈椭圆形，无色透明，大小为(56~76)μm×(35~40)μm。卵壳薄，卵内含 2~4 个卵细胞，卵细胞与卵壳间有明显的空隙，若病人便秘或粪便放置过久，卵内细胞可分裂为桑葚期或发育为幼虫。

二、生活史

成虫寄生于人体小肠上段，以血液及肠黏膜为食，雌、雄虫交配后，雌虫产卵，虫卵随宿主粪便排出体外。虫卵在温暖(25~30℃)、潮湿、荫蔽、肥沃、氧气充分的土壤中，卵内细胞经 24 小时发育为杆状蚴并孵出，再经 5~6 天蜕皮两次后发育为丝状蚴。丝状蚴接触到人体皮肤时，依靠机械性穿刺和酶的作用，从皮肤薄嫩处经毛囊、汗腺口或破损皮肤侵入人体，随即进入皮下静脉或淋巴管，随血流经右心到肺，穿过肺毛细血管进入肺泡，再循支气管、气管上行至咽部，随吞咽动作被咽下到达小肠，经 2 次蜕皮发育为成虫(图 22-3)。自丝状蚴经皮肤感染至成虫产卵，一般需 5~7 周。成虫寿命一般为 3~5 年。

钩虫丝状蚴除经皮肤感染人体外，也可经口、胎盘、母乳等途径感染。

三、致病

两种钩虫的致病作用相似，但十二指肠钩虫的致病作用更为严重。钩虫的幼虫和成虫对人体均有损害作用，以成虫致病为主。

(一) 幼虫致病

1. 钩蚴性皮炎 丝状蚴钻入皮肤后，数分钟至 1 小时即可引起局部皮肤针刺、烧灼和奇痒感，继而出现充血斑点或丘疹，1~2天内呈现出红肿、水疱，搔破后若继发感染，则形成脓疮。病程2~3周，继发感染时病程可达1~2个月。

2. 钩蚴性肺炎　钩蚴移行至肺时，引起局部出血及炎症病变，病人出现咳嗽、痰中带血、哮喘，常伴有畏寒、发热等症状。

（二）成虫致病

1. 消化道症状　成虫以钩齿或板齿咬附于肠黏膜，致肠黏膜点状出血及小溃疡。病人表现为上腹部不适及隐痛、恶心、呕吐、腹泻等症状。严重感染者因消化道出血，腹泻物可呈柏油样便、血便、血水样便或间断黑便。少数病人出现喜食生米、生豆、甚至泥土、煤渣、碎纸、破布等异常症状，称为"异嗜症"，补充铁剂后，大多数病人此现象消失。

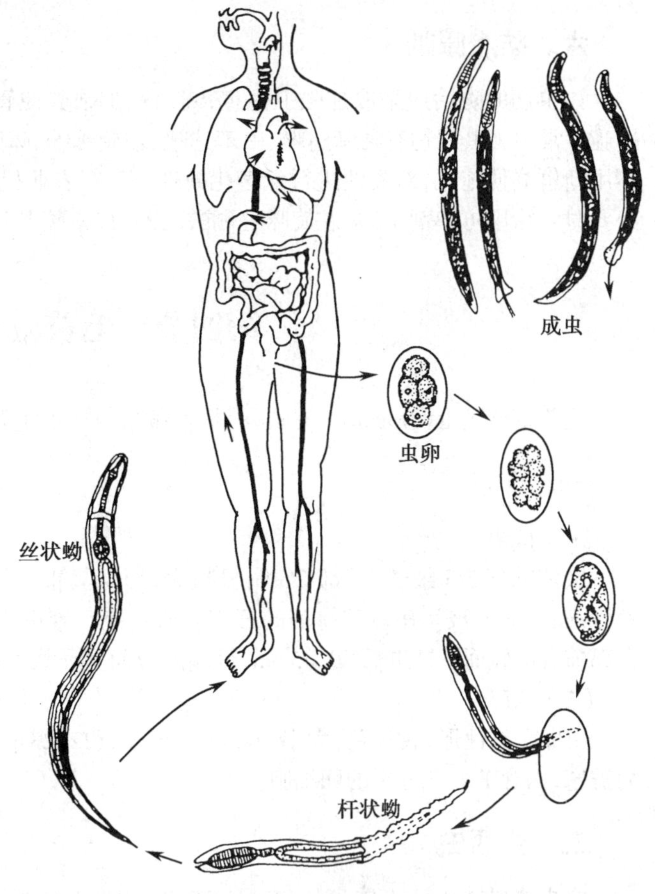

图22-3　钩虫生活史

2. 贫血　为钩虫对人体最严重的危害。其原因：①成虫吸血时边吸边排，造成血液丢失；②虫体吸血时，头腺分泌抗凝素，使咬附部位黏膜伤口不易凝血而不断渗血；③虫体经常更换咬附部位，造成多部位出血；④钩虫损伤肠黏膜，影响宿主对营养物质的吸收，可加重贫血；⑤虫体活动造成组织、血管损伤，引起出血。由于成虫咬附肠黏膜以血液为食，导致人体长期慢性失血，铁和蛋白质不断丧失，红细胞体积变小，色变浅，故为缺铁性贫血，血象表现为低色素小细胞型贫血。病人表现为皮肤蜡黄、黏膜苍白、头晕、眼花、耳鸣、乏力，严重者可有心慌、气促、面部及下肢水肿等贫血性心脏病的症状。儿童可出现发育障碍，妇女则可引起闭经、流产等。

四、实验诊断

粪便检查到虫卵或培养检出幼虫为确诊的依据，常用方法有直接涂片法、饱和盐水浮聚法、改良加藤厚涂片法及钩蚴培养法，后三者较直接涂片法检出率高，但操作较为复杂费时。

五、流行

（一）分布

钩虫呈世界性分布，多见于热带和亚热带地区。在我国，除干寒地区外，各省均有流行，广泛流行于淮河及黄河以南地区。一般南方感染高于北方，南方以美洲钩虫为主，北方则十二指肠钩虫占优势，大部分地区为两种钩虫混合感染。

（二）流行因素

钩虫病病人和带虫者是传染源。虫卵随宿主粪便排出体外，可通过施肥、随地大便等方式污染环境，在适宜的条件下孵出幼虫并发育为丝状蚴。被丝状蚴污染的土壤称为疫土。人们赤手、赤足在庭院或种植蔬菜、红薯、玉米、棉花、烟草等农作物时，易接触被丝状蚴污染的土壤而感染，特别在雨后初晴或久晴初雨之后，更易感染。矿井阴湿、温暖，环境卫生不良，也有利于钩虫的传播。此外，食生菜也可导致十二指肠钩虫感染；婴儿可通过使用被丝状蚴污染的尿布、穿"土裤子"或睡沙袋、麦秸等方式感染，也有经胎盘或母乳感染的报道。

六、防治原则

钩虫病的防治应采取加强卫生宣传教育、加强粪便管理、注意个人防护、查治感染者等综合性的措施。常用驱虫药物有阿苯达唑、甲苯达唑、左旋咪唑、噻嘧啶等，合并用药可提高效果。不随地大便，不用新鲜粪便施肥，对粪便进行无害化处理。实行农业机械化耕种，尽量减少手、足直接与泥土接触，必要时可涂用防护剂 1.5% 左旋咪唑硼酸乙醇、15% 噻苯达唑软膏等预防感染。

第四节　毛首鞭形线虫

毛首鞭形线虫（*Trichuris trichiura*）简称鞭虫。成虫主要寄生于人体盲肠，引起鞭虫病（trichuriasis）。

一、形态

（一）成虫

图片：鞭虫成虫

虫体前部 3/5 细长，后部 2/5 明显粗大，形似马鞭，活虫乳白色。口腔小，具有 2 个半月形唇瓣。咽管细长，其外被呈串珠状排列的杆细胞所包绕。雌虫长 35~50mm，尾端钝圆而直，阴门位于虫体粗大部前方的腹面。雄虫长 30~45mm，尾端向腹面呈环状卷曲，交合刺 1 根。雌雄生殖器官均为单管型。

（二）虫卵

虫卵呈纺锤形，黄褐色，大小为（50~54）μm×（22~23）μm。卵壳较厚，两端各具一透明塞状突起，称为盖塞，内含 1 个未分裂的卵细胞。

图片：鞭虫虫卵

二、生活史

成虫主要寄生于人体盲肠，亦可在结肠、直肠甚至回肠下段寄生。雌、雄交配后，雌虫产卵，卵随宿主粪便排出体外，在适宜的温度（26~30℃）和湿度下，约经 3~5 周发育为感染期卵。感染期卵通过被其污染的食物、饮水、蔬菜等经口进入人体，在小肠内孵出幼虫，并钻入肠黏膜，约经 8~10 天发育后返回肠腔，再移行至盲肠发育为成虫。自感染期卵进入人体至雌虫产卵约需 1~3 个月，成虫寿命一般 3~5 年。

三、致病

成虫以其细长的前端钻入肠黏膜，可致肠壁黏膜组织充血、水肿、出血或溃疡等慢性炎症反应，继而形成肉芽肿病变。轻度感染者一般无明显症状。重度感染者因慢性失血可出现头晕、消瘦、贫血、腹痛、慢性腹泻。儿童重度感染可导致直肠脱垂。虫体若侵入阑尾，可继发细菌感染，引起急性阑尾炎。

四、实验诊断

在粪便中检出虫卵即可确诊，常用的方法有直接涂片法、改良加藤厚涂片法、沉淀集卵法或饱和盐水浮聚法。因成虫产卵量少，容易漏检，宜反复检查。

五、流行与防治原则

鞭虫的流行分布特点、流行因素及防治措施与蛔虫基本相同。鞭虫常与蛔虫感染并存，但感染率低于蛔虫，一般驱虫药物对鞭虫的疗效较蛔虫差。

第五节　旋毛形线虫

旋毛形线虫（*Trichinella spiralis*）简称旋毛虫。成虫和幼虫均寄生于人及多种哺乳动物体内，引起旋毛虫病（trichinelliasis），是一种危害严重的人兽共患寄生虫病，也是食源性寄生虫病。

一、形态

(一) 成虫

虫体细小线状,乳白色,雌虫大小为(3~4)mm×0.06mm;雄虫为(1.4~1.6)mm×0.04mm。消化道前端为圆形的口,咽管呈毛细管状,约占虫体长度的1/3~1/2,肛门位于尾端。两性成虫生殖系统均为单管型,雌虫子宫中段含虫卵,后段和近阴门处已孵化为幼虫;雄虫尾端具一对叶状交配附器,无交合刺。

(二) 幼虫

在宿主骨骼肌细胞内发育成熟的幼虫大小为1×0.03mm,卷曲于梭形囊包中,囊包壁厚,大小约(0.25~0.50)mm×(0.21~0.42)mm。囊包内常含1~2条卷曲的幼虫。

图片:旋毛虫囊包期幼虫

二、生活史

成虫寄生于宿主小肠,幼虫寄生于同一宿主的骨骼肌细胞内,形成囊包蚴。旋毛虫完成生活史不需要在外界环境中发育,但必须更换宿主才能继续下一代生活史。除人外,猪、鼠、猫、犬、狼、野猪等120多种哺乳动物均可作为本虫的宿主。

宿主食入含有活囊包蚴的肉类后,囊包蚴在胃液和肠液的作用下,幼虫逸出,钻入小肠黏膜,经24小时发育后再返回肠腔,经4次蜕皮发育为成虫。雌、雄虫交配后,雄虫大多死亡,雌虫再入肠黏膜内继续发育,并产出幼虫。新生幼虫侵入肠黏膜小静脉或淋巴管,随循环到达全身各器官、组织,但只有到达骨骼肌内的幼虫才能继续发育。幼虫进入肌细胞内发育,约在感染1个月内形成梭形囊包。半年后囊包开始钙化,幼虫逐渐死亡,有时继续存活数年。

三、致病

旋毛虫幼虫是的主要致病阶段。轻者可无症状,重者临床表现复杂多样,若未及时诊治,可在发病后3~7周死亡。其致病过程可分为三个连续的时期:

(一) 侵入期

为食入囊包蚴的肉类后,幼虫在小肠内逸出发育为成虫的阶段。病人出现恶心、呕吐、腹痛、腹泻等消化道症状,并伴有乏力、厌食、低热等全身症状。

(二) 幼虫移行期

为新生幼虫随淋巴、血液循环达各器官及侵入骨骼肌内发育的阶段。病人可出现高热,全身肌肉酸痛、压痛,尤以腓肠肌、肱二头肌、肱三头肌显著,严重者可有咀嚼及吞咽困难、语言障碍及呼吸困难。重症病人可因心肌炎、肺炎、脑炎等而死亡。

(三) 囊包形成期

为受损肌细胞修复的过程。随着囊包形成,此时组织的急性炎症消退,病人全身症状日渐减轻,但肌痛可持续数月。

四、实验诊断

旋毛虫病的诊断应注意病史及流行病学调查,询问病人有无生食或半生食肉类史以及有无群体发病的特点,并以肌肉活组织检查囊包蚴为确诊依据,但检出率较低。如尚有病人吃剩的肉类也应同时压片镜检,以资佐证。对轻度感染或病程早期者,以免疫学诊断为重要辅助方法。

五、流行

(一) 分布

旋毛虫病流行于世界各地,其流行具有地方性、群体性和食源性等特征。目前,我国的云南、西藏、广西、四川、湖北、河南、辽宁、吉林、黑龙江等地区流行较为严重,近年来各地发病人数呈上升趋势。

(二) 流行因素

旋毛虫病为人兽共患寄生虫病,主要在哺乳动物之间传播流行,成为人类感染的自然疫源。囊包

笔记

蚴耐低温，在 -15℃下可存活 20 天，-12℃可存活 57 天，在腐肉中能存活 2~3 个月，凉拌、腌制、熏烤及涮食等方法常不能杀死幼虫。囊包蚴不耐热，在 70℃时很快死亡。人是由于食入含囊包蚴的生或半生的动物肉类而感染。另外，切生肉的刀或砧板污染了囊包蚴，食入被囊包蚴污染的熟食亦可感染。

六、防治原则

加强卫生宣传教育，改变饮食习惯，不食用未熟的肉类及其肉制品。加强对动物及其肉类的检疫，消灭鼠类，减少传染源。治疗病人常用药物有阿苯达唑、甲苯达唑。

线虫感染现状

2001 年 6 月—2004 年底在全国 31 个省、自治区、直辖市组织开展了人体重要寄生虫病现状调查，并于 2005 年 5 月 16 日公布了《全国人体重要寄生虫病现状调查报告》。调查结果表明，线虫感染率为 19.56%，比 1990 年第一次全国人体寄生虫分布调查的线虫感染率 56.97% 明显下降；以此推算全国线虫的总感染人数比 1990 年 5.36 亿人减少了 4.07 亿人。

本章小结

线虫成虫呈线状或圆柱状，雌雄异体，雌虫大于雄虫，雌虫尾端尖直，雄虫尾端多向腹面卷曲或膨大呈伞状。有较完整的消化系统。

蛔虫、蛲虫、钩虫、鞭虫生活史为直接发育型，成虫均寄生于人体肠道，除蛲虫主要在肛周产卵外，均在肠道产卵。蛔虫卵、鞭虫卵随粪排出，在土壤中发育为感染期卵，蛲虫卵在肛周或外界环境发育为感染期卵，均经口感染；钩虫卵随粪排出，在土壤中发育为丝状蚴，经皮肤感染。

旋毛虫生活史为间接发育型，成虫寄生于人及多种哺乳动物小肠，幼虫寄生于同一宿主的骨骼肌细胞内形成囊包蚴，经食入含囊包蚴的猪等动物肉类而感染。

上述线虫的主要致病：蛔虫成虫引起肠炎、营养不良、胆道蛔虫症、肠梗阻等；蛲虫成虫和虫卵引起肛周奇痒；钩虫成虫引起慢性缺铁性贫血、肠炎及幼虫所致皮炎、肺炎；鞭虫以带虫者多见，儿童重度感染可致直肠脱垂；旋毛虫幼虫引起肌肉酸痛。

蛔虫病、钩虫病、鞭虫病的实验诊断为在病人粪便中检出虫卵；蛲虫病在病人肛门周围皮肤上查到虫卵即可确诊；旋毛虫病的诊断主要应用免疫学方法。

（尹燕双）

扫一扫，测一测

思考题

1. 简述蛔虫分布广泛、感染率高的原因。
2. 简述钩虫引起贫血的原因及其特点。
3. 简述线虫病原学检查的标本及虫期。
4. 比较各种线虫的寄生部位、感染阶段、感染方式、宿主类型等生活史知识要点。

第二十三章　吸　虫

学习目标

1. 掌握：华支睾吸虫、卫氏并殖吸虫、日本血吸虫的生活史与致病。
2. 熟悉：华支睾吸虫、卫氏并殖吸虫、日本血吸虫的形态与诊断。
3. 了解：华支睾吸虫病、卫氏并殖吸虫病、日本血吸虫病的流行与防治原则。
4. 具备对常见吸虫病进行初步诊断以及进行健康教育的能力。

吸虫(trematode)的成虫多呈叶状或舌状，背腹扁平。吸盘为附着器官，通常有两个，一个围绕着口孔称口吸盘(oral sucker)；一个位于腹面称腹吸盘(acetabulum)。消化系统由口、咽、食管和肠管组成，肠管末端为盲端，消化物由口排出。除血吸虫外均为雌雄同体，可进行异体受精或自体受精。

吸虫生活史的显著特点是经历世代交替。有性世代(sexual generation)多在人体或脊椎动物内进行，无性世代(asexual generation)则在中间宿主或转续宿主体内完成。吸虫的基本发育阶段包括虫卵、毛蚴、胞蚴、雷蚴、尾蚴、囊蚴、后尾蚴(童虫)和成虫。囊蚴或尾蚴为其感染阶段。

第一节　华支睾吸虫

华支睾吸虫(*Clonorchis sinensis*)，又称肝吸虫。成虫常寄生于人体肝胆管内，可引起华支睾吸虫病，又称肝吸虫病。

一、形态

(一) 成虫

形似葵花子(图 23-1，见文后彩插)，大小为(10~25)mm×(3~5)mm，口吸盘位于虫体前端，腹吸盘位于虫体前 1/5 处，雌雄同体，各期形态见图 23-2。

视频：华支睾吸虫成虫

(二) 虫卵

形似芝麻，黄褐色，大小为(29~35)μm×(12~20)μm，为常见蠕虫卵中最小者。一端较窄有盖，卵盖周围的卵壳增厚形成肩峰，另一端钝圆有小疣，卵内含一毛蚴(图 23-3，见文后彩插)。

视频：华支睾吸虫囊蚴

二、生活史

成虫寄生于人和肉食类哺乳动物(猫、犬等)的肝胆管内，虫卵随胆汁进入肠道，随粪便排出体外。虫卵入水后，被第一中间宿主淡水螺(豆螺、沼螺等)吞食，在其消化道孵出毛蚴，经过胞蚴、雷蚴无性增殖后发育为尾蚴，尾蚴逸出螺体后侵入第二中间宿主(淡水鱼、虾)体内发育为囊蚴。人或哺乳动物

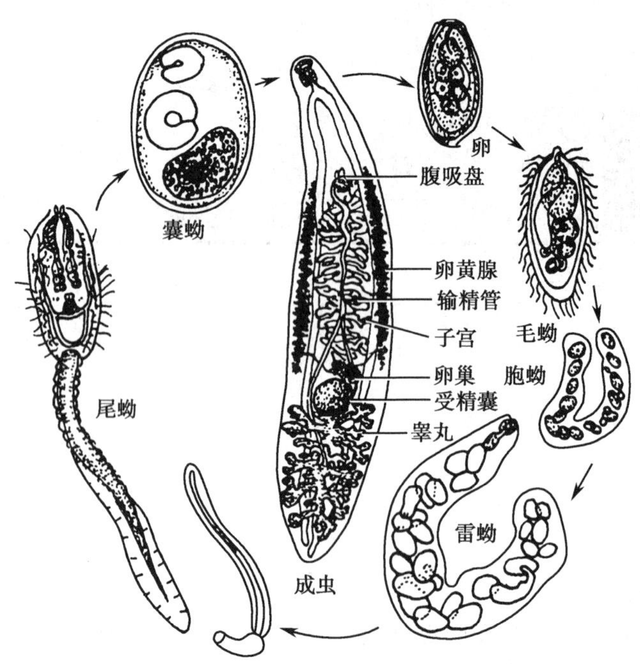

图 23-2 华支睾吸虫形态示意图

若食入含有活囊蚴的鱼、虾，囊内幼虫可破囊而出，经胆总管逆行或经血管、肠壁到达肝内胆管发育为成虫并产卵(图 23-4)。成虫的寿命约为 20~30 年。

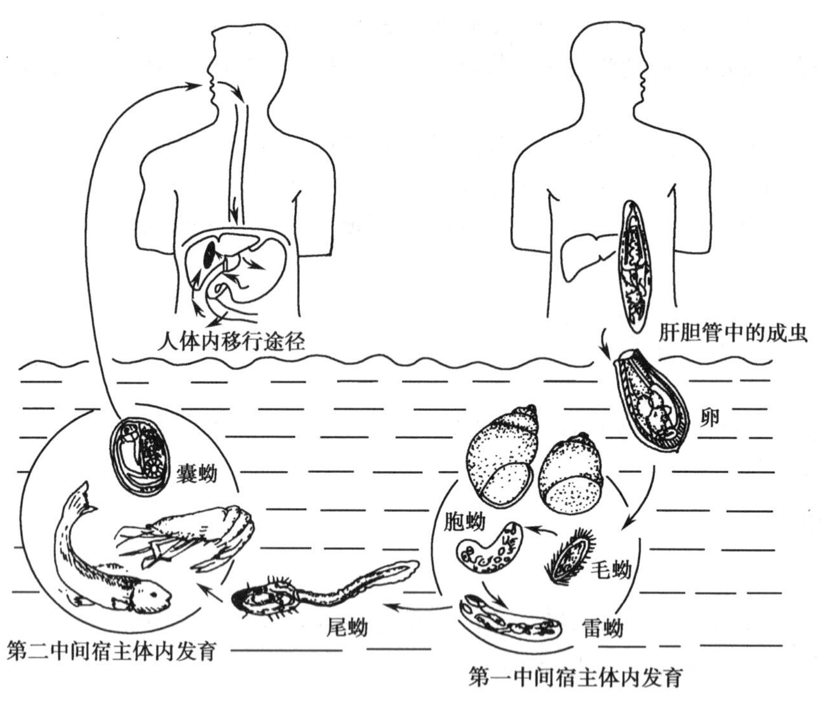

图 23-4 华支睾吸虫生活史示意图

三、致病

成虫寄生于肝胆管内，引起胆管内膜和胆管周围的炎症，导致胆管呈腺瘤样病变，管壁增生、管腔狭窄引起胆汁流通不畅，易合并细菌感染，出现胆管炎、胆囊炎和阻塞性黄疸，感染严重时可出现胆汁性肝硬化。胆汁中胆红素钙、虫体碎片、虫卵、胆管上皮脱落细胞可构成胆石的核心，引起胆石症。已证实华支睾吸虫感染与胆管癌有关。

所致疾病的严重程度与寄生的虫数和宿主免疫力有关。急性期主要表现为消化道不适和过敏反应；临床上较常见的慢性期病人，一般以消化系统的症状为主，如食欲减退、厌油、肝区隐痛、腹痛、腹泻等症状；重者伴有头晕、消瘦、贫血、水肿等症状；晚期可出现肝硬化、腹水、胆管癌，甚至死亡。儿童感染后临床表现较重，可导致营养不良、发育障碍，严重者可致侏儒症。

四、诊断

粪检找到华支睾吸虫卵是确诊的依据，改良加藤法和集卵法比直接涂片法的检出率要高；可用ELISA等免疫学方法，还可结合B超、CT等影像学方法协助诊断。

五、流行与防治原则

华支睾吸虫病主要分布于亚洲，是人兽共患病。我国有27个省（区、市）有流行，以广东、广西等地较为严重。流行区居民常因吃生的或未熟的鱼虾而感染。预防需加大宣传教育，注意不生吃或半生吃鱼和虾，把好入口关。加强粪便管理，进行无害化处理。药物治疗首选吡喹酮。

第二节　卫氏并殖吸虫

卫氏并殖吸虫（*Paragonimus westermani*）是人体并殖吸虫病（肺吸虫病）的主要病原体，也是最早被发现的并殖吸虫。

一、形态

（一）成虫

虫体肥厚，似半粒花生，长7.5~12mm，宽4~6mm，厚3.5~5mm，腹部扁平，背面隆起。口吸盘位于虫体前端，腹吸盘位于虫体腹面中线前缘。卵巢与子宫左右并列于腹吸盘之后，两个指状分支的睾丸左右并列于虫体后1/3处（图23-5），故而命名为并殖吸虫。

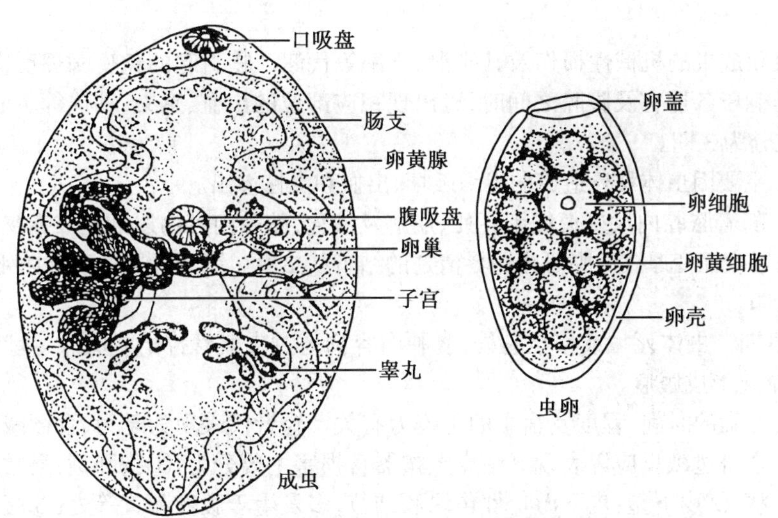

图23-5　卫氏并殖吸虫成虫和虫卵形态示意图

（二）虫卵

不规则椭圆形，金黄色，大小为（80~118）μm×（48~60）μm，最宽处在近卵盖一端。卵盖大而扁平。卵壳厚薄不均，卵内含有1个卵细胞和10余个卵黄细胞（图23-6，见文后彩插）。

二、生活史

成虫寄生于人和食肉性哺乳动物肺部，虫卵经气管随痰咳出或将痰咽下随粪便排出。虫卵入水

在适宜条件下孵出毛蚴，侵入第一中间宿主淡水螺（川卷螺）体内，经胞蚴、母雷蚴、子雷蚴发育为尾蚴逸出螺体，尾蚴进入第二中间宿主溪蟹或蝲蛄体内形成囊蚴。终宿主因食入含活囊蚴的溪蟹或蝲蛄而感染。在消化液作用下，囊蚴中的后尾蚴脱囊，钻过肠壁进入腹腔，发育为童虫。童虫可在腹腔移行，若穿过横膈经胸腔入肺，则可发育为成虫并产卵。成虫寿命常为 5~6 年，也可达 20 年（图 23-7）。本虫亦可在皮下、肝、脑、脊髓、心包等处异位寄生。

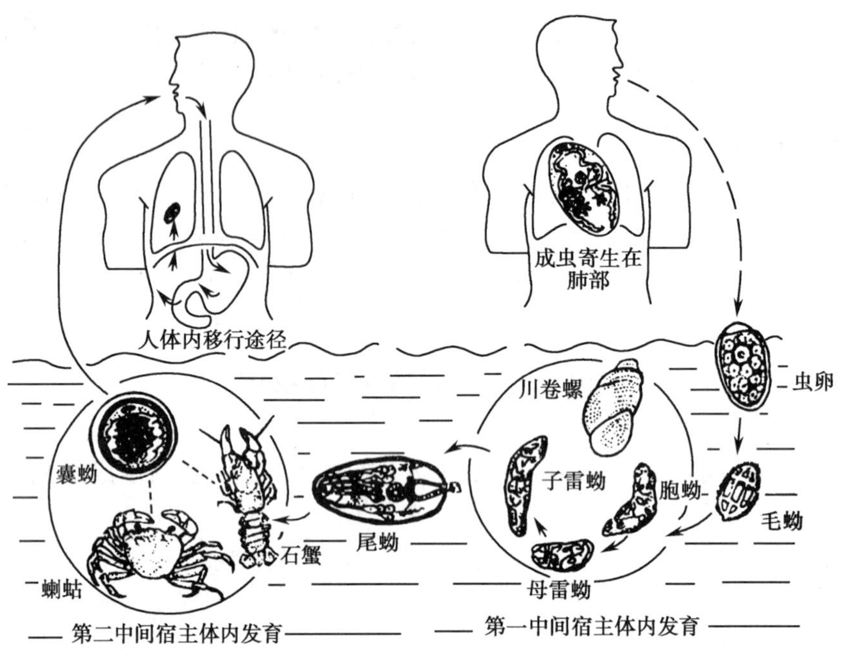

图 23-7 卫氏并殖吸虫生活史示意图

三、致病

主要由童虫和成虫的机械性损伤及其排泄、分泌等代谢产物引起的免疫病理反应所致。童虫在组织中移行并徘徊于各器官及腹腔之间时，可出现相应部位的出血、感染、粘连等。成虫进入肺引起的病理过程大致分为 3 期。

1. 脓肿期　主要因虫体移行造成的组织破坏、出血和炎性渗出。

2. 囊肿期　随着脓腔内大量炎细胞坏死、崩解及液化，脓肿内容物逐渐变成赤褐色黏稠性液体。囊壁因肉芽组织增生而变厚。肉眼可见边界清楚的结节状虫囊。镜下可见囊内有坏死组织、夏科 - 雷登结晶和大量虫卵。

3. 纤维瘢痕期　虫体死亡或移至它处，囊肿内容物通过支气管排出或吸收，囊腔被肉芽组织充填，最后病灶纤维化形成瘢痕。

临床表现与感染的时间、程度及宿主的免疫力有关。轻者仅表现为乏力、食欲减退等症状，重者可有高热、咳嗽、全身过敏反应等表现。临床上按器官损害主要分为：①胸肺型：最常见，胸痛、咳嗽、多痰等为主要症状；②皮下型：皮下游走性包块和结节，多发生于腹壁胸背等处；③腹型：虫体徘徊于腹腔脏器间，可出现腹痛、腹泻等症状；④肝型：出现肝大、肝区疼痛及肝功损害为主的临床表现；⑤脑脊髓型：童虫进入颅内，临床以头痛、癫痫、瘫痪等为主要表现。因为人体几乎所有器官均可受到侵犯，故病人也可有其他受损类型或同时有几种类型。

四、诊断

痰或粪便中检出虫卵或摘除的皮下包块中检获虫体即可确诊。免疫学检查常用ELISA，敏感性高。胸肺型和脑脊髓型病人也可做 X 线、CT 等协助诊断。

五、流行与防治原则

卫氏并殖吸虫病在世界上的分布以亚洲为最多,并以我国为主。人们不良的饮食习惯是传播的关键,生吃或半生吃溪蟹、蝲蛄及转续宿主的肉均可感染本吸虫。科普宣教,养成良好的饮食习惯,以防病从口入。加强粪便和水源管理。治疗首选吡喹酮。

第三节　日本血吸虫

日本血吸虫(*Schistosoma japonicum*)的成虫主要寄生于人和多种哺乳动物的门脉 - 肠系膜静脉系统,引起日本血吸虫病。此外,寄生于人体的血吸虫还有埃及血吸虫(*S.haematobium*)、曼氏血吸虫(*S.mansoni*)等5种,在我国流行的仅有日本血吸虫。

一、形态

(一) 成虫

雌雄异体,在宿主体内呈雌雄合抱状态。虫体呈长圆柱状,雄虫略短粗,乳白色,大小(10~22)mm×(0.5~0.55)mm,前端有发达的口、腹吸盘,自腹吸盘以下虫体两侧向腹面卷曲形成抱雌沟,睾丸多为7个,呈串珠状排列。雌虫细长,灰褐色,大小为(12~28)mm×(0.1~0.3)mm,常栖息于雄虫抱雌沟内,口、腹吸盘均不及雄虫明显,卵巢1个,呈长椭圆形,位于虫体中部,子宫开口于腹吸盘下方的生殖孔,内含虫卵约50~300个(图23-8)。

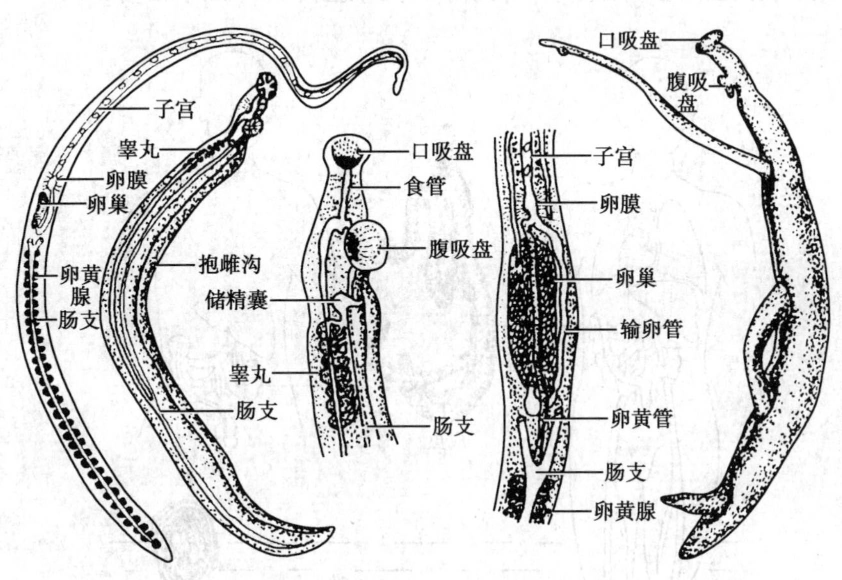

图23-8　日本血吸虫成虫形态示意图

(二) 虫卵

椭圆形,淡黄色,大小(74~106)μm×(55~80)μm,卵壳薄,无卵盖,卵壳一侧有一小棘,表面常附有许多宿主组织残留物。卵内含有一成熟的毛蚴,毛蚴和卵壳间常可见到大小不等的圆形或椭圆形的油滴状毛蚴分泌物,含有可溶性虫卵抗原(soluble eggs antigen,SEA)(图23-9,见文后彩插)。

(三) 尾蚴

长约280~360μm,分体部和尾部,尾部又分尾干和尾叉。体部前端为头器,内有一单细胞头腺,腹吸盘周围有5对左右对称的单细胞钻腺,内含多种分泌颗粒(图23-10)。

二、生活史

成虫寄生于人和多种哺乳动物的门脉-肠系膜静脉系统。雌虫在肠黏膜下层静脉末梢内产卵。一部分虫卵沉积在肠壁的小静脉中，有些随门静脉系统流至肝门静脉并沉积在肝脏。虫卵成簇分布，排列成串，在组织中的寿命为21~22天。虫卵内毛蚴的分泌物可引起肠壁组织坏死，形成嗜酸性脓肿。在血流的压力、肠蠕动、腹内压增加的情况下，坏死组织中的虫卵可溃破至肠腔，随粪便排出体外，污染水体。虫卵在适宜的温度、光照和水的渗透压等条件下毛蚴孵出，继而钻入钉螺体内。钉螺是唯一中间宿主，长1cm，有6~8个右旋螺旋层。

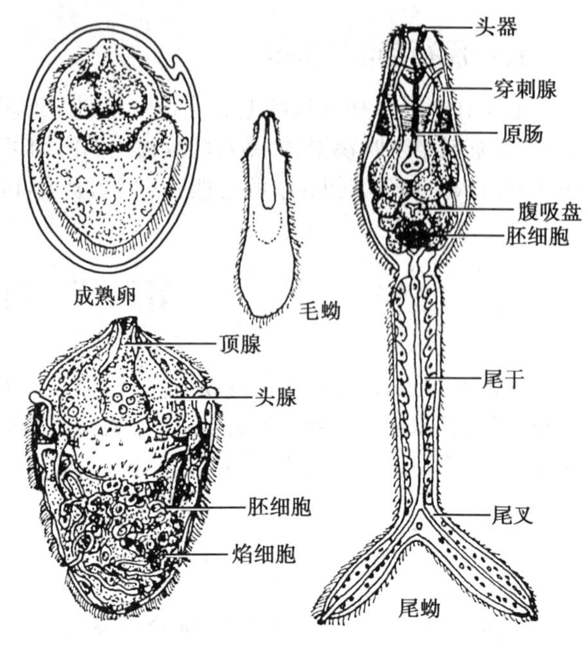

图23-10　日本血吸虫虫卵和幼虫形态示意图

在钉螺体内经母胞蚴、子胞蚴的无性繁殖，形成尾蚴，逸出螺体。当尾蚴接触到人或哺乳动物时，约需10秒即可钻入皮肤，发育为童虫。童虫侵入末梢血管或淋巴管内，随血流经右心到肺，再由左心入体循环，到达肠系膜动脉再穿过毛细血管进入肝门静脉，发育到性器官初步分化后，与异性童虫呈雌雄合抱状态，移行到肠系膜和直肠静脉寄居、交配和产卵（图23-11），雌虫每天产卵3000个。从尾蚴钻入皮肤到虫体发育成熟并产卵约需24天，成虫平均寿命约4.5年。

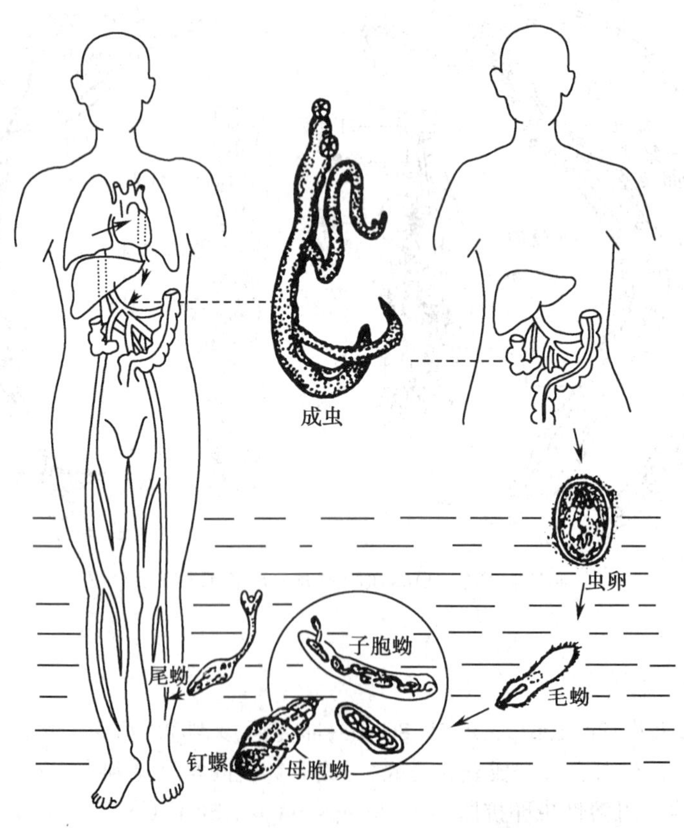

图23-11　日本血吸虫生活史示意图

三、致病

日本血吸虫的尾蚴、童虫、成虫、虫卵都有致病作用。尾蚴侵入人体皮肤后可致尾蚴性皮炎，局部

出现丘疹、红斑和瘙痒,多在接触疫水后数小时出现。童虫在体内移行可致血管炎,特别是肺部的毛细血管。成虫可引起静脉内膜炎和周围炎,其代谢产物与相应抗体可结合形成免疫复合物,沉积在肾毛细血管基底膜,致肾损害,出现蛋白尿、水肿、肾功能减退等症状。

虫卵是主要致病阶段,其内的活毛蚴不断释放可溶性抗原并透过卵壳,吸引淋巴细胞、嗜酸性粒细胞、浆细胞、巨噬细胞、中性粒细胞等至虫卵周围,形成虫卵肉芽肿。随着病程发展,卵内毛蚴死亡和组织修复,可引起纤维化。最终可导致肝脏窦前静脉广泛阻塞,引起门脉高压,出现肝脾肿大及腹壁、食管和胃底静脉曲张,甚至发生上消化道出血及腹水等症状。严重感染时,还可有异位损害,多见于肺,其次是脑、胃等组织器官。

日本血吸虫病可分为急性期、慢性期和晚期三个不同的病期。急性血吸虫病多发生于缺乏免疫力的初次感染者或慢性血吸虫病再次感染大量尾蚴,而导致发热、肝脾肿大及外周血嗜酸性粒细胞增多等一系列的急性症状。慢性期病人多为急性血吸虫病迁延而来,常出现乏力、腹痛、间歇性腹泻或痢疾样大便、肝脾大等表现。随着病情的发展,可出现肝硬化、门脉高压、巨脾、腹水等临床表现,称晚期血吸虫病。儿童反复大量感染可致侏儒症。

四、诊断

询问病史,了解病人发病前是否有疫水接触史。病原学诊断可利用粪便直接涂片法、毛蚴孵化法、定量透明法等,由于虫卵是间歇地或少量地排出,可通过重复检查和(或)浓缩程序来提高检出率;对于轻度感染或晚期病人,可在直肠镜下取活组织病理检查。血常规检查嗜酸性粒细胞百分比。通过环卵沉淀试验(circumoval precipitin test,COPT)检测抗体,ELISA检测抗体或循环抗原等。B超、X线等影像学检查可协助诊断。

视频:环卵沉淀试验

五、流行与防治原则

日本血吸虫病流行于亚洲,日本已消除该病。我国经过60年的防治,截至2010年,广东、上海、福建、广西、浙江已达到消灭血吸虫病(传播阻断)标准。

日本血吸虫的终宿主除人以外,还有多种家畜及野生哺乳动物,粪便中含有能孵化出毛蚴的活虫卵的血吸虫病病人或感染动物是传染源,其中病人和病牛是最主要的传染源;传播途径中含有血吸虫卵的粪便污染水源、水中存在钉螺和人群接触疫水是3个重要环节;人类对日本血吸虫普遍易感。

防治的指导思想是综合治理、科学防治、因地制宜、分类指导。控制传染源需人畜同步化疗,首选吡喹酮,通常以40~60mg/kg体重的剂量口服给药。蒿甲醚可防止成虫的发育,从而降低宿主的产卵量。灭螺是切断传播的关键,常用灭螺药为氯硝柳胺。普及健康教育、管好粪便、保护水源、安全供水。接触疫水者,可提前将皮下驱虫剂和杀虫剂软膏涂在皮肤上,具有聚二甲基硅氧烷基质的防护霜在至少48小时内提供高水平的保护。青蒿琥酯对童虫有杀灭作用,接触疫水后第7天至第10天服用,可早期治疗。

本章小结

吸虫种类繁多,生活史复杂,有世代交替。吸虫的成虫多大背腹扁平(如肝吸虫、肺吸虫),少数呈圆柱形(如血吸虫),口、腹吸盘为附着器官,可用来鉴别不同虫种。发育过程通常包括卵、毛蚴、胞蚴、雷蚴、尾蚴、囊蚴、后尾蚴及成虫等阶段,尾蚴或囊蚴为其感染阶段。

肝吸虫成虫常寄生于人或肉食类哺乳动物(猫、犬等)的肝胆管内,第一中间宿主淡水螺(豆螺、沼螺等),第二中间宿主淡水鱼、虾。肺吸虫成虫主要寄生于人和肉食类哺乳动物的肺部,第一中间宿主淡水螺,第二中间宿主溪蟹或蝲蛄。前二者以囊蚴为感染期,经口感染,是重要的食源性寄生虫。致病阶段主要是成虫。日本血吸虫成虫主要寄生于人和多种哺乳动物的门脉-肠系膜静脉系统。钉螺是唯一中间宿主。其尾蚴经皮肤感染,生活史中多个阶段如尾蚴、童虫、成虫、虫卵都有致病作用,而虫卵是主要致病阶段。

(温雯静)

扫一扫，测一测

思考题

1. 如果食入了未煮熟的淡水鱼片，可能感染寄生虫吗？
2. 日本血吸虫病的致病阶段有哪些？

笔记

第二十四章　绦　虫

学习目标

1. 掌握：链状带绦虫、肥胖带绦虫、细粒棘球绦虫的生活史与致病。
2. 熟悉：链状带绦虫、肥胖带绦虫、细粒棘球绦虫的形态和诊断。
3. 了解：链状带绦虫、肥胖带绦虫、细粒棘球绦虫的流行与防治原则。
4. 具备对常见绦虫病进行初步诊断以及进行健康教育的能力。

寄生于人体的绦虫（cestode）有 30 多种。绦虫的成虫呈白色或乳白色，扁长如带，分节，体长因虫种不同可从数毫米至数米不等。虫体前端较细，向后逐渐变宽，分头节（scolex）、颈部（neck）和链体（strobilus）三部分。头节细小，呈球形、方形或梭形，上有固着器官。颈部有生发功能，可不断芽生（budding）出新的节片（proglottid）形成链体。链体又分为未成熟节片（immature proglottid）或称幼节、成熟节片（mature proglottid）或称成节、妊娠节片（gravid proglottid）或称孕节。末端的孕节可从链体上脱落，新的节片又不断从颈部长出来，使得绦虫的长度基本保持不变。有些绦虫的链体有雌雄生殖系统各一套；有些绦虫的孕节中除了充满虫卵的子宫，其他生殖器官均已退化。绦虫虽是雌雄同体，但交配及受精过程可以在同一节片或同一虫体的不同节片间完成，也可在两条不同虫体间进行。

绦虫的成虫大多寄生于脊椎动物的消化道内，幼虫则寄生于脊椎动物或无脊椎动物的组织中，虫卵自子宫孔排出或随孕节脱落而排出。有些绦虫的生活史只需要一个中间宿主，个别种类甚至不需要中间宿主。有些绦虫需要两个中间宿主，虫卵排出后必须进入水中才能继续发育。幼虫在中间宿主体内的发育时期统称为中绦期。中绦期幼虫常见的类型有囊尾蚴（cysticercus）、棘球蚴（hydatid cyst）、泡球蚴（alveolar hydatid cyst）、似囊尾蚴（cysticercoid）等，它们被终宿主吞食后，在肠道内受胆汁的激活才能脱囊或翻出头节，逐渐发育为成虫。

第一节　链状带绦虫

链状带绦虫（*Taenia solium*）又称猪带绦虫或有钩绦虫。成虫寄生于人体的小肠内，引起猪带绦虫病（taeniasis suis）；幼虫寄生于人或猪的皮下、肌肉、眼、脑等处，引起囊尾蚴病（cysticercosis）。

一、形态

（一）成虫

乳白色，带状，长 2~4m，节片较薄略透明（图 24-1，见文后彩插）。头节近似球形，直径 0.6~1mm，有顶突、4 个吸盘、两圈 20~50 个小钩。颈部细小不分节。链体较长，由 700~1000 个节片组成。幼节呈

扁长方形，其内部的生殖器官尚未发育成熟；成节呈正方形，内含成熟的雌雄生殖系统各 1 套；孕节呈竖长方形，较宽大，充满虫卵的子宫向两侧分支，每侧 7~13 支，各分支不整齐并可继续分支而呈树枝状(图 24-2)，每个孕节内含 3~5 万个虫卵。

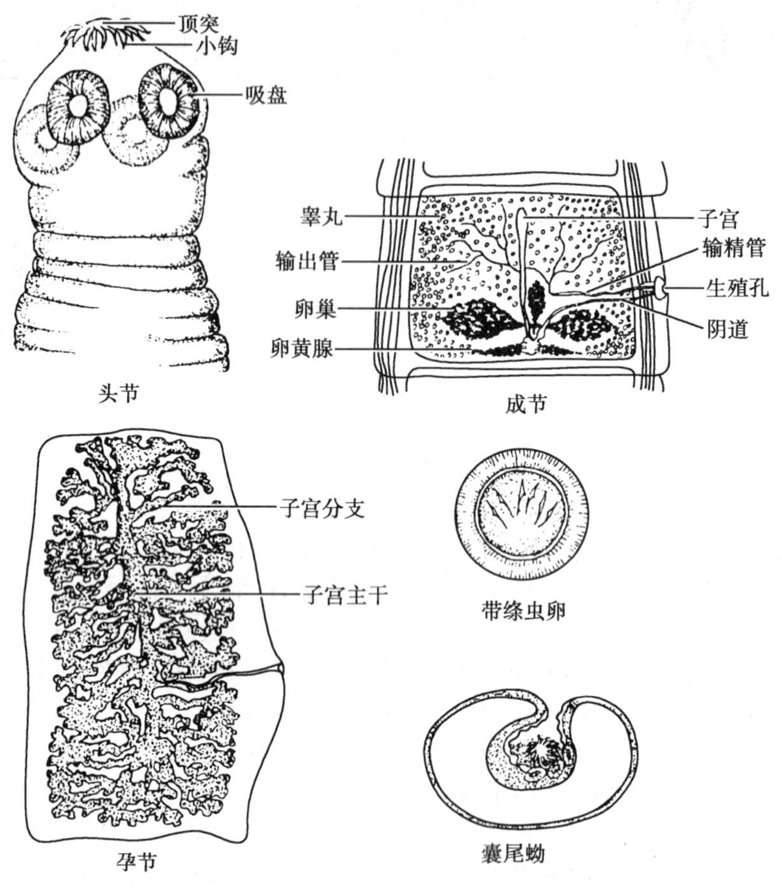

图 24-2　链状带绦虫形态示意图

(二) 虫卵

卵壳薄且无色透明，容易破碎，粪便内的虫卵大多已经脱去卵壳，脱掉卵壳的虫卵呈圆球形，直径 31~43μm。外层的胚膜较厚，呈棕黄色，有放射状条纹；胚膜内是球形的六钩蚴，直径 14~20μm，有 3 对小钩(图 24-3，见文后彩插)。

(三) 幼虫

即囊尾蚴，俗称囊虫，为白色半透明、卵圆形的囊状体，约黄豆大小，囊内充满透明的液体，头节凹入囊内，呈白色点状，其结构与成虫头节相似(图 24-2)。

二、生活史

猪带绦虫的成虫和幼虫均可寄生人体，人既是终宿主又是中间宿主，家猪和野猪是主要的中间宿主(图 24-4)。

成虫寄生于人体小肠上段，以头节固着于肠壁。孕节以单节或 5~6 节相连地从链体脱落，随粪便排出。脱离虫体的孕节仍有一定的活动力，节片因受挤压破裂而释放出虫卵。当中间宿主猪食入虫卵或孕节后，虫卵在其小肠内经消化液的作用，胚膜破裂，六钩蚴逸出，借助小钩和分泌物的作用钻入肠壁，经血、淋巴循环到达中间宿主的全身各处后发育为囊尾蚴。囊尾蚴在人体内的寄生部位很广，主要是皮下组织、肌肉、脑、眼等处，在猪体内寄生的部位主要是运动较多的肌肉。随着时间的延长，囊尾蚴会逐渐死亡并钙化。

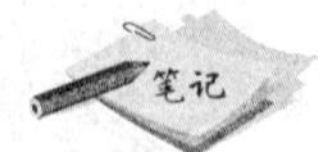

有囊尾蚴寄生的猪肉俗称“米猪肉”或“豆猪肉”。当人食入含活囊尾蚴的猪肉后，囊尾蚴在人小

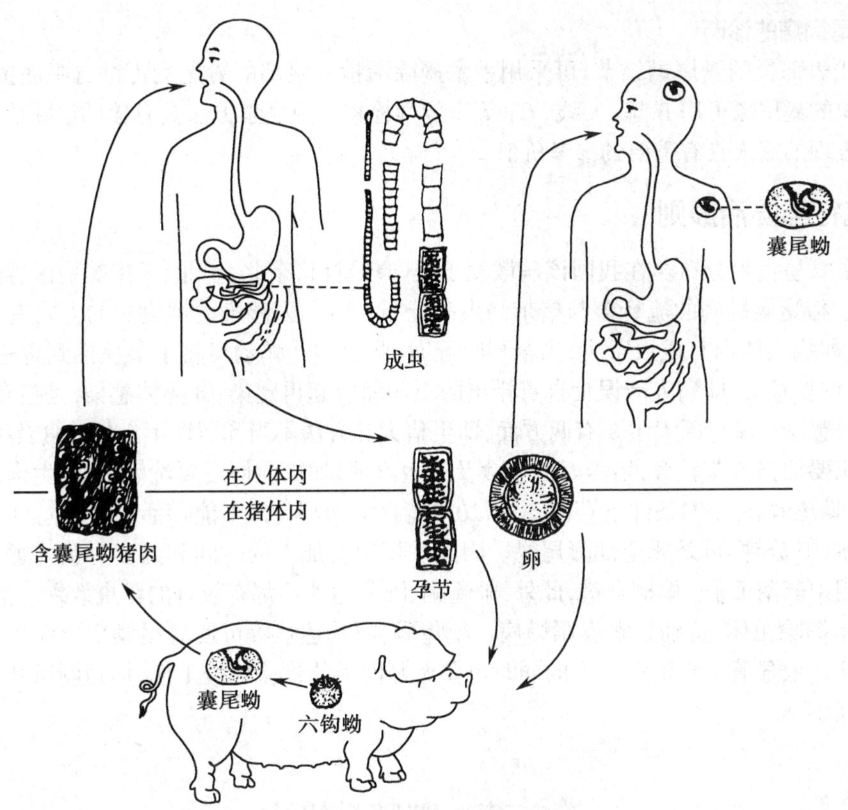

图 24-4　链状带绦虫生活史示意图

肠内受胆汁的刺激，翻出头节，附着于肠壁，经 2~3 个月发育为成虫。成虫在人体内寿命可长达 25 年以上。

三、致病

成虫寄生于人体小肠可引起猪带绦虫病，幼虫寄生于人体各组织器官可引起囊尾蚴病。

(一) 成虫致病

寄生于人体小肠的成虫一般为 1 条，但在地方性流行区，病人平均感染的成虫可多至 2.3~3.8 条，国内报道感染最多的病例为 19 条。成虫引起的临床表现一般较轻，感染者在粪便中发现节片是就医最常见的原因。

(二) 幼虫致病

幼虫是致病的主要阶段，病情的严重程度与囊尾蚴寄生的部位和数量以及宿主免疫力有关。囊尾蚴可寄生于人体的全身各处，其中皮下及肌肉囊尾蚴病最为常见，脑囊尾蚴病的危害最为严重。脑囊尾蚴病的临床表现极其复杂，有的可全无症状，有的可引起猝死，但大部分病程缓慢，最常见的症状是癫痫发作、颅内压增高和神经精神症状。囊尾蚴也可寄生于眼的任何部位，但以眼球深部，如玻璃体和视网膜下最常见；常累及单眼，眼底检查可见蠕动的虫体，一旦囊尾蚴死亡，虫体的分解物可造成眼内组织变性，导致玻璃体混浊、视网膜脱离等，严重可致眼球萎缩而失明。

四、诊断

(一) 猪带绦虫病的诊断

询问食用猪肉的方式和排节片史对诊断具有重要价值。粪便检查可能查到虫卵或孕节，对可疑病人应连续数天进行粪便检查，也可采用试验性驱虫，收集全部粪便，用水淘洗检查有无头节亦可确定虫种，并可考核疗效。

将检获的头节或孕节夹在两张载玻片之间轻压后，观察头节上的顶突、小钩和吸盘或孕节的子宫分支情况即可确诊。

（二）囊尾蚴病的诊断

皮下或浅表部位的囊尾蚴结节，可采用手术摘除活检。眼部的囊尾蚴可进行眼底镜检查。对于脑和深部组织的囊尾蚴可用B超、X线、CT等影像学检查。免疫学方法具有辅助诊断价值，尤其是对无明显临床表现的病人具有重要的参考价值。

五、流行与防治原则

猪带绦虫病呈世界分布。在我国该病散发于全国各省市，东北、华北、云南等地区感染率较高，呈区域性流行。猪囊尾蚴病的流行多与猪带绦虫病分布一致。人感染囊尾蚴病的方式有三种：①自体内重复感染，即病人体内有成虫寄生，当剧烈呕吐时，肠道的逆蠕动可将孕节反推到胃中引起自身感染；②自体外重复感染，即病人因误食自身排出的虫卵而引起再感染；③异体感染，是指食入他人排出的虫卵而获得感染。流行因素主要有两方面，即生猪饲养方法不当和居民不良的饮食及卫生习惯。

预防本病要加强科普教育，培养好的饮食及卫生习惯，如饭前便后要洗手、不吃生肉或半生肉等。实验证明，猪囊尾蚴在 -5℃条件下存活5天，20℃能存活26天，50℃能存活15分钟。140g肉块在生理盐水中煮沸10分钟，可杀死全部囊尾蚴。因此掌握肉类加工的时间和温度对预防感染也很重要。驱除成虫常用中药南瓜子 - 槟榔合剂，此外，吡喹酮、阿苯达唑等都有较好的驱虫效果。治疗囊尾蚴病常用外科手术摘除虫体，特别是眼囊尾蚴病。吡喹酮、阿苯达唑等可使囊尾蚴变形和死亡，对皮下及肌肉囊尾蚴病疗效显著。在治疗病人的同时也要做好肉类的检验检疫工作，加强厕所和猪圈的管理，防止人畜相互感染。

第二节　肥胖带绦虫

肥胖带绦虫（*Taenia saginata*）又称牛带绦虫或无钩绦虫。

一、形态

成虫外观与猪带绦虫相似（图24-5），但在虫体的大小和结构上存在差异，主要区别点见表24-1。两者的虫卵形态极其相似，在光镜下难以区分。

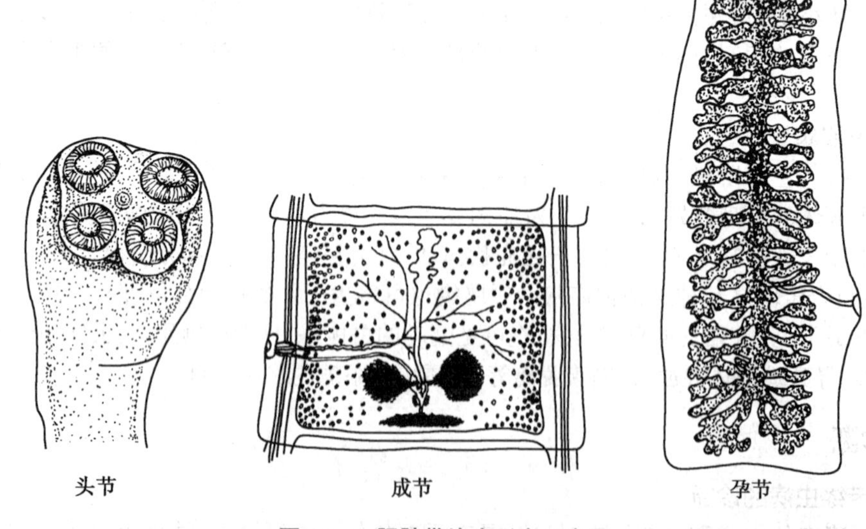

图24-5　肥胖带绦虫形态示意图

二、生活史

牛带绦虫的成虫寄生于人（终宿主）的小肠上段，借助头节固着于宿主肠壁。孕节常以单节自链

表 24-1 猪带绦虫与牛带绦虫的区别

区别点	猪带绦虫	牛带绦虫
虫体长	2~4m	4~8m
节片	700~1000 节，较薄，略透明	1000~2000 节，较厚，不透明
头节	呈球形，直径约 0.6~1mm，有顶突和 2 圈小钩（约 20~50 个）	略呈方形，直径约 1.5~2.0mm，无顶突及小钩
成节	卵巢分 3 叶，即左、右两叶及中央小叶	卵巢分 2 叶，只有左、右两叶
孕节	子宫分支数目每侧约 7~13 支，分支不整齐含虫卵 3~5 万	子宫分支数目每侧约 15~30 支，分支整齐含虫卵 8~10 万
囊尾蚴	头节有顶突及小钩，可寄生人体引起猪囊尾蚴病	头节无顶突或小钩，不寄生于人体
终宿主	人	人
中间宿主	猪、人	牛
感染阶段	囊尾蚴、虫卵	囊尾蚴
致病阶段	成虫、囊尾蚴	成虫

体脱落，随粪便排出到外界，蠕动时破裂散出虫卵，污染环境；单个孕节也可自动从肛门逸出，经肛门时常被挤压而破裂可使虫卵分布到肛周皮肤。当虫卵或孕节被中间宿主牛吞食后，六钩蚴在其小肠内孵出，然后钻入肠壁，随血、淋巴循环至牛的周身各处，多分布于活动频繁的肌肉，经 60~70 天发育为牛囊尾蚴。当人食入含活囊尾蚴的牛肉时，囊尾蚴在消化液的作用下，翻出头节并吸附于肠黏膜，经 8~10 周发育为成虫。成虫寿命约为 20~30 年，甚至更长。

三、致病

人体内寄生的牛带绦虫通常为 1 条，病人一般无明显症状。而在流行区病人平均感染成虫 2~8 条。成虫头节上的吸盘对宿主消化道的吸附，虫体的占位、机械性损伤等，可引起肠黏膜的炎症反应，导致宿主消化吸收功能紊乱，出现与消化和神经系统相关的临床表现，类似猪带绦虫病。当脱落的孕节下移受到回盲瓣阻挡时，会因活动加强而引起回盲部剧痛。由于牛带绦虫的孕节活动力较强，常自行从肛门逸出，可引起肛周瘙痒。另外，牛带绦虫可导致阑尾炎和肠梗阻等并发症和节片在其他部位的异位寄生。

四、诊断

询问病史，了解病人食用牛肉的方式以及有无排节片史。确诊依据主要依靠孕节检查，可鉴定虫种。可通过肛门拭子法和、透明胶带法查虫卵，或用饱和盐水浮聚法从粪便中查虫卵，但不能确定虫种。还可采用粪便淘洗法寻找孕节和头节，以判定虫种和考核疗效。

五、流行与防治原则

牛带绦虫病呈世界性流行，尤其是在多食牛肉、喜食生或半生牛肉的地区和民族中流行广泛。该病在我国的流行呈明显的上升趋势，西藏的感染率最高，可达 70% 以上。病人和带虫者的粪便污染环境和水源，以及食用不熟牛肉的习惯是引起牛带绦虫病地方性流行的主要因素。防治原则同猪带绦虫病。

南瓜子 - 槟榔合剂的治疗方法

服用方法：服药前一天晚饭只能进食流质食物。清晨空腹服南瓜子仁 60~80g，1 小时后服槟榔煎剂（60~80g 槟榔片煮至 100~200ml），半小时后再服 20~30g 硫酸镁导泻，之后嘱病人多饮水。多数病人在 5~6 小时内即可排出完整的虫体，若只有部分虫体排出时，可用温水坐浴，让虫体慢慢

排出。服药后应留取 24 小时粪便，仔细淘洗检查有无头节，如未得头节，应加强随访。若 3~4 个月内未再发现节片和虫卵则可视为治愈。

提示：每个人对槟榔煎剂的耐受程度不同，有些人服用后会出现面部潮红、呼吸加快、恶心、呕吐等不良反应。如果是猪带绦虫感染，当剧烈恶心呕吐时，脱落的孕节可因肠道逆蠕动而反流至胃内，引起体内重复感染。所以在治疗的同时，要严密观察，出现问题要及时对症处理。

第三节　细粒棘球绦虫

细粒棘球绦虫（*Echinococcus granulosus*）又称包生绦虫。成虫寄生于犬科动物的小肠；幼虫即棘球蚴，又称包虫，寄生于人和多种食草动物的内脏组织中，引起一种严重的人兽共患病，棘球蚴病（echinococcosis）。

一、形态

（一）成虫

长 2~7mm，平均 3.6mm。头节似梨形，有 4 个吸盘和 1 个顶突。顶突上有顶突腺（rostellar gland），还有两圈小钩，约 28~48 个，呈放射状排列。颈节为单一节片，内有生发细胞。链体包括幼节、成节和孕节各一节，偶或多一节，节片为狭长形。成节较幼节长 1 倍，结构与带绦虫略相似。孕节中的子宫形态不规则，可有分支和侧囊，含 200~800 个虫卵（图 24-6）。

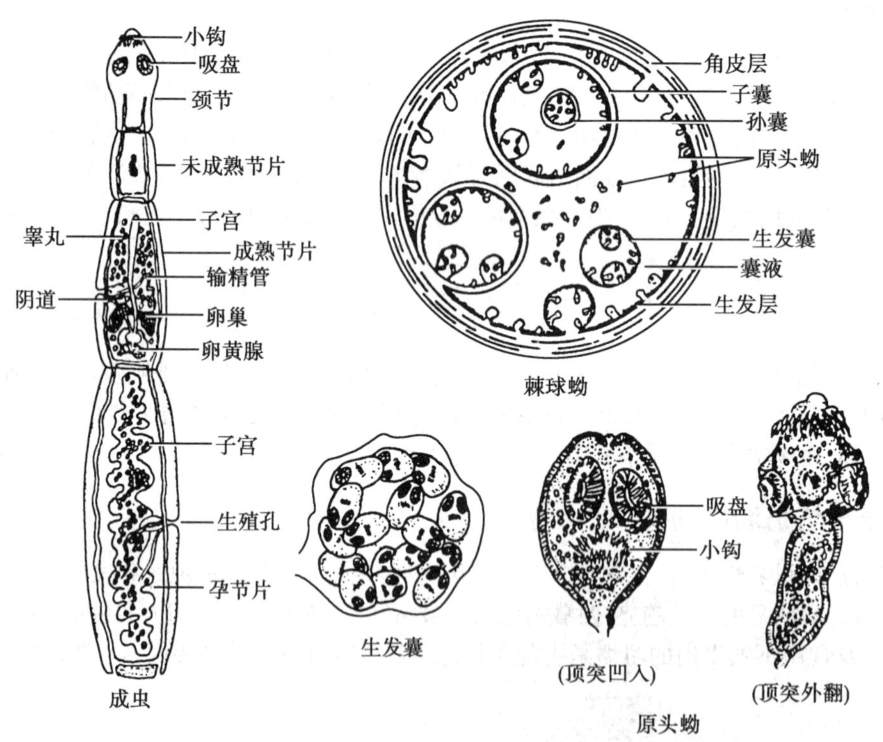

图 24-6　细粒棘球绦虫形态示意图

（二）虫卵

光镜下形态结构同猪带绦虫、牛带绦虫卵。

（三）幼虫

即棘球蚴，呈球形囊状体（图 24-6），大小因寄生部位、时间和宿主而不同，直径从不足 1 厘米至数十厘米不等。棘球蚴为单房性囊，由囊壁和内含物两部分构成，囊外有宿主的纤维组织包绕。棘球蚴的囊壁分两层，外层为角皮层（laminated layer），厚约 1mm，乳白色，半透明，无细胞结构，质脆易破；内层为生发层（germinal layer）又称胚层，厚约 20~25μm，具有细胞核。

内含物由囊液、原头蚴（protoscolex）、生发囊（brood capsule）、子囊（daughter cyst）、孙囊（grand daughter cyst）构成。囊液又称棘球蚴液（hydatid fluid），无色透明或微带黄色，内含多种蛋白质、酶类等，是较强的抗原物质。原头蚴呈椭圆形或圆形，大小 170μm×122μm，为向内翻卷收缩的头节。原头蚴与成虫头节的区别在于其体积小和缺顶突腺。生发囊是仅有一层胚层的小囊，由胚层的有核细胞发育而来，直径约 1mm，在其囊壁上可生成数量不等的原头蚴。子囊可由母囊（棘球蚴囊）的生发层直接长出，也可由原头蚴或生发囊继续发育而成。子囊的结构与母囊相似，有角皮层和生发层，囊内也有原头蚴、生发囊以及与子囊结构相似的小囊，称为孙囊。有的母囊无原头蚴、生发囊等，称不育囊（infertile cyst）。原头蚴、生发囊和子囊等可从胚层上脱落，而悬浮于囊液中，称为棘球蚴砂（hydatid sand）。

二、生活史

细粒棘球绦虫的终宿主是犬、狼等食肉动物；中间宿主是羊、牛、猪等偶蹄类动物，偶尔可感染马、袋鼠、某些啮齿类、灵长类动物和人。

成虫寄生于终宿主的小肠上段，脱落的孕节和虫卵随粪便排到外界，孕节有较强的活动力，可沿着草地爬行，污染周围环境。当中间宿主吞食虫卵或孕节后，六钩蚴在其小肠内孵出，钻入肠壁，经血、淋巴循环至全身各组织器官，经过 3~5 个月发育为棘球蚴。含棘球蚴的中间宿主被终宿主犬科动物吞食后，囊内所含的原头蚴在胆汁刺激下，头节外翻，吸附在小肠壁上，经 8 周左右发育为成虫。小肠内寄生的成虫可达数千至上万条。成虫寿命 5~6 个月（图 24-7）。

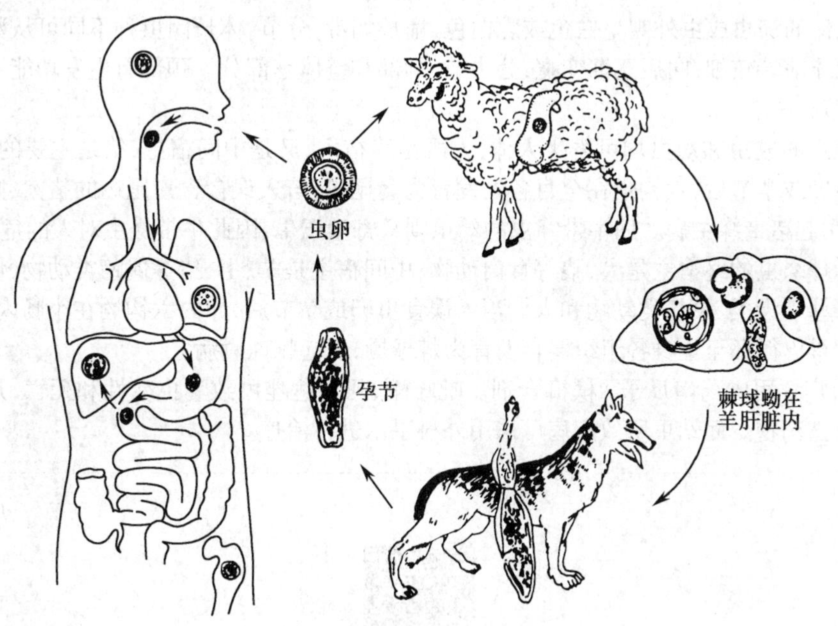

图 24-7　细粒棘球绦虫生活史示意图

三、致病

棘球蚴病对人体的危害以机械损害为主，病情的严重程度与棘球蚴的体积、数量、寄生时间和部位以及宿主的免疫力有关。因棘球蚴生长缓慢，往往在感染 5~20 年才出现症状。

棘球蚴在人体内可寄生于全身各组织器官，最多见的是肝，其次是肺、腹腔、脑、脾、肾等处。棘球蚴不断生长可压迫周围组织器官，可引起组织细胞萎缩、坏死，临床常见症状有：①包块，即寄生位置表浅的棘球蚴可在体表形成包块；②局部压迫和刺激症状，即受累部位有轻微疼痛、坠胀感，如寄生于肝脏可致肝区疼痛，寄生于肺部可出现胸痛、咳嗽等症状；③毒性和过敏反应，如荨麻疹、哮喘等；④继

发感染，如肝棘球蚴破裂，可进入胆道引起急性炎症，破入腹腔可致急性弥漫性腹膜炎。

四、诊断

询问病史，了解病人是否来自或去过流行区，以及与犬、羊等动物和皮毛接触史对诊断具有重要价值。通过手术从患病部位取出棘球蚴，或从痰液、胸腔积液、腹水及尿中直接涂片镜检，查找棘球蚴碎片或原头蚴。一般禁止以穿刺作为诊断措施，以免囊液外溢，造成超敏反应或引起继发性棘球蚴病。目前免疫诊断应采取综合方法，经卡松尼（Casoni）皮内试验方法检查阳性者，应再加 2~3 项血清学试验以提高诊断准确率，如 ELISA 等。B 超、X 线等影像学方法可对棘球蚴病进行辅助诊断和定位。

五、流行与防治原则

棘球蚴病分布广泛，已成为全球性公共卫生问题。在我国主要流行在西部和北部广大农牧地区。牧区犬感染通常较重，犬粪中虫卵量很大。虫卵在外界有较强的抵抗力，能耐低温与干燥，一般化学消毒剂不能杀死虫卵。犬、牛和羊等动物皮毛常黏附大量虫卵，儿童常因与家犬等动物亲昵与嬉戏从而获得感染；成人更多是因为从事剪羊毛、挤奶、皮毛加工等活动而感染，还可通过食入被虫卵污染的水和食物而感染；将被宰杀病畜的内脏喂狗或抛在野外，致使野生犬和狼等动物感染成虫。

预防措施是普及健康教育，加强对屠宰场和个体屠宰户的卫生检疫，加强对病畜尸体及其内脏的管理，定期为家犬、牧犬驱虫，控制传染源。治疗一般以手术为主，术中应注意避免囊液外溢导致超敏性休克和继发腹腔感染。对早期的棘球蚴病可选用阿苯达唑、甲苯达唑和吡喹酮等药物进行治疗。

本章小结

寄生人体的绦虫成虫外观呈白色或乳白色，扁长如带，分节，体长因虫种不同可从数毫米至数米不等。虫体前端较细，向后逐渐变宽，分头节、颈部和链体三部分。颈部有生发功能。链体又分为幼节、成节和孕节。

猪带绦虫的成虫和幼虫均可寄生人体，人既是终宿主，又是中间宿主，猪是主要的中间宿主。当人误食虫卵或孕节后，六钩蚴在全身各处发育为囊尾蚴，若人误食含囊尾蚴的猪肉，则在小肠发育为成虫，引起猪带绦虫病。而牛带绦虫的幼虫则只寄生于牛，因此牛带绦虫对人的危害较小。

细粒棘球绦虫的终宿主是犬、狼等食肉动物；中间宿主是羊、牛、猪等偶蹄类动物，偶尔可感染马、袋鼠、某些啮齿类、灵长类动物和人。当人误食虫卵或孕节后，卵内六钩蚴在小肠内孵出，钻入肠壁，经血、淋巴循环至全身各组织器官发育为棘球蚴，引起棘球蚴病。

驱虫治疗常用中药南瓜子 - 槟榔合剂。吡喹酮、阿苯达唑可致囊虫变性和死亡，是目前治疗囊虫病的首选药物。而幼虫所致疾病可采用外科手术进行治疗。

（温雯静）

扫一扫，测一测

思考题

1. 人若误食“米猪肉”可能有哪些危害？简述依据。
2. 哪些绦虫的幼虫可寄生于人体？相应的寄生部位是哪里？

第二十五章 原 虫

学习目标

1. 掌握:医学原虫的形态、生活史类型和致病特点;溶组织内阿米巴原虫、阴道毛滴虫及疟原虫的生活史和致病性;能寄生于人体的疟原虫的种类及我国流行的主要种类。

2. 熟悉:各类医学原虫的形态特点;杜氏利什曼原虫、蓝氏贾第鞭毛虫和刚地弓形虫的生活史和致病性。

3. 了解:医学原虫的分类;各类原虫的防治原则。

4. 能够分析各类原虫的致病特点并提出相关防治原则。

第一节 原虫概述

原虫(protozoa)为单细胞真核动物,种类繁多,分布广泛,在生物学分类上属于原生生物界(Kingdom Protista),原生动物亚界(Subkingdom Protozoa)。依据运动细胞器的类型和生殖方式,原虫被分为四个纲:①叶足纲(Lobosea):以伪足为运动细胞器,如溶组织内阿米巴;②动鞭纲(Zoomastigophorea):以鞭毛为运动细胞器,如阴道毛滴虫;③孢子纲(Sporozoea):无显著运动细胞器,如疟原虫;④动基裂纲(Kinetofragminophorea):以纤毛为运动细胞器,如结肠小袋纤毛虫。

绝大多数原虫营自由生活,与人体有关的原虫称为医学原虫(medical protozoa),有40余种,危害较大的有10余种。

原虫的大小约2~200μm,外形多样,其基本结构由胞膜、胞质和胞核组成。

1. 细胞膜 也称表膜(pellicle)或质膜(plasma membrane),具有配体、受体、酶类和抗原等成分,参与原虫营养、排泄、运动、侵袭以及逃避宿主免疫效应等生物学功能。

2. 细胞质 由基质、细胞器和内含物组成,基质主要成分是蛋白质,用以支持原虫的形态并与运动有关,有的原虫其细胞质有内、外质之分。外质(ectoplasm)透明,呈凝胶状,具有运动、摄食、营养、排泄和保护等功能,内质(endoplasm)为溶胶状,含细胞器、内含物及细胞核,为细胞代谢和营养存储的主要场所,原虫细胞器包括线粒体、高尔基复合体、溶酶体和动基体等,主要参与能量合成代谢;伪足(pseudopodium)、鞭毛(flagellum)、波动膜(undulating membrane)和纤毛(cilium)等,与原虫的运动有关,也是原虫分类的重要标志;胞口(cytostome)、胞咽(cytopharynx)和胞肛(cytopyge)等,帮助摄食、排废;纤毛虫的伸缩泡具有调节虫体内渗透压的功能,原虫的内含物包括食物泡、糖原和拟染色体(营养储存小体)以及虫体代谢产物(如疟色素)等,特殊的内含物可作为虫种的鉴别标志。

3. 细胞核 由核膜、核质、核仁和染色质组成。核仁富含RNA,染色质含蛋白质、DNA和少量RNA。寄生性原虫多数为泡状核(vesicular nucleus),其染色质少呈颗粒状,分布于核质或核膜内缘,只

含 1 个核仁；少数纤毛虫为实质核（compact nucleus），核大而不规则，染色质丰富，常具 1 个以上核仁。

原虫的生活史常含有几个阶段，大多数医学原虫的致病阶段称为滋养体，是原虫的活动、摄食和增殖阶段。某些原虫生活史中具有包囊阶段，包囊是滋养体在不利环境下分泌囊壁形成的静止生活史期，常常是原虫的感染阶段。根据医学原虫的传播方式，其生活史分为：①人际传播型（person to person transfer）：此类原虫生活史简单，完成生活史中只需一种宿主，借直接接触或传播媒介的机械携带而传播，如阴道毛滴虫、溶组织内阿米巴和蓝氏贾第鞭毛虫；②循环传播型（circulation transfer）：该型原虫完成生活史需要在一种以上的脊椎动物作为终宿主和中间宿主，并在二者之间进行传播。如刚地弓形虫；③虫媒传播型（vector transfer）：此类原虫完成生活史需在吸血昆虫体内发育至感染阶段，再通过叮咬传播给人或其他动物。如疟原虫和利什曼原虫等。

原虫的运动主要由运动细胞器完成，包括伪足运动、鞭毛运动和纤毛运动。没有运动细胞器的原虫则以扭动或滑行的方式进行运动。原虫一般通过表膜渗透和扩散吸收小分子养料，通过胞饮摄取大分子物质。多数原虫以吞噬方式摄取固体食物，无氧糖代谢是原虫能量代谢的主要途径。大多数原虫营兼性厌氧代谢。

原虫的生殖方式包括无性生殖和有性生殖两种。①无性生殖：包括二分裂、多分裂和出芽生殖。二分裂是细胞核首先一分为二，然后胞质分裂，形成两个独立的虫体，多分裂是细胞核在多次分裂达到一定数量后，细胞质再分裂，使一个虫体一次增殖为多个子代，出芽生殖是母体发生不均等的细胞分裂，产生一个或多个新个体；②有性生殖：包括接合生殖和配子生殖。接合生殖较低级，仅见于纤毛虫纲，虫体经胞口连接，完成互相交换后二者又分离，继续进行二分裂形成新个体，配子生殖是原虫在发育过程中先产生雌雄配子，雌雄配子结合后形成合子，如疟原虫在蚊体内的配子生殖。有些原虫的生活史具有世代交替现象，即无性生殖和有性生殖两种方式交替进行，如疟原虫。

致病性原虫侵入宿主，可引起宿主组织细胞的损伤，其致病严重程度与虫种、株系、毒力、寄生部位及宿主的免疫状态有关。原虫的致病特点有：①增殖致病：致病原虫侵入宿主增殖到一定数量后，可出现明显的损害和临床症状。原虫的增殖不仅可破坏细胞，还能向邻近或远处组织、器官播散，如疟原虫红细胞内裂体增殖导致疟疾发作，溶组织内阿米巴原虫的肠外病变；②毒素致病：原虫的分泌物（含多种酶类）、代谢产物和死亡虫体的分解物均有毒性作用，可损伤宿主细胞、组织和器官，如溶组织内阿米巴滋养体分泌的酶类物质可导致肠壁溃疡；③机会性致病：有些原虫感染正常宿主并不表现临床症状，但当机体抵抗力下降或免疫功能不全时（如严重营养不良、艾滋病病人、长期接受免疫抑制剂治疗或晚期肿瘤病人），这些原虫的增殖能力和致病力增强，使感染者出现明显的临床症状和体征，甚至危及生命。这类原虫称为机会性致病原虫，常见的机会性致病原虫有蓝氏贾第鞭毛虫、弓形虫和隐孢子虫等。

第二节　阿　米　巴

一、溶组织内阿米巴

溶组织内阿米巴（*Entamoeba histolytica*）属于叶足纲，又称痢疾阿米巴，主要寄生于人体结肠内，引起阿米巴痢疾（amoebic dysentery）。亦可引发肠外阿米巴病。目前，阿米巴病已被列为世界上 10 种最常见的寄生虫病之一。

视频：阿米巴运动

（一）形态

1. 滋养体　溶组织内阿米巴的滋养体具有侵袭性，大小在 12~60μm 之间，虫体借助伪足可做定向阿米巴运动。内外质分界明显，外质透明，内质致密并富含颗粒。细胞核呈球形，直径 4~7μm，为典型的泡状核，核仁小，常居中，核膜边缘有单层均匀分布、大小一致的核周染色质粒。从脓肿或溃疡中分离的滋养体中常见有被吞噬的红细胞，有时可见白细胞和细菌（图 25-1）。

2. 包囊　呈圆球形，直径 10~20μm，含泡状核，核结构与滋养体相似但稍小。未成熟包囊含 1~2 个核，胞质内有拟染色体和糖原泡。拟染色体呈短棒状，为一特殊的营养储存结构，具有鉴别虫种的

意义。成熟包囊含有4个核，为感染期（图25-2，见文后彩插）。

（二）生活史

溶组织内阿米巴生活史比较简单，其基本过程：包囊—滋养体—包囊（图25-3）。四核包囊是溶组织内阿米巴的感染期。

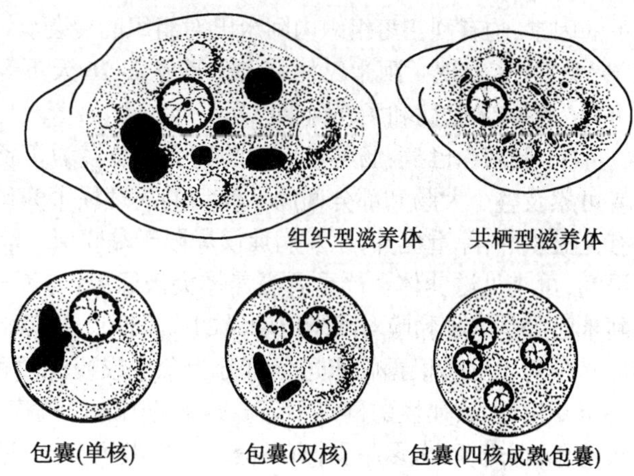

图25-1　溶组织内阿米巴滋养体和包囊形态

人摄食受污染的食物或饮用水后，四核包囊经口到达回肠末端或结肠，虫体借助自身活动和消化酶作用脱囊而出，成为4核的滋养体，再进一步分裂为8个单核滋养体。滋养体以细菌、消化的食物或宿主肠黏液为营养，行二分裂法增殖。在随肠蠕动下移过程中，由于肠腔内水分及营养物质逐渐被吸收，滋养体逐渐形成囊前期，继而分泌囊壁形成包囊，最后包囊随宿主粪便排出体外。

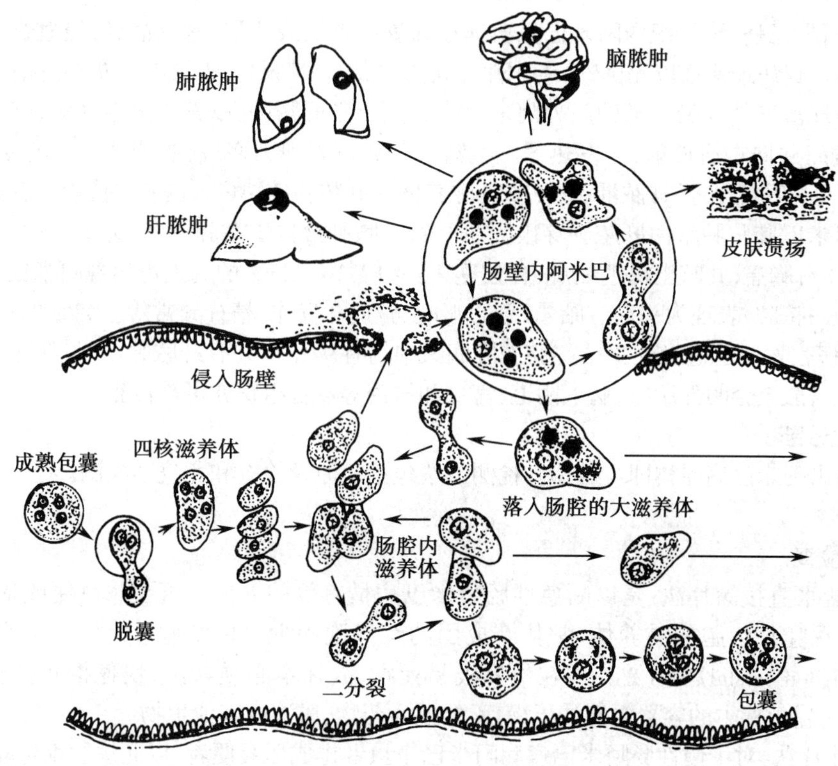

图25-3　溶组织内阿米巴生活史

当宿主的免疫力下降，肠功能紊乱及肠壁组织受损时，结肠内的滋养体侵入肠壁黏膜组织内，吞噬红细胞，破坏肠壁组织，引起肠壁溃疡。侵入肠黏膜下层及肌层的阿米巴滋养体还可进入血液循环，到达其他组织器官，引起肠外阿米巴病。部分滋养体可随坏死组织落入肠腔，随粪便排出体外。

（三）致病

1. 致病机制　溶组织内阿米巴的致病机制与虫株的致病力、寄生环境和宿主免疫力有密切关系。滋养体的毒力因子主要包括：①半乳糖/乙酰氨基半乳糖可抑制凝集素，能介导滋养体吸附于宿主结肠上皮细胞；②阿米巴穿孔素，在宿主细胞膜上能形成离子通路，致细胞损伤和溶解；③半胱氨酸蛋白酶，能溶解靶细胞，还可降解补体和IgA。溶组织内阿米巴原虫侵入宿主细胞的基本过程为：阿米巴原虫黏附于宿主细胞—宿主细胞膜穿孔—宿主细胞溶解，有实验表明：肠内某些细菌的存在与溶组织内阿米巴有协同致病作用。另外，营养不良、感染、肠黏膜损伤、肠功能紊乱等致使宿主局部免疫功能低

下的因素，均有利于溶组织内阿米巴对组织的侵袭。

2. 临床表现　阿米巴病的潜伏期从 2~26 天不等，起病突然或隐匿，有暴发性或迁延性的特点。可分为肠阿米巴病和肠外阿米巴病。

(1) 肠阿米巴病：肠阿米巴病的病变部位多为盲肠、升结肠，也可累及乙状结肠、直肠和阑尾，严重者可累及整个大肠和部分回肠。典型的病理损害为口小底大的“烧瓶状”溃疡，溃疡间黏膜正常或略有充血水肿，除重症外，原发病灶仅局限于黏膜层。溃疡处有大量坏死组织伴少量淋巴细胞和浆细胞浸润，可查见滋养体。严重者滋养体突破肌层，与邻近的溃疡互相融合，致使大片黏膜脱落。病人有阿米巴肿是结肠黏膜对阿米巴刺激的增生性反应，表现为组织肉芽肿伴慢性炎症和纤维化。

肠阿米巴病根据临床过程可分为急性或慢性两种。急性阿米巴病的临床表现从轻度、间歇性腹泻至暴发性、致死性的痢疾不等。典型的阿米巴痢疾常有腹痛、腹泻、里急后重、厌食、呕吐等，粪便呈果酱色，伴奇臭，血多脓少，有黏液。急性型可突然发展为急性暴发型，病人可出现高热、低血压、大量黏液血便，并有广泛性腹痛、强烈而持续的里急后重。此期病人极易引起肠出血和肠穿孔，甚至危及生命。慢性阿米巴病表现为长期间歇性腹泻、腹部不适、腹痛、腹泻和便秘交替进行，体质虚弱和消化不良，可持续 1~5 年。有些病人可出现阿米巴肿(amoeboma)，呈局限性包块而无症状，须与肠道内其他肿瘤相鉴别。

(2) 肠外阿米巴病：溶组织内阿米巴滋养体侵入黏膜下层或肌层，进入静脉，经血行播散，可引起肠外阿米巴病。其病理特征以无菌性、液化性坏死为主，周围伴淋巴细胞浸润，极少伴有中性粒细胞，脓肿边缘易发现滋养体。最多见的肠外阿米巴病为阿米巴肝脓肿，以青年男性多见，好发于肝右叶。表现为右上腹痛并向右肩放射，伴发热、肝大及触痛；亦可表现为寒战、盗汗、厌食、消瘦甚至出现黄疸。肝穿刺可见“巧克力酱”样脓液，并可查见滋养体。肝脓肿破裂可入胸腔或腹腔，若破溃入心包常导致死亡。阿米巴肺脓肿常因肝脓肿穿破膈肌所致。脓肿常位于右肺下叶，为单发性。临床上病人有咳嗽、发热伴右胸痛，并咳出褐色黏痰，有腥臭味。约 1.2%~2.5% 的病人可出现阿米巴脑脓肿，常为大脑皮质的单一脓肿，表现为头痛、眩晕、恶心呕吐、癫痫样发作、精神异常等。45% 的病人可发展成脑膜脑炎。其病程发展迅速，死亡率高。脑脓肿病人中约有 94% 合并有肝脓肿。皮肤阿米巴病较少见，常由直肠病灶播散至会阴部所致，病人阴道、宫颈和尿道等器官组织亦可被侵犯。

(四) 实验诊断

标本中检出阿米巴病原体即可确诊。检测方法包括病原学检查和免疫学检测。

1. 病原学检查

(1) 粪便检查

1) 生理盐水直接涂片法：是诊断急性肠阿米巴病最有效的方法。可在脓血便或稀便中检出活动的、内含被吞噬红细胞的滋养体，常伴有成团的红细胞和少量白细胞。有时可见夏科 - 雷登结晶(Charcot-Leyden crystal)。因滋养体在外界极易死亡，故标本必须新鲜，快速检测；同时注意保温(25~30℃以上)，盛放标本的容器要清洁干燥，不要混入药物、尿液或其他生物。

2) 碘液涂片法：对于慢性肠阿米巴病和阿米巴带虫者排成形粪便者，以此法检查包囊为主。注意与结肠内阿米巴等进行鉴别诊断。因包囊的排出具间歇性，粪检应持续 1~3 周。

3) 体外培养：适于标本虫体数量过少时，常用 Robinson 培养基，对亚急性和慢性病例的检出率比较高。

(2) 活组织检查：以内镜直接观察肠黏膜溃疡病灶，从病灶边缘夹取少许病变组织作生理盐水涂片，或病理切片，检查滋养体。

2. 免疫学诊断　常用方法有间接血凝试验(IHA)、间接荧光抗体试验(IFA)以及酶联免疫吸附试验(ELISA)等，可从约 90% 的病人血清中查到特异性抗体。

3. 核酸诊断　采用 PCR 技术诊断溶组织内阿米巴感染，是十分有效、敏感和特异的方法。选择具有高丰度的基因序列设计引物，对标本中溶组织内阿米巴 DNA 进行分离、扩增，扩增产物进行电泳分析，予以鉴别。

(五) 流行

溶组织内阿米巴病呈世界性分布，以热带和亚热带地区为多见。感染率与当地气候条件、经济和

卫生条件以及人口密度等密切相关。旅游者、流动人口、同性恋者和弱智低能人群属于高危人群。据1988—1992年调查显示，我国平均人群感染率为0.95%，近年来感染率呈下降趋势，但局部地区有散在分布。

1. 传染源　阿米巴病的传染源为粪便中可持续排包囊者。包囊抵抗力较强，在粪便中可存活2周以上，在水中可存活9~30天，但对高温和干燥较敏感。滋养体由于抵抗力极差，无传播作用。

2. 传播途径　粪-口途径是阿米巴病传播的主要方式。四核包囊污染饮水和食物是传播的重要环节。通常水源污染是导致肠阿米巴病暴发流行的主要原因。近年来，在男男同性恋中，阿米巴病的发病率显著升高，与其口-肛性行为有重要关系，应引起重视。

3. 易感人群　任何年龄组均可感染阿米巴，但以青壮年较多。由于缺乏有效的获得性免疫，患过阿米巴病的人仍然是易感者。

（六）防治

1. 普查普治　治疗病人和带虫者，以控制传染源，特别是对饮食业人员应作定期的粪便检查。首选药物为甲硝唑（灭滴灵），对急性或慢性侵入性肠阿米巴病病人以及肠外阿米巴病均适用，但不能杀灭包囊。类似药物还包括替硝唑、奥硝唑等。对带包囊者的治疗首选糠酯酰胺，临床上使用甲硝唑控制症状后，再口服二氯尼特，可有效预防复发。另外，中药鸦胆子仁、大蒜素、白头翁等也有一定作用，但难达到根治目的。

2. 切断传播途径　加强粪便管理，注意保护水源是预防阿米巴感染与流行的重要环节。清洁环境卫生，做好灭蝇灭蟑螂工作。

3. 加强个人防护　加强卫生健康教育，注意饮食饮水卫生，养成良好的个人习惯，饭前便后洗手，防止病从口入。

二、其他阿米巴原虫

除溶组织内阿米巴外，人体消化道内还存在一些肠腔共栖型阿米巴，一般不致病，但如果有大量原虫寄居、宿主防御功能下降或合并有细菌感染而致肠功能紊乱时，也会引起一些病症。

（一）迪斯帕内阿米巴

迪斯帕内阿米巴（*Entamoeba dispa*）是寄生于人体结肠内一种非致病性阿米巴原虫，其形态和生活史与溶组织内阿米巴非常相似，因其滋养体无侵袭性，一般不会引起感染。在无症状的溶组织内阿米巴携带者中，约有90%的人实为迪斯帕内阿米巴携带者。目前可以通过同工酶、ELISA和PCR分析技术对两种原虫加以区分。

（二）结肠内阿米巴

结肠内阿米巴（*Entamoeba coli*）是人体消化道中最常见的共栖原虫，常与溶组织内阿米巴共存。其形态与溶组织内阿米巴相似，滋养体大小约15~50μm，核仁大，略偏位，胞质含空泡和食物泡，多含细菌但不含红细胞。包囊较溶组织内阿米巴包囊大，约10~35μm，成熟包囊有8个核。

其生活史与溶组织内阿米巴相似，成熟包囊经口感染，于小肠内脱囊，在结肠形成成熟滋养体并以二分裂法繁殖，不侵入组织，无临床症状。1988—1992年的调查结果显示，我国的平均感染率为3.19%。

（三）哈门内阿米巴

哈门内阿米巴（*Entamoeba hartmani*）形态、生活史与溶组织内阿米巴相似，其体积较小，曾一度被认为是溶组织内阿米巴的小型体。现被确认为是一个独立虫种。滋养体直径3~12μm，不吞噬红细胞；包囊4~10μm，胞核1~4个，4核为成熟包囊，未成熟包囊含糖原泡和拟染色体，糖原泡不明显，拟染色体细小，亦呈短棒状。本虫对人体不致病。

（四）齿龈内阿米巴

齿龈内阿米巴（*Entamoeba gingivalis*）寄生于人体口腔的齿龈间，生活史中仅有滋养体期，而无包囊期。滋养体直径10~20μm，内外质分明，运动活泼；食物泡中可见细菌、白细胞，偶见红细胞；核仁细小，常位于中央位。一般认为本虫并无致病性，但在口腔卫生差的人群中也可引起感染，常与化脓性细菌合并齿龈感染。刮取齿龈间牙垢，用生理盐水直接涂片法镜检可查出虫体。本虫呈世界性分布，

滋养体可借飞沫或直接接触传播。

第三节 鞭 毛 虫

鞭毛虫属于肉足鞭毛门的动鞭纲，以鞭毛作为运动细胞器。种类繁多，分布广泛，以纵二分裂进行增殖。寄生于人体的鞭毛虫有10余种，对人体危害较大的有利什曼原虫、锥虫、蓝氏贾第鞭毛虫和阴道毛滴虫等。

一、杜氏利什曼原虫

利什曼原虫（*Leishmania sp.*）为细胞内寄生原虫，引起利什曼病。种类多，分类复杂，如引起皮肤利什曼病的热带利什曼原虫和墨西哥利什曼原虫；引起黏膜皮肤利什曼病的巴西利什曼原虫等。在我国流行的主要是杜氏利什曼原虫（*L. donovani*），引起内脏利什曼病（visceral leishmaniasis，VL），又称黑热病（kalaazar），原意指病人皮肤有暗的色素沉着并伴有发热，是新中国成立初期“五大寄生虫病”之一。

（一）形态

1. 无鞭毛体　又称利杜体，虫体卵圆形，大小为（2.9~5.7）μm×（1.8~4.0）μm，常见于巨噬细胞内。Wright染色后，原虫细胞质呈淡蓝色或深蓝色，内有一个较大的圆形核，呈红色或淡紫色。动基体（kinetoplast）位于核旁，着色较深，细小、杆状。有时可见从虫体前端颗粒状的基体（basal body）发出一条根丝体（rhizoplast），基体靠近动基体，在光镜下不易区分。

2. 前鞭毛体　又称鞭毛体，寄生于白蛉消化道内。成熟的虫体呈梭形，大小为（14.3~20）μm×（1.5~1.8）μm，核位于虫体中部，动基体在前部。基体在动基体之前，由此发出一根游离于体外的鞭毛（图25-4A，见文后彩插）。前鞭毛体运动活泼，在培养基内常以虫体前端聚集成团，排列成菊花状。

（二）生活史

杜氏利什曼原虫生活史需要两个宿主，即白蛉和人或其他哺乳动物。

1. 在白蛉体内发育　当雌性白蛉叮刺病人或被感染的动物时，血液或皮肤内含无鞭毛体的巨噬细胞被吸入白蛉胃内，发育为前鞭毛体。前鞭毛体纵二分裂法繁殖，并向白蛉前胃、食道和咽部移动，最后聚集在口腔及喙。当白蛉叮刺健康人时，前鞭毛体即随白蛉唾液进入人体。

2. 在人体内发育　进入人体或哺乳动物体内的前鞭毛体一部分被多形核白细胞吞噬消灭，另一部分被巨噬细胞吞噬后逐渐变圆，失去其鞭毛的体外部分，向无鞭毛体期转化。此时巨噬细胞内形成纳虫空泡。虫体在纳虫空泡内大量繁殖，最终导致巨噬细胞破裂。游离的无鞭毛体又可被其他巨噬细胞吞噬，重复上述增殖过程（图25-5）。

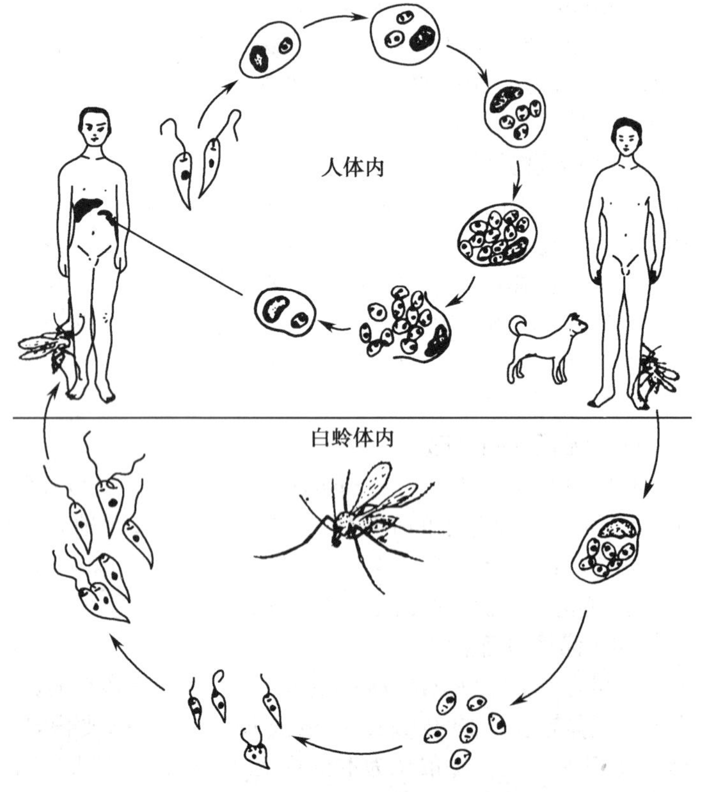

图25-5　杜氏利什曼原虫生活史

（三）致病

1. 内脏黑热病　无鞭毛体在巨

噬细胞内繁殖，使巨噬细胞大量破坏和增生，浆细胞也大量增生。巨噬细胞增生主要见于脾、肝、淋巴结、骨髓等器官，导致肝、脾、淋巴结肿大，其中脾肿大最为常见，出现率在95%以上。脾肿大导致脾功能亢进，使血细胞大量被破坏，导致全血细胞性贫血。另外，免疫溶血也是引起病人贫血的重要原因。白细胞数量减少使得机体免疫功能受损，易并发各种感染；血小板减少易出现出血现象发生。由于浆细胞大量增生，使病人血浆中球蛋白显著增多，加之肝、肾功能受损使白蛋白合成减少，排出增多，导致血浆内白蛋白/球蛋白的比例倒置，IgG滴度升高。尿蛋白及血尿的出现可能与病人发生肾小球淀粉样变性及肾小球内免疫复合物的沉积有关。

长期不规则发热、全血细胞性贫血以及脾、肝、淋巴结肿大是黑热病的三大症状。潜伏期大约4~7个月或最长10~11个月，缓慢起病，脾肿大是黑热病最主要的体征，肝脏肿大多在发病1~3个月后。贫血随病程发展而逐渐加重，红细胞及血红蛋白明显下降，同时伴白细胞和血小板减少。病人常发生鼻出血、牙龈出血等症状，晚期病人在两颊可出现色素沉着，伴消瘦。由于机体免疫缺陷而合并各种感染，如急性粒细胞缺乏症、肺炎、走马疳等，常导致病人死亡。黑热病病愈后，可获得终生免疫。

2. 皮肤型黑热病　多与内脏黑热病并存，也可在内脏黑热病消失多年后出现。主要病变为皮肤结节，结节呈肉芽肿或暗色丘疹状，常见于头、颈部。结节内可查见无鞭毛体。

3. 淋巴结型黑热病　病人无黑热病病史，主要表现为局部浅表淋巴结肿大，大小不一，无压痛、红肿，嗜酸性粒细胞增多。淋巴结活检可在类上皮细胞内查见无鞭毛体。

（四）实验诊断

1. 病原检查　可用骨髓、淋巴结或脾脏穿刺，以穿刺物涂片，染色、镜检，查找无鞭毛体；或将上述穿刺物接种于NNN培养基中，检查运动活泼的前鞭毛体；也可把穿刺物接种于易感动物（如金黄地鼠、BALB/c小鼠等），1~2个月后取肝、脾作印片或涂片，Wright染液染色镜检。皮肤型病变可在皮肤结节处用消毒针头刺破皮肤，取少许组织液，或用手术刀刮取少许组织作涂片，染色镜检。

2. 免疫诊断法　检测血清抗体，可采用ELISA等方法。检测循环抗原可用单克隆抗体-抗原斑点试验（McAb-AST）。

3. 分子生物学技术　利用利什曼原虫微环kDNA序列设计的引物，作PCR及DNA探针诊断黑热病效果较好。

（五）流行

杜氏利什曼原虫主要流行于印度及地中海沿岸国家。在我国，1949年以前黑热病主要流行于长江以北的16个省、市、自治区，通过开展大规模防治工作，1958年在全国已基本消灭黑热病，但目前在新疆、甘肃和四川尚有散发病例。黑热病的传染源主要是病人、病犬以及某些野生动物，传播途径主要通过白蛉叮刺传播，偶可经口腔黏膜、破损皮肤、胎盘或输血传播。

杜氏利什曼原虫的流行类型

根据传染来源不同，黑热病在流行病学上可分为三种不同的类型：人源型、犬源型和自然疫源型。①人源型：又称为平原型，分布在黄淮地区的苏北、皖北、鲁南、豫东以及冀南、鄂北、陕西关中和新疆南部的喀什等平原地区，黑热病病人以青少年为主，婴儿少见，犬很少感染；②犬源型：又称为山丘型，分布于甘肃、青海、宁夏、川北、陕北、冀东北、辽宁和北京市郊各县，犬为主要传染源，绝大多数病人为儿童，婴儿感染率高，成年人少见，是我国目前黑热病的主要流行区；③自然疫源型：又称为荒漠型，多分布于新疆和内蒙古地区，病人主要见于2岁以下的婴幼儿，该地区的成人常患淋巴结型黑热病，病例散发。

（六）防治

在流行区采取查治病人，杀灭病犬，防蛉灭蛉和加强个人防护的综合措施是预防黑热病的有效办法。

治疗首选五价锑剂葡萄糖酸锑钠（国产制剂为斯锑黑克）。无效者可用戊脘脒（喷他脒）、二脒替（司替巴脒）等。新药灭特复星疗效亦较佳。

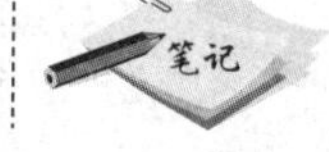

二、阴道毛滴虫

阴道毛滴虫(*Trichomonas vaginalis*)寄生在人体阴道和泌尿道,引起滴虫性阴道炎和尿道炎,以性传播为主。

(一) 形态

阴道毛滴虫的生活史仅有滋养体期。活体无色透明,有折光性,体态多变,活动力强,固定染色后呈梨形,体长 7~32μm。虫体前端 1/3 处有 1 个椭圆形的泡状核,核上缘的 5 颗环状排列的毛基体发出 4 根前鞭毛和 1 根后鞭毛。后鞭毛向后延伸与位于虫体外侧前 1/2 处的波动膜外缘相连。1 根纤细透明的轴柱纵贯虫体并于后端伸出体外(图 25-4B,见文后彩插)。虫体借助鞭毛摆动前进,以波动膜的波动作旋转式运动。胞质内的深染颗粒,为该虫特有的氢化酶体(hydrogenosome)。

(二) 生活史

阴道毛滴虫生活史简单。滋养体主要寄生于女性阴道,尤以后穹窿多见,偶可侵入尿道;男性感染者一般寄生于尿道、前列腺,也可侵及睾丸、附睾或包皮下组织。虫体以纵二分裂法繁殖。滋养体既是繁殖阶段,也是感染和致病阶段,通过直接或间接接触方式在人群中传播。

(三) 致病

阴道毛滴虫的致病力与虫株毒力及宿主生理状态有关。正常情况下,健康妇女阴道的内环境因乳酸杆菌的作用而保持酸性(pH 3.8~4.4),可抑制虫体及细菌生长繁殖,这称为阴道的自净作用。而滴虫寄生阴道时,消耗糖原,妨碍了乳酸杆菌的酵解作用,使阴道的 pH 变为中性或碱性,滴虫得以大量繁殖,同时促进继发细菌感染,加重炎症反应。在妊娠或月经期,阴道 pH 接近中性,有利于滴虫和细菌生长繁殖。

大多数女性感染者无临床症状或症状不明显;典型症状为阴部瘙痒或烧灼感,白带增多呈灰黄色或乳白色、泡沫状、伴臭味,有细菌感染时,白带可呈脓液状或粉红状。当滴虫侵及尿道时,可有尿频、尿急和尿痛等症状。男性感染多呈带虫状态,严重者可引起尿道炎、前列腺炎和附睾炎等。也有学者认为阴道毛滴虫可吞噬精子,分泌物影响精子活力,导致男性不育症。

(四) 实验诊断

取阴道后穹隆分泌物、尿液沉淀物或前列腺分泌物,生理盐水直接涂片或涂片染色镜检,若检得滋养体即可确诊;也可将分泌物加入肝浸液培养基 37℃培养 48 小时后镜检滋养体;ELISA、直接荧光抗体试验(DFA)和乳胶凝集试验(LAT)等免疫学方法以及 DNA 探针也可用于滴虫感染的辅助诊断。

(五) 流行

阴道毛滴虫呈世界性分布,我国各地感染率不一,以 16~35 岁年龄组的女性感染率最高。

传染源为病人和带虫者,传播途径包括直接和间接传播两种方式。前者通过性接触传播,为主要的传播方式;后者通过使用公共浴池、浴具、共用游泳衣裤、坐式马桶等传播。滋养体在外界环境中存活时间较长,在半干燥环境下可存活 14~20 小时,-10℃至少存活 7 小时,在潮湿的毛巾、衣裤中可存活 23 小时,40℃水中可存活 102 小时,2~3℃水中可存活 65 小时,甚至在普通肥皂水中也可存活 45~150 分钟。因此人体可通过间接方式获得感染。

(六) 防治

改善卫生条件、注意个人卫生和经期卫生,规范个人行为是预防感染的重要措施。及时治疗病人和带虫者,首选药物为甲硝唑,局部治疗可用乙酰胂胺或 1∶5000 高锰酸钾溶液冲洗阴道;也可用甲硝唑和扁桃酸栓,后者效果较好且安全。

三、蓝氏贾第鞭毛虫

蓝氏贾第鞭毛虫(*Giardia lamblia*)简称贾第虫,主要引起以腹泻和消化不良为主要症状的蓝氏贾第鞭毛虫病(giardiasis),简称贾第虫病,也称为“旅游者腹泻”。近年来,贾第虫合并 HIV 感染的病例不断增多,贾第虫病已被列为全世界危害人类健康的十种主要寄生虫病之一。

(一) 形态

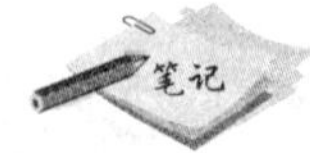

1. 滋养体　呈半梨形,长约为 9~21μm,宽 5~15μm,厚 2~4μm。两侧对称,前端宽钝,后端尖细,

腹面扁平，背部隆起。腹前部向内凹陷形成吸盘，一对细胞核位于虫体前端 1/2 的吸盘部位。有前侧、后侧、腹和尾鞭毛各 1 对。1 对轴柱沿中线由前向后连接尾鞭毛，1 对呈爪锤状的中体与轴柱 1/2 处相交(图 25-4C，见文后彩插)。虫体借助鞭毛作活泼的翻滚运动(图 25-6)。

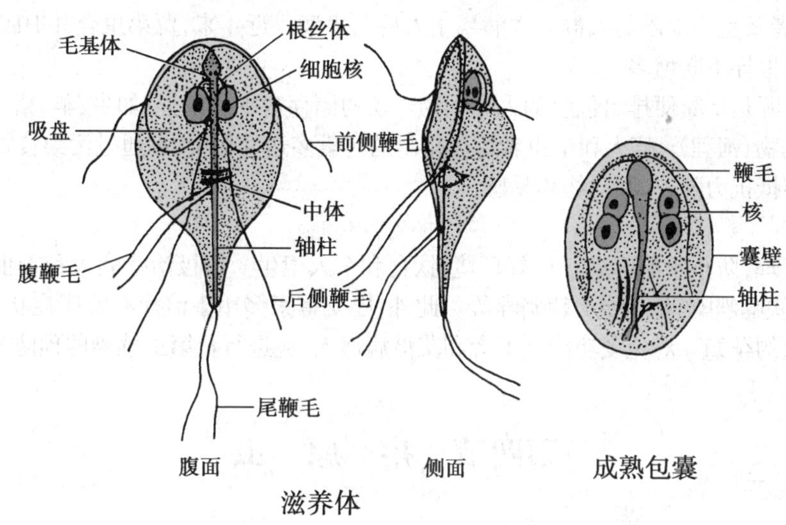

图 25-6　蓝氏贾第鞭毛虫模式图

2. 包囊　呈椭圆形，长约 8~14μm，宽 7~10μm。囊壁较厚，与虫体间隙明显。未成熟包囊内含 2 个细胞核，成熟的含 4 个核(图 25-6)。

(二) 生活史

贾第虫生活史包括滋养体和包囊两个发育阶段。人或动物因摄入被 4 核包囊污染的饮用水或食物而被感染。包囊在十二指肠内脱囊形成 2 个滋养体，滋养体主要寄生于十二指肠或小肠上段，借助吸盘吸附于小肠绒毛表面，以二分裂方式进行繁殖。在肠内环境不利时，滋养体分泌囊壁形成包囊并随粪便排出体外。包囊在水中和凉爽环境中可存活数天至 1 月之久。

(三) 致病

贾第虫的致病机制目前不完全清楚，可能与下列因素有关：①虫株致病力：贾第虫有多种基因型或分离株，人体吞入包囊后能否感染和发病与虫株致病力密切相关；②宿主免疫力：IgG 缺乏者对贾第虫易感，且感染后临床症状严重，IgA 缺乏亦是导致贾第虫病的重要因素；③二糖酶缺乏：是导致宿主腹泻的原因之一；④其他：虫体对肠黏膜的覆盖和机械性损伤、原虫分泌和代谢产物的化学性刺激，以及虫体与宿主竞争基础营养等因素均可影响肠黏膜的吸收功能，导致维生素 B_{12}、乳糖、脂肪和蛋白质吸收障碍。

大多数感染者无明显症状，仅呈带虫者。典型表现为急、慢性腹泻，后者常伴有吸收不良综合征。潜伏期一般为 1~2 周，最长者 45 天。急性期病人表现为恶心、厌食、上腹及全身不适，或伴低烧或寒战，突发性恶臭水泻，胃肠胀气，呃逆和上中腹部痉挛性疼痛。粪内偶见黏液，极少带血。部分未得到及时治疗的急性期病人可转为亚急性或慢性期。亚急性期表现为间歇性排恶臭味软便(或呈粥样)、伴腹胀、痉挛性腹痛，或有恶心、厌食、嗳气、头痛、便秘和体重减轻等。慢性期病人较多见，表现为周期性稀便，恶臭，病程可达数年而不愈。感染严重且未得到及时治疗的患儿病程很长，常导致营养吸收不良和发育障碍。贾第虫偶可侵入胆道系统，引起胆囊炎或胆管炎。

(四) 实验诊断

1. 病原学诊断　急性期病人可取新鲜粪便标本做生理盐水涂片镜检查滋养体；亚急性期或慢性期可用碘液染色法、硫酸锌浮聚或醛 - 醚浓集等方法检查包囊。由于包囊排出具有间断性，隔日查一次，连查三次可提高检出率。亦可用十二指肠引流液或肠检胶囊法检查滋养体。

2. 免疫学诊断　常用的包括酶联免疫吸附试验(ELISA)、间接荧光抗体试验(IFA)和对流免疫电

泳试验(CIE)等。

3. 分子生物学方法 目前多用PCR方法诊断本病。

(五) 流行

贾第虫病呈全球性分布,据WHO估计全世界感染率为1%~20%。国内平均感染率为2.52%,好发于儿童、旅游者及免疫缺陷的人群。本病属于人兽共患病。近年来,贾第虫合并HIV感染及其在同性恋者中流行的报导不断增多。

本病的传染源是从粪便排出包囊的人和动物。动物储存宿主有家畜(如牛、羊、猪、兔等)、宠物(如猫、狗)和野生动物(河狸)。病人和带虫者每天排出的包囊多达9亿个,可通过污染食物或水源引起感染。包囊对外界抵抗力强,人和动物均易感。

(六) 防治

加强粪便管理,防止水源污染。搞好环境、饮食和个人卫生。积极治疗病人和带虫者。常用治疗药物有甲硝唑、呋喃唑酮(痢特灵)、替硝唑等。此外,巴龙霉素多用于治疗有临床症状的贾第虫病人,尤其是感染本虫的孕妇。对免疫功能低下者和艾滋病病人,应进行贾第虫感染的预防和治疗。

第四节 疟 原 虫

疟原虫(plasmodium)是疟疾(malaria)的病原体。疟疾是一种古老而且严重危害人体健康的寄生虫病。我国早在3000多年前就已有疟疾流行的记载。国外古籍中称疟疾为“bad air”“malaria”,是不良的空气之意,与我国古代称疟疾为“瘴气”意思相近。

寄生于人类的疟原虫有4种,即间日疟原虫[*Plasmodium vivax*(Grassi and Felletti,1890)Labbe,1899]、恶性疟原虫[*Plasmodium falciparum*(Welch,1897)Schaudinn,1902]、三日疟原虫[*Plasmodium malariae*(Laveran,1881)Grassi and Felletti,1890]和卵形疟原虫[*Plasmodium ovale* Stephens,1922]。在我国主要有间日疟原虫和恶性疟原虫,三日疟原虫少见,卵形疟原虫罕见。

一、形态

疟原虫的基本结构包括核、胞质和胞膜,环状体后各期还有分解血红蛋白后的产物疟色素。血片在Giemsa或Wright染液染色后,核呈紫红色,胞质为天蓝至深蓝色,疟色素为棕黄色、棕黑色或黑褐色。四种人体疟原虫的基本结构相同,以间日疟原虫为代表,介绍红细胞内疟原虫各期形态特征。

(一) 滋养体

滋养体(trophozoite)为疟原虫在红细胞内摄食和生长、发育的阶段。按发育先后,滋养体有早、晚期之分。早期滋养体胞核小,胞质少,中间有空泡,虫体多呈环状,故又称之为环状体(ring form)或小滋养体。以后虫体长大,胞核亦增大,胞质增多,有时伸出伪足,胞质中开始出现疟色素,此时称为晚期滋养体或大滋养体。寄生的红细胞可以变大、变形,颜色变浅,常有明显的红色薛氏点(Schüffner's dots)。

(二) 裂殖体

裂殖体(schizont)晚期滋养体发育成熟,核开始分裂即称为裂殖体。若胞质中疟色素增多、集中,但胞质尚未分裂,称为早期裂殖体或未成熟裂殖体。核反复分裂后胞质随之分裂,每个核都被部分胞质包裹,形成裂殖子。当裂殖子达到12~24个,疟色素集中成团块状,此时称为成熟裂殖体。

(三) 配子体

配子体(gametophyte)疟原虫在红细胞内经过数次裂体增殖后,部分裂殖子侵入新的红细胞后发育长大,发育为雌、雄配子体。虫体增大,但核不分裂,胞质增多而无伪足,细胞质无空泡。雌(大)配子体圆形或卵圆形,核致密而偏于虫体一侧,胞质致密深染,疟色素多而粗大;雄(小)配子体圆形,核较疏松,位于虫体中央,胞质稀薄,疟色素少而细小。

薄血膜中4种疟原虫的形态比较见表25-1(图25-7,见文后彩插)。

表 25-1 人体薄血膜中四种疟原虫的主要形态比较

	间日疟原虫	恶性疟原虫	三日疟原虫	卵形疟原虫
被寄生红细胞的变化	除环状体外，其余各期均胀大，色淡；滋养体期开始出现较多鲜红色、细小的薛氏点	正常或略小，可有数颗粗大紫红色的茂氏点	正常或略小；偶见少量、淡紫色、微细的齐氏点	略胀大、色淡、多数卵圆形，边缘不整齐；常见较多红色、粗大的薛氏点，且环状体期已出现
环状体(早期滋养体)	胞质淡蓝色，环较大，约为红细胞直径的 1/3；核 1 个，偶有 2 个；红细胞内只含 1 个原虫，偶有 2 个	环纤细，约为红细胞直径的 1/5；核 1~2 个；红细胞内可含 2 个以上原虫；虫体常位于红细胞边缘	胞质深蓝色，环较粗壮，约为红细胞直径的 1/3；核 1 个；红细胞内很少含有 2 个原虫	似三日疟原虫
大滋养体(晚期滋养体)	核 1 个；胞质增多，形状不规则，有伪足伸出，空泡明显；疟色素棕黄色，细小杆状，分散在胞质内	一般不出现在外周血液，主要集中在内脏毛细血管。体小，圆形，胞质深蓝色；疟色素黑褐色，集中	体小，圆形或带状，空泡小或无，亦可呈大环状；核 1 个；疟色素深褐、色粗大、颗粒状，常分布于虫体边缘	体较三日疟原虫大，圆形，空泡不显著；核 1 个；疟色素似间日疟原虫，但较少、粗大
未成熟裂殖体	核开始分裂，胞质随着核的分裂渐呈圆形，空泡消失；疟色素开始集中	外周血不易见到。虫体仍似大滋养体，但核开始分裂；疟色素集中	体小，圆形，空泡消失；核开始分裂；疟色素集中较迟	体小，圆形或卵圆形，空泡消失；核开始分裂；疟色素集中较迟
成熟裂殖体	虫体充满胀大的红细胞，裂殖子 12~24 个，排列不规则；疟色素集中	外周血不易见到。裂殖子 8~36 个，排列不规则；疟色素集中成团	裂殖子 6~12 个，常为 8 个，排成一环；疟色素常集中在中央	裂殖子 6~12 个，通常 8 个，排成一环；疟色素集中在中央或一侧
雌配子体	虫体圆形或卵圆形，占满胀大的红细胞，胞质蓝色；核小致密，深红色，偏向一侧；疟色素分散	新月形，两端较尖，胞质蓝色；核结实，深红色，位于中央；疟色素黑褐色，分布于核周围	如正常红细胞大，圆形；胞质深蓝色；核较小致密，深红色，偏于一侧；疟色素多而分散	虫体似三日疟；疟色素似间日疟原虫
雄配子体	虫体圆形，胞质蓝而略带红色；核大，疏松，淡红色，位于中央；疟色素分散	腊肠形，两端钝圆，胞质蓝而略带红色；核疏松，淡红色，位于中央；疟色素分布核周	略小于正常红细胞，圆形；胞质浅蓝色；核较大，疏松，淡红色，位于中央；疟色素分散	虫体似三日疟原虫，疟色素似间日疟原虫

二、生活史

寄生于人体的 4 种疟原虫生活史基本相同，需要人和按蚊两个宿主。在人体内先后寄生于肝细胞和红细胞内，进行裂体增殖和配子体的形成。在蚊体内完成配子生殖和孢子增殖(图 25-8)。

(一) 在人体内的发育

疟原虫在人体内发育分为红细胞外期(肝细胞内期)和红细胞内期两个发育阶段。

1. 红细胞外期(红外期，exo-erythrocytic cycle) 当涎腺中带有成熟子孢子的雌性按蚊刺吸人血时，子孢子随唾液进入人体，约 30 分钟后随血流侵入肝细胞，在肝细胞内摄取营养进行发育并裂体增殖，形成红细胞外期裂殖体。成熟的红细胞外期裂殖体内含数以万计的裂殖子。裂殖子胀破肝细胞后释出，一部分裂殖子被巨噬细胞吞噬，其余的侵入红细胞，开始红细胞内期的发育。间日疟原虫完成红细胞外期的时间约 8 天，恶性疟原虫约 6 天，三日疟原虫为 11~12 天，卵形疟原虫为 9 天。

目前一般认为间日疟原虫和卵形疟原虫的子孢子具有遗传学上不同的两种类型，即速发型子孢子和迟发型子孢子。当子孢子进入肝细胞后，速发型子孢子继续发育完成红细胞外期的裂体增殖，而迟发型子孢子视虫株的不同，需经过一段或长或短(数月至年余)的休眠期后，才完成红细胞外期的裂

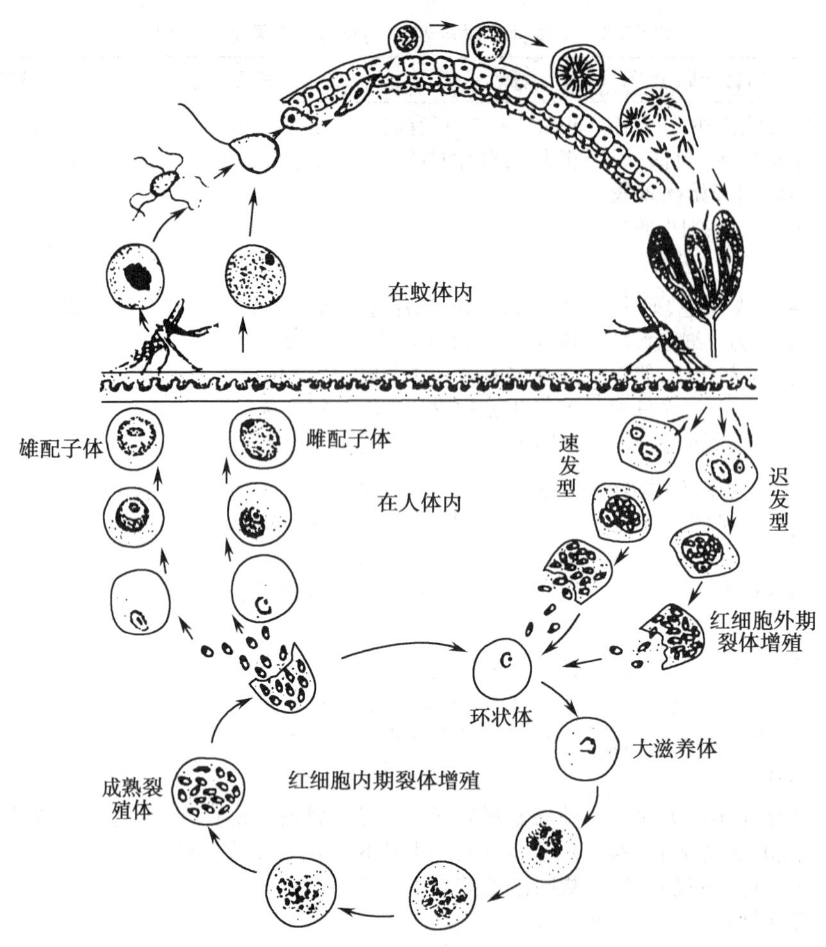

图 25-8 疟原虫生活史

体增殖。经休眠期的子孢子被称之为休眠子。恶性疟原虫和三日疟原虫无休眠子。

2. 红细胞内期(红内期,erythrocytic cycle) 红细胞外期的裂殖子从肝细胞释放出来,进入血流后很快侵入红细胞。侵入的裂殖子先形成环状体,经大滋养体、未成熟裂殖体,最后形成含有一定数量裂殖子的成熟裂殖体。裂殖子胀破红细胞释出,其中一部分被巨噬细胞吞噬,其余再侵入其他正常红细胞,重复其红细胞内期的裂体增殖过程。完成一代红细胞内期裂体增殖,间日疟原虫约需 48 小时,恶性疟原虫约需 36~48 小时,三日疟原虫约需 72 小时,卵形疟原虫约需 48 小时。恶性疟原虫的早期滋养体在外周血液中经十几小时的发育后,逐渐隐匿于微血管、血窦或其他血流缓慢处,继续发育成晚期滋养体及裂殖体,这两个时期在外周血液中一般不易见到。

疟原虫经几代红细胞内期裂体增殖后,部分裂殖子侵入红细胞后不再进行裂体增殖而是发育成雌、雄配子体。配子体的进一步发育需在蚊胃中进行,否则在人体内经 30~60 天即衰老变性而被清除。

视频:疟原虫的生活史

(二) 在按蚊体内的发育

当雌性按蚊刺吸病人或带虫者血液时,红细胞内各期原虫随血液进入蚊胃,仅雌、雄配子体能在蚊胃内继续发育,其余各期原虫均被消化。雌配子体经减数分裂发育形成雌配子,雄配子体核分裂发育形成 4~8 条雄配子。雄配子钻进雌配子内,受精形成合子。合子变长,能动,成为动合子。动合子穿过蚊胃壁上皮细胞或其间隙,在蚊胃基底膜下形成圆球形的囊合子(卵囊,oocyst)。卵囊长大,囊内的核和胞质反复分裂进行孢子增殖,形成数以万计的子孢子。子孢子随卵囊破裂释出或由囊壁钻出,经血淋巴集中于按蚊的涎腺,发育为成熟子孢子。当受染蚊再吸血时,子孢子即可随唾液进入人体,又开始在人体内的发育。

疟原虫在蚊体内发育受多种因素影响,在最适条件下,疟原虫在按蚊体内发育成熟所需时间:间

日疟原虫约为 9~10 天，恶性疟原虫约为 10~12 天，三日疟原虫约为 25~28 天，卵形疟原虫约为 16 天。

三、致病

红细胞内期的裂体增殖期是疟原虫的主要致病阶段。致病力强弱与侵入的虫种、数量和人体免疫状态有关。

（一）潜伏期

疟原虫侵入人体到出现临床症状的间隔时间为潜伏期，包括红细胞外期原虫发育的时间和红细胞内期原虫经几代裂体增殖达到一定数量所需的时间。潜伏期的长短与进入人体的原虫种株、子孢子数量和机体的免疫力有密切关系。恶性疟的潜伏期为 7~27 天；三日疟的潜伏期为 18~35 天；卵形疟的潜伏期为 11~16 天；间日疟的短潜伏期株为 11~25 天，长潜伏期株为 6~12 个月或更长。

（二）疟疾发作

疟疾的典型发作表现为寒战、高热和出汗退热三个连续阶段。发作是由红细胞内期的裂体增殖所致。当经过几代红细胞内期裂体增殖后，血中原虫的密度达到发热阈值，如间日疟原虫为 10~500 个 /μl 血，恶性疟原虫为 500~1300 个 /μl 血。成熟裂殖体胀破红细胞后，大量的裂殖子、原虫代谢产物及红细胞碎片进入血流，其中一部分被巨噬细胞、中性粒细胞吞噬，刺激这些细胞产生内源性热原质，热原质和疟原虫的代谢产物共同作用于宿主下丘脑的体温调节中枢，引起发热。典型疟疾发作具有周期性，此周期与红细胞内期裂体增殖周期一致。间日疟和卵形疟隔日发作 1 次；三日疟为隔 2 天发作 1 次；恶性疟隔 36~48 小时发作 1 次。若寄生的疟原虫增殖不同步，或不同种疟原虫混合感染或有不同批次的同种疟原虫重复感染时，疟疾发作常不规律。疟疾发作次数主要取决于病人治疗适当与否及机体免疫力增强的速度。随着机体对疟原虫产生的免疫力逐渐增强，大量原虫被消灭，发作可自行停止。

（三）疟疾的再燃和复发

疟疾初发停止后，病人若无再感染，仅因体内残存的少量红细胞内期疟原虫在一定条件下重新大量繁殖又引起的疟疾发作，称为疟疾的再燃（recrudescence）。疟疾初发病人红细胞内期疟原虫已被消灭，未经蚊媒传播感染，经过数周至年余，又出现疟疾发作，称疟疾复发（relapse）。复发常被认为与肝细胞内的休眠子有关。间日疟原虫和卵形疟原虫既有再燃，又有复发；恶性疟原虫和三日疟原虫只有再燃，没有复发。

（四）贫血

疟疾发作数次后，可出现贫血症状，尤以恶性疟为甚。贫血的原因除了疟原虫直接破坏红细胞外，还与下列因素有关：①脾功能亢进：吞噬大量正常的红细胞；②免疫病理的损害：疟原虫的红细胞，暴露出隐蔽的抗原，或由于抗原抗体复合物附着在红细胞膜上，导致红细胞具有自身免疫原性，刺激机体产生自身抗体，引起红细胞溶解或被巨噬细胞吞噬；③骨髓造血功能受到抑制。

（五）脾肿大

初发病人多在发作 3~4 天后，脾开始肿大，长期不愈或反复感染者，脾肿大十分明显，可达脐下。主要原因是脾充血和单核吞噬细胞增生。慢性病人脾包膜增厚，组织高度纤维化，质地变硬。

（六）凶险型疟疾

此型绝大多数由恶性疟原虫所致，亦有间日疟原虫引起的报道。多数学者认为是聚集在脑血管内被疟原虫寄生的红细胞和血管内皮细胞发生粘连，造成微血管阻塞及局部缺氧所致。此型疟疾多发生于流行区儿童、无免疫力的旅游者和流动人口。其临床表现复杂，常见的有脑型和超高热型，多表现为持续高热、全身衰竭、意识障碍、呼吸窘迫、惊厥、昏迷、肾衰竭和恶性贫血等，死亡率很高。

我国疟疾新诊断标准

2015 年 11 月，国家卫生计生委发布强制性卫生行业标准《疟疾的诊断》，该标准自 2016 年 6 月 1 日起实施。新标准中疟疾的诊断依据包括流行病学史、临床表现和实验室检查。流行病学史包括曾于传播季节在疟疾流行区有夜间停留史或近 2 周内输血史。临床表现包括典型疟疾、不典

型疟疾和重症疟疾；特殊类型疟疾，如孕妇疟疾、婴幼儿疟疾、输血性疟疾、先天性疟疾及无症状感染者。实验室检查中病原学检测以显微镜镜检阳性作为金标准，可用快速诊断试纸条做抗原检测，增加了核酸检测阳性。

四、免疫

(一) 固有免疫

固有免疫与宿主的疟疾感染史无关，而与宿主的种类和遗传特性有关。如 Duffy 抗原阴性血型西非黑人可以免受间日疟原虫的感染，镰状细胞贫血者和葡萄糖 -6- 磷酸脱氢酶(G-6-PD)缺乏者对恶性疟原虫也具有先天抵抗力。

(二) 适应性免疫

适应性免疫具有种、株和期的特异性，包括体液免疫和细胞免疫。

1. 体液免疫　当原虫血症出现后，血清中 IgG、IgM 和 IgA 水平明显增高，可干扰原虫与红细胞相应受体结合，阻止裂殖子释放，阻止表面蛋白成熟及通过补体介导损害裂殖子。

2. 细胞介导免疫　在疟疾感染过程中，细胞介导免疫具有重要作用。如 T 细胞、单核吞噬细胞和自然杀伤细胞，以及这些细胞分泌的细胞因子。

3. 带虫免疫及免疫逃避　人体感染疟原虫后产生能抵抗同种疟原虫再感染的免疫力，同时体内又有低水平的原虫血症，称为带虫免疫。同时，部分疟原虫又具有逃避宿主免疫效应的能力，与宿主保护性抗体共存，这种现象称为免疫逃避。

五、实验诊断

(一) 病原学诊断

从受检者外周血液中检出疟原虫是确诊的最可靠依据。最常用的方法为厚、薄血膜联合染色镜检。取外周血制成厚、薄血膜，经 Giemsa 或 Wright 染色后镜检查找疟原虫。厚血膜由于原虫比较集中，易检获，但染色过程中红细胞溶解，原虫形态有所改变，虫种鉴别较困难。薄血膜中疟原虫形态完整、典型，容易识别和鉴别虫种，但原虫密度低时，容易漏检。因此，最好一张玻片上同时制作厚、薄两种血膜，在厚血膜查到原虫而鉴别有困难时，可再检查薄血膜。恶性疟在发作开始时，间日疟在发作后数小时至 10 余小时采血能提高检出率。

视频：疟疾诊断

(二) 免疫学诊断

可检测循环抗体和循环抗原。检测抗体主要用于疟疾的流行病学调查、防治效果评估及输血对象的筛选；检测抗原能更好地说明受检对象是否有活动感染。常用的方法有间接荧光抗体实验、间接血凝试验、放射免疫试验、酶联免疫吸附试验和快速免疫色谱测试卡(ICT)等。

(三) 分子生物学技术

PCR 和核酸探针已用于疟疾的诊断，对低原虫血症检出率较高。

六、流行

疟疾是严重危害人类健康的疾病之一，也是全球广泛关注的重要公共卫生问题之一。根据 2011 年 WHO 统计，全球有 99 个国家流行疟疾，约 33 亿人受到威胁，每年约有 2 亿病例，近 70 万人死亡，其中超过 80% 的病例发生在非洲。疟疾也是严重危害我国人民群众身体健康的重要传染病。2010 年我国制订并启动了国家消除疟疾行动，计划到 2020 年全国实现消除目标。2010 年全国疟疾发病人数已不足 2 万，除云南、海南两省外各省已消除了恶性疟。但近年来我国部分地区出现疫情回升，个别地区时有局部暴发。

外周血中存在配子体的病人和带虫者是疟疾的传染源。传播媒介是按蚊，包括中华按蚊、嗜人按蚊、微小按蚊和大劣按蚊。人群对疟原虫普遍易感。流行的自然因素主要是温度、雨量等自然因素及政治、经济、文化、卫生水平以及人类活动等社会因素均可影响疟疾的传播和流行。

笔记

七、防治

我国目前对疟疾的防治方针是"因地制宜、分类指导、突出重点",采取综合性防治措施。

(一) 预防

包括个体预防和群体预防。预防措施有蚊媒防制和预防服药。蚊媒防制包括灭蚊和使用蚊帐及驱蚊剂。常用的预防性抗疟药有氯喹、哌喹、乙胺嘧啶、伯氨喹等,但使用不宜超过6个月。疫苗预防尚处于试验阶段。

(二) 治疗

包括对现症病人的治疗(杀灭红内期疟原虫)和疟疾发作休止期的治疗(杀灭红外期休眠子)。杀灭红内期裂体增殖期的药物如氯喹、咯萘啶和青蒿素类;杀灭红外期裂殖子和休眠子的药物如伯氨喹;杀灭子孢子抑制蚊体内孢子增殖的药物如乙胺嘧啶。对间日疟病人可用氯喹加伯氨喹;抗疟疾复发可用伯氨喹加乙胺嘧啶;恶性疟可单服氯喹;抗氯喹的在恶性疟病人则可联合用药,如青蒿素、咯萘啶与磺胺多辛和乙胺嘧啶合用。使用药物过程中必须保证足量和全程服用才能达到根治疟疾的目的。

第五节　刚地弓形虫

刚地弓形虫(*Toxoplasma gondii* Nicolle & Manceaux,1908),简称弓形虫、弓形体或弓浆虫,广泛寄生于人及多种脊椎动物和鸟类的有核细胞内,引起人兽共患的弓形虫病(toxoplasmosis),是一种重要的机会性原虫。

一、形态

弓形虫发育的过程有5种形态:滋养体、包囊、裂殖体、配子体和卵囊。其中滋养体、包囊和卵囊与传播和致病有关。

(一) 滋养体

指在中间宿主细胞内营分裂生殖的虫体,包括速殖子(tachyzoite)和缓殖子(bradyzoite)。游离的速殖子呈香蕉形或半月形,前端较尖,后端钝圆,长4~7μm,最宽处2~4μm。经Giemsa染色后可见胞核呈紫红色,位于虫体后半部,胞浆呈蓝色。急性期速殖子在中间宿主细胞内以内二芽殖法不断增殖达数个或20余个,由宿主细胞膜包裹,形成假包囊(图25-9)。

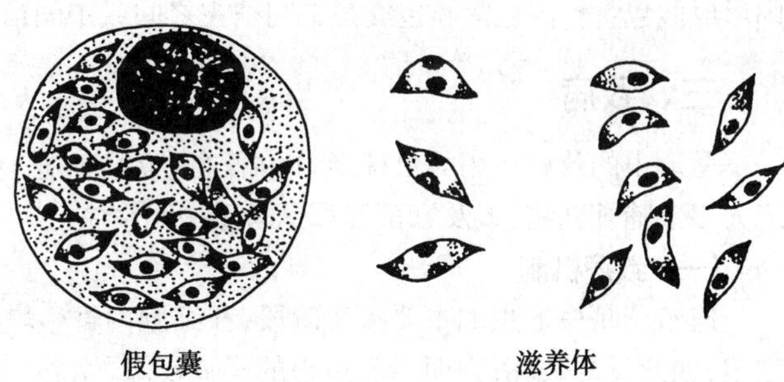

图25-9　刚地弓形虫

(二) 包囊

圆形或椭圆形,直径5~100μm,外有一层富有弹性的坚韧囊壁。囊内含数个至数百个缓殖子,其形态与速殖子相似,但虫体较小,核稍偏后。

(三) 卵囊

圆形或椭圆形,直径10~12μm,具两层光滑透明的囊壁,其内充满均匀小颗粒。成熟卵囊内含2个孢子囊,分别含有4个新月形的子孢子。

二、生活史

弓形虫生活史复杂,在猫科动物体内完成有性生殖,同时也进行无性生殖,因此猫是弓形虫的终宿主兼中间宿主。在人或其他哺乳动物及鸟类体内只能完成无性生殖,为中间宿主(图25-10)。弓形虫可寄生在除红细胞外的几乎所有的有核细胞中。

(一) 在终宿主体内的发育

猫科动物是弓形虫的终宿主。当猫或猫科动物食入带有包囊或假包囊的动物肉类或内脏以及成

熟卵囊后，假包囊内的速殖子、包囊内的缓殖子或卵囊内的子孢子在小肠腔逸出，侵入小肠上皮细胞发育成裂殖体，成熟后释放裂殖子，侵入新的肠上皮细胞形成第二、三代裂殖体，经数代增殖后，部分裂殖子发育为雌、雄配子体，配子体进一步发育为雌、雄配子，雌、雄配子受精成为合子，最后形成卵囊。卵囊破上皮细胞进入肠腔，随粪便排出体外。在体外合适环境中经2~4天发育为具有感染性的成熟卵囊。受染猫每日可排出卵囊1000万个，持续10~20天。成熟卵囊是重要的感染阶段。

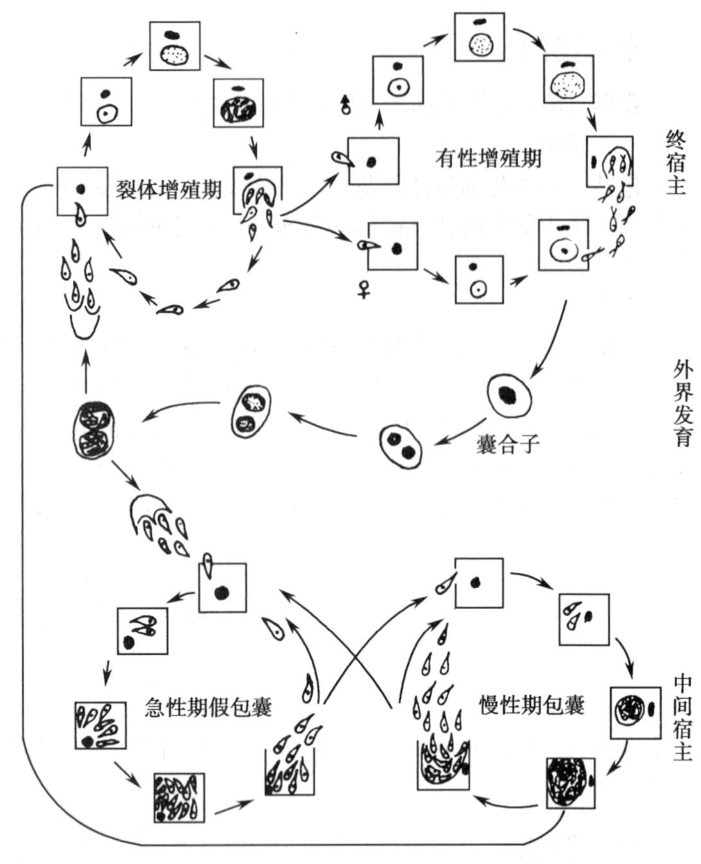

图 25-10 刚地弓形虫生活史

(二) 在中间宿主体内的发育

当猫粪中的卵囊或动物肉类中的假包囊或包囊被中间宿主如人、牛、羊、猪等吞食后，子孢子、速殖子、缓殖子在肠内逸出并侵入肠壁，经血或淋巴进入单核吞噬细胞系统的细胞内寄生，并扩散至全身各器官组织，如脑、肝、心、肺、肌肉、淋巴结等，进入细胞内发育增殖形成假包囊。当速殖子增殖到一定数量，胀破宿主细胞，侵入新的组织细胞，反复增殖。在免疫功能正常的机体，部分速殖子侵入宿主细胞后，特别是脑、眼、骨骼肌的虫体增殖速度减慢，转化为缓殖子，并分泌成囊物质，形成包囊。包囊在宿主体内可存活数月、数年或更长。当机体免疫功能低下或长期应用免疫抑制剂时，组织内的包囊可破裂，释出缓殖子，进入血流和其他新的组织细胞继续发育增殖形成包囊，若宿主免疫力低下时则形成假包囊。假包囊和包囊是中间宿主之间或中间宿主与终宿主之间互相传播的主要感染阶段。

三、致病

弓形虫的致病作用与虫株毒力和宿主的免疫状态有关。目前国际上公认的强毒株代表为RH株，绝大多数哺乳动物、人及家畜等都是易感中间宿主。

(一) 致病机制

速殖子是弓形虫的主要致病阶段，在细胞内寄生增殖破坏细胞后，逸出的速殖子又可侵犯邻近的细胞，如此反复破坏，因而引起组织的炎症反应、水肿、单核细胞及少数多核细胞浸润。包囊内缓殖子是引起慢性感染的主要阶段。包囊因缓殖子增殖而体积增大，挤压器官，可致功能障碍。包囊增大到一定程度，可因多种因素而破裂，释放出缓殖子。缓殖子多数被宿主免疫系统所破坏，一部分缓殖子可侵入新的细胞并形成包囊。死亡的缓殖子诱导机体产生迟发型超敏反应，形成肉芽肿及纤维钙化灶，病变多见于脑、眼部等处。宿主感染弓形虫后，正常情况下可产生有效的保护性免疫，多数无明显症状，当宿主有免疫缺陷或免疫功能低下时才引起弓形虫病。

(二) 临床表现

1. 先天性弓形虫病　母亲在孕期感染弓形虫，可经胎盘将弓形虫传播给胎儿。孕早期感染可造成流产、早产、畸胎或死胎，其中畸胎发生率最高。孕后期感染，受染胎儿多表现为隐性感染，存活者中多有精神发育障碍，还可表现为弓形虫眼病，可伴有发热、皮疹、消化道症状等。

2. 获得性弓形虫病　淋巴结肿大是其最常见的临床表现，多见于颌下和颈后淋巴结。弓形虫常累及脑和眼部，引起中枢神经系统损害，如脑炎、脑膜脑炎、癫痫和精神异常。弓形虫眼病以视网膜脉络膜

炎为多见,艾滋病等免疫缺陷病人,可出现严重的全身性弓形虫病,其中多因并发弓形虫脑炎而死亡。

四、实验诊断

(一) 病原学检查

可取急性期病人的腹水、胸腔积液、羊水、脑脊液、骨髓或血液等,离心后取沉淀物作涂片,或采用活组织穿刺物涂片,经 Giemsa 染液染色,镜检弓形虫滋养体。该法简便,但阳性率不高,易漏检。用免疫酶或荧光染色法可提高虫体检出率。动物接种分离法或细胞培养法是目前比较常用的病原检查法。

(二) 血清学试验

血清学试验是目前广泛应用的重要辅助诊断手段。常用的方法有染色试验(dye test,DT)、间接血凝试验(IHA)、间接免疫荧光抗体试验(IFA)、酶联免疫吸附试验验、免疫酶染色试验(IEST)等。

近年 PCR 和 DNA 探针技术开始试用于临床,具有敏感性高、特异性强和早期诊断的价值。

五、流行

弓形虫呈世界性分布,广泛存在于多种哺乳动物体内,人群感染亦较普遍。血清学调查显示人群抗体阳性率为 25%~50%,估计全球约有 10 亿人感染弓形虫,绝大多数属隐性感染。家畜的感染率可达 10%~50%。

动物是本病的传染源,尤其是猫及猫科动物。食入未煮熟的含弓形虫的肉、蛋、奶制品或被卵囊污染的食物和水可致感染。另外,弓形虫有可能经口、鼻、眼结合膜或破损的皮肤、黏膜感染;输血或器官移植也可能引起感染;节肢动物携带卵囊也具有一定的传播意义。人群对弓形虫普遍易感,尤其是胎儿和婴幼儿及免疫功能缺陷者易感性更高。

六、防治

加强动物的监测和隔离,加强食品卫生管理和肉类检疫制度,不吃生或半生的肉、蛋和奶制品。孕妇应避免与猫、猫粪和生肉接触。目前治疗没有特效药,乙胺嘧啶、复方磺胺甲嗯唑对增殖阶段弓形虫有抑制作用,对孕妇首选螺旋霉素。

隐孢子虫病

隐孢子虫属孢子虫纲,广泛存在于多种脊椎动物体内。成熟卵囊为其感染阶段,感染方式为粪-口途径,人和多种脊柱动物均易感。该虫主要寄生于小肠上皮细胞的刷状缘纳虫空泡内,以空肠近端最多见,严重者可扩散至整个消化道。由于虫体侵犯,宿主小肠黏膜受损,影响肠道吸收功能,尤其是脂肪和糖类的吸收明显下降,导致病人严重而持久的腹泻。临床症状的严重程度与病程长短取决于宿主的免疫功能。免疫功能正常时病程多有自限性,免疫缺陷宿主的症状严重,常表现为持续性霍乱样水泻,常并发肠外器官隐孢子虫病。隐孢子虫感染已成为 AIDS 病人并发腹泻死亡的主要原因之一。粪便直接涂片染色镜检出卵囊即可确诊。防治上应注意加强粪便管理和个人卫生,治疗上主要采取对症、抗虫治疗及免疫治疗。

本章小结

原虫为单细胞真核动物,基本结构包括胞膜、胞质和胞核,生物分类可分为叶足纲、动鞭纲、孢子纲和动基裂纲。

溶组织内阿米巴又称痢疾阿米巴,主要寄生于人体结肠内,引起阿米巴痢疾;亦可引起肠外阿米巴病。四核包囊为感染阶段,经口感染,典型临床表现为腹痛、腹泻及黏液脓血便。粪检滋养体或包囊是肠阿米巴病诊断最有效的措施。治疗首选甲硝唑。

对人体危害较大的鞭毛虫有杜氏利什曼原虫、蓝氏贾第鞭毛虫和阴道毛滴虫等。杜氏利什曼原虫通过白蛉叮咬感染，导致黑热病。阴道毛滴虫生活史中仅有滋养体期，通过接触传播，导致滴虫性阴道炎、尿道炎或前列腺炎等，属于性传播疾病。蓝氏贾第鞭毛虫主要寄生于人体十二指肠，大多数人呈带虫状态，有症状者表现为急、慢性腹泻。治疗上除黑热病病人使用五价锑剂外，其余首选甲硝唑。

疟原虫和刚地弓形虫均属于孢子虫纲。疟原虫是疟疾的病原体，人为中间宿主，蚊为终宿主，通过蚊媒传播。实验诊断方法主要用厚、薄血膜联合涂片检查法。治疗上可使用氯喹、乙胺嘧啶、伯氨喹、青蒿素等。弓形虫属于机会性致病寄生虫，卵囊、包囊、假包囊均有感染性，传播途径多样，以经口感染为主。弓形虫寄生于几乎所有的有核细胞内，引起先天性弓形虫病和获得性弓形虫病。

案例讨论 1

案例讨论 1

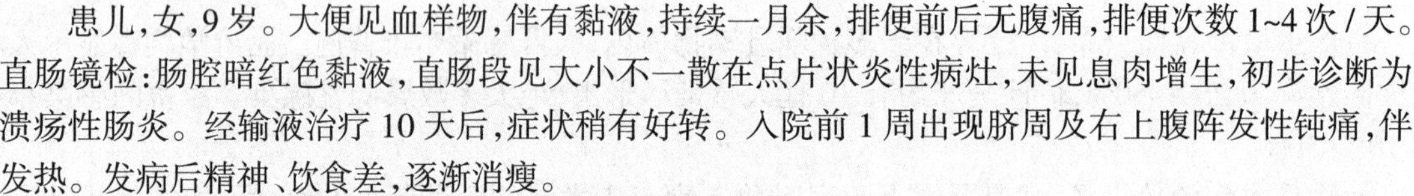

患儿，女，9 岁。大便见血样物，伴有黏液，持续一月余，排便前后无腹痛，排便次数 1~4 次 / 天。直肠镜检：肠腔暗红色黏液，直肠段见大小不一散在点片状炎性病灶，未见息肉增生，初步诊断为溃疡性肠炎。经输液治疗 10 天后，症状稍有好转。入院前 1 周出现脐周及右上腹阵发性钝痛，伴发热。发病后精神、饮食差，逐渐消瘦。

体格检查：腹部稍膨隆，脐周、右上腹压痛、叩痛明显。肝于右肋下 4cm，剑下 6cm 可触及，边缘钝，质硬，脾未触及。粪便 4 次涂片镜检（–）。

腹部超声和 CT 平扫 + 增强示：肝右叶囊性占位病变，7.2cm×7.3cm×6.2cm 大小，囊性为主。诊断性肝穿刺液为巧克力样液体，病理检查见少许纤维组织及大量炎性细胞，阿米巴滋养体（+）。

案例讨论 2

案例讨论 2

病人，男，32 岁，曾在赞比亚工作 3 年，半年前曾有冷热病史，回国 1 个月。因每天发冷、发热，伴头痛、全身酸痛就诊。初诊拟诊“感冒”，给予服速效伤风胶囊、银翘解毒片、肌注青霉素 3 天，无效，收治入院。

体格检查：体温 39.5℃，RBC 2.1×10^{10}/L，脾肋下 3cm。

实验室检查：血涂片染色查到疟原虫配子体和滋养体。

B 超检查：脾稍厚，脾内异常回声。

（阳　莉）

扫一扫，测一测

思考题

1. 简述医学原虫的致病特点。
2. 简述溶组织内阿米巴原虫的生活史。
3. 简述阴道毛滴虫的致病性。
4. 简述蓝氏贾第鞭毛虫病的实验诊断。
5. 什么是疟疾发作？其主要原因是什么？
6. 简述弓形虫致病特点。

第二十六章 医学节肢动物

学习目标

1. 掌握:常见医学节肢动物与疾病的关系。
2. 熟悉:医学节肢动物的主要概念。
3. 了解:常见医学节肢动物的形态、生活史及防制原则。
4. 能够通过本章的学习,理解医学节肢动物与人类健康的关系及防制节肢动物的意义。

医学节肢动物(medical arthropod)是指通过骚扰、刺蜇、吸血、毒害、寄生及传播病原体等方式危害人类健康的节肢动物。节肢动物形态特征主要包括:①躯体分节,两侧对称,雌雄异体,具有成对分节的附肢;②表皮骨骼化,由几丁质及醌单宁蛋白(quinone tanned protein)组成,亦称外骨骼;③循环系统开放式,内含血淋巴;④发育史大多经历蜕皮和变态。节肢动物门常分为13个纲,与医学有关的是甲壳纲、倍足纲、唇足纲、昆虫纲及蛛形纲5个纲,其中最重要的是昆虫纲和蛛形纲。

节肢动物从受精卵到成虫的一系列发育过程中,其外部形态、内部结构、生理功能、生活习性及行为的一系列变化称为变态。变态分为:①完全变态:是指生活史包括卵、幼虫、蛹和成虫4个发育阶段,其特点是经历1个蛹期,每个阶段在形态和生活习性上都有明显的不同,如蚊,蝇等。②不完全变态:指生活史包括卵、若虫、成虫或者卵、幼虫、若虫、成虫几个基本发育阶段,不需要经历蛹期,若虫的形态、生态、习性等与成虫相似,只是体形较小,性器官未发育或未发育成熟,如虱,蜱等。

医学节肢动物对人类的危害可分为:①直接危害:是指节肢动物直接骚扰、吸血、蜇刺毒害、寄生及其引发的超敏反应;②间接危害:间接危害是指节肢动物携带病原体传播各种疾病。凡能传播疾病的节肢动物称为媒介节肢动物。由节肢动物传播病原体所致的疾病称为虫媒性疾病。节肢动物传播疾病的方式分为机械性传播和生物性传播两类。机械性传播是指节肢动物只对病原体起运输、携带作用,机械地从一个宿主传给另一个宿主,如蝇和蟑螂可携带传播志贺菌、沙门菌、霍乱弧菌、阿米巴包囊等病原体。生物性传播是指病原体必须在节肢动物体内经过发育或(和)繁殖才具有感染力,引起疾病传播,如蚊传播丝虫和疟原虫。

对医学节肢动物的防制方法包括环境治理、物理防制、化学防制、生物防制、遗传防制及法规防制等。

第一节 昆 虫 纲

一、蚊

蚊是最重要的医学昆虫类群。蚊种类很多,分布很广,危害人类健康的蚊类主要为按蚊属

(*Anopheles*)、库蚊属(*Culex*)及伊蚊属(*Aedes*)(表 26-1)。

表 26-1　按蚊属、库蚊属和伊蚊属各发育阶段形态区别

时期	区别点	按蚊	库蚊	伊蚊
卵	形态 在水面情况	长舟状有浮囊 单个散在，浮于水面	长圆锥形、无浮囊 聚集成筏，卵块浮于水面	纺锤形、无浮囊 单个散在，沉于水底
幼虫	呼吸管 静态	无(有呼吸孔 1 对) 平浮于水面	有，细而长 呼吸管露于水面头倒垂于水面成角度	有，粗而短 同库蚊
蛹	呼吸管	短而粗，口宽似漏斗形，前方有裂隙	细而长，口小，前方无裂隙	短而宽，口呈三角形，前方无裂隙
成蚊	体色 翅 停落姿态	大多灰褐色 大多数有黑白斑 身体与喙成一直线，与停落面成一角度	大多棕黄色 大多数无黑白斑 身体与喙成一角度，与停落面平行	黑色有白斑 无黑白斑 同库蚊

(一) 形态与结构

成蚊体型较小，体长约 1.6~12.6mm，分头、胸、腹 3 部分，体表有鳞片，体色可呈灰褐色、棕褐色或黑色。头部似半球形，有复眼、触角和触须各 1 对，喙 1 根突出于头的前端，末端有唇瓣 1 对。喙为细长针状结构的刺吸式口器，上、下颚尖，呈细锯齿状，是蚊吸血时用以切割皮肤的工具。

(二) 生活史

蚊发育属于全变态，生活史分卵、幼虫、蛹、成虫 4 个阶段。雌蚊产卵于水中，在 30℃时经 2~3 天孵出幼虫，经 3 次蜕皮后发育为幼虫，5~7 天化蛹，2~3 天后羽化成蚊，完成一个世代约 9~15 天，一年可繁殖 7~8 代。雌蚊的寿命 1~2 月，雄蚊的寿命 1~3 周。

雌蚊在 10℃以上开始叮人吸血，伊蚊主要在白天吸血，其他蚊种多在夜晚吸血。气温低于 10℃时，蚊发育停滞，大多蚊虫以成蚊越冬，而微小按蚊以幼虫越冬，伊蚊则以卵越冬。

(三) 与疾病的关系

蚊除叮咬吸血、骚扰人体外，主要传播以下疾病：

1. 疟疾　传播媒介为按蚊。主要为中华按蚊，按蚊是重要的传疟媒介。

2. 丝虫病　斑氏丝虫病的主要传播媒介是库蚊，马来丝虫病的传播媒介主要是按蚊。

3. 流行性乙型脑炎　病原体为流行性乙型脑炎病毒，传播媒介主要为三带喙库蚊。病原体可在蚊体内越冬，并可经卵传递至下一代。

4. 登革热　病原体为登革热病毒，主要传播媒介为伊蚊。在我国，该病曾在广东、广西及海南等地流行。

(四) 防制

通过环境治理改变蚊幼虫孳生环境；纱窗纱门、蚊帐、人工扑打、灯光诱杀、蚊香等可捕杀或驱走蚊虫，将鲤鱼、鲫鱼和草鱼放养于稻田和池塘等生物防制方法减少蚊幼虫的密度；利用法律或条例防止媒介蚊虫的传入。

二、蝇

蝇(fly)是最常见的医学昆虫之一，即可传播疾病，又可导致蝇蛆病。

(一) 形态

成蝇呈暗灰黑、黄褐、暗褐等色，多带有金属光泽的绿、蓝、青、紫等色。蝇的全身长满鬃毛，虫体分头、胸、腹三部分。头部球形或半球形，非吸血蝇类的口器为舐吸式，口器可伸缩折叠，以口盘直接舐吸食物。吸血蝇类的口器为刺吸式。足上多毛，跗分 5 节，末端具爪、爪垫和刚毛状的爪间突，爪垫密布纤毛，可分泌黏液，具黏附作用。

(二) 生活史及生态

绝大多数的蝇类发育为完全变态，生活史可分卵、幼虫、蛹、成虫 4 个时期。蝇类多数产卵于人畜

粪便、垃圾、腐败的动物、植物中，在较适宜的条件下卵期1天，幼虫期4~12天，蛹期3~17天，完成一个世代需8~30天（图26-1）。

蝇类孳生于有机物质的场所，蝇嗜食香甜食品和腐烂食品、动物的分泌物、排泄物等，且有边食、边吐、边排泄的习性。由于蝇的食性特点、孳生习性和特有的形态结构，使成蝇可黏附（携带）大量的病原体，而成为重要的传病媒介。

（三）蝇与疾病的关系

1. 机械性传播　通过蝇类携带病原体，是蝇类主要的传病方式，所传播的疾病有肠道传染病、呼吸道传染病、皮肤病、眼病、神经系统疾病等。

2. 生物性传播　果蝇可作为眼结膜吸吮线虫的中间宿主，吸血蝇可传播锥虫病（睡眠病）。

3. 蝇蛆病　某些蝇类幼虫寄生于人体或动物组织器官中而引起的疾病称为蝇蛆病。分为：①眼蝇蛆病：主要由狂蝇属引起；②皮肤蝇蛆病：多为移行性疼痛、出现幼虫结节或匐行疹，移行的部位可有痛胀和瘙痒感；③口腔、耳、鼻咽蝇蛆病：因五官的分泌物气味招致蝇类产卵或产幼虫；④胃肠蝇蛆病：可因蝇卵或幼虫随污染的食物或饮水进入人体而致病，多数病人有消化道症状，常在呕吐物或粪便中发现蝇蛆；⑤肛门、泌尿生殖道蝇蛆病：尿道炎、膀胱炎与阴道炎等。

（四）防制

灭蝇的根本措施是搞好环境卫生、食品卫生与个人卫生。采用纱门、纱窗防蝇，采用诱蝇笼诱捕、粘蝇纸粘捕及电子灭蝇灯捕杀等方法消灭成蝇；使用化学杀虫剂杀灭蝇成虫或幼虫。

三、蚤

蚤（flea）是哺乳动物和鸟类的体外寄生虫。成虫体小，长约2~4mm，雌蚤略长，雄蚤稍短，体棕黄至深褐色。有眼或无眼。蚤为全变态昆虫，生活史包括卵、幼虫、蛹和成虫4个阶段（图26-2）。卵在适宜的温度、湿度条件下，5天左右孵出幼虫。幼虫形似蛆而小，体白色或淡黄色。幼虫活跃，爬行敏捷，经2~3周发育，蜕皮2次，变为成熟幼虫，体长可达4~6mm。成熟幼虫吐丝作茧，在茧内第三次蜕皮、化蛹。蛹具成虫雏形，头、胸、腹及足均已形成，并逐渐变为淡棕色。蛹期1~2周，有时可达1年，主要受温度和湿度影响。蛹羽化时需外界的刺激，如空气的震动，动物走近、接触压力以及温度的升高等，均可诱使成虫羽化、破茧而出。成虫羽化后即可交配、吸血，并在1~2天后产卵。蚤的寿命短者约2~3

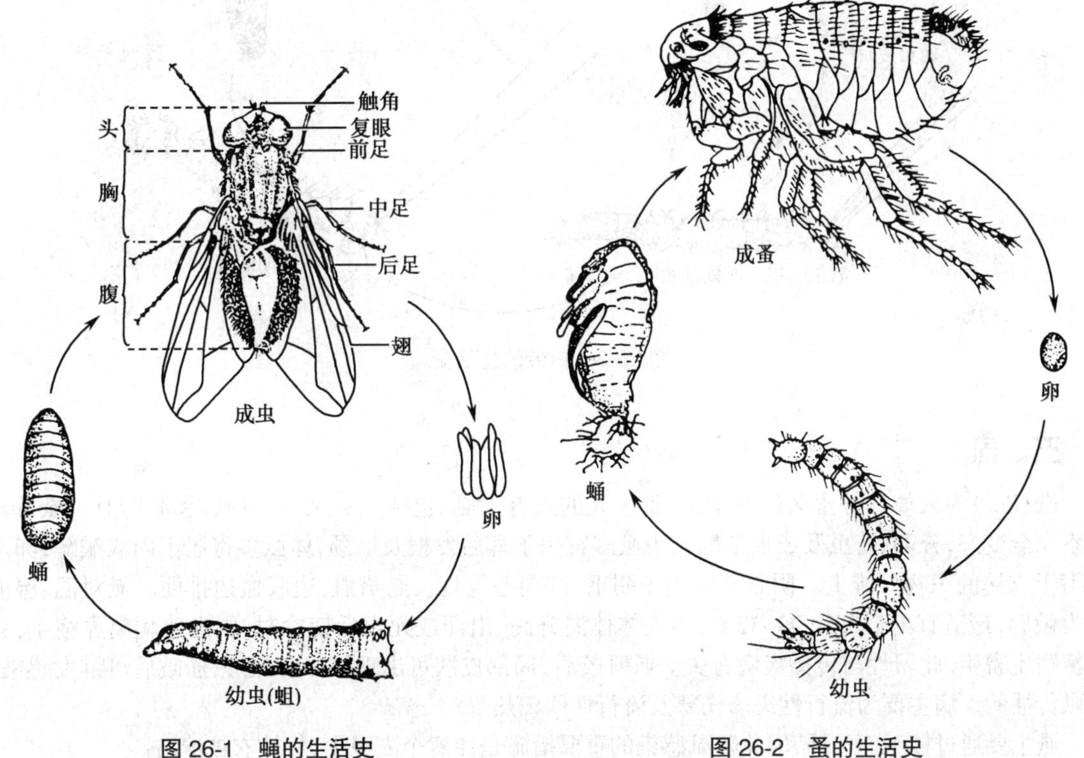

图26-1　蝇的生活史　　图26-2　蚤的生活史

个月，长者可达1~2年。

蚤的雌雄体均吸血，通常一天需吸血数次，每次吸血约2~3分钟，常吸血过量以致血食来不及消化即随粪便排出。蚤耐饥饿能力强，有些种类能耐饥达10个月以上。人被蚤叮刺后，皮肤瘙痒，出现红斑或丘疹等，严重者可影响休息或因搔破皮肤而继发感染。蚤可传播鼠疫、地方性斑疹伤寒；蚤可作为犬复孔绦虫、缩小膜壳绦虫及微小膜壳绦虫的中间宿主。蚤成虫对宿主体温反应敏感，当宿主因发病而体温升高或在死亡后体温下降时，蚤都会很快离开，去寻找新的宿主。这一习性对了解蚤传播疾病尤其是鼠疫具有十分重要的意义。

平时应结合灭鼠、防鼠进行灭蚤，并用各种杀虫剂杀灭成蚤及其幼虫。同时，注意对狗、猫等家养动物的管理，定期用药液给狗、猫洗澡。在鼠疫流行时应采取紧急灭蚤措施并加强个人防护。

四、白蛉

白蛉(sandfly)是一种体小多毛吸血昆虫。白蛉的发育为全变态(图26-3)。白蛉体小，飞行力弱，活动范围小，多作跳跃式飞行。其活动时间多为黎明和黄昏。白蛉的危害，除叮人吸血外，主要传播黑热病。我国黑热病的传播媒介主要为中华白蛉，白蛉的防制以控制成蛉为主，辅以改造环境以不利于幼虫孳生，并做好个人防护。

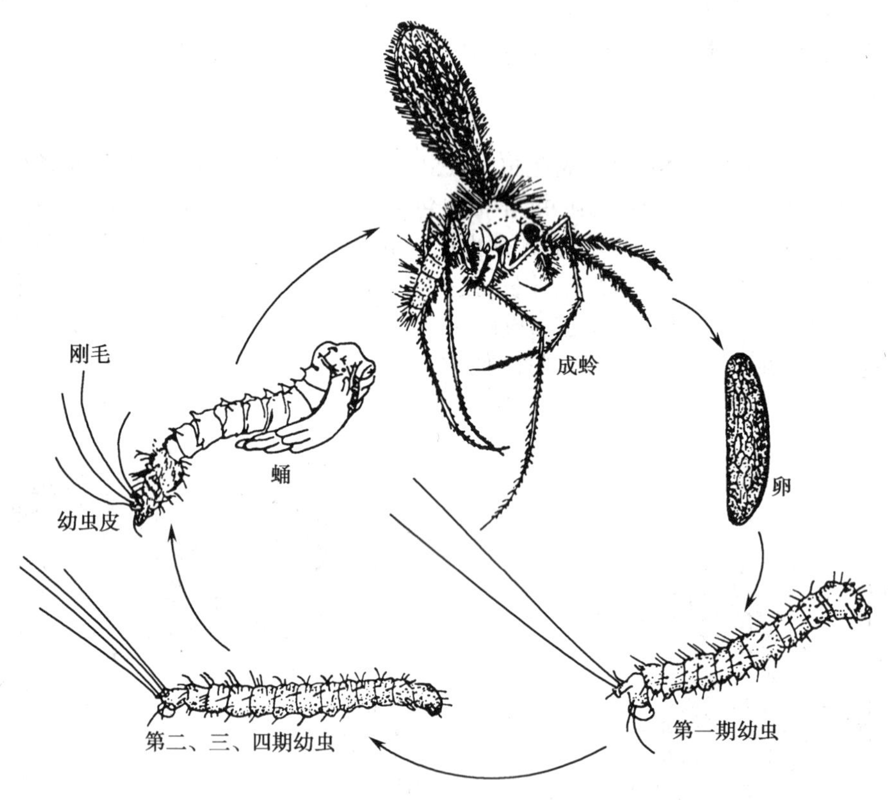

图26-3　白蛉的生活史

五、虱

虱(lice)为人体体外永久性寄生虫，寄生人的虱有人虱(包括人头虱、人体虱)和耻阴虱。虱发育为不完全变态，分卵、若虫及成虫三期。头虱多寄生于耳后发根及后颈，体虱多寄居于内衣皱缝，卵多黏附于衣裤的织物纤维上。阴虱多寄生于阴毛、肛周毛等处。虱嗜血，边吸血边排便。虱对温、湿度极为敏感，最适宜的温度为29~32℃，当人体体温升高、出汗或死亡后变冷时，则迅速爬离原宿主，另觅新宿主寄生，此习性与传播疾病有关。虱叮咬后，局部皮肤可出现瘙痒和丘疹，搔破后可继发感染。人虱传播的疾病主要为流行性斑疹伤寒及流行性回归热等。

虱主要通过接触而传播，因此防虱感染的重要措施是注意个人卫生，保持衣被清洁。

第二节　蛛　形　纲

一、蜱

蜱(tick)分软蜱和硬蜱。其虫体椭圆形,未吸血时腹扁平,背面稍隆起,成虫体长 2~10mm;吸血后胀大如赤豆或蓖麻子大小,体长达 20~30mm。表皮革质,背面或具壳质化盾板,虫体分颚体和躯体两部分。软蜱的形态结构和硬蜱基本相似,但躯体背面无盾板。外形难区别雌、雄。

蜱的发育分卵、幼虫、若虫、成虫四个时期。在适宜条件下卵经 2~4 周孵出幼虫,幼虫饱食后经 1~4 周发育为若虫。若虫饱食后经 1~4 周蜕变为成虫。硬蜱产卵在牧场、林区、草原等处。软蜱产卵在人畜住处的缝隙或鸟巢穴中。

蜱对人体的危害包括:①直接危害:蜱叮咬吸血,可致局部充血、水肿,甚至继发感染;有的蜱的涎液具毒素,在吸血时释放的神经毒素可导致宿主运动神经纤维的传导阻滞,引起上行性肌麻痹,可致呼吸衰竭而死亡,称蜱瘫痪;②传播疾病:蜱是人畜共患病的重要传播媒介,可传播病毒、螺旋体、立克次体、细菌等病原体,致出血热、森林脑炎、斑疹伤寒、Q 热、莱姆病等。

预防原则为清除孳生地、搞好个人防护,如进入林区、荒漠、草原等蜱孳生地中,外露部位可涂搽驱避剂。离开疫区前应互相检查,勿将蜱带出疫区。

二、疥螨

疥螨(itch mites),是一种永久性寄生螨,寄生于人和哺乳动物皮肤表皮层内。寄生于人体的疥螨为人疥螨(*Sarcoptes scabiei hominis*),是引起疥疮的病原体。成虫近圆形,背部隆起,腹面较平,淡黄或乳白色。雌螨体长约 0.3~0.5mm,雄螨略小。疥螨发育过程分卵、幼虫、前若虫、后若虫及成虫五期。

疥螨多寄生于人体皮肤薄嫩处,如指缝、肘窝、腋窝、脐周、生殖器、腹股沟、足趾间等,女性乳房下部也有寄生,儿童则不拘部位均可被侵袭。该虫以角质层组织和渗出的淋巴液为食,并以螯肢和足在皮下开凿,逐渐形成蜿蜒隧道。雌螨一天可掘隧道 0.5~5mm。在疥螨侵犯皮肤的入口处可发生针尖大的丘疹和脓疱,奇痒,夜间宿主睡眠时,虫体活动增强,瘙痒更甚。病人常搔破皮肤而继发细菌感染变成脓疱疥。

实验诊断最可靠的方法是从隧道中找到虫体,如用消毒针头将隧道尽端挑破,取出疥螨在镜下鉴定;也可用刀片沾少量矿物油在丘疹处连刮数次,将刮取物放镜下检查,此法常可查到幼虫。

疥螨的传播多因直接或间接接触,防制措施为加强卫生宣传教育,注意个人卫生,避免与病人接触或使用他们的衣物。病人衣物和公用被褥、床单、枕巾、浴巾等物,用蒸汽或煮沸消毒处理。治疗药物有硫磺软膏、苯甲酸苄酯擦剂等。

三、蠕形螨

蠕形螨(vermiform)俗称毛囊虫(follicle mite),虫体细小似蠕虫状,是一种永久性寄生螨。寄生人体的蠕形螨有两种:毛囊蠕形螨(*Demodex folliculorum*)和皮脂蠕形螨(*D.brevis*)。

成虫乳白色,长 0.1~0.4mm,由颚体、足体和末体三部分组成。

蠕形螨生活史为半变态。两种蠕形螨的发育基本相似,有卵、幼虫、前若虫、若虫、成虫 5 期。由卵发育至成虫约需 14.5 天,雌螨寿命约 4 个月以上。蠕形螨各期均寄生人体皮肤皮脂腺发达的部位,尤以鼻尖、鼻翼、眼周围、唇、颊、颏、前额、外耳道等处最多,其次是头皮、颈、乳头、胸、背等处。蠕形螨寄生于毛囊和皮质腺内,以上皮细胞、腺细胞和皮脂为食。毛囊蠕形螨多群居,皮脂蠕形螨多单个寄生。

一般认为人体蠕形螨为条件致病寄生虫,大多数人为无明显症状的带虫者。在面部有痤疮、脂溢性皮炎、红斑丘疹、酒渣鼻的病人中,蠕形螨的感染率明显高于健康人。实验诊断可用挤压涂片法或透明胶纸粘取法检查。

预防蠕形螨感染，要注意个人卫生。治疗可口服甲硝唑、伊维菌素等，亦可外用甲硝唑霜、10% 硫磺软膏、100% 苯甲酸苄酯乳剂等。

四、恙螨

恙螨（trombiculid mites）又称恙虫，仅幼虫营寄生生活。常见的有地里纤恙螨和小背纤恙螨。恙螨的幼虫椭圆形（图 26-4）。恙螨发育经卵、前幼虫、幼虫、若蛹、若虫、成蛹、成虫期。完成一代生活史约需 3 个月至 1 年。

恙螨的幼虫的宿主范围广，包括哺乳动物、鸟类、爬行类。人体寄生部位多见于颈部、腋窝、腰、腹股沟、阴部等处。其幼虫叮咬人体时注入涎液，并分泌溶组织酶溶解皮肤组织，在叮咬处出现奇痒的丘疹，引起恙螨性皮炎，可继发细菌感染。恙螨可传播恙虫立克次体而引起恙虫病。

恙螨分布于温暖潮湿地区，尤其是热带雨林地区，可使用药物喷洒消灭孳生地，并做好个人防护。

五、尘螨

尘螨（dust mite）普遍存在于居室尘埃和储藏物中。与人类关系密切的常见种类有屋尘螨和粉尘螨。尘螨以皮屑、面粉、真菌等为食。

成虫椭圆形，乳黄色，表皮有细密或粗皱的指纹状皮纹（图 26-5）。尘螨发育过程有卵、幼虫、若虫和成虫。

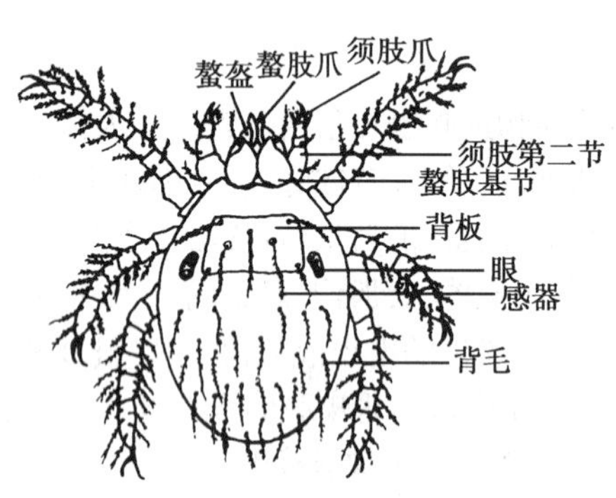

图 26-4 地里纤恙螨幼虫

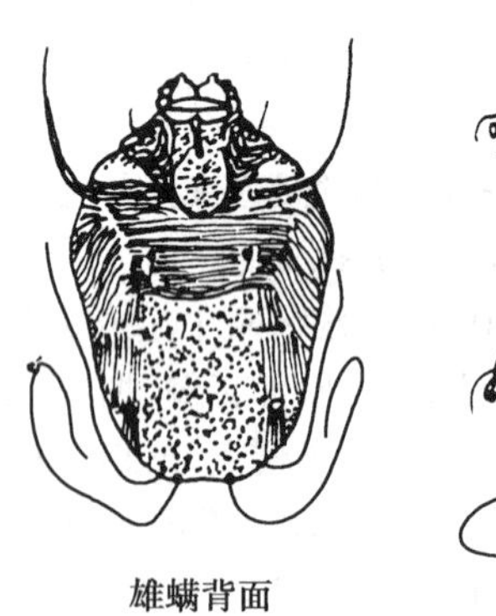

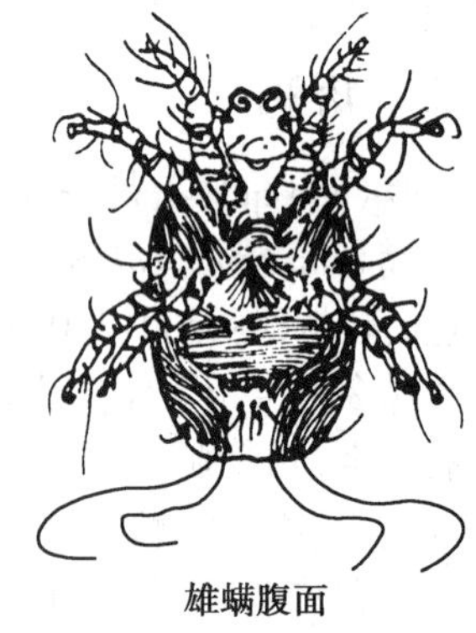

图 26-5 屋尘螨

尘螨的排泄物、分泌物及死亡虫体的分解产物是致敏原，可引起人超敏反应。临床常见的有尘螨性哮喘、过敏性鼻炎、过敏性皮炎、慢性荨麻疹等。

尘螨分布极为广泛。防制包括：注意清洁卫生，勤换洗衣服，勤晒被褥床垫，经常清除室内尘埃，保持室内通风、干燥，清除尘螨孳生地。灭螨可用杀螨剂。尘螨浸液可进行脱敏治疗。

本章小结

医学节肢动物是指通过骚扰、刺蜇、吸血、致病、毒害、寄生及传播病原体等方式危害人类健康的节肢动物。节肢动物的特征有：①躯体分节，两侧对称，雌雄异体，具有成对分节的附肢；②表皮骨骼化，由几丁质及醌单宁蛋白组成，亦称外骨骼；③循环系统开放式，内含血淋巴；④发育史大多经历蜕皮和变态。

节肢动物的生活史包括从受精卵到成虫的一系列发育过程，分完全变态和不完全变态。

节肢动物的对人类的危害可分为直接危害和间接危害，前者包括骚扰和吸血、蜇刺和毒害、超敏反应、寄生损害；后者主要是能传播病原体，包括机械性传播、生物性传播两类。与医学有关的节肢动物常见的有蚊、蝇、蚤、白蛉、虱、蜱、疥螨、蠕形螨、恙螨、尘螨等。

（李士根）

扫一扫，测一测

思考题

1. 节肢动物的形态特征有哪些？
2. 医学节肢动物对人体的危害有哪些？
3. 蚊主要可传播哪些疾病？
4. 蝇与人类疾病有何关系？

笔记

中英文名词对照索引

N

P

Q

R

S

T

W

X

Y

Z

参考文献

[1] 曹雪涛 . 医学免疫学 . 6 版 . 北京:人民卫生出版社,2013.
[2] 司传平 . 医学免疫学 . 4 版 . 北京:人民卫生出版社,2017.
[3] 林逢春,石艳春 . 免疫学检验 . 4 版 . 北京:人民卫生出版社,2015.
[4] 刘荣臻,曹元应 . 病原生物与免疫学 . 3 版 . 北京:人民卫生出版社,2014.
[5] 曹元应,曹德明 . 病原生物与免疫学 . 北京:人民卫生出版社,2016.
[6] 黄建林 . 病原生物与免疫学知识精要问答 . 北京:人民卫生出版社,2014.
[7] 胡野 . 疾病学基础 . 北京:人民卫生出版社,2014.
[8] 李凡,徐志凯 . 医学微生物学 . 8 版 . 北京:人民卫生出版社,2013.
[9] 李凡,刘晶星 . 医学微生物学 . 7 版 . 北京:人民卫生出版社,2008.
[10] 李兰娟 . 医学微生态学 . 北京:人民卫生出版社,2016.
[11] 沈萍,陈向东 . 微生物学 . 8 版 . 北京:高等教育出版社,2016.
[12] 肖纯凌,赵富玺 . 病原生物学和免疫学 . 7 版 . 北京:人民卫生出版社,2014.
[13] 刘运德 . 临床微生物学检验技术 . 北京:人民卫生出版社,2015.
[14] 甘晓玲 . 微生物学检验 .4 版 . 北京:人民卫生出版社,2014.
[15] 倪语星,尚红 . 临床微生物学检验 .5 版 . 北京:人民卫生出版社,2012.
[16] 王桂琴,强华 . 医学微生物学 . 北京:中国医药科技出版社 . 2016.
[17] 于爱莲,吕厚东 . 医学微生物学 . 南京: 江苏科学技术出版社 . 2013.
[18] 沈继龙,张进顺 . 临床寄生虫学检验 .4 版 . 北京:人民卫生出版社,2012.
[19] 陆予云,李争鸣 . 寄生虫学检验 .4 版 . 北京:人民卫生出版社,2014.
[20] 吴忠道,诸欣平 . 人体寄生虫学 .3 版 . 北京:人民卫生出版社,2015.
[21] 诸欣平,苏川 . 人体寄生虫学 . 第 8 版 . 北京:人民卫生出版社,2013.

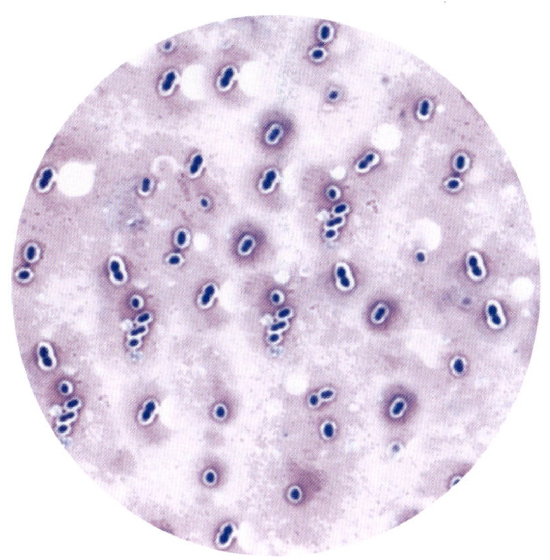

图 7-6　肺炎球菌（荚膜 1000×）

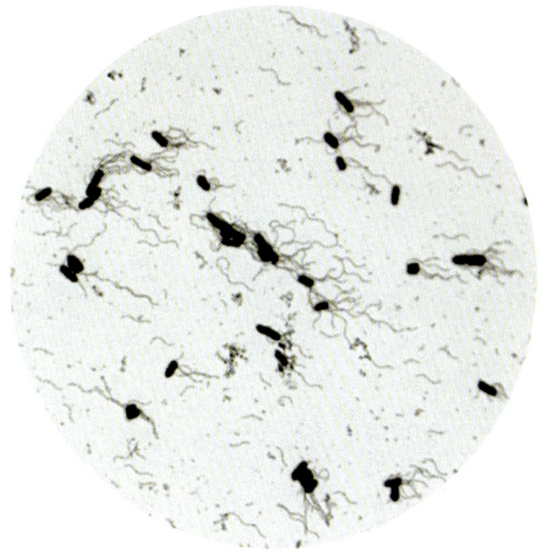

图 7-7　变形杆菌（鞭毛 1000×）

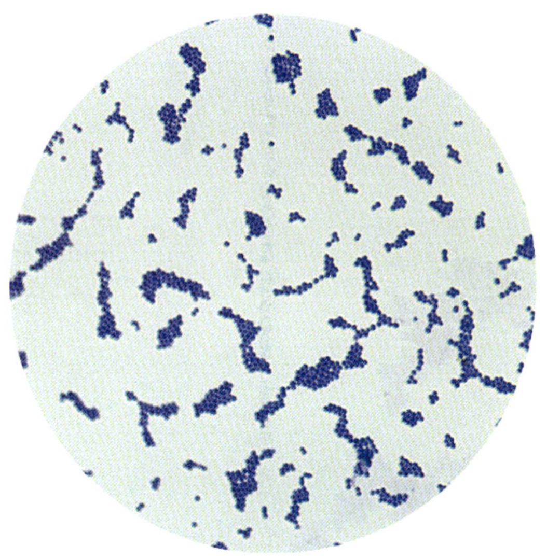

图 12-1　葡萄球菌（革兰染色 1000×）

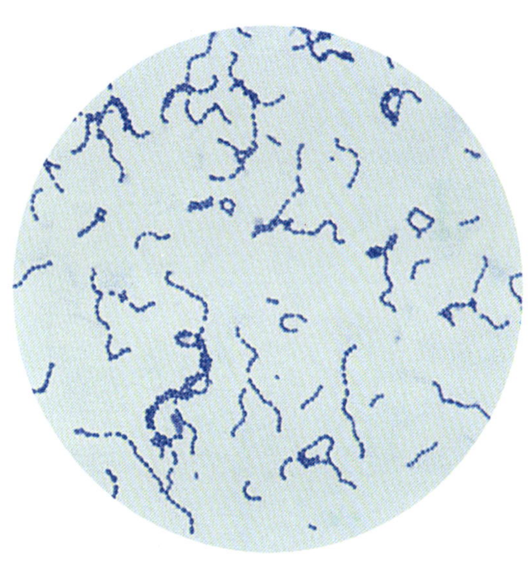

图 12-2　链球菌（革兰染色 1000×）

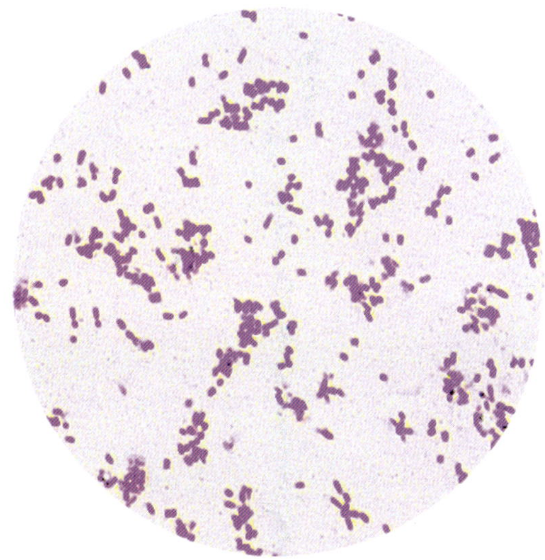

图 13-1　大肠埃希菌（革兰染色 1000×）

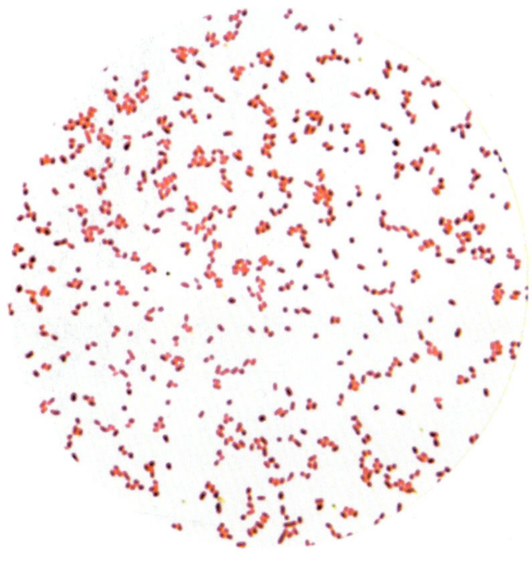

图 13-2　痢疾志贺菌（革兰染色 1000×）

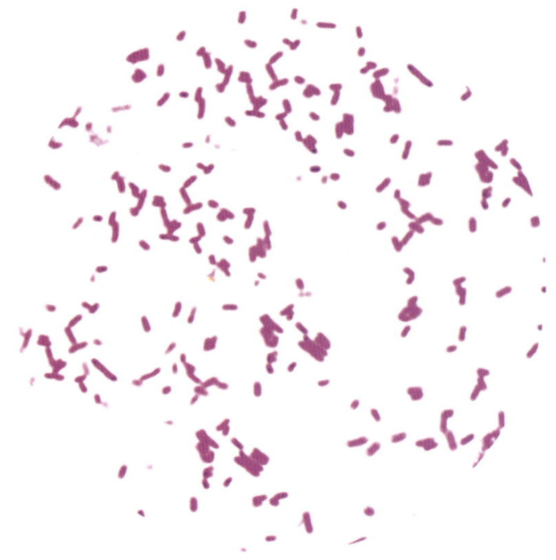

图 13-4　伤寒沙门菌（革兰染色 1000×）

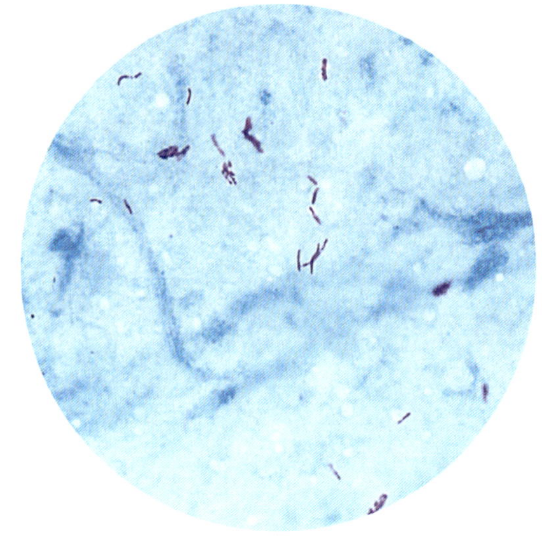

图 14-1　结核分枝杆菌（萋尼染色 1000×）

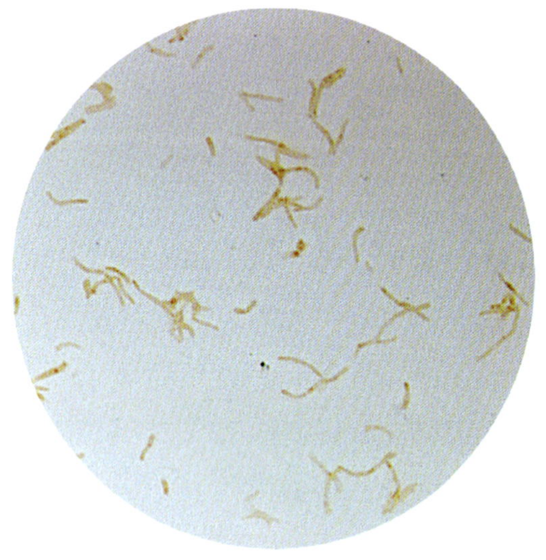

图 14-2　白喉棒状杆菌（奈氏染色，异染颗粒 1000×）

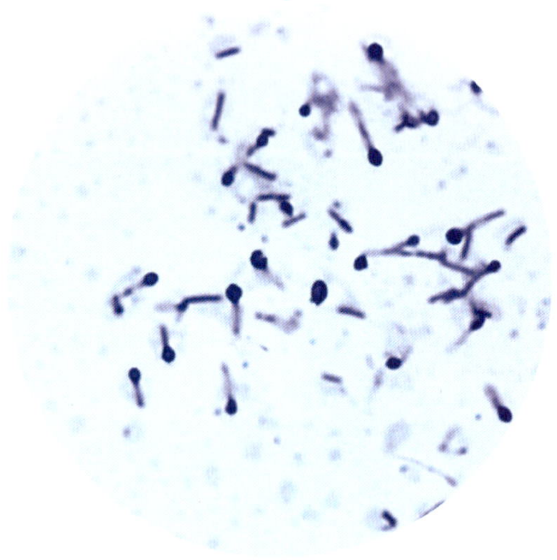

图 15-1　破伤风梭菌（芽胞 1000×）

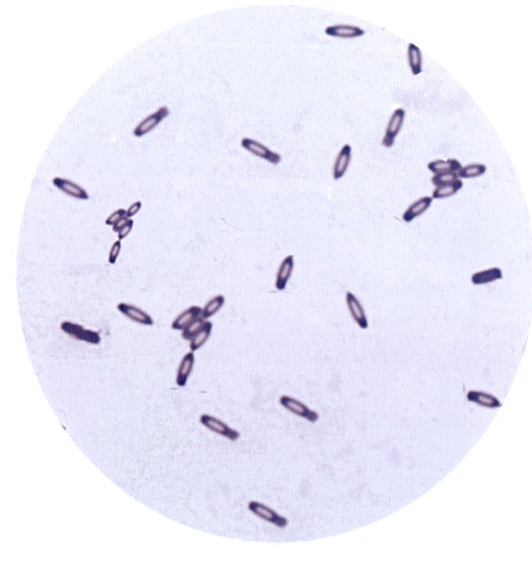

图 15-2　产气荚膜梭菌（1000×）

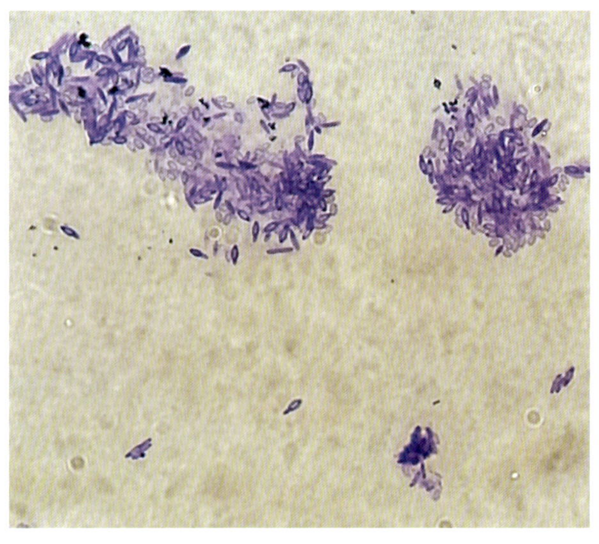

图 15-3　肉毒梭菌

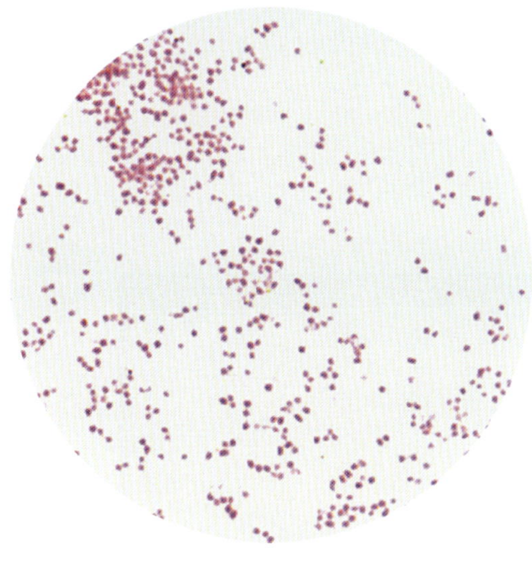

图 15-4　布鲁菌（革兰染色 1000×）

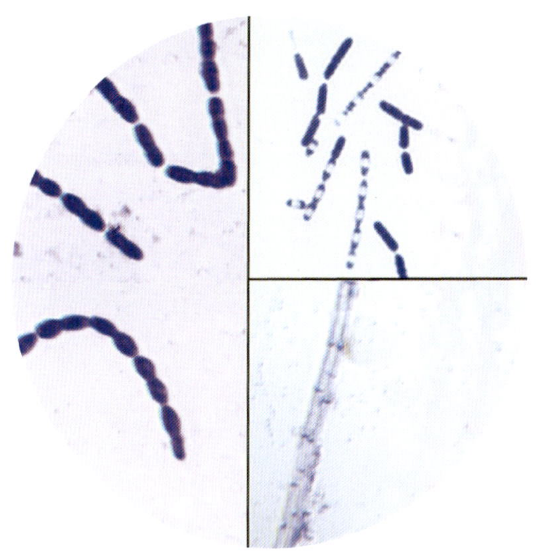

图 15-5　炭疽芽胞杆菌（革兰染色，串珠实验 1000×）

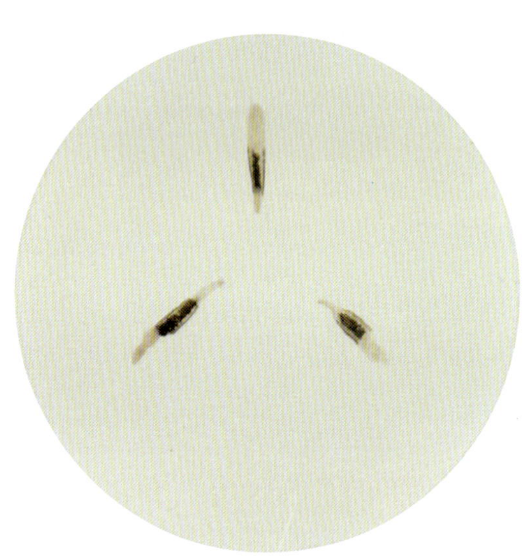

图 23-1　华支睾吸虫成虫

肝吸虫背腹扁平，前端稍窄，后端钝圆，状似葵花子，体表无棘。口吸盘略大于腹吸盘，消化道简单，口位于口吸盘的中央，咽呈球形，食道短，其后为肠支

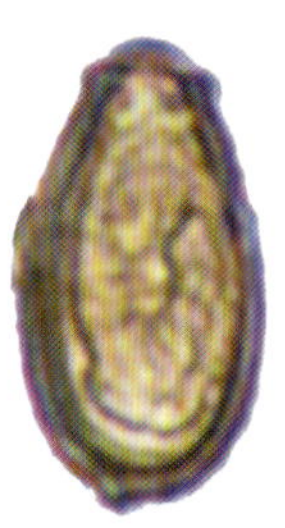

图 23-3　华支睾吸虫卵（400×）

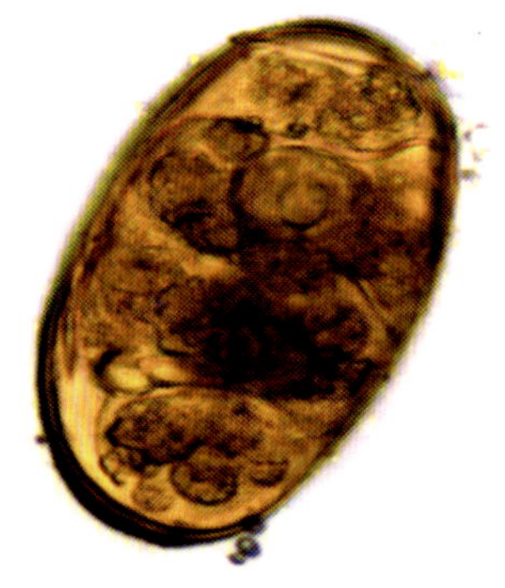

图 23-6　卫氏并殖吸虫卵（400×）

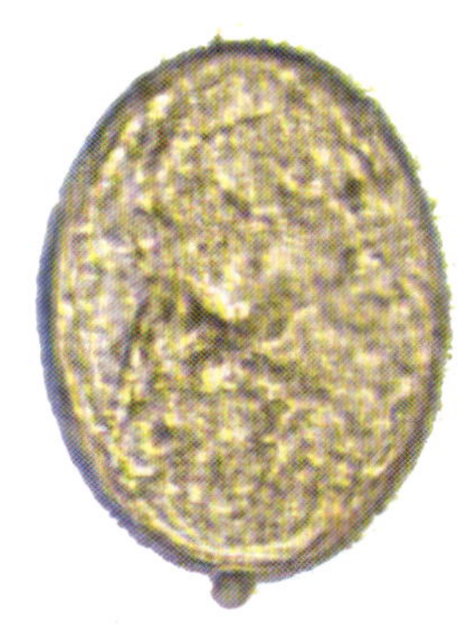

图 23-9　日本血吸虫卵（400×）

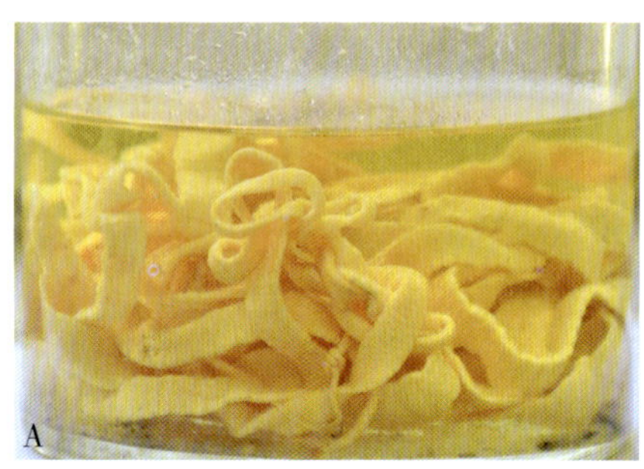

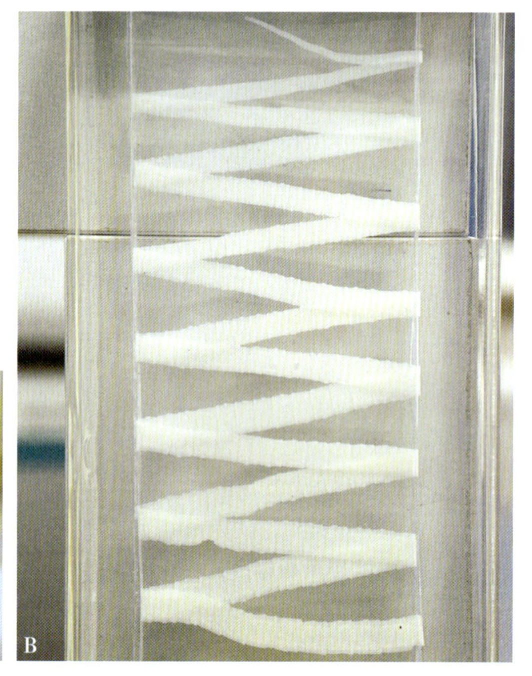

图 24-1 绦虫

A. 普通成虫的体长可以达到约 21 米。该成虫体背腹扁平、左右对称、大多分节，长如带状，无口和消化道，缺体腔，多为雌雄同体；B. 猪带绦虫分头节，颈部和节片部分，头节前端中央为顶突，顶突上有小钩，顶突下有圆形的吸盘是附着器官

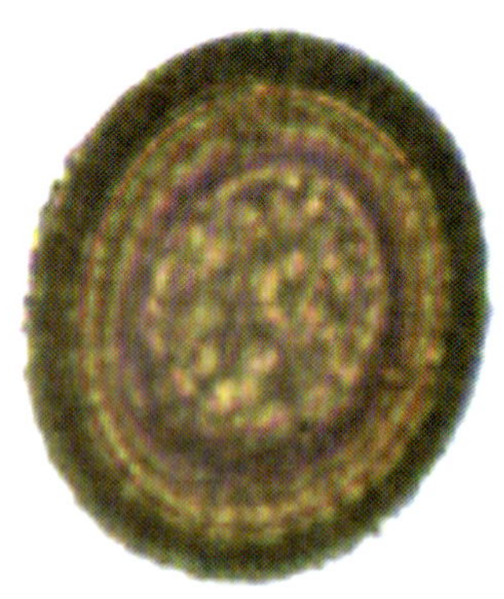

图 24-3 绦虫卵（400×）

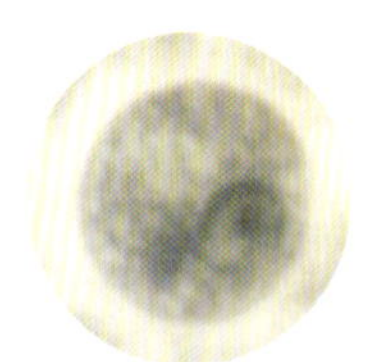

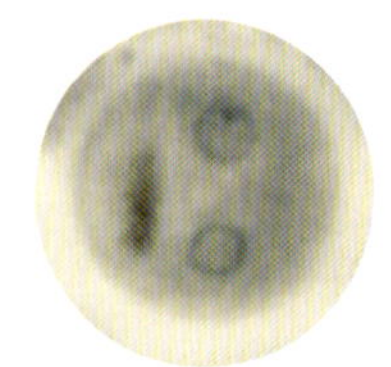

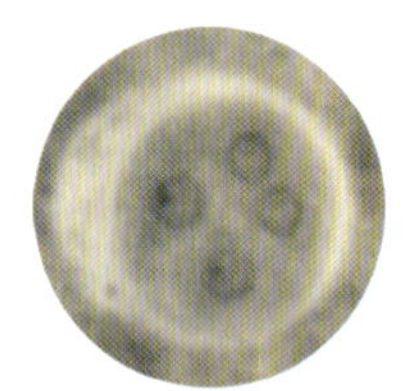

图 25-2 痢疾阿米巴包囊（铁苏木素染色）

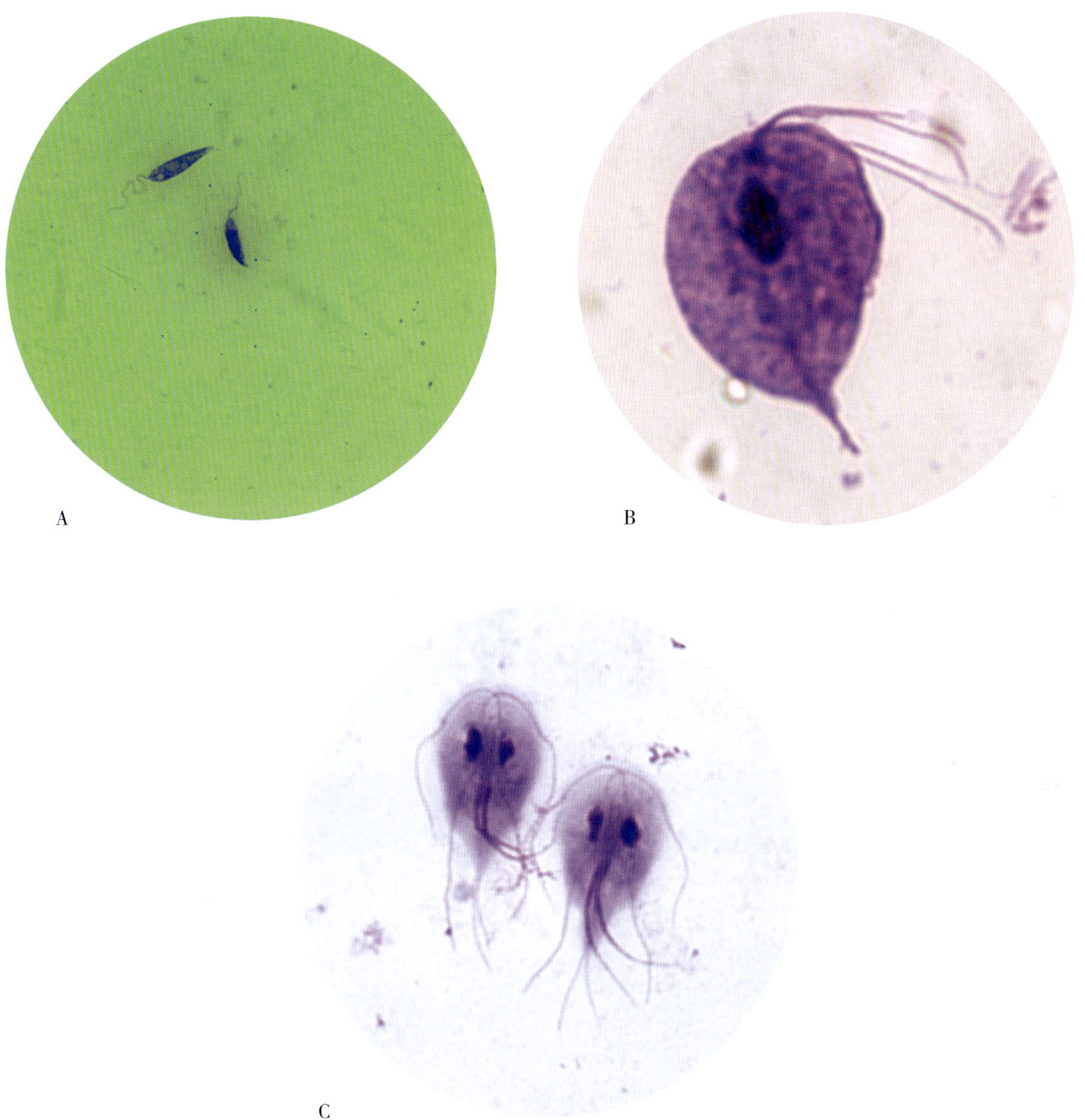

图 25-4 鞭毛虫(1000×)

A. 杜氏利什曼原虫前鞭毛体;B. 阴道毛滴虫;C. 蓝氏贾第鞭毛虫滋养体

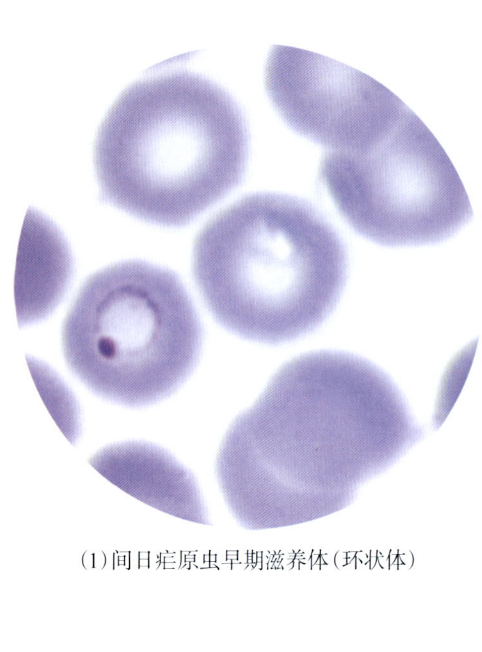

(1)间日疟原虫早期滋养体(环状体)

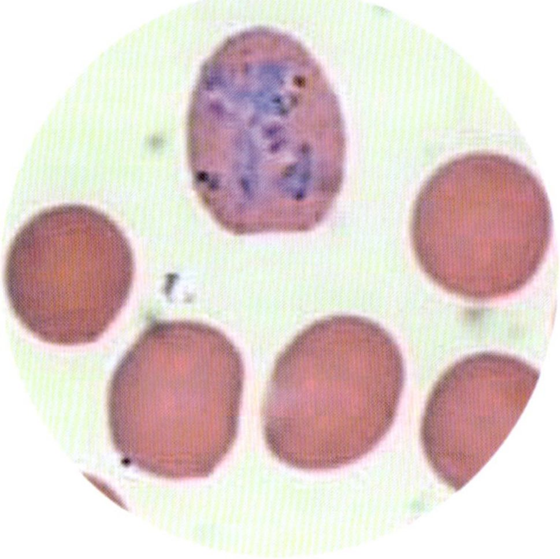

(2)间日疟原虫晚期滋养体(大滋养体)

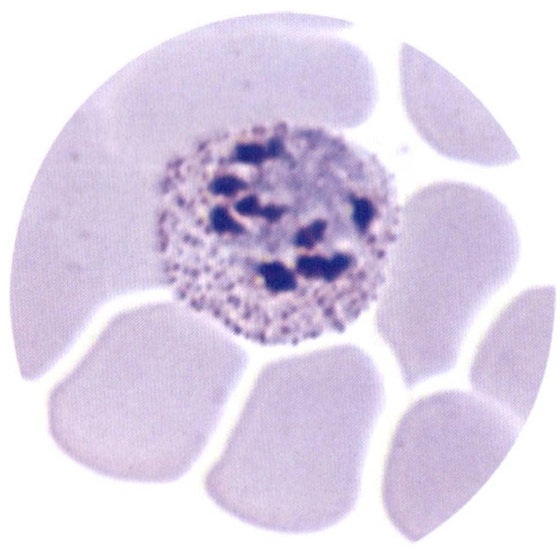

(3)间日疟原虫未成熟裂殖体

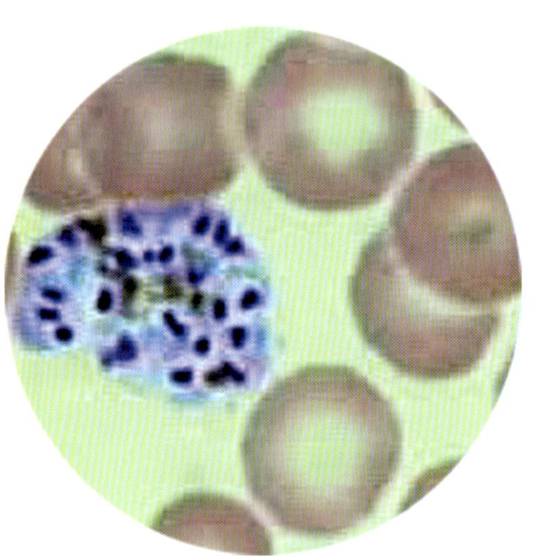

(4)间日疟原虫成熟裂殖体

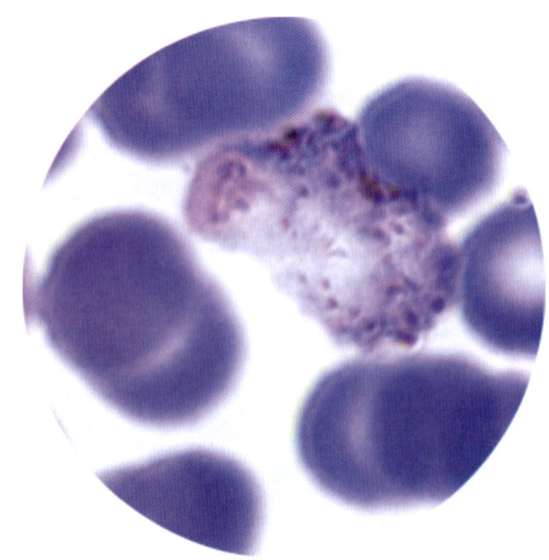

(5)间日疟原虫雌配子体

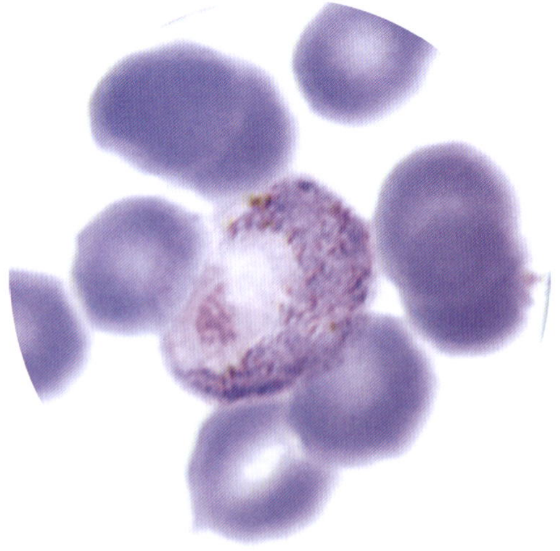

(6)间日疟原虫雄配子体

图 25-7 疟原虫

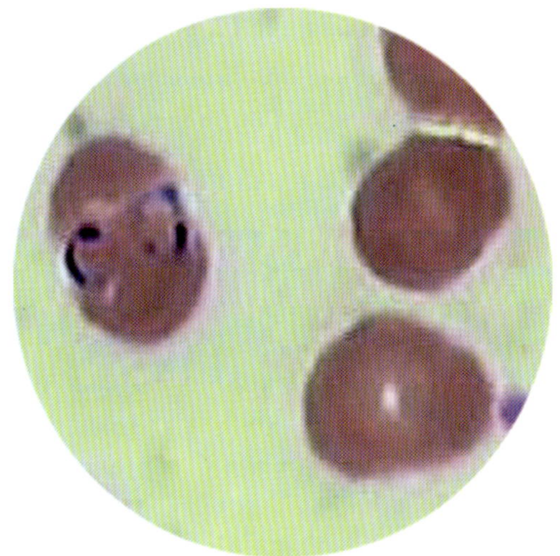

(7)恶性疟原虫早期滋养体(环状体)

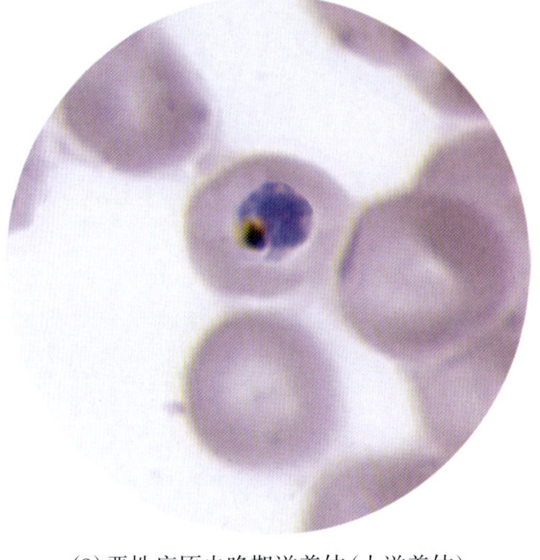

(8)恶性疟原虫晚期滋养体(大滋养体)

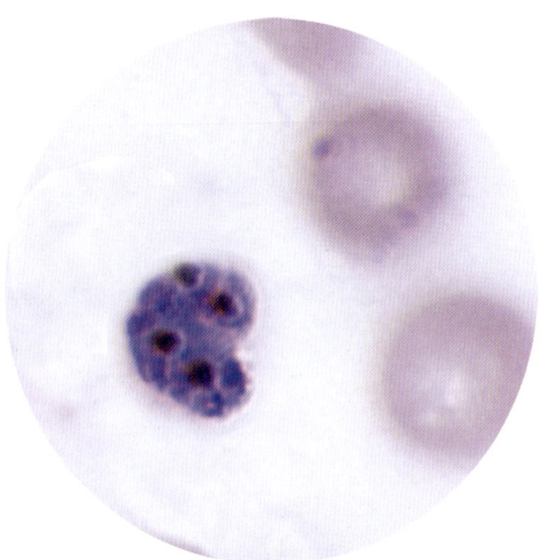

(9)恶性疟原虫未成熟裂殖体

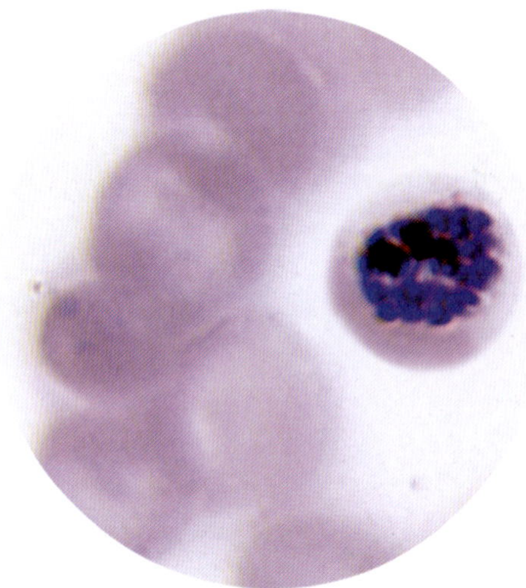

(10)恶性疟原虫成熟裂殖体

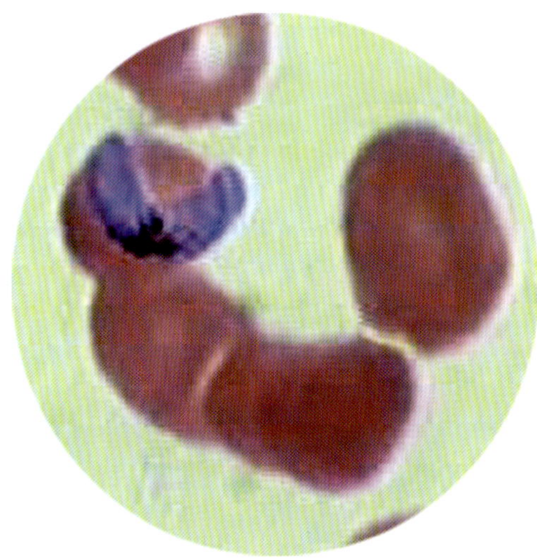

(11)恶性疟原虫雌配子体

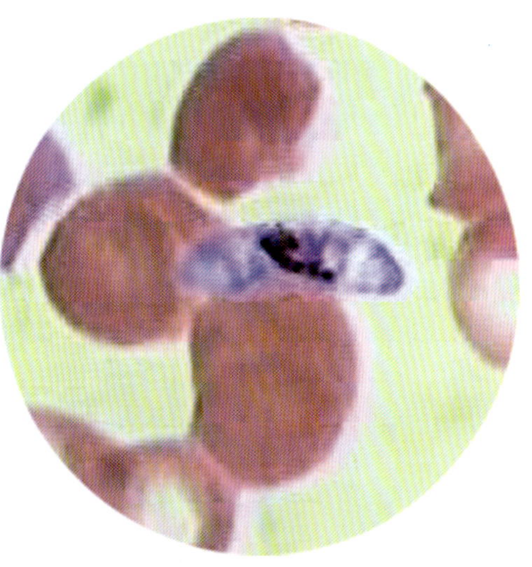

(12)恶性疟原虫雄配子体

图 25-7(续)

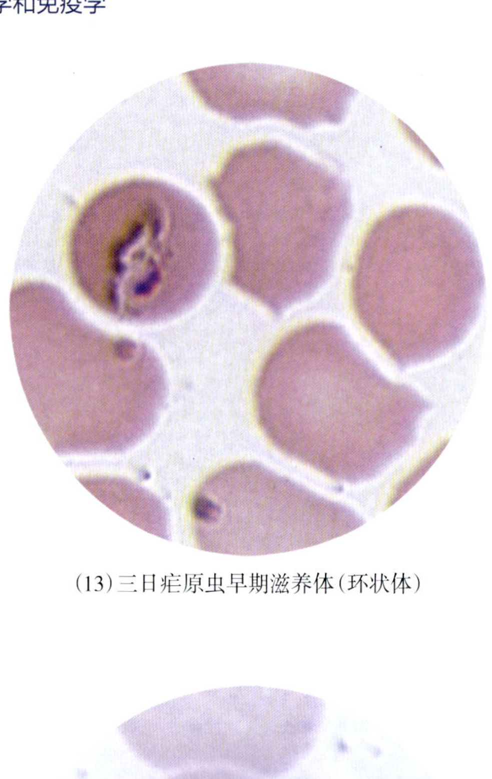

（13）三日疟原虫早期滋养体（环状体）

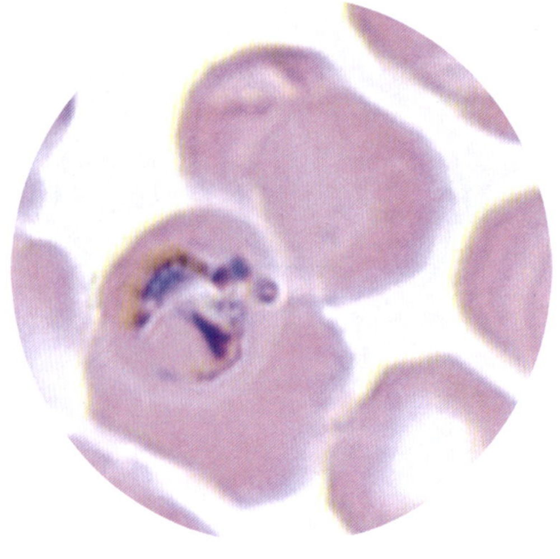

（14）三日疟原虫晚期滋养体（大滋养体）

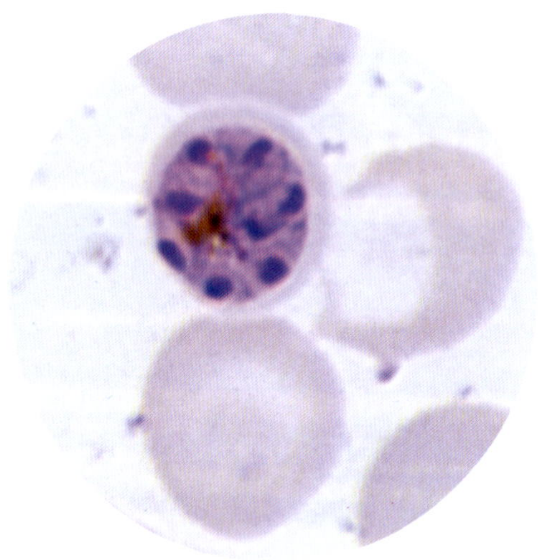

（15）三日疟原虫未成熟裂殖体

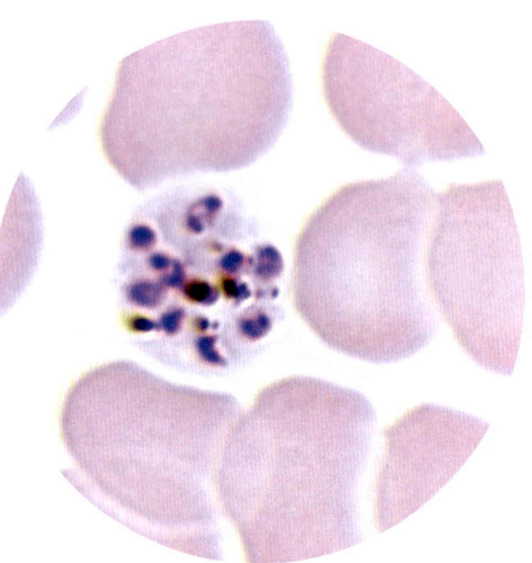

（16）三日疟原虫成熟裂殖体

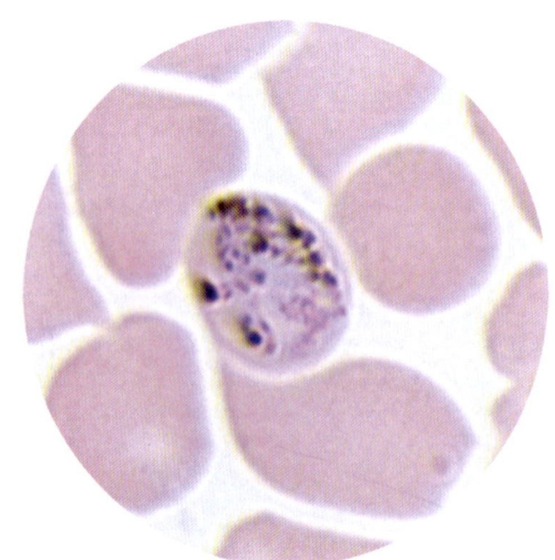

（17）三日疟原虫雌配子体

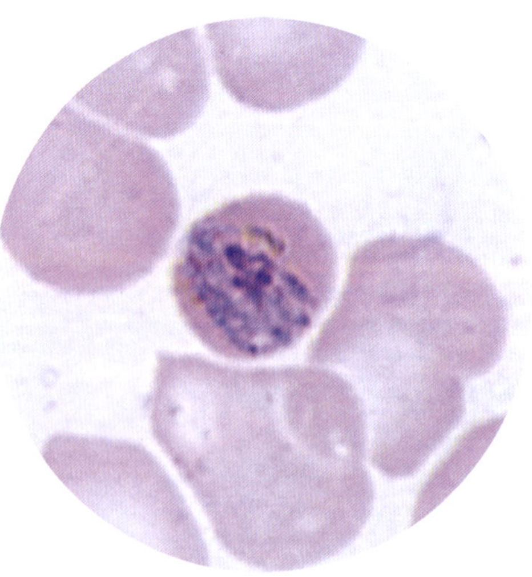

（18）三日疟原虫雄配子体

图 25-7（续）